U0350448

"十二五"国家重点图书出版规划项目

协和手术要点难点及对策 丛书

总主编／赵玉沛 王国斌

国家出版基金项目
NATIONAL PUBLICATION FOUNDATION

整形美容外科手术
要点难点及对策

主编 孙家明 王晓军

科学出版社
龙门书局
北京

内 容 简 介

本书系《协和手术要点难点及对策丛书》之一，全书共 32 章。内容包括整形美容外科各主要手术，基本按照适应证、禁忌证、术前准备、手术要点难点及对策、术后监测与处理、术后常见并发症的预防与处理的顺序予以介绍，最后对该手术的临床效果给出评价。临床上，外科医生的主要"武器"是手术，而手术成功的关键在于手术难点的解决，同样的手术，难点处理好了就成功了大半。本书作者均有着丰富的手术经验，且来自于全国，所介绍的手术方式及技巧也来源于临床经验的总结。全书紧密结合临床工作实际，重点介绍手术要点、难点及处理对策，具有权威性高、实用性强、内容丰富、重点突出、图文并茂的特点，可供各级医院整形美容外科低年资医师和具有一定手术经验的中高年资医师参考使用。

图书在版编目（CIP）数据

整形美容外科手术要点难点及对策 / 孙家明，王晓军主编 . —北京：龙门书局，2018. 6

（协和手术要点难点及对策丛书 / 赵玉沛，王国斌总主编）

"十二五"国家重点图书出版规划项目　国家出版基金项目

ISBN 978-7-5088-5332-1

Ⅰ．①整…　Ⅱ．①孙…②王…　Ⅲ．①美容—整形外科学　Ⅳ．① R622

中国版本图书馆CIP数据核字(2018)第077147号

责任编辑：董　林　戚东桂　丁彦斌 / 责任校对：张小霞
责任印制：肖　兴 / 封面设计：黄华斌

科学出版社　龙门书局　出版
北京东黄城根北街16号
邮政编码：100717
http://www.sciencep.com

北京汇瑞嘉合文化发展有限公司　印刷
科学出版社发行　各地新华书店经销

*

2018年6月第　一　版　　开本：787×1092　1/16
2018年6月第一次印刷　　印张：31
字数：708 000

定价：228.00元
（如有印装质量问题，我社负责调换）

《协和手术要点难点及对策丛书》编委会

总 主 编 赵玉沛　王国斌

编　　委（按姓氏汉语拼音排序）

蔡世荣　中山大学附属第一医院

陈莉莉　华中科技大学同济医学院附属协和医院

陈有信　北京协和医院

陈振兵　华中科技大学同济医学院附属协和医院

池　畔　福建医科大学附属协和医院

董念国　华中科技大学同济医学院附属协和医院

杜晓辉　中国人民解放军总医院

房学东　吉林大学第二医院

高志强　北京协和医院

顾朝辉　郑州大学第一附属医院

郭和清　中国人民解放军空军总医院

郭朱明　中山大学附属肿瘤医院

何晓顺　中山大学附属第一医院

洪光祥　华中科技大学同济医学院附属协和医院

胡建昆　四川大学华西医院

胡俊波　华中科技大学同济医学院附属同济医院

黄　韬　华中科技大学同济医学院附属协和医院

姜可伟　北京大学人民医院

揭志刚　南昌大学第一附属医院

孔维佳　华中科技大学同济医学院附属协和医院

兰　平　中山大学附属第六医院

李　莹　北京协和医院

李单青　北京协和医院

李国新　南方医科大学南方医院

李毅清　华中科技大学同济医学院附属协和医院
李子禹　北京大学肿瘤医院
刘　勇　华中科技大学同济医学院附属协和医院
刘昌伟　北京协和医院
刘存东　南方医科大学第三附属医院
刘国辉　华中科技大学同济医学院附属协和医院
刘金钢　中国医科大学附属盛京医院
路来金　吉林大学白求恩第一医院
苗　齐　北京协和医院
乔　杰　北京大学第三医院
秦新裕　复旦大学附属中山医院
桑新亭　北京协和医院
邵新中　河北医科大学第三医院
沈建雄　北京协和医院
孙家明　华中科技大学同济医学院附属协和医院
孙益红　复旦大学附属中山医院
汤绍涛　华中科技大学同济医学院附属协和医院
陶凯雄　华中科技大学同济医学院附属协和医院
田　文　北京积水潭医院
王　硕　首都医科大学附属北京天坛医院
王春友　华中科技大学同济医学院附属协和医院
王国斌　华中科技大学同济医学院附属协和医院
王建军　华中科技大学同济医学院附属协和医院
王任直　北京协和医院
王锡山　哈尔滨医科大学附属第二医院
王晓军　北京协和医院
王泽华　华中科技大学同济医学院附属协和医院
卫洪波　中山大学附属第三医院
夏家红　华中科技大学同济医学院附属协和医院
向　阳　北京协和医院
徐文东　复旦大学附属华山医院
许伟华　华中科技大学同济医学院附属协和医院

杨　操　华中科技大学同济医学院附属协和医院

杨述华　华中科技大学同济医学院附属协和医院

姚礼庆　复旦大学附属中山医院

余可谊　北京协和医院

余佩武　第三军医大学西南医院

曾甫清　华中科技大学同济医学院附属协和医院

张　旭　中国人民解放军总医院

张保中　北京协和医院

张美芬　北京协和医院

张明昌　华中科技大学同济医学院附属协和医院

张顺华　北京协和医院

张太平　北京协和医院

张忠涛　首都医科大学附属北京友谊医院

章小平　华中科技大学同济医学院附属协和医院

赵洪洋　华中科技大学同济医学院附属协和医院

赵继志　北京协和医院

赵玉沛　北京协和医院

郑启昌　华中科技大学同济医学院附属协和医院

钟　勇　北京协和医院

朱精强　四川大学华西医院

总编写秘书　舒晓刚

《整形美容外科手术要点难点及对策》编写人员

主　　编　孙家明　王晓军
副 主 编　黄渭清　郭能强　钟爱梅　龙　笑
编　　者　（按姓氏笔画排序）

王　巍	华中科技大学同济医学院附属协和医院
王介聪	华中科技大学同济医学院附属协和医院
王晓军	北京协和医院
龙　飞	北京协和医院
龙　笑	北京协和医院
冯晓玲	华中科技大学同济医学院附属协和医院
李小丹	华中科技大学同济医学院附属协和医院
刘嘉锋	华中科技大学同济医学院附属协和医院
孙家明	华中科技大学同济医学院附属协和医院
杨　杰	华中科技大学同济医学院附属协和医院
肖　芃	华中科技大学同济医学院附属协和医院
吴　凡	华中科技大学同济医学院附属协和医院
陈　波	北京协和医院
陈红波	华中科技大学同济医学院附属协和医院
赵　茹	北京协和医院
钟爱梅	华中科技大学同济医学院附属协和医院
袁　泉	华中科技大学同济医学院附属协和医院
夏　芸	华中科技大学同济医学院附属协和医院
郭　科	华中科技大学同济医学院附属协和医院
郭　亮	华中科技大学同济医学院附属协和医院
郭能强	华中科技大学同济医学院附属协和医院
黄渭清	北京协和医院
熊凌云	华中科技大学同济医学院附属协和医院

《协和手术要点难点及对策丛书》序

庄子曰："技进乎艺，艺进乎道。"外科医生追求的不仅是技术，更是艺术，进而达到游刃有余、出神入化"道"的最高境界。手术操作是外科的重要组成部分之一，是外科医生必不可少的基本功，外科技术也被称为天使的艺术。如果把一台手术比喻成一个战场，那么手术中的难点和要点则是战场中的制高点；也是外科医生作为指挥者面临最大的挑战和机遇；同时也是赢得这场战争的关键。

手术的成功要有精准的策略作为指导，同时也离不开术者及其团队充分的术前准备，对手术要点、难点的精确把握，以及对手术技术的娴熟运用。外科医生需要在手术前对患者的病情有全面细致的了解，根据患者病情制定适合患者的详细手术治疗策略，在术前就必须在一定程度上预见可能在术中遇到的困难，并抓住主要矛盾，确定手术需要解决的关键问题。在保证患者生命安全的前提下，通过手术使患者最大获益，延长生存期，提升生活质量。在医疗理论和技术迅猛发展的今天，随着外科理论研究的不断深入，手术技术、手术器械、手术方式等均在不断发展；同时随着精准医疗理念的提出，针对不同患者进行不同的手术策略制定、手术要点分析及手术难点预测，将会成为外科手术的发展趋势，并能从更大程度上使患者获益。

百年协和，薪火相传。北京协和医院与华中科技大学同济医学院附属协和医院都是拥有百年或近百年历史的大型国家卫计委委属（管）医院，在百年历史的长河中涌现出了大量星光熠熠的外科大师。在长期的外科实践当中，积累了丰富的临床经验，如何对其进行传承和发扬光大是当代外科医生的责任与义务。本丛书的作者都是学科精英，同时也是全国外科领域的翘楚，他们同国内其他名家一道，编纂了本大型丛书，旨在分享与交流对手术的独到见解。

众所周知，外科学涉及脏器众多，疾病谱复杂，手术方式极为繁多，加之患者病情各不相同，手术方式也存在着诸多差异。在外科临床实践中，准确掌握各种手术方式的要点、全面熟悉可能出现的各种难点、充分了解手术策略的制定、尽可能规避手术发生危险、提高手术安全性、减少术后并发症、努力提高手术治疗效果并改善患者预后，是每一位外科医师需要不断学习并提高的重要内容。古人云："操千曲而后晓声，观千剑而后识器。"只有博览众家之长，才能达到"端州石工巧如神，踏天磨刀割紫云"的自如境界。

"不兴其艺，不能乐学。"如何在浩瀚如海的医学书籍中寻找到自己心目中的经典是读者的一大困惑。编者在丛书设计上也是独具匠心，丛书共分为 20 个分册，包括胃肠外科、肝胆外科、胰腺外科、乳腺甲状腺外科、血管外科、心外科、胸外科、神经外科、泌尿外科、创伤骨科、关节外科、脊柱外科、手外科、整形美容外科、小儿外科、器官移植、妇产科、眼科、耳鼻咽喉 - 头颈外科及口腔颌面外科。内容涵盖常见病症和疑难病症的手术治疗要点、难点，以及手术策略的制定方法。本丛书不同于其他外科手术学参考书，其内容均来源于临床医师的经验总结：在常规手术方式的基础上，结合不同患者的具体情况，详述各种手术方式的要点和危险点，并介绍控制和回避风险的技巧，对于特殊病情的手术策略制定亦有详尽的描述。丛书内容丰富，图文并茂，展示了具体手术中的各种操作要点、难点及对策：针对不同病情选择不同策略；运用循证医学思维介绍不同的要点及难点；既充分体现了精准医疗的理念，也充分体现了现代外科手术的先进水平。

"荆岫之玉，必含纤瑕，骊龙之珠，亦有微隙"。虽本书编者夙夜匪懈、殚精竭思，但囿于知识和经验的不足，缺陷和错误在所难免，还望读者不吝赐教，以便再版时改进。

中国科学院院士　北京协和医院院长
赵玉沛
华中科技大学同济医学院附属协和医院院长
王国斌
2016 年 9 月

前　言

　　整形美容外科领域内不乏各种参考书，但对大多数本科学生来说整形美容外科的知识基本是空白的；对于理论知识相对薄弱的整形科研究生们则需要更进一步了解和掌握整形科相关知识；对于整形科的年轻医生们，同样需要较为全面、系统、理论联系实践的学习，既要在理论上继续充电，又要在临床实践中有一本具有指导作用的工具书。此外，随着整形美容外科日新月异的发展，对不同级别医院的整形外科医生们，也迫切需要随时获得信息，更新专业知识。于是，一本能全面指导整形美容科医师们进行规范化手术操作和围手术期管理，并针对难点提供对策的参考书是非常必要的。

　　编者在多年的教学和临床实践中摸索，并将各种术式的临床经验进行总结编写了本书，旨在供硕士研究生、博士研究生、进修医生，临床住院医师培训医生和年轻整形科医生及不同资历的整形科医生们查阅参考。

　　本书的编写和安排将让读者对于自己想要了解的部分一目了然，而本书的内容也以手术要点、难点及对策为主，适合临床医师的使用，使其更方便地将本书中所学应用于临床实践。

　　本书由在临床整形科工作多年、临床经验极其丰富的教授和博士共同完成。经过几十位编者的辛勤劳动，本书终于可以与读者见面了，作为主编，本人颇感欣慰。在此，衷心地感谢参编者对本书编写所做出的巨大贡献，同时也感谢研究生们为本书编写所做的大量工作。

华中科技大学同济医学院附属协和医院

孙家明

2017 年 12 月于武汉

目　　录

v

ix

第一篇　总论

第一章 绪 论

整形外科是采用外科手段对人体皮肤、肌肉、骨骼等先天性或后天性组织器官缺损或畸形的修复与重建，以及对人体形态美的重塑。整形外科涉及的部位比较广泛，内容与多学科交叉，是在各专科的基础上发展出的一门边缘学科。美容外科是整形外科的重要分支，近几年来发展迅速，采用医学手段对健康人群进行美学修整与再造，以达到改善外形或功能的目的。

一、整形外科的范围

1. 先天性缺损和畸形　组织器官在胎儿发育或成长过程中发生的形态或功能缺陷，如唇裂、腭裂、泌尿生殖畸形等。
2. 后天性缺损和畸形　机械、化学、温度等因素导致的人体组织器官形态和功能的损伤。
3. 感染性缺损和畸形　微生物感染导致组织坏死遗留的缺损和畸形。

4. 体表肿瘤切除术后缺损　体表恶性肿瘤，如鳞状细胞癌、基底细胞瘤、黑色素瘤等，良性肿瘤有血管瘤、淋巴瘤、黑痣等。此外，肿瘤本身可严重破坏组织产生畸形和溃疡，而切除肿瘤后造成的缺损需用整形外科技术予以修复。
5. 疾病引起的组织器官畸形、缺损或功能障碍　如类风湿关节炎引起的四肢畸形等。
6. 美容手术　主要是通过整形手术整复或纠正面部及体表的微小畸形或缺陷，是改善外表形象使之增加美感的一门美学技术。

在临床医学中，许多专科常以人体解剖或系统划分，整形外科涉及的解剖部位比较广泛，从头皮直至足底，因此它与许多专科都有联系和交叉。例如，颅颌面及颜面的修复再造与神经外科和五官科有联系，肢体部位缺损的修复再造与手外科和骨科有交叉，外生殖器及会阴损伤的修复再造又与妇科和泌尿外科有关联，因此可以认为整形外科是一门边缘交叉学科，它随着医学发展，是从相关学科的基础上逐渐分化、成长和发展起来的。

二、整形外科的治疗手段

手术是整形外科的基本治疗手段，而组织移植又是其手术的基本方法之一。整形外科治疗常常包括几个手术部位，需要分期进行才能完成治疗全程。为了达到改善和恢复形态与功能的治疗目标，保证修复再造手术计划的顺利圆满实现，必须术前做好规范充分的准备，术中取得良好的麻醉保证，顺应整形手术的特点和组织移植的规律，使用轻巧、精密、无创的手术器械进行细致、准确、敏捷、符合无创无菌原则的基本技术操作；术后严密地观察和及时地处置。

整形外科的术前准备：①包括病例的采集和手术方案的设计；②术前图像记录；③精神方面的准备；④皮肤准备；⑤手术野无菌巾的铺放。

整形外科手术麻醉要求：应根据不同的手术选择不同的麻醉方式。整形外科选择性手术居多，有充裕的时间做好各项准备工作，必须保证手术过程的平稳和麻醉的安全可靠。

三、整形外科特点

1. "五无"原则 整形外科强调严格的无菌、无创、无血肿、无死腔、无张力的原则，强调精细操作，减少组织损伤，促进伤口愈合，达到良好的功能恢复和形态效果。

2. 灵活的术式 整形外科手术没有固定的术式，常需要考虑患者的局部特点给予设计，需要术者在整形外科基本原则的基础上，发挥充分的想象力与创造性，灵活应变。

3. 康复治疗 整形外科手术对功能重建只是创造了恢复功能的基础条件，术后需进行早期畸形功能锻炼和康复治疗。

4. 功能与形态 整形外科是对人体美学的重塑。整形外科医师除了掌握医学知识和技能外，还需要对人体美学有深刻的认识。组织器官缺损与畸形修复重建中，保证良好的形态，是获得正常功能解剖学恢复的基础。长时间的肢体畸形，多伴有关节僵硬和肌肉萎缩，单纯依靠手术难以得到彻底恢复。手术治疗仅为肢体功能恢复创造条件，还必须依靠坚持不懈的功能锻炼，才能取得最大限度的功能恢复。同时整形外科不仅要达到功能的恢复，还要注重形态的重建。

对于功能障碍的肢体畸形，由于长时间活动受限，多伴有关节僵硬和肌肉萎缩，不可能单纯依靠手术得到彻底恢复。手术治疗仅为肢体功能改善创造一个必要的条件，如何巩固和发展所提供的条件，还必须依靠主动和被动的、坚持不懈的功能锻炼，如体疗、理疗、职业疗法，以及弹力牵引、支具等辅助措施，才能取得最大限度的功能恢复。

5. 注重心理因素 先天或后天畸形及功能障碍，常常造成患者严重心理创伤，需要医师具有责任心与同情心，认真分析患者心理，协助患者充分理解和配合手术。

四、整形外科基本原则

整形外科手术种类繁多，各有其特性，但均以整形外科基本原则及操作为基础。熟练掌握基本原则及操作尤为重要。

1. 无菌原则 所有外科均应严格遵循无菌操作原则。整形外科手术较为复杂，手术时间长，手术野广，体表创面暴露机会多，导致感染机会增多。组织移植在建立血运前，抗感染能力低下，一旦发生感染可导致前功尽弃，还会导致受区的破坏。美容手术发生感染也会严重影响手术效果，后期的修复与重建难度大大增加。无菌操作原则上要求每一个手术相关人员养成严格无菌观念，注意每一个操作细节。

2.无创技术 术中的每个操作如夹持、牵拉、挤压、摩擦等都可能会导致组织损伤与破坏。整形美容手术应将损伤减小到最低程度，准确精细操作，养成无创操作的习惯。

3.消灭死腔，防止血肿 死腔是创面闭合后形成的腔隙，易导致血肿、感染等，创面愈合不良。可通过缝合、负压引流及加压包扎等闭合，必要时需通过转移组织瓣填充以消灭死腔。

4.适度张力 整形外科伤口缝合需保持适度的张力。缝合张力过大可引起皮肤切割伤，甚至导致伤口裂开、组织坏死等，术后瘢痕也会加宽。张力过小可导致组织臃肿。

五、整形外科基本操作

1.切开 整形外科讲究切口的位置与走向，要求切口瘢痕隐蔽、不明显。为减轻术后瘢痕，选择切口应遵循以下原则：①切口尽可能选择隐蔽部位，如发际等；②尽量顺着皮肤皱纹、轮廓等的走向；③与郎格线方向平行。如必须与皮肤纹理垂直做切口时，则应改变方向，使呈锯齿形。关节处附近选择切口应避免与长轴平行切开，易造成直线瘢痕远期挛缩，可引起功能障碍，故应采用"S"形或"Z"形切口。

2.止血 整形外科手术过程中，止血需要迅速而准确，既可以保证术野清晰，又可减少出血。必要时可在局麻药物中加入适量肾上腺素以减少术中出血。

3.剥离 剥离是整形外科最常用的基本操作之一。通常分为锐性剥离和钝性剥离。常需采用两种方式结合，准确把握剥离层次，减少组织损伤。

4.缝合 整形外科对缝合的技巧要求较高，需要通过缝合完成组织的准确对位与塑形，同时应注意缝合时的张力适度。常用的缝合方式包括：单纯间断缝合、真皮缝合、褥式缝合、连续缝合、减张缝合等。在伤口表面张力很小的情况下还可通过黏合的方式封闭创面，但仍需保证深层组织的缝合严密。

5.包扎与固定 整形外科术后包扎是否稳妥直接影响手术的成败。适当的包扎可以压迫止血、消灭死腔、促进静脉回流、减轻组织肿胀、预防感染，有利于创面的愈合。部分整形术后可以采用压迫疗法抑制瘢痕增生。

（孙家明）

参 考 文 献

韩秋生 .2013. 整形外科手术要点图解 . 北京：中国医药科技出版社

李建宁，谷廷敏 .2012. 整形外科手术精要与并发症 . 北京：北京大学医学出版社

王炜 .1999. 整形外科学 . 杭州：浙江科学技术出版社

第二章　皮片移植

皮肤位于身体表面，由表皮、真皮、皮下组织及皮肤附属器组成。人体的皮肤参与全身的功能活动，对于维持人体的健康具有极其重要的作用。当创伤或手术切除等造成皮肤连续性被破坏和缺损，尤其是在重要血管、神经、肌腱失去皮肤软组织保护的时候，应尽量闭合伤口，否则可能产生常见的创面感染及重要组织的损伤。此外，长期较大面积的皮肤缺损，可导致水、电解质、蛋白质的过量丢失，机体营养不良。在处理皮肤缺损的时候，外科医师应对其所在部位、大小、深度、重要结构暴露的程度等做出全面评估，再制订修复计划。考虑修复方法时，要优先选择简单易行的手段。皮片移植（free skin transplantation）始于 19 世纪后叶，自 1939 年 Padgett 和 Hood 发明鼓式取皮机后，外科医师可精确切取各种厚度的断层皮片，使取皮、植皮在临床上应用更为普遍。

一、适应证

皮片移植简单易行，可用于人体任何部位皮肤缺损的修复，但受区需满足以下条件。

1. 皮肤缺损面积较大而无法直接缝合。
2. 无深部主要组织结构（如主要知名血管、神经、肌腱及骨关节等）外露。
3. 具有一定的血运。

二、禁忌证

1. 感染未得到控制的伤口。
2. 有异物（如钛板、硅胶、羟基磷灰石等）存留的伤口。
3. 放射治疗后的伤口。
4. 血运不佳的伤口，如腱膜缺损的肌腱、神经外膜缺损的神经、骨膜缺损的骨皮质及软骨膜缺损的软骨。
5. 全身皮肤大面积损伤无可取皮肤提供，如大面积烧伤等。
6. 一般情况较差，无法耐受手术者。

三、术前准备

1.除一般手术的常规准备外,要求患者一般健康状况良好,无贫血,无低蛋白血症,无水、电解质、酸碱平衡紊乱及重要脏器功能障碍。

2.麻醉选择 根据患者年龄及手术复杂程度选择不同的麻醉方式。

3.供区选择 供区应尽可能位于隐蔽部位,颜色、质地、厚薄应尽可能与受区周围皮肤接近。通常供区与受区越邻近,其皮肤性质越相似。

4.皮片厚度确定 清洁、新鲜创面及功能部位移植皮片宜厚;以暂时消灭创面为目的者,移植皮片宜薄。

5.供区准备 供区术前局部清洁,以头皮、腹股沟为供皮区及体毛旺盛者,应提前剃除毛发。

6.受区准备 ① 对凹凸不平易藏污纳垢的受区术前应清洁洗涤 3 天;② 对新鲜、清洁的创面应积极换药,促进肉芽组织生长;③ 对感染创面,除积极换药,彻底清除创面坏死组织外,尚应做创面分泌物细菌培养及药敏实验,据此针对性进行抗感染治疗。

四、手术要点、难点及对策

皮片移植包括取皮及植皮两个步骤,一般情况下切取皮肤大小与形状应与皮肤缺损相当。如果无法取得与缺损形状一致的皮肤,可由两块或多块皮片拼凑移植。

(一)取皮术

简单来说,取皮可分为徒手取皮和器械取皮。

1.徒手取皮 适用于供区组织松软(如腹股沟),用器械取皮不方便的部位或所需皮片较小的情况,步骤如下:

(1)根据受区创面大小在供区画出切口线,沿切口线逐层切开皮肤、皮下组织,于浅筋膜层完整切取皮片(图2-1),供区直接缝合。

(2)由此切取的皮片带有皮下脂肪组织,根据受区所需皮片的厚度进行修剪。剪除皮下脂肪组织即为全厚皮片(又称全层皮片),在此基础上剪除部分真皮组织即为中厚皮片(又称断层皮片)。根据厚度的不同,皮片又可分为厚中厚皮片及薄中厚皮片(图2-2)。

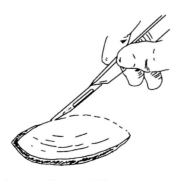

图 2-1 切取皮片

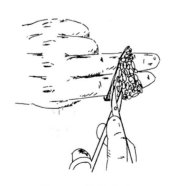

图 2-2 修整皮片

切取皮片的时候要注意掌握层次,不能过深,也不能深浅不一。皮片切取后止血要彻底,遇到粗大的血管要进行结扎。

2. 器械取皮 根据所用器械的不同可分为两种。

(1)滚轴刀(humby knife)取皮术:滚轴刀可取刃厚和中厚皮片,刀片长短不一,可供头皮、四肢、躯干的皮片切取,方便简单。该操作亦要掌握刀片与皮肤的角度及手所施加的压力大小。如方法正确,可取得较宽、较均匀的各种断层皮片,但缺点是厚度不够精确且边缘不整齐。步骤如下:

1)安装刀片,调整取皮厚度,并在刀片及供皮区表面均匀涂抹适量消毒液状石蜡。

2)术者左手持一块木板,助手持另一块木板,分别压迫供皮区两端,使供皮区皮肤绷紧、平整。

3)术者右手持滚轴刀,以与皮肤平面呈40°切入皮肤。

4)刀刃入皮后,改变刀片与皮肤平面角度,以10°~15°做拉锯式向前推进,注意保持右手用力的均匀及供皮区皮肤的紧张度。

5)待滚轴刀推进皮片至所需长度,随即向上转动刀刃方向,即可切断皮片。

(2)鼓式取皮机(drum dermatome)取皮术:通过调节盘调节刀片与鼓面的距离,从而确定切取皮片的厚度。工作时将皮肤用胶水粘贴固定于金属鼓面上,刀片在预先调节好厚度的水平上贴近鼓面,通过拉锯和旋转切取皮片。步骤如下:

1)装好刀片,调整刀片与鼓面的距离。用丙酮脱脂,将取皮胶水均匀涂布在取皮机鼓面及供皮区,或在鼓面贴上双面取皮胶。

2)左手握住取皮机轴,右手持刀架把手,将鼓面前缘对准供皮区相应位置。垂直轻轻压下,待取皮胶水与皮肤充分黏着后,向后转动鼓面,使鼓面前缘粘连的皮肤翘起,然后放下刀架。左右拉动刀架,使刀刃切入皮肤。

3)边切边将鼓面向后转动,直至所需大小的皮片完全切下(图2-3)。

鼓式取皮机是精确的取皮器械,但取皮时手施加的压力也很重要,压力太大,使所取皮片超出鼓面的边缘,切缘呈锯齿状;压力过小,可使皮肤与取皮机脱离(脱鼓),取不到所需皮片的面积。当完成皮片的切取后,从鼓面上撕下皮片的速度要快,这样可使胶水大部分留在鼓面上,皮片上胶水残留很少。

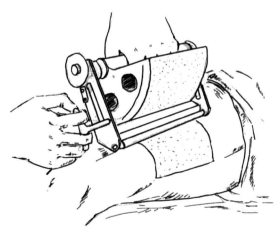

图2-3 鼓式取皮机取皮

徒手切取大块皮片后，也可用鼓式取皮机将其修剪为所需厚度的皮片。由此获得的皮片厚薄均匀，使用方法大同小异。

不管是徒手取皮法，还是器械取皮法，在皮片切取时，要注意观察供皮区的失血量，尤其是儿童。在皮片移植之前，应将所切取的皮片用湿盐水纱布包裹，放置在安全的位置，以免被误丢。

（二）植皮术

不同厚度的皮片移植程序基本相同，大致可分为 3 个步骤。

1. 受区处理　皮片移植到受区前，应首先将受区处理为皮片容易成活的环境，包括充分清除创面活性不佳的肉芽组织，彻底止血。

2. 皮片固定　皮片厚度不同，固定方式也不同。全厚皮片和中厚皮片大多采用缝线包压法，刃厚皮片（又称表层皮片）可以网状或邮票状皮片形式固定。在四肢关节及其附近植皮时，往往需用石膏托或夹板做邻近关节功能位固定制动。

3. 缝线包压法　间断缝合固定皮片，每针留长线做打包固定用。缝合完毕后用生理盐水冲洗皮片下创面。在皮片上依次放置单层凡士林纱布、干纱布和足量的棉花或纱布，最后将预留的长线互相对应，适当加压后结扎（图 2-4）。

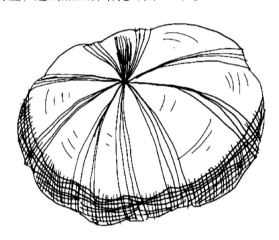

图 2-4　缝线包压法

随着负压封闭引流技术（VSD）的发展，目前已成功将其应用至植皮术区，即将皮片固定在受区后，再在移植皮片上固定 VSD 装置。由于该装置压力可调，并可吸除植皮区的渗液。因此，在皮片移植方面显示出了明显的优势。然而，该装置费用较高，且在毛发旺盛的地方不易保持负压，故不可完全代替缝线包压。

邮票状皮片移植固定法：取凡士林纱布平铺于木板上，再将切取备用的刃厚皮片皮面朝下平贴于油纱布上。将贴有皮片的油纱布剪成边长 0.5～1cm 大小的方块，然后依次将制成的小皮块组织面朝下平贴于受区。

植皮部位通常需要加压包扎，目的是为了消除皮片与受区之间的死腔以及固定皮片。但在包扎固定的时候，压力应该适当。若压力过大，有时反而会导致皮片坏死。

五、术后监测与处理

1.供区监测与处理 供区主要是预防血肿及感染、避免机械性损伤及后期抗瘢痕治疗。

徒手切取皮片后的供区通常采用缝合法封闭创面,术后应注意观察伤口有无积血、积液及溢脓等。若有上述情况出现,应及时清除血肿,以免创缘皮瓣坏死造成皮肤软组织的缺损。器械切取皮片的供区,由残存的上皮细胞及皮肤附属器在创面上增生移行,相互融合而愈合。一般刃厚皮片供区在10天内愈合,中厚皮片在14~21天内愈合。

供皮区愈合时间延长多数是因感染或皮片切取过厚所致,经处理后自行愈合无望时,可用刃厚皮片植皮。愈合后的受区与供区需施行弹性加压包扎,这样可避免机械性损伤,也可减轻局部瘢痕增生反应。

2.受区监测与处理 受区的监测也主要是预防感染及积血,处理的时间更应及时,以免造成皮片失活等。

(1)感染:低热、局部异味和疼痛加剧、创周红晕等是感染的征象。例如,发生乙型溶血性链球菌感染,皮片可能完全失活,铜绿假单胞菌对皮片存活的影响则要小一些。感染发生后要重视局部处理,如清除坏死组织、用敏感抗生素湿敷换药以及加强引流等都十分重要。二次植皮则在感染控制后进行。

(2)及时清除积血、积液:对于污染严重或者术中无法牢靠止血的创面,术后应积极换药。如确有积血、积液,应尽可能排尽积血、积液后重新加压包扎。如有皮片局灶性失活,应果断清创,待创面肉芽组织生长良好后予以补充植皮。

(3)其他:对单纯包扎、打包包扎的无菌植皮区,如无异味、无发热、无疼痛加剧的情况发生,更换敷料可在5~7天后进行,过早更换敷料对创口不利。在更换敷料时要轻柔细致,不要强行撕拉内层敷料与创面的黏着,防止皮片滑动。皮片在移植成活后10天,纤维性愈合已较牢固。临床上,头颈部拆线一般为8~10天,四肢、躯干部为14天;全厚片及含真皮下血管网皮肤移植后,以延长几天拆线为宜。

六、术后常见并发症的预防与处理

1.感染 取皮后的供区多是无菌创面,注意保持局部清洁干燥,避免机械损伤及血肿形成,一般发生感染的概率很低。

皮片在移植至受区10天左右,纤维性愈合才较牢固。所以,一般不需要过早更换敷料。但在出现低热、疼痛、局部异味和创周红肿的时候,需要警惕感染的发生。怀疑有局部感染的时候,要及时换药,清除坏死组织。待感染控制后再考虑二次植皮。

2.血肿 徒手切取大面积皮肤的供区,尤其是活动度较大的部位,若术中止血不彻底,术后活动较多,可有局部血肿的情况出现。术中彻底止血,酌情进行负压引流,术后适当的制动可大大减少供区出现血肿的可能。当供区血肿形成,须及时清除积液,适当加压包扎,以免创面皮瓣感染、坏死等。

皮片移植后皮下发生出血形成血肿多由于术中止血不彻底,或包扎固定不牢靠及患者凝血功能异常所导致。如果术后早期发现皮片下血肿形成,及时清除血肿并加压包扎,皮片则有成活的可能。如果血肿形成时间较长或未及时处理，皮片挽救回来的概率很小，只能清除血肿及坏死皮片，进行二次植皮。

3.皮片坏死　受区感染、血肿形成、皮片移动或压力不当均可导致皮片部分坏死甚至全部坏死。首先，应去除各种不利因素，清除坏死皮片，积极换药。小范围的皮片坏死有望自行愈合，大面积的皮片坏死则必须待创面肉芽组织生长良好时再次手术。

此外，由于受区接受过放射治疗，或者在无骨膜的骨皮质、软骨或无腱鞘的肌腱上植皮时，发生皮片坏死的概率大大增加。此种情况应尽量避免，可考虑用皮瓣修复创面。

七、临床效果评价

皮片移植是将供区的皮肤移植到受区，重新建立血液循环，并继续保持活力，以达到修复创面的目的。对大面积皮肤缺损，皮片移植往往成为挽救生命的重要手段。

供区选择、受区处理、皮片切取及移植等是一系列有机结合的过程，任何环节出现问题，都将影响皮片的成活及修复的最终效果。

在皮片移植的时候，供区的继发损伤将无法避免，供区损伤与受区修复之间的利弊权衡对于合理选择供区是极为重要的。术后对于供区的积极观察与恰当的处理也将最大限度地减少对供区的损伤。

皮片移植大多是基于封闭创面的目的，然而远期的皮片收缩、与周围正常组织存在色差等是影响治疗效果的重要因素。术后早期满意的病例，远期可能出现皮片挛缩、瘢痕增生，甚至再次出现畸形及破溃等。因此，临床上为了获得较好的远期效果，术中应尽量选择与受区质地相近的供区，术后积极进行抗瘢痕治疗。

皮片移植是整形外科的重要治疗手段，常常是创面修复的首选方法。遵循整形外科原则进行皮片移植将为临床工作及患者带来极大的益处。

（陈红波）

参 考 文 献

韩秋生.2013.整形外科手术要点图解.北京：中国医药科技出版社
李建宁，谷廷敏.2012.整形外科手术精要与并发症.北京：北京大学医学出版社
龙剑虹.2009.烧伤整形外科学住院医师手册.北京：科学技术文献出版社
王炜.1999.整形外科学.杭州：浙江科学技术出版社
辛时林，易传勋，张一鸣，等.2001.整形外科手术图谱.武汉：湖北科学技术出版社

第三章　皮瓣移植

第一节　皮瓣概述

　　皮瓣是指一块带有血供的、包含皮下脂肪组织或更深层次组织在内的皮肤复合组织块。依靠其供血的蒂部，从身体的某一个部位移植到另一个部位，这种皮肤的移植过程称为皮瓣移植。皮瓣形成的部位为供瓣区；接受皮瓣移植的部位称为受区。蒂的形式多种多样，根据其携带血供的方式分为：一是不与供瓣区完全离断，有蒂与之相连，这个蒂可以是全层皮瓣组织，也可仅为皮瓣的部分层次，如皮下组织、肌肉、筋膜等，或仅为知名血管。二是以知名血管为蒂者，还可将该血管切断，使皮瓣完全与供区分离，将皮瓣中的知名血管与受区知名血管吻合，从而使皮瓣直接从受区获得血供，这种方式的皮瓣为游离皮瓣。

　　这种有蒂皮肤移植，是整形外科最基本也是最常用的操作技术之一，因其包含皮下脂肪层，较之游离植皮可以提供较厚的组织覆盖，因而在整形外科的修复和再造手术中具备优势。但较之游离植皮，皮瓣移植操作复杂，较易发生并发症，故在覆盖创面的选择中须严格掌握适应证。

一、适应证

　　1.当创面有大血管或神经主干、骨关节、软骨、肌腱或重要脏器裸露，无法直接缝合损伤周围皮肤以封闭创面时。

　　2.器官再造，如耳、鼻、手指、乳房、阴茎、阴道等器官的修复或再造，都需以有蒂植皮为基础。

　　3.经常摩擦或活动范围较广的某些关节部位。例如，足趾、骶部、坐骨结节、股骨大粗隆等压疮好发部位，需要修复后具有较好的负重和抗磨压性能的部位，这些都是有蒂植皮的适应证。

　　4.修复颊、鼻梁、上腭等部位的洞穿性缺损，其外壁和内壁组织均需以有蒂植皮构成。

　　5.秃发或眉缺损，其修复需有毛发生长，需要头皮瓣移植修复。

　　6.局部营养不良创面，如慢性放射性溃疡、慢性骨髓炎等。

　　7.需有良好感觉功能的部位，应以包括皮神经支在内的皮瓣修复，如拇指和示指指腹的缺损，可采用以指神经血管束为蒂的中指或环指尺侧的岛状皮瓣修复。

另外，对于一些无深部重要组织结构暴露的创面，为了获得良好的形态效果，也可考虑皮瓣移植。

二、皮瓣的多种分类方法和相应的名称

1. 按供瓣区与受区的远近距离划分　可分为局部、邻位、远位皮瓣。

（1）局部皮瓣：取自缺损周围组织形成的皮瓣，包括推进皮瓣、旋转皮瓣、易位皮瓣等。

（2）邻位皮瓣：取自缺损邻近部位的皮瓣，如用于鼻再造术的额部皮瓣。

（3）远位皮瓣：取自距缺损较远部位的皮瓣，包括直接远位皮瓣、间接远位皮瓣、游离皮瓣。

2. 按皮瓣的供血模式划分　有随意型皮瓣、轴型皮瓣。

3. 按照组成成分划分　有单纯皮瓣、筋膜皮瓣、肌皮瓣、骨肌皮瓣等。

4. 按皮瓣的转移方式划分　有旋转、推进、易位、翻转、交叉、即时与延迟、直接与间接转移等皮瓣，以及吻合血管的游离皮瓣。

5. 按皮瓣的形状划分　有扁平皮瓣、菱形皮瓣、三角形皮瓣，袋状、岛状等皮瓣，以及"Z"成形术、"W"成形术、"V-Y"手术、"Y-V"手术等所形成的皮瓣。

6. 按蒂的情况划分　有单蒂、双蒂、皮下组织蒂、血管蒂、血管神经蒂皮瓣等。

此外，还存在以功能命名的皮瓣，如衬里皮瓣，以及按供区部位命名的皮瓣，如用于指端外伤修复的鱼际皮瓣。

第二节　局部皮瓣

局部皮瓣作为取自缺损周围组织形成的皮瓣，其颜色、质地、厚度等均与受区接近，且其操作相对简便，转移修复手术一次完成，不需断蒂，故在临床上广泛应用。但在拥有这些优势的同时，局部皮瓣也有不足之处：其所能提供的修复组织面积因受局部解剖部位的限制，不一定能满足修复要求；且供瓣区有时不能直接缝合，尚需行植皮覆盖；如为外露部位的修复，则会影响外观；局部皮瓣设计的辅助切口瘢痕等。在了解局部皮瓣的优缺点后，须明确局部皮瓣设计的要点和原则。

一、设计要点

1. 首先考虑创面的修复能否通过直接缝合的方法解决，并将切口线尽量安排到轮廓线、皱纹线或身体中线上。

2. 当直接缝合不能很好地实现，再来考察缺损周围皮肤的条件，其颜色、质地、厚度及毛发情况是否与缺损区域相似，若局部无可利用的类似皮肤来形成局部皮瓣，那手术设计应该考虑先行皮片移植修复或创面行二期覆盖。

3.如若缺损周围存在可利用皮肤，那需要进一步评估可利用皮肤的松动性、局部轮廓线的走行、皮纹的方向、解剖结构的分区修复等因素，通过手指捏起缺损周围皮肤的方式评判哪个部位的皮肤有富余来修复缺损；也可通过剪纸片逆行比对法及周围皮肤推动的方法来检查局部皮肤的松动性及转移后缝合线的方向。

4.预估所设计皮瓣转移后继发缺损能否顺利闭合，是否会引起重要结构的移位畸形，是否影响功能；周围区域所要潜行剥离的范围，是否会损伤重要解剖结构等。

5.其选择的皮瓣应当以不导致供瓣区功能障碍和不引起可见部位明显瘢痕为前提，当多种方案出现时，应根据这个前提予以取舍。

6.局部皮瓣的长宽比例是一个重要的考虑因素，在躯干和四肢处，随意皮瓣的长宽比例一般为 2：1 或 1：1，而在面部等血供丰富的部位，其长宽比例可达到 3：1，如果有知名动脉包括在皮瓣内，其长宽比例甚至可以是 4：1。

二、皮瓣类型

（一）旋转皮瓣

旋转皮瓣是在创缘外围局部形成，通过旋转一定角度后，移转至修复部位的皮瓣。皮瓣移转时，易在皮瓣蒂部相当于旋转轴心的部位出现名为"猫耳"的皮肤皱襞，并且在旋转线上张力最大，该线称为最大张力线。一般来说，局部旋转皮瓣的面积应当是原发缺损面积的 3 ~ 4 倍，才足以覆盖缺损部位。即便如此，仍存在皮瓣旋转的角度越大，旋转轴心的"猫耳"及张力越发明显的现象。"猫耳"须通过辅助手术切口予以修整。对张力线的缓解可有几种方法：采用逆切，在最大张力线上做与此线垂直交叉的仅深及真皮的短小而不予缝合的切口；延长皮瓣外侧缘的长度，利用皮肤的弹性来弥补缺损部位的修复所需。但这些方法，对皮瓣的血运都有所影响，故须慎重使用。而最大张力线上切口两侧不等长的梭形继发缺损区，可利用等分缝合技术来将这种不对等平均分配到整个切口中，从而减少缝合的皱褶。另外，还可在较长的一边上切除一小块称为"Burow 三角"的皮肤，纠正两边不等长的情况，然后平整缝合。

如果缺损面积较大，局部皮肤弹性较差，一侧的旋转皮瓣不足以覆盖缺损，可在缺损的两旁各做一个旋转皮瓣。这种设计能修复较大的缺损，但会遗留较多的辅助切口瘢痕，用于一些易于隐藏切口线的特定部位较为合适。

（二）推进皮瓣

推进皮瓣为利用缺损外围一侧的局部皮肤向缺损区做直向推进滑行移转的皮瓣。于皮瓣蒂基部两侧的外方，常各需切除一小块三角形皮肤，以消除所出现的皱褶。缺损的闭合依靠周围皮肤的弹性将其向缺损区域牵拉转移。

推进皮瓣有很多变化形式，在这些变化形式中，皮瓣的两边可以不再平行，而是沿着某些特殊的线来进行，如修复面颊部、颞部、前额部缺损时，我们可以把辅助切口顺着鼻唇沟、下睑颊线、颞区发际线、鬓角线等自然解剖结构处，这样可以使切口瘢痕更加隐蔽。在某些情况下，一个推进皮瓣不足以修复缺损，可以在缺损的两侧各做一个推进皮瓣。由于缝合后切口线呈"H"形,又称为"H"形皮瓣。

双蒂推进皮瓣是利用创缘一侧或两侧的正常皮肤组织做双蒂的条形皮瓣,然后向侧方推进覆盖缺损区,适用于头皮、面颈部及小腿的梭形缺损创面。因皮瓣为双蒂,故其长宽比例可以增大1倍,设计时应使皮瓣长宽尽量超过缺损的纵向长度,以利于皮瓣向侧面推进覆盖创面,皮瓣推进后会产生继发缺损区,可另设计皮瓣修复,但最好采用游离植皮的方法修复。

皮下组织蒂推进皮瓣,即"风筝皮瓣",是由一块岛状皮肤及与之相连的皮下组织构成,皮肤的血运由皮下组织蒂供应。皮下组织蒂中不含知名动脉,故其不属于岛状皮瓣,推进距离也有限。基本的皮下组织蒂皮瓣修复缺损后,遗留的切口瘢痕线像一个三角形风筝拖着一个尾巴,故又名"风筝皮瓣"。皮下组织蒂有两种形式,一种是以皮瓣正下方的皮下组织为蒂;另一种是以皮瓣两侧的皮下组织为蒂。在大多数情况下,皮下组织蒂由皮下脂肪组织构成,但在面部常以表情肌作为皮下组织蒂。皮瓣的移动能力由皮下组织蒂的牵伸能力决定,在身体有些部位,皮下组织的牵伸能力要比其表面皮肤大得多,故在这些部位,皮下组织蒂皮瓣将很有用处,皮下组织蒂皮瓣很适合用于闭合眼睑、鼻侧部及面颊中部的缺损。其设计要点是,在皮肤缺损的旁边设计等边或等腰三角形皮瓣,沿设计线切开皮肤皮下组织直达深筋膜表面,这样就形成了一块下方连于皮下组织中而四周游离的三角形皮肤,皮瓣向前推进闭合缺损,继发缺损区直接缝合。由于切口线又像从字母V变为Y,因此也称为V-Y推进皮瓣。皮瓣的设计应选择在皮肤松弛的部位,皮瓣推进必须在无张力下进行,还应注意切口方向尽量与皮纹方向一致。因为皮瓣是通过推进皮下组织蒂的方式覆盖创面的,表面皮肤没有旋转和扭曲,因此转移后局部平整,无"猫耳"等畸形产生,可取得很好的美容效果,特别适用于眼睑及鼻唇沟处缺损的修复。"风筝皮瓣"的难点在于既要充分游离皮瓣便于其无张力闭合创面,同时又不能损伤其血液供应。

皮下组织蒂皮瓣的一种变化形式是增加皮下组织蒂的宽度,因为穿过皮下组织到达皮肤的血管分布不规则,且分布比较稀疏,所以增加皮下组织蒂的宽度,就会在蒂中包含更多的血管,使表面的皮肤获得更充分的血液供应,而皮瓣的血供越充分,转移后皮肤的外观越接近正常。另外,有两种方法可用于增加皮瓣的活动性:一种方法是将皮下组织蒂部分游离,可用蚊式钳或钝头剪刀行钝性分离,以避免穿支血管的损伤;另一种方法是将皮下组织蒂上的部分皮肤游离,通常是游离引导的一边,这样使皮肤获得向前移动的更大空间,有利于闭合缺损。

(三)易位皮瓣

易位皮瓣属于局部皮瓣的一种,与旋转皮瓣相似,但易位皮瓣与缺损创面之间隔有一些正常皮肤,是与皮瓣的一边即为创缘的一部分的旋转皮瓣的区别。易位皮瓣多呈矩形,移转时旋转的角度也常较大。

其中,菱形皮瓣,是根据它所覆盖的缺损的形状而命名的。皮瓣利用缺损邻近处的皮肤,采取旋转和推进相结合的方式直接覆盖缺损区,属于一种易位皮瓣,可用于身体各部位,常用于面部外侧缘、前额部、颏部及颏下区缺损的修复,用于鼻侧部也有很好的效果。

（四）翻转皮瓣

翻转皮瓣属于局部皮瓣，当远位皮瓣或皮管需借腕部的携带进行间接转移时，可在腕部的桡侧形成一个皮瓣，并翻转180°，使其与腕部共同组成的创面，恰与皮瓣或皮管断端需行蒂连的创面的形状大小相同并能相互吻合。腕部的皮瓣即为翻转皮瓣。当移转过程结束后，此皮瓣仍可翻回原位。由于此种皮瓣的翻转有如合页、活板门或书本的开合，故又有合页皮瓣、活板门皮瓣、掀书皮瓣等名称，修复洞穿性缺损所需的衬里也常利用翻转皮瓣形成，所以还有衬里皮瓣之称。

（五）交叉皮瓣

交叉皮瓣为将供瓣区与受区相互靠近以进行直接移转的皮瓣。交叉皮瓣属于邻位或远位皮瓣，多用于手、上肢、下肢等部位，如邻指、交臂、交腿皮瓣等。交叉皮瓣虽可行直接转移，但均需行肢体制动，所以较为不便和痛苦。

（六）袋状皮瓣

袋状皮瓣是多在腹壁形成的自相折合的皮瓣，供皮区植以皮片，其形如袋，故名。以后用腕部携带进行间接转移，或再将其展平以供修复之需，也可作为既有外被又有衬里的结构，用于洞穿性缺损的修复。

（七）岛状皮瓣

岛状皮瓣是单纯以直接皮肤动静脉束为蒂，顺血管束走向所形成的轴型皮瓣，因形似孤岛得名。岛状皮瓣又称动脉岛皮瓣。岛状皮瓣属于邻位皮瓣，穿经潜行剥离的皮下隧道，可以即时直接旋转修复缺损。

015

（八）"Z"成形术

"Z"成形术属于局部皮瓣。切口，由一中轴线和自其两端以相反方向所伸出的臂组成，呈"Z"形。两臂与中轴线间以一定的夹角（通常为相等的）相交，一般适用夹角为45°～60°。两臂与中轴线的长度大致相等。切开后剥离皮瓣，如两夹角相等，即在中轴线的两侧形成一对大小形状相同而位置相反，有一共同边的三角形皮瓣。将两皮瓣相向旋转互易位置后缝合，就又形成与原切口相反的另一"Z"形，故称为"Z"成形术，又称"Z"字改形术或双易位皮瓣等。

"Z"成形术的原理，在于运用中轴线两侧皮肤和皮下组织的弹性和松动性，将其转化为顺中轴线可以增加的长度。同时将中轴线的单一纵行直线转变为"Z"形折线，这样即可防止术后切口瘢痕发生挛缩，使所增加的长度不致缩减。"Z"形切口所包括的范围呈一斜方形，其两对角线之差，即为在中轴线上可以增加的理论长度。夹角越大，中轴线越长，则可增加的长度也越大。随夹角角度的增大所能增加的长度，虽列有数学公式可以计算，但因皮肤具有弹性可以变形，且四周皮肤的松动性在不同解剖部位也有差异，故机械地依靠公式计算，所得数值与实际情况并不完全符合。临床实践证明，两夹角以均为60°最为实用，据计算可增长约75%。角度过大，不易旋转易位，且张力也较大；角度太小，则可增加的长度有限。随中轴线长度的增长，皮瓣的面积相应增大，手术涉及的区域也较大，就可能受解剖部位皮面不够广阔的限制而难以施行。如需要较长的中轴线时，则可行连串"Z"成形术，或相连续，或稍有间隔。如此操作，对中轴线两侧组织所需动用的潜力和涉及的范围都较小。此外，根据不同需要，偶采用两夹角角度不等的"Z"成形术。

"Z"成形术是整形外科所广泛应用的基本手术方法之一，最常用于松解条索状的直线瘢痕挛缩。以瘢痕为中轴线，利用在其两侧正常皮肤所形成的三角形皮瓣易位缝合，挛缩即可获松解，且因缝合后呈"Z"形，还可以避免挛缩复发。"Z"成形术还常用于矫正蹼状挛缩，以蹼的游离缘为中轴线，将蹼劈裂分为均等的两面，在两面形成一对或几对方向相反的三角形皮瓣，互易位置后相嵌缝合成"Z"形或锯齿形，蹼即消失，挛缩亦随之松解。臂与轴间的夹角以70°为宜。蹼较薄弱或有瘢痕的组织，经劈分切开形成皮瓣后可能因血运不足出现坏死，宜慎用。矫正蹼状挛缩，还有四瓣"Z"成形术，该法不仅各瓣的移转较为灵活，顺中轴线的延长长度也较大。"Z"成形术还常用于松解环形狭窄，其原理与矫正蹼状挛缩相同。此外，还常用于错位组织的复位，以及改正某些部位创口的直线缝合，以预防因直线瘢痕发生挛缩出现畸形，如唇裂的修复手术设计即须遵循本原则。

（九）"W"成形术

"W"成形术为除"Z"成形术外的另一种改变直线方向缝合的手术方法，可认为属于局部推进移转的一串皮瓣。其法为于切口两侧创缘切成相互交错的锯齿状，于剥离后，使两侧的小三角形皮瓣相向推进拼插镶嵌缝合，如"W"形，故名。因两侧的皮瓣并不易位转移，故无延长的效果。"W"成形术，可用于缝合针迹明显且瘢痕较宽时的修整。

（十）"V-Y"手术和"Y-V"手术

"V-Y"手术和"Y-V"手术均属于局部推进皮瓣，前者可用于眼睑、口唇等轻度外翻的复位修复，后者则可用于矫正轻度的内翻。

（十一）随意型皮瓣和轴型皮瓣

这是按皮肤的供血模式命名的。皮肤的动脉始于真皮下动脉丛，由此向浅层发出营养皮肤及其附件的毛细血管襻。静脉始于此毛细血管襻的输出端，经乳头下和真皮内静脉丛，汇入真皮下静脉丛。真皮下动静脉丛构成真皮下血管网。真皮下动脉丛接受深部源于主动脉体段血管系的动脉供血，有两种模式：一为肌皮动脉的模式，即发自体段动脉的贯穿动脉，穿过肌层成为垂直方向走行的肌皮动脉，终于真皮下动脉丛；二为直接皮肤动脉的模式，发自体段动脉的贯穿动脉，穿经肌间隙后，成为在皮下组织内水平方向走行的直接皮肤动脉，终于真皮下动脉丛。真皮下静脉丛汇集成为各级伴行静脉。在人类，肌皮动脉的模式占优势。

随意型皮瓣是以肌皮动脉供血的解剖部位为供瓣区所形成的随意方位的皮瓣。蒂部依靠肌皮动脉，其余部分则依赖真皮和真皮下血管网供血。肌皮动脉所供养的皮肤范围较为局限，血管内的灌注压亦较低。如皮瓣的长宽比例超过规定的限度，或所需长度较大，均需经过延迟才能转移。较长的皮瓣也不能只靠增加宽度的方法来保证其远端的血运。

轴型皮瓣是以直接皮肤动脉供血的解剖部位为供瓣区所形成的包含该动脉而有固定方

位的皮瓣，又称动脉皮瓣。皮瓣的全部均由此皮下的知名动脉供血，直接皮肤动脉所供养的皮肤范围广阔，血管内灌注压较高，故血运充沛。皮瓣的长度只受血管长度的限制。轴型皮瓣血管终末端的远端，还可连接携带一定长宽比例的随意型皮瓣，使其长度增加。轴型皮瓣可以即时转移。在非由直接皮肤动脉供血的解剖部位，有预植大网膜形成人为的大网膜轴型皮瓣的实验研究。大网膜具有血管丰富，并易于与其他组织互相愈着建立血运联系的特点。将带有血管蒂的一部分大网膜引出腹腔，移至腹壁或所需的适合部位的皮下，经一定时日后，可以制成大网膜轴型皮瓣。还可以利用将知名动静脉血管束移位至某一部位皮下的方法，人为地制成轴型皮瓣。

血管蒂皮瓣是由直接皮肤动脉供血部位所形成的蒂部，不包括皮肤和皮下组织，而仅由该动静脉血管束构成的皮瓣，如岛状皮瓣、游离皮瓣等。它在由肌皮动脉供血部位所形成的除皮肤和皮下组织外，还包括与之相连的肌肉在内的肌皮瓣，也可仅以该肌皮动静脉束构成血管蒂进行移转，与岛状皮瓣的原则相同。

复合皮瓣是除皮肤和皮下组织外，还包含其他组织如肌肉、肌腱、骨、软骨等的皮瓣。其中以包含肌组织在内的肌皮瓣最为常用。

第三节　颞顶部皮瓣及筋膜瓣

颞顶部皮瓣和筋膜瓣是以颞浅动、静脉顶支为蒂形成的，颞浅动脉为直接皮肤动脉，比较表浅，可以通过直接触摸或多普勒超声血流探测仪探出其走行。头皮各组血管交通多，血供丰富，皮瓣甚少发生血供障碍。一般颞浅动脉主干越过颧弓根部上行 2～4cm 后分为额支和顶支，主干长 3～4cm、血管外径为 2.0～3.6mm。顶支在颞浅筋膜层面继续向上延伸，外径约为 1.8mm、长为 7～8cm，然后分出 3～4 支分支血管与周围动脉相交通。其走行有同名静脉伴行。颞浅筋膜前与额肌筋膜相连，后与枕肌筋膜相连，位于两侧颞区皮下前筋膜深面。颞浅筋膜厚为 1.5～2mm，较为厚实致密。以颞浅动静脉为蒂，可形成轴形皮瓣或筋膜瓣进行转移。

一、适应证

1. 颞浅筋膜瓣　①用于耳郭的修复或再造：软骨表面行颞浅筋膜瓣包裹用于植皮；②用于轻度半侧颜面萎缩的充填；③局部需要筋膜瓣覆盖的组织修复或利用游离移植技术行远位组织的覆盖。

2. 颞顶部皮瓣　①可用于眉再造及局部其他需要毛发覆盖的部位；②吻合血管的游离移植。

二、术前准备

术前备皮，通过多普勒超声血流探测仪标记颞浅动脉走行。

三、手术要点、难点及对策

1.颞顶部皮瓣的形成和转移　①剃头，标记缺损的范围，以无菌纸片按照所画图形制成相应大小、形状的模子，放置到颞顶部供区进行比对。②探明颞浅动脉走行，进行血管标记，将做好的模子在颞顶部进行比对，以保证皮瓣移植后血管蒂的长度及拟定转移皮瓣与受区所需一致。③手术从耳屏前颞浅动脉搏动处向前方旁开1cm做纵行切口，切开皮肤、皮下组织，找到颞浅动脉主干。④切取颞顶部皮瓣：按预先画好的切口线从头皮瓣的一侧切开，直至颞浅筋膜以下，在其深面分离，直至皮瓣的另一侧，结扎皮瓣周边的血管断端，这样颞浅动静脉就完整地保留在皮瓣内。如此形成颞顶部皮瓣，可通过皮下隧道修复同侧眉缺损区域或是其他需要毛发覆盖区域，或通过游离移植修复远处需要毛发覆盖区域。

要注意，皮瓣的转移既要松弛无张力又要避免蒂部皱褶堆积影响血流，皮下隧道不应太窄，避免血管受压。颞顶部皮瓣血供丰富，动脉压高，相对静脉回流不足，易导致术后皮瓣呈明显肿胀，有静脉回流障碍的表现，皮瓣呈紫红色，渗血明显，这种情况在术后4天左右开始改善。需要皮瓣周边留线打包及加压包扎。

2.颞浅筋膜瓣的形成及转移　①标画血管走行、拟转移筋膜瓣的范围及颞部皮肤切口。②在颞部皮下浅层注射肿胀麻醉液，便于手术分离，切开皮肤、皮下组织，找到颞浅动脉主干后仔细剥离。③按预先画好的范围从筋膜瓣的一侧切开，直至颞肌筋膜浅面，在此层分离，直至筋膜瓣的另一侧，这样颞浅血管被完整地保留在筋膜瓣内，蒂部可在明视颞浅血管的情况下制成合适的宽窄，然后根据需要转移筋膜瓣。

第四节　额部皮瓣

额部皮肤结构层次与头皮相延续，包括皮肤、皮下组织、额肌、肌下疏松结缔组织及骨膜，额部皮瓣一般包括前三层结构，这三层连接紧密，神经和血管均位于皮下组织内，被纤维组织包绕和固定。额部皮瓣的血液供应来源于两个部分三组血管：一是颞浅动脉的额支，二是眶上动脉和滑车上动脉。这些血管之间有丰富的吻合支呈网状分布，以任何一支为供应血管，均可供养整个皮瓣并确保皮瓣的成活。颞浅动脉额支在耳屏上方约3cm处发出，平均外径为1.6mm，走行于前发际区，分为平部与升部两段，平部多走行于额肌浅面，斜向前上，行至眶外上角后上方，转向上变成升部走向颅顶。滑车上动脉为眼动脉的终末支之一，与同名的神经伴行，在眶的内上角穿眶隔向上走行，外径在0.6mm以上。眶上动脉同样来源于眼动脉，其出现率约为72%，缺少者由滑车上动脉和颞浅动脉代偿，该动脉出眶上孔处，外径在0.7mm以上。额部皮瓣的静脉回流一般均为同名静脉，但颞浅静脉额支与动脉伴行的仅为50%，且较为分散，故在手术时需特别注意。皮瓣的神经支配有面神经颞支、滑车上神经及眶上神经。

一、适应证

1. 鼻再造：全鼻、鼻下段及半鼻再造，额部皮瓣均为首选。

2. 颊部缺损的修复，包括洞穿性缺损的修复，可将额部皮瓣远端反折，内层修复黏膜，外层修复颊部皮肤。

3. 上下唇再造：当唇缺损范围广泛，不能用邻近组织修复时，可采用双蒂不带毛发或带毛发的额部皮瓣修复。

4. 修复舌、口底及咽部的缺损。

5. 单纯的额肌皮瓣可用于治疗重度上睑下垂，以代偿上睑提肌的功能。因额部皮瓣转移后可遗留一定程度的畸形，故选用时需慎重。

二、手术要点、难点及对策

1. 设计　①全额皮瓣，即上界为发际，下界在眉缘上，中央在鼻根部可以稍低一些，两侧为颞部发际线，蒂在一侧或两侧眉外侧到耳郭后 2cm 处，这样蒂内可含颞浅血管及耳后血管。②半额瓣，即远端不超过中线，上、下界同上，可形成岛状皮瓣立即转移。③部分额瓣，常用于鼻部分缺损的修复，蒂部根据需要可以在正中或额两侧。

2. 分离与翻转：皮瓣应从远侧端开始分离，若蒂部为去上皮的岛状皮瓣，可将蒂部先剥离去上皮，最深也不应超过真皮下毛囊的平面，否则易损伤血管。

3. 翻转皮瓣应在额肌与骨膜之间的帽状腱膜下疏松结缔组织层，不要损伤骨膜。岛状翻转皮瓣的皮下蒂应较宽，一般与额瓣的宽度大致一致，皮瓣经颧弓的深面进入口腔，皮面转向口腔，缝于缺损处。

4. 术前确定颞浅动脉额支或滑车上动脉及眶上动脉的走行很重要，注意皮下隧道足够宽敞，使皮瓣易于通过；术后严密止血，避免术后血肿压迫蒂部血管。

第五节　胸三角皮瓣

胸三角皮瓣因与面颈部相邻，在色泽、质地、弹性等方面优于其他远位皮瓣而成为面颈部缺损修复与再造常用的皮瓣供区。该皮瓣位于胸大肌浅面，上界为锁骨下，下界为第 4 肋间，向外伸展到肩部三角肌区，甚至可延伸到上臂肌肉的浅面。其蒂在胸骨外侧，内含胸廓内动、静脉的肋间穿支。它可被转移至颈部、下颌部、口内、颊部，甚至向上可达额部来修复软组织缺损。为增大皮瓣的应用面积避免供区植皮，并使转移皮瓣不显臃肿，色泽良好，先主张应用扩张后的胸三角皮瓣。胸廓内动、静脉前胸穿支在胸骨外缘约 1cm 的区域，穿过肋间肌，沿肋间平面走行，进入前胸上部的皮下，止于胸肩峰内侧。其第 2 肋间穿支最粗，动脉直径可达 0.8 ~ 1.2mm 或更粗，可作为胸三角皮瓣的主要供养血管；第 3 肋间穿支也较粗，亦可作为皮瓣的供养血管。胸廓内动脉肋间穿支有 1 ~ 2 条伴行静脉，相对而言，静脉较细小，直径为 0.6 ~ 2mm。胸廓内动、静脉肋间穿支形成的血管蒂较短，只有 1 ~ 2cm。

一、适应证

1. 面颈部皮肤皮下组织缺损。

2. 唇鼻再造，咽、喉腔及颈部食管部分缺损的再造；修复四肢重要功能区域的皮肤和皮下组织缺损。

3. 对前纵隔的胸部食管瘘、食管狭窄进行修复时，胸三角皮瓣移植也可以是良好的选择。

4. 扩张胸三角皮瓣移植修复颈、颏部广泛皮肤软组织缺损，或身体其他重要功能部位需要。

二、手术要点、难点及对策

1. 皮瓣切取范围　　上界为锁骨下线，下界至第 4 肋间，内界为胸骨外缘 2cm，外界为肩峰，至上臂上 1/2 处。适宜面积为（10 ~ 12）cm ×（20 ~ 22）cm。皮瓣旋转轴位于胸骨缘外 2cm 的第 2、3 肋间处。从旋转轴点至皮瓣最远端距离应大于该点到创面最远点距离的 10% ~ 15%，考虑皮瓣切取后有一点的回缩，使皮瓣的形状大小与创面相似，避免过紧或过松地与受区缝合。

2. 皮瓣切取　　首先探查皮瓣血管蒂的情况，按设计将皮瓣的上、外、下侧切开，在胸肌筋膜表面掀起皮瓣，自皮瓣远端向蒂部逐步分离到近胸骨旁线第 2 肋间的蒂部时，注意查看胸廓内动、静脉肋间穿支的情况，不要损伤穿支血管。根据受区缺损修复的需要，决定皮瓣的范围、形态及蒂部的长度和旋转移植的方式。如果皮瓣转移后，蒂部较紧，可将皮瓣下部回切 1cm。将蒂部制成管状，管心直径以能容纳小指通过为准。

3. 胸三角皮瓣的预扩张　　为了避免移植皮瓣臃肿及供区覆盖不足的问题，先多采用胸三角皮瓣预扩张的方法来切取。在上述设计范围置入皮肤软组织扩张器（500ml）。先按扩张器展平后的最大范围在预扩张区标记，切口设计在扩张区域的上方，位于锁骨下，长约 10cm。在胸肌筋膜表面剥离，至胸骨外缘 2cm 处停止，以免损伤血管蒂。注意在胸大肌和三角肌间沟处有头静脉和胸肩峰动脉，如果有损伤需要将其穿支结扎。达到剥离范围后，置入扩张囊，扩张壶宜放置在肩部外侧皮下，有防止扩张囊下滑的作用。间断缝合切口，扩张囊内注水 50ml，展平扩张囊后抽出。经过分次注水扩张，局部扩张囊可扩张至 800 ~ 1000ml。扩张皮瓣的设计与转移同上述未扩张胸三角皮瓣。供瓣区可直接拉拢缝合。转移以后的胸三角皮瓣在 3 周后可行血运阻断试验，达 1 小时以上无明显血运障碍，可考虑断蒂。中间可安排一次延迟手术以确保皮瓣转移后的血供。

第六节 耳后皮瓣

耳后皮瓣是以耳郭背面和乳突区皮肤软组织为供区形成的皮瓣，又称为耳后乳突区皮瓣，也可制成耳后肌肌皮瓣。该皮瓣不仅可以耳后动静脉为蒂，也可以颞浅动静脉为蒂，同时该皮瓣形成时尚可将皮神经包括在内，形成有感觉的皮瓣。该皮瓣具有色泽质地与面部皮肤相近、可携带耳甲腔软骨、供区隐蔽等优点，是修复面部、耳郭及鼻部皮肤软组织缺损较为理想的供瓣区。

耳后动脉的起点在下颌角平面上方两横指处的颈外动脉，起始端外径为1.2mm，距皮肤表面的深度为2.1cm。耳后动脉与颈外动脉形成约46°的夹角，紧贴乳突前沿耳根部上行，在乳突与耳郭软骨之间分为耳支与枕支。耳支发出后经耳后肌的深面继续上行，沿途发出数条小的分支供养耳郭背面和耳后区，其终末支与颞浅动脉的顶支终末支相吻合。枕支也是耳后动脉的终末支之一，经胸锁乳突肌止端的表面上行，分布于耳郭后上方的头皮，其分支与颞浅动脉和枕动脉的分支相吻合。在乳突和胸锁乳突肌处的耳后静脉走行于耳后动脉的后方，有细小的分支与动脉伴行，经耳郭后方下降，注入颈外静脉。耳后动、静脉多数伴行，但在颅耳沟处两者分离。耳后区的神经支配主要为耳大神经的耳后分支。

一、适应证

1.以耳后动、静脉为蒂的耳后皮瓣，可修复耳前区、颧弓以下近中侧区的面颊部缺损，以及耳垂、耳轮及耳郭下半部的缺损。

2.以颞浅动、静脉为蒂的耳后皮瓣可修复颧部、眼睑、眶内、鼻旁及鼻部的缺损。

3.游离移植修复远位缺损。

二、手术要点、难点及对策

（一）以耳后动、静脉为蒂的耳后皮瓣

1.皮瓣的设计　根据受区皮肤缺损的形态和大小设计皮瓣。以耳后乳耳夹角皱襞为纵轴线，皮瓣最大范围可包括耳郭背面及乳突区的皮肤。在设计皮瓣时注意蒂部应有足够的长度，否则转移幅度较小，易造成张力。视需要可设计成皮肤血管蒂、筋膜血管蒂或单独血管蒂的岛状皮瓣或吻合血管的游离皮瓣等。

2.皮瓣的切取　按设计线切开皮肤，深及软骨膜和深筋膜层，沿此平面从皮瓣两侧向耳后皱襞方向剥离。当接近耳后皱襞时，由于血管位置稍深，在耳后肌群深层，应小心地将血管蒂分离，切勿损伤血管主干。将皮瓣完全掀起，彻底止血后将皮瓣转移至受区。皮瓣下放置引流。耳后供瓣区用中厚或全厚皮片移植覆盖。

（二）以颞浅动、静脉为蒂的耳后皮瓣

1.皮瓣设计　依受区缺损范围的面积，以耳后皱襞为轴心设计皮瓣。皮瓣近端在上方，

远端在下方，范围包括耳郭背面及耳后乳突区。根据皮瓣转移时所需蒂部的长短，可以不同的方式利用颞浅动静脉与耳后动静脉之间的交通吻合支。颞浅动静脉从耳前向顶部延伸，耳后动静脉从耳后向上走行在耳郭上方，颞筋膜层有数条交通吻合支，最后两主干相互吻合。当蒂部不需太长时，可用下方的交通吻合支；蒂部需要较长时，则可用上方的分支或主干吻合支。

2. 皮瓣的切取和转移　于耳上切开颞部头皮 5 ~ 8cm，掀起头皮瓣，显露颞筋膜及颞浅血管的顶支，并形成一个三角形筋膜瓣，将颞浅血管顶支及其向下和向后的分支包括在内。底边与耳后皮瓣相连，前边与颞浅动静脉相连，上缘在颞浅动脉顶支上方。将颞肌筋膜连同皮瓣一并掀起，然后向下将颞浅动静脉分离至所需的长度。

皮瓣通过皮下隧道转移至受区，耳前及耳上发际区的切口直接缝合，耳后创面用皮片移植修复。

第七节　髂腹股沟皮瓣

髂腹股沟皮瓣的供血血管是旋髂浅动脉，解剖研究发现它和腹壁浅动脉共干约占 48%，故此皮瓣常可与下腹壁皮瓣联合使用。

髂腹股沟皮瓣是典型的轴型皮瓣，由直接皮肤动脉旋髂浅动脉供血。旋髂浅动脉于腹股沟韧带下 2.5cm 自股动脉前面发出，外径 0.8 ~ 1.8mm。它有 48% 和腹壁浅动脉共干，腹壁浅动脉缺如占 35%，由腹壁浅动脉或旋髂浅动脉分别发出占 17%。

腹部皮瓣可以腹壁浅血管为蒂，也可以旋髂浅血管为蒂，还可以这两组血管双重血供形成腹部皮瓣。该部位皮瓣于 1973 年由 Daniel 和杨东岳先后应用吻合血管游离移植成功，也是世界上最早的游离皮瓣获得成功的皮瓣之一。该部位形成的皮瓣面积大，切取方便，供瓣区部位较隐蔽，术后无功能障碍。但由于腹壁浅动脉解剖不太恒定，常有变异，血管口径较细，目前作为游离移植应用较少，但作为带蒂转移仍为常用皮瓣之一。

腹壁浅动脉、旋髂浅动脉有 95% 起于股动脉，发出点在腹股沟韧带下方 5cm 以内，可以单独起始，也可共干发出。腹壁浅动脉自股动脉发出后，指向脐部，可分为内、外两支。在深筋膜深面走行约 1.0cm 后，穿过深筋膜或阔筋膜进入浅层，多在股动脉起始点内侧约 1.0cm 处跨过腹股沟韧带进入腹壁，然后垂直上行，约 2/3 腹壁浅动脉可达下腹部上半，其中一半可越过脐。内侧支出现率为 86%，外径平均为 1.0mm，内侧支主要分布本侧下腹部内侧半。外侧支出现率为 66%，外径平均为 0.9mm，该支主要分布于本侧下腹部外侧半。旋髂浅动脉可分为深、浅两主支。浅主支出现率为 86%，外径平均为 0.8mm。浅主支在筋膜深面行走 0.5cm 即穿出阔筋膜，向髂前上棘方向走行，可远达棘上 10cm 处，超过脐平面，浅主支出现率为 100%，外径平均为 1.0mm。深主支在深筋膜下沿腹股沟韧带下方走行，在髂前上棘附近穿出深筋膜，转向外下进入臀部，主要分布于股外侧上方及臀部。腹壁浅动脉和旋髂浅动脉的伴行静脉均略粗于动脉，两组血管的分支相互吻合极为丰富，并与腹壁下动脉穿支、肋间动脉、肋下动脉、胸外侧动脉及腰动脉等皮支吻合，因此皮瓣供区范围大。腹壁浅静脉、旋髂浅静脉与动脉伴行，两根动脉均缺如者约占 3%。设计和切取皮瓣时需考虑这些解剖因素。

一、适应证

1.局部转移修复会阴部软组织缺损及大粗隆部压疮。
2.一期再造阴茎,适用于各种类型的阴茎缺损,但腹部脂肪较多、较厚者不宜采用。
3.带蒂交叉移植修复手部创面。
4.游离移植适用于修复远处软组织缺损。

二、手术要点、难点及对策

1.皮瓣设计 术前用多普勒超声血流探测仪测定腹壁浅动脉及旋髂浅动脉并标记出血管行程。从腹股沟韧带终点下方股动脉搏动最明显处分别至脐部及向髂前上棘方向做连线,前者大致为腹壁浅动脉的体表投影,后者为旋髂浅动脉的体表投影。以此为轴标记出皮瓣范围。若所需皮瓣面积较小,可只选择其中一组血管为蒂。以旋髂浅动静脉为蒂所形成的皮瓣厚度薄于以腹壁浅血管为蒂的皮瓣。如所需皮瓣面积较大,可将两组血管均包括在皮瓣内。皮瓣可切取范围上界平脐,内侧为腹中线,外侧可越过髂前上棘,下界在腹股沟韧带下 2 ~ 4cm。

2.手术要点 带蒂皮瓣的切取采取逆行切取较为方便。按设计线切开皮瓣远端及两侧,在腹外斜肌筋膜表面从远端向近端分离掀起皮瓣,借助手术无影灯光向皮肤照射,可从皮下脂肪面观察到轴心动静脉的走向,根据血管走向分离形成皮瓣的蒂部。

第八节 腹壁下动脉穿支皮瓣

腹壁下动脉穿支皮瓣是在腹直肌皮瓣和脐旁皮瓣基础上发展而来的新型皮瓣,皮瓣切取层面只包括皮肤和浅筋膜组织,将腹壁下动脉穿支从腹直肌中分离出来,从而保留了腹直肌前鞘和腹直肌的完整,且不损伤支配腹直肌的运动神经,达到改善皮瓣受区外形与功能的同时最大限度减少对腹部供区的损害。1989 年 Koshima 等首先报道了该皮瓣的临床应用,1994 年 Allen 等将其应用于乳房再造,之后发展成为乳房再造的标准术式。腹壁下动脉穿支皮瓣是临床最早应用的穿支皮瓣,也是目前临床研究和应用最多的穿支皮瓣。

腹壁下动脉位于腹股沟韧带上方,起源于髂外动脉,向内上行经半环线进入腹直肌鞘,在腹直肌内分为内侧支和外侧支上行,沿途有节段性分支分出,除至腹内斜肌、腹横肌和腹直肌的肌支外,主要有肌皮动脉穿支,在每侧腹直肌鞘的前面有排列较整齐的内外两侧、上下 4 ~ 5 组穿支血管,内侧支的穿支多从腹直肌鞘内 1/3 穿出,且垂直穿过浅筋膜到达皮肤,管径较小,行程较短,供应腹直肌前面的皮肤,外侧支的穿支多自腹直肌鞘中 1/3 穿出,斜行向外上方,经浅筋膜达到皮下,管径较粗,行程较长,供应腹前外侧部皮肤，这些分支呈放射状排列，在脐平面附近的分支走向外上，在脐以下的多为横行分布。其终末分支分别与腹壁上动脉、肋间动脉、腰动脉、腹壁浅动脉、旋髂浅动脉、旋髂深动脉及对侧腹壁下动脉等穿支的终末分支吻合形成血管网。腹壁下动脉的首选穿支外径为 0.8mm 左右，大多位于脐旁 2 ~ 4cm、脐下 0 ~ 2cm，次选穿支大多位于脐旁 1 ~ 3cm、脐下 4 ~ 5cm。

一、适应证

1. 修复四肢、头颈部浅表创面。
2. 乳房再造。
3. 胸壁浅表创面修复。
4. 会阴、髋关节周围浅表创面修复或阴茎、阴道成形再造。

二、手术要点、难点及对策

（一）皮瓣设计

1. 皮瓣设计需依据创面形状、大小、深浅、修复部位及患者年龄和性别综合考虑。
2. 参考术前彩色多普勒超声血流探测仪探测标记的腹壁下动脉穿支穿出腹直肌前鞘的体表位置，皮瓣设计必须包括该区域，但由于脐的位置影响，一般不将该点设计为皮瓣的中心点。
3. 腹壁下动脉穿支皮瓣可以任一轴线设计皮瓣，但临床常用的是横行轴线和斜行轴线，即横行切口和斜行切口。横行切口（俗称"比基尼"切口）与腹部皮纹方向一致，位置隐蔽，符合整形外科设计理念，尤其适合中老年女性乳腺癌患者乳房再造。此类患者大多下腹皮肤松弛、脂肪肥厚，腹壁下动脉穿支皮瓣切取后腹部可以获得更好的外形。斜行切口瘢痕不及横行切口隐蔽，但在男性患者，该切口所能切取的组织量较大，术后有利于切口的直接闭合。

（二）手术操作

首先切开皮瓣外侧缘，自外向内解剖皮瓣，浅筋膜层分离，以双极电凝处理腹外斜肌的肌皮穿支血管，小心保护脐旁及其外下方腹直肌段发出至皮瓣的穿支血管，确定穿支血管后，自穿支血管蒂部切开腹直肌前鞘，在 3.5 倍放大镜或放大 5 倍显微镜下，顺穿支血管走行以显微剪仔细分离直至腹壁下血管主干，游离并保护好腹壁浅静脉及支配腹直肌的运动神经支。穿支全程显露后，切开皮瓣内侧缘，同法解剖分离，至皮瓣仅通过穿支血管与供瓣区相连，以血管夹阻断备用的穿支，证实皮瓣血运可靠后，结扎其他穿支、与腹壁上动脉交通支和腹壁下血管沿途分支，根据受区所需血管蒂长度切断、结扎腹壁下血管。皮瓣移植至受区创面，将皮瓣与创缘临时固定数针，手术显微镜下血管断端清创，腹壁下动静脉分别与受区血管吻合，腹壁下动脉伴行静脉为一支或外径较为细小时，同时吻合腹壁浅静脉重建第二套静脉回流系统。皮瓣供区创面彻底止血后，以可吸收线缝合腹直肌前鞘，皮缘充分游离后直接缝合，闭合腹部创口，皮下置管引流。

第九节 阴股沟皮瓣

阴股沟皮瓣位于会阴部与股内侧之间，故称阴股沟皮瓣。阴股沟区有多支血管相互吻合成网，故可形成以阴部外浅动静脉为蒂的阴股沟皮瓣和以阴唇后动静脉为蒂形成的阴股沟皮瓣。前者局部转移可用于阴茎、阴囊的修复和再造，以及耻骨上区及腹股沟区软组织缺损的修复；游离移植修复远处软组织缺损。后者最适用于阴道再造及其周围创面的修复。阴股沟皮瓣薄，质地柔软，血管位置走行恒定，血管口径较粗大，供瓣区隐蔽，宽度在8cm 以内可直接缝合，该区是一个理想的皮瓣供区。

阴部外浅动脉起于股动脉，其起始处多集中在以股动脉起点内侧 1cm、向下 5cm 处为圆心，半径为 1.5cm 的圆圈内；或以髂前上棘和耻骨结节为圆心，分别以 10cm 和 5.3cm 为半径，在股前部画弧所形成的交点为其起始处的体表投影。阴部外浅动脉自股动脉内侧壁发出后，向内上走行，发出升支和降支两大主干，也有少数升支和降支分别起于股动脉。升支出现率为 88%，平均外径 1mm，多数经大隐静脉的前面向内上方走行，经耻骨结节外侧缘或越过耻骨嵴跨腹股沟韧带达耻骨上区，分支分布于阴股沟区上端、下腹壁和阴阜区皮肤，多数与对侧同名动脉吻合，过半数细小分支转向下进入外阴部，分布于阴茎或阴蒂。降支出现率为 94%，平均外径为 1.1mm，阴部外浅动脉干和降支多数在大隐静脉下方通过，呈水平方向向内侧走行，发出分支分布于阴股沟区上端，与闭孔动脉前皮支升支血管之间存在吻合；降支在大阴唇外上方进入阴唇后，向下分布于大阴唇上端 1/3，在大阴唇与阴唇后动脉终末支血管以本干的形式形成血管吻合。此外，阴部外浅动脉还恒定地发出一长股支，分布于大腿上端 1/3 内侧。阴部外浅动脉起始部外径为 1～2.5mm，蒂长 2.4～6cm，阴部外浅静脉多为 1 支，少数为 2 支，在汇入大隐静脉处多数位于阴部外浅动脉上方，少数位于下方，其外径为 1.5～3.7mm。

阴唇后动脉是阴部内动脉终末支血管之一，主干在球海绵体肌和坐骨海绵体肌之间的沟内，向内上方走向大阴唇，自会阴浅横肌至阴道口后缘，阴唇后动脉多数为 2 支，少数为 1 支。主干在阴道口后缘水平，平均外径 1mm。

一、适应证

1. 以阴部外浅动静脉为血管蒂的阴股沟皮瓣游离移植，适用于手、前臂及足部皮肤软组织缺损的修复。

2. 带蒂转移适用于阴茎、阴囊、尿道的再造及修复，以及耻骨上区及腹股沟区皮肤软组织的修复。

3. 以阴唇后动静脉为蒂的阴股沟皮瓣最适用于阴道再造，也可以用于其周围创面的修复。

4.以闭孔动静脉前皮支为蒂的阴股沟皮瓣可用于较小创面的修复，以及阴道直肠瘘的修复。

二、手术要点、难点及对策

（一）以阴部外浅血管为蒂的阴股沟皮瓣

1.皮瓣设计　根据受区需要，以会阴部及大腿间的皱襞为长轴设计皮瓣。皮瓣上界可至下腹部，下界达坐骨结节，宽度为9cm。其中大腿侧宽5cm，会阴侧宽4cm。

2.手术步骤　先切开皮瓣近端的外侧缘，在深筋膜下向内侧分离，找到大隐静脉，沿其走行分离即可找到阴部外浅静脉汇入大隐静脉处，并将其分离出来。然后在阴部外浅静脉的上方或下方找出阴部外浅动脉主干及其升支和降支，确认血管主要分支进入皮瓣内。然后切开皮瓣两侧及远端，在深筋膜下从两侧向中间分离至中间皱襞处，再从远端向近端分离，将皮瓣完全掀起。离断血管蒂将皮瓣移至受区。如果带蒂局部转移，可采用逆行切取皮瓣。先切开皮瓣两侧及远端，从两侧向中间分离至阴股沟皱襞处，再从远端向近端分离，将皮瓣掀起至蒂部，蒂部血管不需游离出来。供瓣区宽度在8cm以内可以直接缝合。

（二）以阴唇后动静脉为蒂的阴股沟皮瓣再造阴道

1.皮瓣设计　在两侧阴股沟区以阴股沟皱襞为纵轴，平阴道口后缘向上各设计一个皮瓣，长为11cm，宽为5～5.5cm，并将蒂部2～3cm宽表皮去除，供作通过阴唇皮下隧道皮下组织蒂。

2.手术步骤　采用逆行切取方法较为方便。按设计线切开皮瓣两侧及远端，在深筋膜下，由皮瓣远端向蒂部分离，直达阴道口后缘水平，皮瓣蒂部的血管神经不需解剖显露。如施行阴道再造，需将皮瓣蒂部去除2～3cm宽表皮，去除表皮部位置于阴唇下隧道内，应使皮瓣向中线无张力转移至阴道腔穴内。皮瓣供区创面直接缝合。

（钟爱梅　吴　凡）

参 考 文 献

韩秋生.2013.整形外科手术要点图解.北京：中国医药科技出版社
侯春林，顾玉东.2013.皮瓣外科学.第2版.上海：上海科学技术出版社
王炜.1999.整形外科学.杭州：浙江科学技术出版社
辛时林，易传勋，张一鸣，等.2001.整形外科手术图谱.武汉：湖北科学技术出版社
邢新.2011.皮瓣移植实例彩色图谱.第2版.沈阳：辽宁科学技术出版社

第四章　肌皮瓣移植

由肌皮动脉穿支供血的皮肤和皮下组织，与位于其深面的肌肉作为一个整体用于移植者，称为肌皮瓣。肌皮瓣属于复合皮瓣。肌皮瓣通常以血管进入端或血管进入部位的肌肉为蒂进行移转。仅以血管为蒂进行移转者，称为岛状肌皮瓣。将血管切断进行与受区血管相吻合的游离移植者，称为游离肌皮瓣。在由肌纤维与骨骼直接附着的肌肉部位形成肌皮瓣时，还可以包含骨块，称为骨肌皮瓣。

肌皮瓣的组织丰富，血运充沛，抗感染力强，其发展与应用进一步丰富了皮肤移植的手术方法，可用以同时修复皮肤缺损和恢复原已丧失的肌肉功能，如重建肛门和括约肌，或用于修复胸、腹壁面积较大的深度或全层缺损，填充特别是有骨质缺损如慢性骨髓炎死骨清除后的凹陷，闭合压疮、深度皮肤放射损伤创口，再造乳房等。

可供临床应用的肌皮瓣应具备以下条件：①肌肉位置表浅，分离操作安全易行。②肌腹有符合修复需求的体积。③有协同肌存在，切取后不致引起供瓣区显著的功能障碍。④肌肉由单一的，或虽非单一的但有一条占优势的主要血管蒂供血，且自肌肉的一端进入。岛状肌皮瓣或游离肌皮瓣还要求血管蒂须具有一定的长度，以便于转位或吻合操作的进行。

肌皮瓣手术，如位于四肢，可在使用止血带的情况下进行。切开皮肤后，应将皮瓣周缘与肌肉间稍行缝合固定，以免在操作过程中两者分离，影响皮瓣的成活。运动神经多随血管蒂进入肌肉，如非为恢复肌肉功能且有碍转移，或期望于移植后肌肉萎缩使体积缩小而不显臃肿时，可切断之。皮肤感觉神经应尽可能设法与受区的皮神经吻合，成为有较好感觉的皮瓣。以较细微的血管为蒂的肌皮瓣，需经延迟方可移转，以免供血不足而致手术失败。

第一节　背阔肌肌皮瓣

背阔肌肌皮瓣又称胸侧壁肌皮瓣或胸背肌皮瓣。背阔肌位于躯干后侧，呈三角形，可形成的皮瓣面积甚大，达 28cm×8cm，是身体上可供游离移植或带蒂移植范围最广、功能最多的皮瓣之一。该区可制成移植的皮瓣、肌皮瓣、肌瓣、骨肌皮瓣、分叶肌皮瓣、复合肌皮瓣或复合骨肌皮瓣及管状肌皮瓣等，是整形外科最常选用的移植皮瓣的供区。该皮瓣有众多优势，皮瓣血管分布恒定；供吻接的胸背动、静脉外径在 1.5 ~ 2.0cm 或以上，移植皮瓣的血管蒂可长达 6 ~ 8cm，转移后供区功能障碍不明显。但背阔肌是维持脊柱稳定平衡及臂内收内旋功能的肌肉，而且为呼吸的辅助肌，对某些功能不全的患者，背阔肌的存在是有意义的。因此，特别是在儿童时期，应用背阔肌皮瓣移植时应慎重考虑。

背阔肌皮瓣即移植背阔肌及其表面的皮肤和皮下组织。胸背动、静脉是该皮瓣的供养血管；运动神经是与血管伴行的胸背神经。

1. 肌肉解剖　背阔肌是背部一块扁平且范围宽阔的三角形肌肉，位于胸侧部及下半背部的皮下。背阔肌起始部分的腱膜为腰背筋膜的后层，起于下部 6 个胸椎、全部腰椎及骶椎和棘上韧带，以及髂嵴的后部。其腱膜部分在季肋下部移行于肌腹部分，呈扇形向上，止于肱骨小结节及大圆肌前的结节间沟。背阔肌起于胸椎部分的腱膜为斜方肌所覆盖，背阔肌前缘下部与腹外斜肌及前锯肌交锁，中下部附着在前锯肌表面及下 4 根肋骨。背阔肌中部以上的前缘下方，为疏松的结缔组织，易与前锯肌分开，并构成腋后线的隆起；肌肉前缘向上只有疏松结缔组织与胸壁相连，并构成腋窝后壁，肌腹继续向上成一束肌肉及腱膜，止于肱骨。背部背阔肌的上缘部分肌束起于肩胛下角。肌肉长约30cm，宽 18 ~ 20cm。

2. 血管解剖　肩胛下动脉在腋动脉下方约3cm处分出旋肩胛动脉及胸背动脉两个终末支。胸背动脉的外径为 1.6 ~ 2.7mm，有两条伴行静脉，外径 3 ~ 4mm。

胸背动、静脉在背阔肌的内表面肌膜下行进，于肌腹前缘后方 2 ~ 3cm 处下降。胸背动脉通常情况下分为外侧支及内侧支两大分支，分布于背阔肌的内侧或外侧，有时内、外侧支外径相似，有时内侧支偏大，但较多时外侧支偏大。内侧支及外侧支各有 2 ~ 3 个分支，在背阔肌肌腹中部内表面的肌腹下前进，该血管称为胸背动脉的节段动脉及伴行的节段动、静脉，构成背阔肌各个独立又相互吻合的血供系统。胸背动、静脉及其内、外侧支在背阔肌内表面肌膜下有数十条可见的小分支进入肌腹，并穿过肌腹进入皮下，供养皮肤。这是构成背阔肌肌皮瓣的解剖基础。背阔肌的支配神经来自臂丛后索的胸背神经。在背阔肌的内表面肌膜下方，与动、静脉紧紧伴行下降。胸背动、静脉及神经的起始部分，构成移植背阔肌的血管神经蒂，通常情况下，其蒂长 5 ~ 8cm，易于供游离移植。

一、适应证

1. 带蒂移植　① 胸腹壁缺损的修复，以及压疮及骶尾部创伤的修复。② 屈肘、伸肘功能重建。③ 面部、颈部皮肤及皮下组织缺损的修复。④ 乳房再造。⑤ 颈部或部分胸段食管缺损的再造（管状背阔肌肌皮瓣）。⑥ 慢性脓胸空腔的充填。

2. 吻合血管的游离移植

二、手术要点、难点及对策

（一）皮瓣或肌皮瓣的设计

1. 血管神经的体表投影　于腋窝后壁下方，扪及背阔肌前缘，在背阔肌前缘后 2.5cm 处画一平行于背阔肌前缘的垂线，该线即是胸背动、静脉，神经及其外侧支的相对体表投影。

2. 后背阔肌肌皮瓣的设计　以背腰部皮肤为主要供区的背阔肌皮瓣，称为后背阔肌肌皮瓣，这是最常选用的背阔肌肌皮瓣的术式。皮瓣主要部分位于背部。皮瓣设计如下：在腋窝下方2.5cm，与背阔肌前缘后方1.5～2.5cm垂直线的交叉点为a，即胸背动、静脉及神经蒂的体表投影点，于骶髂关节上缘设计点b，ab两点之间的弧线连线构成肌皮瓣的纵轴。根据受区的需要决定皮瓣的大小及形态，皮瓣的宽度在6～8cm，供瓣区可拉拢缝合。皮瓣的设计宜略大于受区皮肤缺损范围，增加1～2cm宽度及长度，在皮瓣纵轴两侧，用亚甲蓝绘出要切取皮瓣的范围，切取的范围可达15cm×35cm。该皮瓣多半用于游离移植，也可带蒂移植，用于修复胸腹壁的组织缺损。

横行背阔肌肌皮瓣是上半背部横行的背阔肌肌皮瓣，可用于乳房再造或胸壁缺损的再造。该肌皮瓣设计的点a同上所述，在腋窝下方2.5cm，背阔肌前缘后方1.5～2.5cm处，点b设计在肩胛下角下方3～5cm处，ab连线构成肌皮瓣的横轴并向脊柱中线延伸。根据受区需要，在横轴上下用亚甲蓝绘制出肌皮瓣的切取范围及形态。

（二）肌皮瓣的切取

1. 体位　前、后或横行背阔肌皮瓣的切取宜采取侧卧位或半侧卧位，臂外展，前屈90°，将肘及前臂固定在支架上。

2. 血管探查　背阔肌皮瓣设计完成后，在肌皮瓣设计线的前上部，即背阔肌前缘，做6～10cm长的切口，切开皮肤、皮下组织，直达胸壁肌肉肌膜表面，暴露背阔肌前缘。用示指及中指在背阔肌前缘下方疏松结缔组织内做钝性分离，此间隙很疏松，当示指深入到背阔肌下2～3cm处，即可扪及胸背动脉的搏动，探清动脉搏动的情况。通过触诊，手术医师可了解胸背动脉的直径及走向，然后切取皮瓣。

3. 切取皮瓣　探明胸背动脉情况后，全层切开肌皮瓣设计线的前边缘，用电刀由远心端向近心端，由前向后在胸壁肌肉表面掀起背阔肌及附着在其表面的皮瓣，在季肋下方及腰筋膜区，将背阔肌移行到腱膜，并与腹外斜肌起点交错在一起，此处宜边用电刀切开，边止血，减少术中出血。在第9～11肋间有较为粗大的肋间后动脉的外侧支，后方有腰动脉，宜予以结扎。当肌皮瓣远端解剖完成后，再解剖胸背动脉血管神经蒂。如果有手术放大镜则可对胸背动、静脉做精细解剖，特别是瘦小的妇女或儿童，用手术放大镜解剖，可使手术更为精确。结扎大圆肌的血管及旋肩胛动脉，使移植的肌皮瓣有较长的血管神经蒂。待受区的血管、神经解剖完成后，即可切下肌皮瓣供移植。

如果是背阔肌皮瓣带蒂移植，则对血管神经蒂不做精细解剖，保留肌肉止点或切断肌点均可，根据需要而定。

第二节　腹直肌肌皮瓣

腹直肌肌皮瓣是以腹壁上动、静脉或腹壁下动、静脉为血供的肌皮瓣。腹直肌位于腹壁正中线两侧，中间被腹白线分隔，前后被腹直肌鞘包裹，上端附着于剑突前面及第5～7肋软骨，下端附着于耻骨嵴以下的耻骨体前面。腹直肌的前面通过腱划与腹直肌鞘前壁紧密相连，腱划多为3个，位于脐平面以上，少数第3腱划位于脐平面之下。成人腹直肌平

029

均长 30cm，上宽下窄，上段宽约 7cm，下段宽约 2cm。腹直肌鞘后壁的下部有明显的半环线，其体表投影相当于脐耻间距的下中 1/3 交点平面的上、下 1cm 范围内。半环线以下无腹直肌鞘后壁。

腹壁上动脉为胸廓内动脉的直接延续，经胸肋三角入腹直肌鞘内，行于腹直肌和肌鞘后叶之间。然后血管穿入肌内，在肌内于脐附近与腹壁下动脉的分支吻合。腹壁上动脉的起点平第 6 肋间隙，或平第 7 肋软骨或其下缘，血管起点至肌门的血管平均长 46mm，动脉外径为 2.1mm，伴行静脉两条，外径 2.8mm。腹壁下动脉约以腹股沟韧带上方 1cm 处发自髂外动脉的内侧壁，在腹股沟韧带内 2/5 与外 3/5 交界处，于腹横筋膜后向内上方斜行，越过腹直肌外侧缘后在肌后方上升，于半环线的前方进入腹直肌鞘内，在腹直肌鞘后叶与肌质之间上行，至脐旁附近形成终末支，并与腹壁上动脉及肋间外侧动脉皮支吻合。上述两支血管在肌内走行中以分支穿出进入皮下供养腹壁皮肤。

一、适应证

1. 乳房缺损畸形的修复与再造：乳房因恶性肿瘤经乳腺癌根治术后若导致一侧乳房缺损，胸壁畸形，可用以腹壁上动脉为蒂的腹直肌肌皮瓣带蒂转移再造乳房。

2. 胸壁缺损畸形的修复与再造：由于腹直肌肌皮瓣有良好的血供，可提供皮瓣的面积及组织量大，有较强的抗感染能力，因此，胸壁病变切除范围较少受修复所需皮瓣大小的限制，有利于彻底切除病灶。以腹壁上血管为蒂的腹直肌肌皮瓣可用于胸壁皮肤软组织缺损的修复、胸腔手术后感染或胸骨骨髓炎的治疗等。

3. 食管缺损的再造及会阴部组织器官缺损的修复及再造。

4. 以腹壁上动脉为蒂的腹直肌肌皮瓣及以腹壁下动脉为蒂的脐旁皮瓣，均可作为游离组织瓣吻合血管行远位转移。

二、手术要点、难点及对策

以腹壁上血管为蒂的腹直肌肌皮瓣常用于乳房再造及胸壁缺损的修复。其设计形式常可分为四种类型，即垂直腹直肌肌皮瓣、横行上腹直肌肌皮瓣、横行下腹直肌肌皮瓣（transverse rectus abdominis musculo cutaneous flap，TRAM flap）及"L"形腹直肌肌皮瓣。现以横行下腹直肌肌皮瓣乳房再造为例，介绍如下。

1. 皮瓣设计　按照乳房缺损范围在患侧胸壁定 b、a、c 3 点，健侧胸壁相应点为 b'、a'、c'。健侧锁骨中点与乳房下皱褶的交点为 d'，患侧对应点为 d 点。a' 和 d' 间的距离为设计皮瓣宽度的参考值，健侧乳房基底横径为设计皮瓣长度的参考值。在腹部从耻骨上 1cm 开始，沿腹股沟弧度，按照胸壁确定的参考值设计横椭圆形肌皮瓣。为了腹壁供瓣区整形的需要，将椭圆形上下两边向外延伸连接形成梭形。标记出对侧腹直肌的宽度及腹壁上、下动脉的走向，作为皮瓣的血管肌肉蒂。

2. 手术步骤　全身麻醉，仰卧位，屈髋屈膝 15°～30°，上半身抬高 15°～30°。先在耻骨上沿设计线切开皮肤、皮下、浅筋膜至肌膜浅层，在此层解剖皮瓣。当分离至血管蒂侧的腹直肌边缘时，切开腹直肌前鞘，显露、结扎并切断腹壁下动、静脉及腹直肌，将皮瓣连同该侧腹直肌及部分前鞘一并掀起至脐平面。向上再经血管蒂侧腹直肌切口切开皮肤及腹直肌前鞘，继续向上解剖腹直肌至肋缘水平，使皮瓣的血管肌肉蒂有足够的长度，便于旋转。脐原位保留。切除胸壁原有的瘢痕并向四周剥离，上至锁骨下，内及胸骨旁，外达腋前线，下抵 d 点水平。由腹直肌前鞘浅层向胸壁创面剥离，形成足以允许肌皮瓣通过的宽敞的皮下隧道。将切取的下腹部肌皮瓣通过皮下隧道，转移到胸部创面。为矫正再造乳房后锁骨下区的空虚感，可将移植的腹直肌肌皮瓣埋置在锁骨下区的部分去除表皮，填充于皮下，并用粗丝线将其与 b、a、c 3 点缝合固定，超出创面下极的部分去表皮后向深面反折，缝合固定在肋骨骨膜上，如此塑性缝合，形成乳房。将切开的腹直肌前鞘折叠缝合，半环线以下可将剩余的腹直肌拉拢缝合，或用补片修复腹壁缺陷。腹部创面按腹壁整形技术广泛剥离，在较小的张力下拉拢缝合。最后重新确定脐的位置，进行脐的重建。

第三节　股直肌肌皮瓣

股直肌为呈梭形的肌肉，位于股前侧中央浅层，为屈髋、伸膝的强有力肌肉，切取该肌皮瓣后会在不同程度上影响伸膝、屈髋功能，所以只有当四头肌的其他各头完整时，方可考虑用以形成肌皮瓣，以免造成功能障碍。股直肌的主要滋养血管为旋股外侧动脉降支的股直肌支，血管沿股直肌内侧缘下降，于髂前上棘下方约 16cm 处入肌，约在肌腹近端 1/3 的后侧进入。肌外长度约 4cm，外径 2.5mm，伴行静脉一条，外径为 3.4mm。供养股直肌的血管尚有来自股动脉、股深动脉、旋股外侧动脉升支和横支 4 组血管的分支，多在肌肉深面入肌。支配股直肌的神经为股神经的股直肌支，与血管伴行入肌。皮瓣大小可达到 7cm × 40cm。

其供血源于股深动脉的旋股外侧动脉的 2 ~ 3 个血管蒂，可用于修复腹壁、腹股沟、会阴、髋、骶等部位的深度缺损，重建肌肉功能，形成有感觉的皮瓣。

一、适应证

1.带蒂股直肌肌皮瓣、肌皮瓣转移，用于耻骨联合、同侧股骨大转子及邻近部位因外伤、肿瘤、放射性溃疡、压疮等病灶切除后创面的修复。
2.一侧或双侧股直肌肌皮瓣、肌皮瓣转移可用于腹壁巨大缺损的修复和腹壁疝的修补。
3.吻合血管神经游离移植，可用于四肢皮肤肌肉软组织缺损的修复，以及前臂屈伸功能的重建。

二、手术要点、难点及对策

以髂前上棘至髌骨中点连线为纵轴，腹股沟韧带中点下方约 8cm 处为旋转轴点设计皮瓣，外界为股外侧肌的内缘，内界为股内侧肌和缝匠肌的外缘，远端达腱止点。先做皮瓣

031

外侧切口，切开皮肤直达肌膜，钝性分离股直肌与股外侧肌间隙，向外牵开股外侧肌，结扎切断股直肌外侧缘深面进入股直肌的小血管，在股直肌深面向远侧和内侧钝性分离直至肌皮瓣远侧和内侧缘。在皮瓣远侧切断股直肌腱并与股内、外侧肌分开。做皮瓣内侧皮肤切口，由远端向近端切取，掀起肌皮瓣，直至腹股沟韧带下约8cm处股直肌主要的血管神经束入肌部位。做肌皮瓣近端切口，并切断股直肌形成只保留血管神经蒂的肌皮瓣，供岛状转移修复邻近部位创面。如做游离肌皮瓣移转，则需循降支血管向旋股外侧血管起始部解剖血管神经蒂，结扎切断升支，于旋股外侧血管起始部、股神经的股直肌主干处切断血管神经蒂，供吻合血管神经远位移植。

第四节　阔筋膜张肌肌皮瓣

阔筋膜张肌为位于股外侧上方的小而平薄的肌肉，起于髂嵴外唇前部，肌腹扁而短，包于阔筋膜两层之间。在股骨上、中1/3交界处移行为髂胫束，止于胫骨外侧髁。其连附的皮瓣面积可大出肌肉面积4倍，达15cm×40cm。单一的血管蒂源于股深动脉的旋股外侧动脉的升支，由髂前上棘下方8cm的肌深面进入，另外还直接发出前、后缘支沿肌间隙进入皮肤，供养全肌及膝上5cm的大腿前外侧皮肤及部分髂嵴。血管起始处动脉外径为3.1mm，伴行静脉两条，外径分别为3.7mm和2.6mm。该肌皮瓣具有滋养血管解剖恒定、管径粗、血供可靠，可供组织量面积大，且可携带强韧的阔肌膜等优点，既可带蒂转移，也适用于做吻合血管神经游离移植。

一、适应证

可用于修复腹壁疝、腹股沟疝，外阴部，以及坐骨、骶骨部的压疮等，并可用于重建肌肉功能，或形成有感觉的皮瓣，以及骨肌皮瓣。

二、手术要点、难点及对策

根据受区组织缺损情况，在髂嵴上2cm至膝上5cm范围内设计皮瓣，前后界可超过肌缘2cm。按设计先切开肌皮瓣内侧缘切口，将缝匠肌牵向内侧，找到股直肌与阔筋膜张肌间隙，将两肌分别向内、外侧牵开。于髂前上棘下方8～10cm处仔细寻找横过该间隙的旋股外侧动脉升支，在阔筋膜张肌深面沿升支主干解剖到入肌点，妥加保护。继做外侧缘和下缘切口达阔筋膜深面，自远端向近端掀起肌皮瓣，边切取边将皮肤与阔筋膜缝合数针做暂时固定。最后将外侧切口向上延伸并转向内侧，切断阔筋膜张肌在髂嵴的附着部，形成以旋股外侧动脉升支为蒂的岛状肌皮瓣直接转移，或断蒂供吻合血管神经游离移植。如需同时恢复受区感觉神经支配，可在髂嵴和髂前上棘处的切口内分别找出胸12神经外侧皮支和股外侧皮神经，使其包含在肌皮瓣内。

（熊凌云）

参 考 文 献

韩秋生 .2013. 整形外科手术要点图解 . 北京：中国医药科技出版社

侯春林，顾玉东 .2013. 皮瓣外科学 . 第 2 版 . 上海：上海科学技术出版社

王炜 .1999. 整形外科学 . 杭州：浙江科学技术出版社

辛时林，易传勋，张一鸣，等 .2001. 整形外科手术图谱 . 武汉：湖北科学技术出版社

邢新 .2011. 皮瓣移植实例彩色图谱 . 第 2 版 . 沈阳：辽宁科学技术出版社

第五章　筋膜瓣移植及其他组织移植

皮肤以外其他自体组织移植包括黏膜移植、真皮移植、脂肪移植、筋膜移植、软骨移植、骨移植、肌肉移植、肌腱移植、血管移植、神经移植、毛发移植、大网膜移植及以上多种组织的复合组织移植。

第一节　黏膜移植

一、适应证和禁忌证

黏膜移植可分为游离移植和带蒂移植两种。黏膜取材不多、供区有限、应用不广，仅应用于修复眼球、眼睑结膜缺损和红唇缺损等部位，偶也用于鼻泪管和尿道再造。其他情况下的黏膜如眼窝再造、鼻孔狭窄、阴道狭窄和口腔黏膜烧伤后口腔瘢痕挛缩等多以皮片移植代之。黏膜切取多限于口腔内唇、颊黏膜或阴道内黏膜。个别病例需以鼻中隔黏膜瓣或硬腭黏膜瓣和带蒂的红唇黏膜瓣等修复缺损。在受区有明显炎症存在时则暂不宜手术。

二、手术要点、难点及对策

干燥黏膜多取自下唇，切取采用黏膜下浸润麻醉，使黏膜隆起，然后用刀片或特制小型滚轴刀徒手切取较薄黏膜片；亦可用手术刀切取小块较厚黏膜片而将供区创缘直接缝合。较薄黏膜片的供区创面压迫止血后，暴露或贴敷单层油纱布半暴露即可。

湿润黏膜的供区较多，但部位均较深，难以徒手切取部分厚度的黏膜。因此，一般都在局部麻醉下用手术刀切取全层黏膜。最常采取的部位是下唇内侧，可取到1.5cm×（6～7）cm，颊部腮腺导管口之下到前庭沟反折部，可取到2.5cm×6cm。切取颊部黏膜时，应注意保护腮腺导管。另外，不宜将颊部和唇内侧的供区连成一片，以免引起口角明显的瘢痕挛缩畸形。术中还需注意充分止血及移植后加压固定。阴道壁虽然可以采取较大的黏膜片，但操作不便，患者也较痛苦，故一般不以阴道作为黏膜供区。黏膜取下后创面拉拢缝合。取下的黏膜用小剪刀剪去黏膜下组织，修剪成全层黏膜片或中厚黏膜片待用。其操作和切取小块全厚皮片相同。

黏膜片的移植和小块皮片移植相同。移植片的四周予以缝合，留长线打包加压包扎。在修复眼结膜时应先制作模片。待黏膜移植到位，缝合妥当后，在移植的黏膜上放置塑料模片，加压固定。7～10天后除去模片并拆线。

三、并发症及处理

1. 黏膜成活不良　原因：① 黏膜移植物固定不牢；② 黏膜受压不均匀或压力不够，或内置模具形状不当致使移植物与受区基底接触不严密；③ 移植物下有血肿或血清肿形成；④ 感染。

2. 黏膜收缩、畸形再现　黏膜移植物成活后收缩和皮片移植相似或较严重，尤其当存在下述情况时收缩更加显著：① 黏膜移植物成活不良，有瘢痕组织形成；② 模具形状与缺损不相配；③ 模具支撑时间不够，有的部位一般需持续3～6个月；④ 未将黏膜移植物缝合固定于坚硬不易变形移动的骨区，如腭区、牙龈部等。

第二节　真皮移植

一、适应证和禁忌证

真皮来源广，取材容易。组织致密实韧，血管丰富，移植后易成活，尤其在血供不良的受区亦能成活。后期变化较小，吸收较轻。真皮质地富有弹性并柔韧，类同于皮肤，故是整形外科中软组织缺损充填的良好材料。真皮移植物也可作为组织加强材料，如修复韧带等。真皮厚度有限，一般为1～2mm，故适于充填浅度凹陷。凹陷较深，单层真皮厚度不足，可将真皮组织重叠2～3层后植入，或附带少量真皮下脂肪一并植入，或在真皮下植入其他组织或组织代用品。若术后仍显低凹，可于手术后6个月再次施行真皮移植术，以达到外形满意。

二、手术要点、难点及对策

供区多选择毛发稀少和皮肤较厚的部位，如臀、腹、胸、背部等。切取时先掀起表层皮片，再切取全厚真皮层，或带部分皮下组织。然后将供区拉拢缝合或将表层皮片原位覆盖创面。移植时应将真皮展平并保持一定张力；填充凹陷时如单层真皮厚度不够可几层重叠使用，但最好不要超过4层，以防供血不足发生坏死。真皮移植后有轻度的吸收，故用于填充凹陷时应略过度矫正。如果填充不足，可于半年后再次填充。

三、并发症及处理

1. 真皮成活不良　原因：① 真皮移植物固定不牢而往来移动；② 受区包扎等原因引起

真皮与受区接触不紧密；③ 受区剥离面积或形状不当，真皮移植物不能均匀地展开，与受区贴合；④ 移植腔内血肿或血清肿形成；⑤ 受区血供不良；⑥ 超过3层大小面积相同的多层真皮重叠移植；⑦ 感染。

2. 移植物厚度不足，凹陷未能充分填充矫正

3. 移植物过厚

4. 移植物后期吸收　真皮移植物后期吸收常较其他组织轻，但一般也达20% 左右，有的可出现更明显的吸收。原因：① 游离移植早期血运中断，3 ~ 4 天时才建立联系，7 ~ 10 天或更久才能达到正常程度，故真皮移植物常会有一定量的吸收致使体积缩小；② 真皮成活不良；③ 真皮移植物带有厚层脂肪时，当时虽可增加移植物厚度，但属于假象。后期脂肪液化吸收，原形毕露。

5. 囊肿形成　原因：① 真皮移植物表层的表皮去除不彻底，残余的表皮随真皮一并植入，即可产生囊肿；② 若在多毛部位切取真皮，虽去净了表皮，但移植物内为数较多的毛囊、毛根和皮脂腺也有形成囊肿的可能。

第三节　脂肪移植

一、适应证

脂肪移植主要用于修复体表皮下凹陷性缺损或畸形，其中应用较多的，如修复半侧颜面萎缩、小乳房和乳房凹陷畸形等，也用于充填良性肿瘤或囊肿切除后的凹陷区。颜面部局部凹陷美容手术，如鼻唇沟过深、睑沟等，均可采用脂肪移植。由于重睑术或眼袋切除术造成的眶隔脂肪切除过多，也可以采用脂肪移植进行修复。

二、禁忌证

1. 受区感染　对于有感染病灶的受区，不能做脂肪移植。脂肪移植术必须在严格的无菌条件下进行，即使是轻微的感染，亦可导致脂肪液化坏死，如果是真皮脂肪复合移植，则真皮也可能发生坏死。用脂肪注射隆乳，可能因感染导致严重后果。

2. 受区血液供应不良　这是相对禁忌证，瘢痕组织的受区由于血供较差，移植脂肪不易成活。

三、手术要点、难点及对策

1. 块状脂肪的切取与移植　块状脂肪移植体可从下腹部和臀部切取。一般都带有真皮，可用鼓式取皮机或滚轴刀按设计形状切取一块刃厚皮片，皮片蒂部不予切断而翻向一旁，然后循深筋膜浅层切下真皮脂肪块，用锐剪修剪成形，准备移植。术中动作务必轻柔，避

免创伤，真皮脂肪块切取完毕后将掀起的皮片翻转放到原位，缝于深筋膜表面，闭合创面。小块的游离脂肪可从臂、腿等处切取，供区可以直接拉拢缝合。

单纯脂肪或真皮脂肪游离移植后所发生的吸收都是十分惊人的。单纯脂肪游离移植后1年，体积的减小可达到50%左右。所以，应用脂肪移植修复凹陷性缺损，常需多次反复进行，才能获得比较满意的效果。因此，提倡应用邻近的真皮脂肪瓣转移来修复凹陷缺损，因为此种带蒂的组织瓣本身具有血运，所以术后不会发生吸收，体积也不会减小。

脂肪移植后的成活条件很高，植入床必须有丰富的血运，在瘢痕部位植入脂肪效果很差。植入床宜循组织面之间进行锐性剥离，做成袋状创面。术中动作必须轻柔，尽量避免创伤。植入床的出血甚至渗血都应彻底制止。脂肪移植体的四边缝上引线，导入袋状的植入床中，再将引线穿出皮肤做褥式缝合，进行固定。缝合袋状切口后在皮肤表面用软硬适中、压力恰当的压迫敷料包扎2周，然后拆线。手术前、后均应用抗生素预防感染，如一旦发生感染，即应将植入的脂肪取出，待伤口完全愈合后再另行植入脂肪。

2. 颗粒脂肪的采取与移植　采取负压吸引法。吸取时供区一般多选择在腹部、大腿或臀部等皮下脂肪组织丰富的部位。严格消毒后，采用10ml或更大的注射器、局部注射0.5%利多卡因加1∶20万肾上腺素液或膨胀液，注射量根据供区面积和需要脂肪的量而定。用持续负压，在脂肪组织中呈放射状反复抽吸，注意保持针头行进的平面，抽吸达到所需的量后，供区加压包扎。然后，将抽吸的脂肪液沉淀，去除液体部分。受区准备完毕后，将脂肪颗粒注射到受区，一般要过度矫正，注射脂肪的量应比实际要多30%~40%，注射后塑形，加压包扎。一次注射量不可过多，受区面积大、血运好则可多注射一些，否则应少注射。也可3~6个月后再次行脂肪颗粒移植术。

或在供区切取所需要的脂肪组织后，用刀片或剪刀修剪成直径2mm左右的脂肪颗粒，以生理盐水冲洗，尽量减少对脂肪细胞的破坏，备用。在受区的相对隐蔽部位、原瘢痕处或凹陷的周边做小切口，将处理好的脂肪颗粒植入，缝合后加压包扎。

在活动度大的部位行脂肪移植术。术后应适当制动，以利于移植物的血供重建。

四、术后常见并发症的预防与处理

1. 脂肪组织成活不良　原因：血肿或血清肿形成；受区血供不佳；脂肪组织块过大；颗粒脂肪内存有较多破碎、失活的脂肪细胞和净化不充分的非脂肪成分。此时，应以预防为主，移植物的处理和受区的操作均应细致，减少损伤，同时严格止血，以利于移植物的存活。

2. 感染　做脂肪移植手术时应该严格无菌操作，术后给予抗生素，一旦发现感染或脓肿形成，要尽早把移植物取出或引流。

3. 脂肪液化　实际为脂肪坏死的一种表现，常导致伤口愈合延迟、术腔积液甚至感染。一旦发现脂肪液化应充分引流，同时分析脂肪坏死原因，采取各种措施挽救尚未坏死的脂肪组织。如发现合并感染应将植入的脂肪组织取出，以后可以择期重新手术。

第四节　筋膜移植

一、适应证

1. 面神经麻痹、上睑下垂和睑外翻悬吊。
2. 肛门括约肌功能丧失和手部肌腱损伤的修复。
3. 面部软组织凹陷畸形缺损（特别是软组织粘连于骨面引起的凹陷）的充填。
4. 疝、胸壁和腹壁缺损的修补。
5. 覆盖截骨后的骨端，防止断端长在一起。

二、禁忌证

1. 受区有感染、血供不佳和无良好的软组织覆盖时，忌做筋膜移植。
2. 用于肌肉悬吊的筋膜取自阔筋膜；充填面部凹陷时根据情况取阔筋膜和颞筋膜覆盖。
3. 耳后缺损可用颞筋膜或耳后筋膜。

三、手术要点、难点及对策

（一）阔筋膜切取

1. 筋膜片切取　局部浸润麻醉，在大腿前外侧做纵行切口，显露阔筋膜后用手术刀切取。需要较大块筋膜时可做"S"形切口或两个平行皮肤切口切取。片状筋膜切取后如缺损区较窄，将两侧筋膜拉拢缝合即可。不能缝合者则将筋膜切口扩大，以防肌疝发生。供区加压包扎，术后制动。

2. 筋膜条切取　可使用筋膜抽取器切取束条状的阔筋膜。没有筋膜抽取器时，也可做较长的纵向切口，或多个横向的平行小切口，直接用手术刀切取。筋膜切取宽度为 1.5 ~ 2.0cm，不易发生肌疝，缺损部位也可自行修复。取下的筋膜应保持湿润，尽快移植。用于上睑下垂或面瘫的悬吊的筋膜条，悬吊的紧张度应比矫正所需略大。筋膜供区须自上到下加压包扎和制动，以防皮下血肿发生。

（二）颞筋膜切取

在耳前颞浅动脉搏动处向颞顶部做"Y"形切口达头皮皮下。在皮下组织中剥离，充分暴露颞筋膜。用作岛状瓣移植时，按所需筋膜大小将其切开掀起，保留颞浅血管蒂，即可进行转移。

四、术后常见并发症的预防与处理

1. 感染　积极换药，充分引流，加强抗感染治疗。

2. 松弛延长　可在手术时矫正。

3. 供区血肿　应对大腿自上到下加压包扎，以防皮下血肿形成。

第五节　软骨移植

一、适应证及禁忌证

软骨移植主要用作填充和支持材料，如修复颅骨、鼻骨、额骨、颧骨和眶部、睑板等位于皮下的硬组织凹陷缺损，下颌骨髁状突截除所形成的腔穴形缺损，眼球摘除后眶内填充，耳、鼻、阴茎再造术等的支架材料及鼻翼陷落的矫正等；也可与相连的皮肤或黏膜一起移植，如用耳郭或鼻中隔复合组织修复鼻翼或眼睑缺损。感染区和受区血供条件差，则不宜进行软骨移植术。

二、手术要点、难点及对策

小块软骨片可从耳甲腔或鼻中隔切取；大的软骨块则一般从第 6、7、8 肋软骨连接处采取，一般取右侧，以避免误伤心包。

1. 耳郭软骨切取　局部浸润麻醉下，在耳甲腔后方皮肤上做纵行切口，分开皮肤，显露软骨。按需要切断软骨周围，仔细与软骨前方皮肤剥离，取下软骨。如不携带软骨膜，可用剥离器分离软骨膜，将其留在原位。严格止血后，缝合皮肤切口，加压包扎。

切取耳软骨移植片应遵循无创原则，减少损伤，移植时还应设法增加移植片与植床的接触面并妥善固定。

2. 肋软骨切取　手术在局麻或全麻下进行。沿拟切取的肋软骨走向做斜行切口，切开皮肤、皮下和腹直肌前鞘，纵向分开腹直肌纤维，显露肋软骨。沿软骨走行方向切开软骨膜，并在切开的两端各做一横向切口，使软骨膜切口呈"H"形，用骨膜剥离器分离软骨膜。充分显露拟切取的软骨，在拟切断点的软骨下方垫以肋软骨剥离器，用手术刀切断软骨将其取下。如需切取较大的软骨块，应注意保持软骨间的纤维连接稳定。剥离内侧软骨膜时应仔细，切勿损伤胸膜造成气胸。一旦穿透胸膜应立即缝合，必要时做闭式引流。切下的软骨块应立即用生理盐水纱布包裹，防止干燥和滑落，妥善保管。手术切口在关闭前仔细止血和冲洗，然后分层缝合软骨膜、腹直肌前鞘、皮下和皮肤，伤口适当加压包扎。术后给予抗生素，10 ~ 12 天拆线。

3. 鼻中隔软骨切取　鼻中隔软骨常与一侧的黏膜同时切取。采用局部浸润或丁卡因表面麻醉。在距鼻小柱和鼻中隔顶端各 0.6cm 处，做经一侧黏膜和软骨的纵向切口，伸入剥离器，在对侧黏膜下剥离达一定范围后，扩大原切口，取下移植片。如在对侧黏膜下注入生理盐水，则便于切取。取下的移植片要防止干燥，两侧鼻腔充填凡士林或碘仿纱条，维持鼻中隔于中位。切取移植片时，切勿穿透鼻中隔对侧的黏膜，以免造成穿孔，注意勿使移植片的软骨和黏膜分离。

三、术后常见并发症的预防与处理

1.受区血肿或血清肿 须及时排除,以免影响软骨移植物的存活。

2.受区感染 全身及局部应用抗感染药,彻底引流,尽早控制消除炎症。

3.软骨块部分吸收 可因软骨块较大而厚时出现部分吸收所致,也可因上述受区血肿、血清肿、感染等原因所致。可待情况稳定后补充移植。

4.软骨支架外露 软骨移植物外层包被的皮肤菲薄,保护不善,会使皮肤破损而致软骨外露。小面积外露经换药可愈,较大面积外露则须切除部分外露软骨,缩小创面促其尽快愈合,或以局部皮瓣转移覆盖。

5.变形 可待局部情况稳定后根据情况矫正。

第六节 骨 移 植

一、适应证及禁忌证

在整形外科领域,骨移植主要用作支持和保护组织,填充体表凹陷,修复颅骨、眶骨、额骨及上、下颌骨的缺损和畸形,以及用于手指再造和手指延长术等。随着颅面外科的发展,骨移植的应用更加广泛。

受区存在感染、血供不佳和无良好的组织覆盖者不宜手术。原有感染的骨折部位植骨,必须在创口完全愈合后 3 ~ 6 个月方可施行手术。

二、手术要点、难点及对策

自体骨移植多选自髂骨、肋骨、胫骨、腓骨及颅骨外板,应在术前向患者和家属说明其必要性。

1.邻近骨质 应用邻近骨移植,因取材方便,且常可带蒂转移,较易成活。虽其应用最早,但能采取骨块的范围常受限制,所以只能修复较小的骨缺损。

2.髂骨 髂骨采取也较方便,可以取得相当大的植骨块,取骨后的后遗症较少,并且髂嵴多为松质骨,便于雕琢成形,移植后也容易成活,很少发生吸收。

取髂骨多采用局部浸润麻醉或硬膜外麻醉。先将髂嵴部皮肤用力向下牵拉,沿髂嵴上缘切开皮肤和皮下组织,切口前端不超过髂前上棘,然后松开对皮肤的牵拉。切口即回到髂嵴上方,以后形成的瘢痕可以避开骨缘与衣服的摩擦。切开髂嵴肌肉附着点,"工"字形切开髂嵴上的骨膜,用骨膜剥离器将骨膜从骨面推开,暴露所需取骨的范围,然后用电锯或骨凿取下移植骨块。取髂骨时应保留髂前上棘,以维持缝匠肌、股薄肌等起始点的完整性。髂骨嵴的内板比外板易于采取,切取外板容易破坏臀肌的附着点,术后患者可感到臀区疼痛不适,甚至导致跛行。取下植骨块后用明胶海绵加凝血酶或用骨蜡填塞暴露的骨髓腔，也可用温热盐水纱布压迫止血。止血后分层缝合骨膜、皮下组织和皮肤，尽量不留死腔。如渗血较多，切口内应放置橡皮引流条，伤口加压包扎，并用沙袋压迫48～72小时。3天后即鼓励早期活动，可以减轻术后的不适感。

髂骨取骨后可能发生的后遗症是出血、伤口内血肿、股外侧皮神经损伤、术后臀区疼痛不适、跛行。内板采取过多，动作粗暴者还可刺激发生肠梗阻。

3.肋骨　最好在气管插管全麻下进行。一般取右后肋。皮肤切口沿第7肋从腋前线到肩骨下角，切开皮肤、皮下和背阔肌。分开斜方肌和前锯肌纤维，向上、下充分剥离，即可显露第2～10肋骨。按肋骨走行将骨膜切开、剥离。剥离肋骨上缘骨膜时要从后向前推，剥离下缘时要从前向后推，然后再剥离肋骨深面的骨膜，尽量勿伤肋间血管神经束，慎勿穿透胸腔。将肋骨完全游离后用肋骨剪按所需长短剪断，取下肋骨。断端用骨蜡止血，分层缝合骨膜、肌肉、皮下组织和皮肤。用腹带固定胸壁以减轻术后疼痛。需要多条肋骨移植时，应间隔采取，以免造成胸壁塌陷。肋骨纵行劈开后移植，不但可减少肋骨采取的量，移植后成功率也会提高。

三、术后常见并发症的预防与处理

1.移植骨部分吸收、体积缩小

2.感染　全身治疗及局部引流换药，控制和消除感染。

3.未形成骨性愈合　应加强固定，或重新做出创面后，使移植物与受区骨紧密贴合，并妥善制动。

4.供骨部位血肿形成　抽吸积血，加压包扎。

第七节　肌肉移植

一、适应证及禁忌证

肌肉移植主要用于：肛门、尿道括约肌损伤导致的尿失禁；重建肌肉因周围神经损伤或直接创伤、缺损所丧失的功能；填充骨组织或软组织的深陷缺损；改善局部血循环；再造器官。

肌肉带蒂移植没有绝对禁忌，在受区血供差、瘢痕重及有感染时则忌做肌肉游离移植。

二、手术要点、难点及对策

肌肉移植的供区应选择部位隐蔽，有协同肌代偿，不会导致供区功能障碍和外形丑陋的部位。游离移植时可只取肌肉的一部分，但应为肌肉全长，以提高肌肉游离移植的成功率。

转位的肌肉或带有神经的肌肉蒂称为一个肌瓣，或带有原来供应该肌的血管神经束，转位后一般成活均无问题，功能也都满意，其缺点是只能在近距离内转位，不能到达远隔部位。此种手术在手外科和治疗小儿麻痹后遗症中应用广泛，此外，如用咬肌或颞肌转位治疗面神经瘫痪、背阔肌肌瓣转位到上臂治疗手术后上肢淋巴水肿、部分胸大肌转位治疗肱三头肌瘫痪、臀大肌或阔筋膜张肌转位治疗压疮、股薄肌转位治疗肛门失禁等，也都在临床上普遍应用。吻合血管神经蒂的游离骨骼肌移植技术用以治疗各种不同的肌肉瘫痪和肌肉缺损病例，一般均效果良好。

第八节 肌腱移植

一、适应证

1. 肌腱缺损。
2. 肌腱断裂后早期未做修复，因弹力减退而断端不能拉拢缝合。
3. 肌腱严重损伤，广泛粘连，无法做肌腱松解术者。

二、禁忌证

1. 受区关节僵硬或强直。
2. 受区关节周围瘢痕组织较多。
3. 受区有感染存在。

三、手术要点、难点及对策

对于供作移植肌腱的要求是：浅表易取，取后无功能障碍，腱组织长而薄，均匀，并有足够的强度。根据以上要求，供移植的肌腱常见为掌长肌腱、跖肌腱，以及第 2、3、4 趾长伸肌腱。其他如示指伸肌腱、小指伸肌腱、指浅屈肌腱、三头肌腱、肱桡肌腱均很少使用。

1. 掌长肌腱 长 10～12cm，宽 3.5mm，厚 1.2 mm，截面呈椭圆形，腱周富有腱衣组织。掌长肌腱紧居于前臂皮下，桡侧腕屈肌腱的尺侧，正中神经的浅面，采取时容易与这二者相混淆，应注意鉴别。如将拇指和小指指尖对合，用力屈腕，掌长肌腱即可明显地突出于前臂远侧的皮下。

采取掌长肌腱应在止血带控制下进行。局部浸润或臂丛阻滞麻醉下，于腕横纹正中做 1cm 长的横切口，在皮下解剖，即可显露肌腱。通过牵拉了解肌腱走向，循其行径在前臂皮肤上做数个 1cm 左右的横切口，用剥离器或细长剪在腱衣之外，纵向剥离肌腱的四周，分开从肌腱发出的附着于深筋膜上的细小纤维，慎勿损伤腱衣。然后从腕横纹向上约 12cm 处的掌长肌腱表面做近侧切口，钝性横向分离出掌长肌腱，在肌腹肌腱交界处切断，从远侧切口中抽出掌长肌腱。亦有采用向近侧做长切口直到能获取足够长度的肌腱，但前臂瘢痕太明显。

取下的肌腱立即用生理盐水纱布包裹，防止干燥失活，并避免夹压肌腱和触摸损伤，尽快移植。切口按层缝合，在松止血带之前，伤口应用多层敷料和弹力绷带加压包扎，防止血肿。

2. 跖肌腱 起自胫骨外上髁和腘斜韧带，肌腹 7 ~ 10cm 长，肌腱在腓肠肌和比目鱼肌之间下降，长 20 ~ 25cm，达到跟腱的内侧而附着于跟骨上。跖肌腱的胶原纤维束构造特殊，整个肌腱可以展开成为一条宽而扁的带，可以分成几条、供多个肌腱移植之用。但跖肌腱缺乏丰富的腱周组织，分成几条后更无腱周组织包绕，移植后容易粘连。

3. 第 2、3、4 趾长伸肌腱 起自胫骨外侧髁外面，下行至小腿中、下 1/3 交界处由内侧开始逐渐变为腱，行经胫骨前方和伸肌支持带深面，分为 4 股达到足背，止于外侧四趾中节及远节趾骨基部的背侧，腱长 12 ~ 15cm，腱周无腱衣组织，而有一段腱鞘。在切断副支或额外的束支时容易损伤腱鞘。

四、术后常见并发症的预防与处理

肌腱移植或修复后发生粘连是肌腱功能恢复不佳的主要原因。发生粘连的原因：血肿、感染、缝合材料的刺激；植入肌腱干燥，腱周组织失活或受损伤，甚至植入时无腱周组织；植腱床粗糙僵硬，缺乏组织液的滋润；过早、过剧进行锻炼活动反而增加粘连的形成。在诸多因素中，对肌腱血供的干扰是重要因素之一。

为了减少粘连，必须尽可能保存肌腱的血液供应，在临床工作中可以采取以下措施。

1. 血管的肌腱移植术。

2. 保存腱系膜和腱纽的完整。

3. 选择血供好的腱段做游离移植。

4. 采用两期肌腱修复手术（一期手术植入一个人工腱，形成假腱鞘，二期手术再移植自体肌腱）。

与手术有关的预防措施：尽量选择腱旁组织丰富的肌腱作为供体，并且在采取肌腱时注意保护腱周组织的完整性；皮肤切口应垂直或斜行跨越肌腱，使之与肌腱接触面减少；肌腱吻合点应放在血供良好的软组织处，避开腱鞘、韧带、关节囊或裸露骨质；肌腱吻合点要光滑；行无创操作；避免移植腱干燥等。防止粘连的另外一个主要措施是术后早期活动，根据修复肌腱的位置和缝合方式，在控制下进行主动或被动活动。同时，早期活动还可通过压力的舒张，以促进滑液内肌腱的代谢和生长。

第九节 血 管 移 植

一、适应证

1. 有重要意义的血管损伤或缺损。

2. 显微外科手术中血管蒂短，或移植后血管栓塞需再次手术。

3. 肢体缺血性病变及淋巴管阻塞。

4. 血管断端回缩，缝合口有张力。

二、禁忌证

如移植体有明显粥样硬化改变、受区存在感染或无良好的皮肤组织覆盖，则禁做血管移植术。

三、手术要点、难点及对策

血管移植可选用自体血管或同种血管，以及各种材料制成的人造血管。自体血管一般取自肢体的浅表静脉，以大隐静脉最为常用。选择原则是供区、受区血管口径大致相等。

以自体血管（大隐静脉）移植为例：

1. 大隐静脉切取　沿血管走行画出标记，钝性游离血管，逐一结扎切断血管分支，按比实际缺损大 30% 左右的长度，在已游离血管的近、远端各上一把止血钳。在两血管钳的相对面用利刃切断血管。取下后用生理盐水纱布包裹备用。因有静脉瓣存在，最好在血管一端做出标记，以便识别血管瓣膜的方向。取下的静脉段如发生痉挛，可用液压扩张或热敷解除。注意勿伤内膜。

2. 移植　将切取的静脉段倒置，使静脉瓣的方向与血流方向一致。吻合口切割要整齐，对合应准确，使内膜外翻。缝针穿过管壁应一次到位。血管吻合完毕先放松吻合口远侧的止血钳，再放松近侧的止血钳。注意绝不可有感染发生，任何轻微的感染都可导致血管移植失败。

四、术后常见并发症的预防与处理

最为常见的是吻合血管的栓塞。预防：术后应注意维持正常的血压和血容量；小血管移植后血压应维持在高于术前血压 10 ～ 20mmHg（1mmHg=0.133kPa）的水平；如为肢体的血管移植，患肢可维持在水平位置或低于心脏 15 ～ 20cm 位置，不可抬高；患肢不得受压；手术后根据情况可选用抗凝疗法。处理：如移植血管的远侧出现缺血征象，经短期保守治疗无效时，应果断下决心及早手术探查，切除血栓，或重新进行吻合。

第十节　神经移植

一、适应证及禁忌证

周围神经缺损，如不能直接拉拢缝合，则需行游离神经移植予以修复。一般超过 2.5cm

（手指神经缺损长度超过 0.5cm）者才需行神经移植术。

植床瘢痕组织多、血供不佳或感染未得到控制者，禁做游离神经移植。

带血管蒂的神经游离移植有以下适应证：长段神经缺损（>10cm）；植床严重瘢痕化；直径粗大的神经缺损；伴有大血管缺损的。

二、供区选择

常用做移植的神经有腓肠神经、隐神经、耳大神经、股外侧皮神经、小腿后侧皮神经、前臂外侧皮神经和臂内、外侧皮神经等。桡浅神经切除后可能会引起痛性神经瘤，一般不宜采取。已离断而废弃的肢体，如有完好神经存在，应首先考虑利用。两条以上神经都受损伤时，可从次要的神经上切取一段移植到主要的神经上。

带血管蒂的神经移植体可选择的有带桡动、静的桡神经浅支；吻合伴动、静脉的腓浅神经；带腓动、静脉或小隐静脉动脉化的腓肠神经；等等。

三、手术要点、难点及对策

1.腓肠神经切取　腓肠神经长 25 ~ 35cm，由胫神经在膝关节平面稍下方腓肠肌两头之间发出，分布于小腿后外侧。在小腿上半部位于深筋膜下，分支少，在中、下 1/3 交界处穿出深筋膜至皮下，向外踝和足外侧走行。切取时一般采用局部浸润麻醉，在外踝后方做 1 ~ 2cm 长的纵行皮肤切口，分开皮下组织，以小隐静脉作为标志，在其附近找到腓肠神经。神经干内有 4 ~ 5 个束，横径 3.3mm，前后径 1.4mm。将神经与小隐静脉分开。轻轻挑起，沿神经走行向近侧延长皮肤切口，按需要长度切取神经，切取长度应比实际缺损长度大 15%。将取下的神经段展平于生理盐水纱布上，去除神经外面的脂肪和结缔组织，准备移植。用多个小切口逐段抽出的方法切取易损伤神经，不宜采用。

2.神经的桥接移植　桥接移植即将取得的神经段置于拟修复神经的两断端之间，准确对合神经束。在手术显微镜下用 9-0 ~ 11-0 无创缝线做外膜或束膜缝合。移植的神经段应完全置于健康组织中。用细小神经修复较粗大的神经缺损时，可将其按所需长度分为数股，合并后做电缆式移植，每股的断面均应与神经的断端对合。

做神经移植时，吻合应保持于相对松弛的位置，不可有张力。任何张力都有碍神经的愈合和再生。邻近关节可适当屈曲。肢体制动至少 2 周以后方可开始逐步锻炼活动。

第十一节　毛发移植

一、适应证及禁忌证

各种类型秃发，眉毛、睫毛（尤其是上睑睫毛）缺损或胡须缺损，均可进行毛发移植。女性眉毛缺损宜用头皮条游离移植修复或单根种植式修复，男性可用颞浅血管蒂岛状头皮瓣修复。

受区有感染存在或局部血供不佳时，不宜进行毛发移植。

二、供区选择

头皮片切取以在耳后部位为佳，尤以靠近发际处为最佳。应注意使毛发的主流方向指向外侧。再造眉内侧端的毛发稍偏向上方，外侧端略向下方。眉毛缺损面积不大者，可用同侧眉毛皮下蒂皮瓣或取对侧眉全厚皮片修复。睫毛缺损适宜用眉毛或鼻毛修复。单根头发种植时，可选择枕后头皮。

三、手术要点、难点及对策

1. 头皮片游离移植修复眉毛　在患侧耳后发际的头皮上按所需形状切取一条宽约 5mm 的带毛囊全厚皮片，深达帽状腱膜，切口方向应注意与头发生长的方向一致，以免损伤毛囊。供区可直接拉拢缝合。取下的头皮用小剪刀仔细剪去底面毛囊球之间的脂肪，越彻底越好，但慎勿损伤毛囊。然后在眉毛缺失部位的中央横行切开，深度将近骨膜，略略向上下分离，做成受区创面，而后将修剪完毕的全厚皮片移植到受区创口中，仍应注意皮片上头发生长的方向应与将来眉毛生长的方向一致。皮片四周创缘用 5-0 丝线做表浅的间断缝合，不可过深，以免损伤毛囊。皮片植毕后，行打包加压包扎，外加敷料包扎。10 天后方可打开敷料拆线，再继续加压包扎 1 ~ 2 周。此种手术应注意防止感染，因为移植的头皮很厚，成活所要求的条件很高，稍有感染即致失败。

2. 单根毛发移植　采用毛发单根移植时，一般在枕后头发浓密处切取条状头皮，宽度在 1.5cm 以内均可拉拢缝合。取下的头皮片在保湿条件下用利刃切割成含单个毛囊的小皮片。有的毛囊 2、3 根聚在一起，可保留在同一皮片上。分割好的单根毛发排列在生理盐水纱布上并包好待用。也可在受区用粗针头按毛发生长方向刺入皮肤达皮下层，拔出针头形成孔道，取一根毛发将毛囊、毛根植入孔道，皮面与受区皮肤相平。依次穿刺、种植，直至完成。然后以凡士林油纱覆盖供区，加压包扎。外包扎可在 3 天后拆除，内层油纱待其自行脱落，切勿强行揭去，以免拔脱毛发。此方法亦可用于眉毛、睫毛和胡须的再造。

3. 带蒂头皮瓣转移修复眉毛　男性眉毛宽而浓密，应用全厚头皮游离移植修复。由于皮片需经过一定时间方能重建血运，因此毛囊的活力受到影响，所长眉毛比较稀疏，对男性患者不够满意。较理想的方法是用带血管蒂（颞浅动脉及其伴行静脉）的岛状头皮瓣转移来修复眉毛。应用此种方法再造的眉毛浓密茁壮，生长很快，需经常修剪。如确实过于浓密时，可用电解法破坏一部分毛囊，使其接近正常眉毛的外观。

第十二节 大网膜移植

一、适应证

大网膜移植应严格选择适应证。如能用其他方法解决患者的问题时，最好不要开腹取大网膜。以下除第一条外，尽量不选用大网膜移植。

1. 修复体表大而深的组织缺损、顽固性溃疡和压疮等，无法用一般的皮瓣修复；或因损伤部位血供过度贫乏，无法提供皮瓣移植的血管床。特别适用于修复外形不规则的和半球形的创面或治疗放射性溃疡。

2. 可用作充填材料修复萎缩性凹陷或腔穴，如半侧颜面萎缩、慢性骨髓炎清创后的腔穴等。

3. 改善肢体血供、静脉或淋巴回流，如血栓闭塞性脉管炎和慢性淋巴性水肿等。

4. 修复复杂性瘘管。如应用带蒂大网膜移植修补复杂性膀胱阴道瘘和膀胱阴道直肠瘘。

5. 预构轴型皮瓣、骨皮瓣，修复远距离软组织和骨的缺损。

二、禁忌证

1. 大网膜发育不良。
2. 有腹部手术史（网膜可能粘连或短缩）。
3. 有腹腔感染史（网膜可能粘连或纤维化）。
4. 患者不愿接受开腹手术。

三、手术要点、难点及对策

硬膜外麻醉或全身麻醉下，做上腹正中或旁正中切口。开腹后先检查网膜血管的分布情况。带蒂移植时，根据修复组织的部位、距离，选择胃网膜左或右动脉为蒂，沿横结肠游离大网膜。然后根据需要切断和游离大网膜血管弓，使大网膜延长成为一个细长的带蒂网膜瓣，转移到受区。延长大网膜时，必须注意防止血管损伤，出血点应一一仔细结扎、防止大网膜内血肿发生。为保证网膜瓣的最远端有足够的血供，在剪裁之前，可用小止血钳阻断其他方向来源的血流以证实。大网膜转移所经过的皮下隧道必须宽大，防止网膜瓣受压和扭转。网膜瓣的蒂部应与腹壁做适当的缝合固定。转移到位的网膜应与受区创面妥善缝合。用于覆盖缺损时，如大网膜面积较大，可用手轻拢使其适合创缘，不宜将大网膜折叠。切忌使网膜瓣长距离途经腹腔内。皮下隧道内应放置橡皮引流条，防止渗出液由伤口渗入腹腔内。大网膜上可立即移植中厚皮片，包扎压力不宜过大。亦可用油纱布等暂时包扎，第二次手术再移植皮片，手术间隔不超过1周。

进行吻合血管的大网膜移植时，切取网膜瓣的方法与上述相同。手术分两组同时进行。一组进行受区清创或病灶切除，准备受区血管。另一组通过腹部正中切口切取大网膜并选好适当的血管蒂。血管蒂要有足够的长度。由于胃网膜右动脉血管蒂较长，口径也较大，故常选做吻合的血管。切取网膜瓣时，不必将网膜全部取下而造成浪费。可根据血管分布和所需网膜面积进行切取。未被切取的网膜组织应展平放回原处。有条件者，可先用腹腔镜了解网膜的情况、避免开腹的盲目性。

四、术后常见并发症的预防与处理

曾经报道的并发症有腹膜炎、大网膜坏死、术后肺部合并症、肠扭转、肠梗阻、腹壁疝、腹腔粘连、肺栓塞等。一旦发生，只能对症治疗。最好的方法是预防：首先，严格控制适应证；其次，有熟练的开腹手术技巧。术中轻柔操作，减少对腹膜的损伤。

（熊凌云）

参考文献

韩秋生 .2013. 整形外科手术要点图解 . 北京：中国医药科技出版社

王炜 .1999. 整形外科学 . 杭州：浙江科学技术出版社

辛时林，易传勋，张一鸣，等 .2001. 整形外科手术图谱 . 武汉：湖北科学技术出版社

第六章　显微外科技术在整形外科中的应用

显微外科是指外科医生在手术放大镜或手术显微镜下，借助于精密的显微外科手术器械来完成高度精细的手术操作的一种外科技术。

一、显微外科的发展历史

在整形外科的发展进程中，显微外科技术起到了重要的作用，它是近代整形外科发展的阶梯。其发展至今，主要分为以下几个阶段。

（一）最初阶段

欧美各国将其应用于眼、耳鼻喉科其他手术；1921 年瑞典耳科医生 Nylen 和 Holmgren 首先使用手术显微镜进行内耳手术治疗耳硬化症并获得成功；1946 年，美国的 Peritt 应用此技术缝合角膜；1960 年美国的 Jacobson 和 Suarez 首先提出了显微外科的实用价值，报道了 0.8 ~ 1.0mm 外径的微血管吻合的动物实验和临床应用的成功病例。同时还介绍了一些特殊设计的、精密的小血管吻合器械，这是显微外科发展进程中的一个重要里程碑。

（二）起步阶段

起步阶段是从微血管吻合研究开始，至游离皮瓣移植成功前夕。1963 年我国上海市第六人民医院陈中伟、钱允庆等，为工人王存柏接活了完全离断的右前臂，在国际上首先报道了断肢再植的临床经验。虽然手臂的血管比较粗，不一定要采用显微外科技术，但由于断肢再植成功的关键在于血管能否接通，即血液循环能否重建，而应用手术放大镜或显微镜进行手术操作，能高质量地缝接口径 3mm 以下的小血管，故此技术很快地受到创伤外科与整形外科医生的重视。1965 年 Kleinert 应用显微外科技术成功地进行了兔耳再植的动物实验。1966 年上海市第六人民医院和上海市第九人民医院的医务人员合作，在 6 倍手术放大镜下进行第一例断指再植手术并取得成功。显微外科技术的问世，推进了整形外科的发展。随后又相继出现了头皮、嘴唇、阴茎等再植成功的报道。

（三）发展阶段

显微外科的发展指的是显微外科百余种组织移植供区的发现，以及数百种治疗方法的创造和成功应用。应用显微外科技术接通皮瓣与受区的血液循环，使得手术能够一期完成，克服了传统皮瓣移植术疗程长，不能急症下手术等缺点。显微外科技术在临床上真正进入一个快速发展阶段，是从 20 世纪 70 年代开始的。1973 年美国 Daniel 与我国复旦大学附属华山医院杨东岳几乎同时分别介绍了腹股沟游离皮瓣移植成功的经验；1976 年，Baudet 又介绍了游离的肌皮瓣移植。从此，显微外科就进入了大块或复合组织移植的阶段，使整形外科传统的皮瓣移植技术受到严峻的挑战。目前全身可供应用的游离移植的皮瓣已有 70 余种，其中我国设计的有近 10 种；1978 年杨果凡等创用了前臂皮瓣，这种皮瓣具有血管口径大、皮瓣质地好、皮下组织薄、切取面积大等优点，已被国内外广泛采用，在国际上被誉为"中国皮瓣"；1984 年罗力生和宋业光的游离股前外侧皮瓣及肌间隔皮瓣被冠名为"万能皮瓣"，可见中国学者对世界显微外科的发展做出了重要贡献。

1979 年我国于仲嘉采用不锈钢叉代掌骨，陈中伟应用趾骨代掌骨，分别将双侧第二足趾游离移植于桡骨的残端，以重建整个手缺损的部分功能。继之显微外科技术还应用于周围神经的修复，Smith 等在手术显微镜下行神经束的缝合，使神经束能准确地对接而不致发生交叉愈合。Millesi 等对周围神经断裂进行束间的神经移植，因为缝接口没有张力，又能准确对合，故其功能恢复达 80%，明显比在张力下行神经直接缝合效果要好。1979 年，Taylor 等为了使移植的神经有丰富的血液供应，又采用了带血管的神经移植，将供应该段移植神经的伴行血管与受区的血管进行缝合，使得移植的神经立刻得到充足的血液供应。

（四）发展趋势

显微外科的发展目前还亟待解决的主要问题：① 再植肢（指）体及移植组织及器官的功能有待进一步提高；② 组织、肢体及器官、移植供体的无创化及异体化有待突破。

显微外科技术的发展趋势有以下几个方面：① 显微外科技术的简易化、可靠化；② 显微外科技术的规范化、深入化；③ 显微外科器械的微型化、专业化；④ 组织与器官移植供体的多源化、异体化与库存化；⑤ 显微外科手术后，移植组织器官的微循环检测的自动化与精确化；⑥ 实验外科的普及化及显微化；⑦ 显微外科与高新技术更紧密地结合。

二、适应证

与传统手术方法相比，显微外科技术手术次数少、疗程短、疗效确切、缩短了病程，并大大减轻了患者的痛苦，是整形外科不可缺少的技术。但与此同时，显微外科技术难度较大，手术一旦失败，并发症严重，而且显微外科手术过程复杂，耗时较长。因此，对适应证的选择应从患者病情出发，权衡利弊，谨慎决定。

在创面皮肤、皮下组织缺损，无法用皮片移植及局部皮瓣移植修复，并达到功能与外观的重建时，方可行游离皮瓣移植。

整形外科常见皮瓣的适应证概括如下：

1.前臂皮瓣　该皮瓣薄且软，面积较大，成活率较高，可以广泛用于修复体表各种皮肤的缺损。它可用于阴茎、鼻、舌等再造，以及面颈部、手部皮肤的缺损修复。皮瓣两端皆有血管可供吻合，可设计为串联皮瓣或桥式皮瓣。

2.背阔肌肌皮瓣　由胸背动脉供血，该皮瓣血供丰富，含肌肉组织，尤其适用于炎症、空腔创面。带蒂移植可用于修复胸腹壁缺损，面、颈部、上肢缺损、乳房再造，逆行背阔肌肌皮瓣可修复腰骶部压疮。游离的背阔肌肌皮瓣可用于修复大面积的缺损，如头皮撕脱伤、巨大体表肿瘤切除后创面。

3. 胸大肌肌皮瓣　肩峰动脉供血，适用于头部、颈部创面。

4. 腹直肌肌皮瓣　腹壁上血管为蒂，用于乳房再造。

5. 足背皮瓣　皮下脂肪少，且带有感觉神经，常用于修复指腹、掌心、手背及肌腱的皮肤缺损；亦可形成带肌腱的复合组织瓣，修复肌腱缺损。

6. 足底皮瓣　修复足底负重区缺损的首选皮瓣。

7. 股前外侧皮瓣　以旋股外侧动脉降支的皮支或肌皮穿支供血，游离移植来修复四肢或身体其他部位的皮肤缺损；顺行岛状皮瓣可修复髋部、腹股沟皮肤缺损及行阴茎再造；逆行岛状皮瓣可修复膝盖及腘窝的缺损。

8. 颞浅动脉皮瓣　由颞浅动脉供血，可制成额部、颞部皮瓣，颞浅筋膜瓣及颞浅筋膜骨皮瓣。颞浅筋膜瓣加植皮可形成"超薄皮瓣"，用于修复不易用厚皮瓣修复的部位，如足跟、手背、颜面部衬里皮瓣、眼眶眼窝及耳再造、轻度半侧颜面萎缩患者的填充材料。

9. 股薄肌肌皮瓣　股深动静脉供血，部位隐蔽，切取后对功能外观无影响，血管蒂粗，且可提供带神经吻合，因此，除适用于修复皮肤缺损及肌肉功能重建，也适用于修复会阴部、肛周皮肤和肌肉的缺损。

三、禁忌证

高龄（大于 60 岁）、吸烟及血管病变患者。

四、术前准备

1. 了解相关病史，患者身体状况。

2. 供区　皮肤外观正常，无瘢痕或炎症，肌肉骨骼无变异。供区切取皮瓣后，其功能受影响程度的评估。供区皮瓣的厚薄和切取范围与受区相符。供区血管须为知名动脉及其伴行静脉或邻近知名静脉，血管须无病变，解剖变异小，便于寻找。

3. 受区　需彻底清创，去除坏死组织，并作组织缺损的修复准备。

（袁　泉）

参 考 文 献

顾玉东 .2005. 临床显微外科学 . 北京：科学技术文献出版社
朱家恺 .2008. 显微外科学 . 北京：人民卫生出版社

第七章　皮肤软组织扩张术

皮肤扩张术，又称皮肤软组织扩张术（skin soft tissue expansion），是指将皮肤软组织扩张器（skin soft tissue expander，简称扩张器）植入正常皮肤软组织下方，通过注射壶向扩张囊内注射液体以增加扩张器的体积，使其对表面皮肤软组织产生压力，促进皮肤和软组织的细胞分裂增殖及细胞间隙的扩大，从而增加皮肤面积，或通过皮肤外部机械牵引力使皮肤软组织扩展延伸，利用新增加的皮肤软组织进行组织修复和器官再造的一种方法。

一、适应证

1.瘢痕性秃发、头皮缺损伴颅骨外露或缺损及头皮良恶性肿瘤：烧伤、创伤、头皮撕脱、感染、手术等原因造成头皮缺损，毛囊不能再生，形成瘢痕性局限性秃发（首选治疗方式为皮肤软组织扩张术）；头皮撕脱伤、电击伤、创伤等造成头皮缺损伴颅骨外露；头部巨痣、疣状痣、血管瘤、神经纤维瘤、基底细胞癌和鳞状细胞癌等早期恶性肿瘤等。

2.面颈部瘢痕、文身、血管瘤等切除后创面修复。

3.器官再造：鼻再造、耳郭再造、上下睑再造、上下唇再造、阴囊再造、乳房再造及隆乳术等。

4.躯干部瘢痕、缺损、骨质外露、良性肿瘤或文身切除后创面修复。

5.四肢瘢痕、肿瘤切除术后创面修复。

6.供皮区扩张与皮瓣预制。

二、禁忌证

1.急性感染、免疫功能低下、合并全身慢性疾病、过敏性疾病等患者：有致感染扩散、创面难愈合的可能。

2.有瘢痕体质的患者。

3.精神病患者、年老体弱者或婴幼儿。

4.恶性肿瘤患者。

5.局部组织结构致密坚韧、不易扩张的部位：如手掌、足底等。

三、术前准备

1. 麻醉 静脉吸入复合麻醉加局部肿胀麻醉，0.25% ~ 0.5% 利多卡因或 0.2% 罗哌卡因每 10ml 加入 1 ~ 3 滴肾上腺素（1 : 200 000 ~ 1 : 500 000）在帽状腱膜下浸润，可达到减少术中出血、利于术中剥离及术后镇痛等效果。

2. 扩张器的选择 扩张器的形状根据需要修复的部位、形态、病变范围来选择，容量取决于需要修复的面积大小和可供扩张的正常皮肤面积，根据常年临床经验，每修复 $1cm^2$ 的缺损，头部需要约 4ml，面部需要约 8ml，颈部需要约 15ml，躯干需要约 6ml，四肢需要约 8ml。全鼻再造共需要 300 ~ 350ml，全耳再造共需要 150 ~ 200ml。

3. 扩张器的检查与灭菌 使用前必须反复检查扩张器的完整性。

4. 扩张区域的选择 首选修复区邻近区域。

四、手术要点、难点及对策

（一）扩张器置入（一期手术）

1. 切口的选择 选择在正常组织与病变组织交界处，或病变组织内距交界处 1 ~ 2cm。切口一般与扩张器边缘平行，切口长度以能充分暴露剥离腔隙为准。两个扩张器可共用一个切口。

2. 扩张器埋置层次 头皮埋置于骨膜表面，面颊部埋置于 SMAS 浅面，耳后埋置于颞浅筋膜浅面，颈部埋置于颈阔肌浅面或深面，躯干与四肢埋置于深筋膜浅面，甚至肌膜表面。

3. 扩张器埋置腔隙的剥离 剥离范围常比扩张囊周边大 0.5 ~ 1cm，剥离尽量在直视下进行，一般采用扁桃剪或手指等钝性剥离，面颊部及颈部层次不清时可先钝性剥离再仔细锐性剥离。遇到较大血管或活动性出血点时需立即电凝、结扎或缝扎止血，避免结扎、缝扎尤其是电凝在皮瓣侧的操作，以防坏死灶的出现。注射壶的埋置层次可略浅，通常选择在易于显露、便于消毒和穿刺的部位，但在瘢痕区域内应避免埋置过浅，以防表面组织坏死后注射壶外露。

4. 扩张器置入、伤口缝合及包扎 于扩张囊深面放置负压引流管后置入扩张器，用光滑扁平的手术器械或直接用手将其展平，注射壶穿刺面向上，导管伸展。缝合时必须在直视下进行，避免扩张囊或导管损坏。切口分层缝合，缝合张力适中。引流管外接负压注射器或负压引流瓶。包扎前检查术区负压维持情况，并自注射壶注入少量生理盐水再次检查扩张器导管通畅性和扩张囊的平展性，检查完毕后抽空扩张囊。烧伤纱布和棉垫均匀摊开垫于术区（整个剥离腔隙），注意保护注射壶，绷带加压包扎时保持压力适中而均匀。

5. 扩张期注液 注射液最常用的为生理盐水，也可加入利多卡因、抗生素类、地塞米松和茶碱类药物起到止痛、抗感染、预防包膜形成和促进扩张的作用。注液可在手术时即开始时，术中注液量因扩张器的容量、表面皮肤松弛度及切口张力的不同而变化较大，一般为扩张器额定容积的 20% 左右。但大多数扩张器注液时在术后 5 ~ 7 天开始，一般宜早不宜晚，如果注液对切口张力影响较大，则应推迟注液时间。常规扩张时两次注液之间一般间隔 4 ~ 5 天，每次注液量差异较大，以表面皮肤张力为主要判断指标。除常规扩张外，还有术中即时扩张、快速扩张和慢速扩张等注液方法。

（二）扩张皮瓣转移（二期手术）

1.扩张器取出和扩张皮瓣　当皮肤软组织经过充分扩张达到预期的目的后，可行二期手术，即扩张器取出和扩张皮瓣转移术。如果一次扩张不足以修复全部病变区，可在二期手术以后的扩张皮瓣下再次埋置扩张器，进行"接力"扩张，或者伤口愈合后半年内再次埋置扩张器扩张。

2.扩张后皮瓣的设计应遵循以下原则　①充分舒展具有立体形态的扩张后皮瓣多呈半球面体，应最大可能地应用扩张获得的组织；②尽可能减少辅助切口，或将辅助切口选择在相对隐蔽的位置，尽可能与皮纹方向一致；③顺血供方向设计皮瓣，如为轴型皮瓣则不可超出其血供范围，如为任意皮瓣，其长宽比可略大于未扩张皮瓣，但不能过大；④皮瓣远端携带的未扩张皮瓣不宜超过 1∶1 的比例，最好不要超过扩张区的边缘；⑤扩张皮瓣的设计同样应该遵循常规皮瓣设计的一切原则（图 7-1 ～图 7-3）。

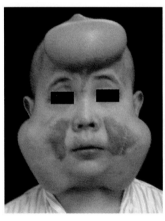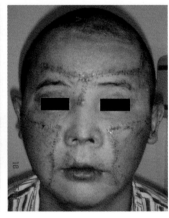

图 7-1　面部滑行推进皮瓣及旋转皮瓣

3.滑行推进皮瓣　在扩张皮瓣的两侧设计一个或数个小三角瓣，相互交错使整个皮瓣向前滑行推进，也可以与两侧直线或弧形切口向前滑行推进。其优点是设计和操作比较简单和安全，缺点是向前推进的距离有限。

4.旋转皮瓣　形成的皮瓣以邻近修复区的一侧为蒂，形成一与受区平行，并能依一定轴线向受区旋转的皮瓣，多用于面部。与修复区相邻的一侧为皮瓣的蒂部，皮瓣的一侧位于扩张组织与修复区交界处，切取扩张后皮瓣向病变区旋转的同时向前推进修复创面。其优点是辅助切口少，缺点是扩张组织有时难以充分展平。

5.易位皮瓣　以顺血供的一侧为蒂，形成一个较长的三角、舌形或矩形皮瓣，其蒂部一侧靠近受区，皮瓣远端位于远离受区的部位。所形成的皮瓣与受区之间相隔有一部分扩张与未扩张的正常皮肤，形成的皮瓣插入受区，这样扩张后的皮瓣可获得充分利用。该皮瓣多用于发际、鬓角和不规则的部位。移位皮瓣的优点是转移的距离比较远，尽管皮瓣设计有三种简单的分型方法，但实际操作时常常是根据患者的具体情况灵活地进行设计。

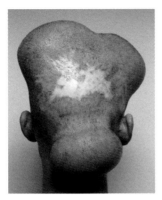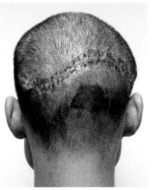

图 7-2　头皮滑行推进皮瓣

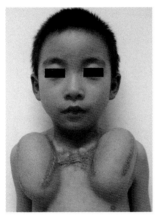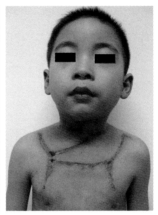

图 7-3　颈胸部易位皮瓣和滑行推进皮瓣

6.扩张器取出　取出扩张器的切口可以是原先埋置的切口，也可以位于正常组织与病变组织交界处，或者是设计皮瓣的边缘。如果需要将包膜进行剥离，则应切开至包膜表面，先将包膜与皮瓣分离后再切开包膜取出扩张器。如若不对包膜进行剥离，则可直接切开至包膜表面后，打开包膜取出扩张器。注射壶与扩张囊可分开取出，但要避免将注射壶遗留在体内。扩张囊基地的纤维包膜会显著增厚，对皮瓣的舒展有影响，应将其切除。病变组织的切除要根据扩张器取出和皮瓣设计后能够提供的修复材料的量来决定，不可先切除病变组织而陷入扩张皮瓣不足的被动局面。皮瓣转移后应该保持一定的张力，以避免皮瓣中血管迂曲而影响血液循环。伤口愈合后应采取防治瘢痕增生和对抗皮瓣回缩的措施，如外用弹力套等。

五、术后监测与处理

注意观察负压状态和引流瓶通畅情况，并监测引流瓶内引流液的性状和引流量的变化。若短时间内引流量较大而引流液为鲜红色血性液体，则必须保证循环血容量，静脉除常规使用止血药物外需添加适当剂量的钙剂，并密切观察引流液情况；若术区局部出现疼痛感和肿胀感逐渐加重，而引流液未增加时，则考虑血肿形成，应立即清除血肿，检查是否存在活动性出血点并严密止血，重新放置引流，加压包扎。术后应根据手术部位使手术区域抬高制动，密切观察术区伤口敷料是否干燥，有无渗血，患者有无明显疼痛。尤其是颈部手术，若患者表现为烦躁不安、心率增快、呼吸急促、呼吸困难等，应立即行急诊手术；严密观察转移皮瓣的血运，一旦发现问题应及时处理。

六、术后常见并发症的预防与处理

皮肤扩张术需要分两次进行，注液时间一般为 1 ~ 2 个月，整个治疗过程可达 3 ~ 4 个月，甚至半年以上，容易发生并发症。影响并发症发生率的主要因素：①手术者的熟练程度；②患者的个体因素，如年龄、身体素质等；③扩张器埋置的部位及层次、病变种类、扩张部位组织健康程度等，其中不同部位并发症的发生率差别很大，一般来说，颈部发生率最高，头皮最低；④扩张器的质量，质量不佳可导致扩张囊破裂，注射壶太厚也可能造成局部皮肤坏死。

1. 血肿　血肿最常见的早期表现为术区的胀痛、皮肤青紫及瘀斑形成、引流液颜色深暗或引流不畅等。

主要原因：剥离腔隙时层次不清，由深部穿出的穿支血管容易被切断，尤其是在面颊部和颈部；止血不彻底，尤其是腔隙剥离不能在直视下操作时，容易造成血管损伤而止血又不彻底；引流不通畅，常见的原因包括引流管放置层次和位置不对、引流管堵塞或脱出等；患者本身具有全身出血倾向，或在少数情况下，当血肿形成后，尽管已经对血肿进行了清除，但因局部微环境的变化，可能会有顽固性血肿的发生；局部应用肾上腺素，术后反弹出血；血管断端结扎不牢或电凝止血不彻底，术后活动扩张器摩擦发生再出血。

预防：面颊部和颈部埋置扩张器时一定要高度重视血肿的预防，尽可能直视下操作，在情况允许时尽可能采用比较大的切口，采用冷光源、直射光或透过表面组织的透射光照明，并充分暴露和显示剥离形成的腔隙；止血务必彻底，仔细检查所有创面，尤其是腔隙边缘和远端的部位，大的出血点必须结扎或缝扎，电凝只能用于小出血点，止血彻底后方可放入扩张器；负压引流管要放到剥离形成腔隙的最深部，引流管的固定要牢固确实，确保负压的持续存在，术后及时排出引流液或更换引流装置，引流液清淡且引流液少方可拔除引流管；术后 3 天内要限制局部活动，术区适当加压包扎。

处理方法：发现血肿应及时予以清除，清除血肿过程中应严格遵循无菌原则，术后应更加注意保持引流管的通畅，局部应适当加压包扎。严重的血肿还会对周围的组织结构造成影响，如颈部血肿可能压迫气管影响呼吸，甚至出现压迫颈部血管的症状。血肿的及时清除对后期皮肤扩张过程具有十分重要的意义，血肿的存在容易引起感染，在吸收过程中可能形成增厚的包膜，影响二期手术效果。

2. 扩张器外露　扩张器外露多见于切口愈合不良和扩张顶端皮肤破溃，扩张囊和注射壶都有外露的可能。切口愈合不良导致的外露常见于放置引流管的部位，切口张力过高或缝合不佳往往容易引起扩张器的外露，血肿导致的腔内积液反复从切口流出也是切口愈合不良并导致扩张器外露的早期现象之一。扩张顶端皮肤破溃的早期表现为局部皮肤变薄，进而出现血管的过度增生和异常迂回，后期还会有表皮脱落和水疱形成等现象，此类扩张器外露一旦发生，往往只能取出扩张器，因此需要早期预防和及时处理。

主要原因：切口选择不当，如切口位于张力最大处或不稳定瘢痕表面，扩张器离切口太近或扩张过程中都可能影响切口的愈合和恢复；剥离层次过浅或损伤表面主要血管引起皮肤坏死；扩张器未展平，折叠成角；注水过程中一次注水过多，阻断皮肤表面血液循环，只是导致扩张器从表面外露的最常见原因；注射壶太厚或早期包扎过紧，压迫表面皮肤并导致坏死；感染或血肿影响切口愈合或继发表面皮肤坏死。

预防：切口应距离扩张器边缘最少1cm，切开时务必垂直并达到所需埋置的层次后再剥离，剥离过程中避免对切口边缘进行反复过度的牵拉；切口缝合应分层进行，并且在距离切口约1cm的部位将皮瓣与深面组织缝合固定数针，以防止扩张器移位到切口下方；剥离层次要清晰完整，结扎或电凝止血时离表面皮肤要有足够距离；分离的腔隙要超过扩张器1cm以上，扩张器植入后要展平，如果注液过程中发现扩张囊有折叠和成角现象，应加快注液速度并轻轻按摩使其尽快展平；一次注液量不可过多，如发现表面皮肤颜色苍白，充血反应消失，等待5分钟不能恢复正常时，应立即抽出部分液体直至血液循环恢复。

处理方法：扩张器外露后应尽快处理，对于切口处的外露，一般可以抽出部分液体后在无张力的情况下重新缝合切口，对于陈旧性的切口，需将切缘进行修整直至新鲜组织后方可再次缝合。扩张顶端外露一般很难进行再次缝合，最重要的是早期发现、早期处理，早期的处理包括抽出液体减少皮肤张力或取出扩张器后将其埋入更深层次的腔隙，一旦顶端外露已经形成，如果外露范围持续扩大，只能取出扩张器并根据已扩张的程度提早行二期手术，如果外露范围无明显扩大迹象，则需积极预防扩张器感染并停止注液，当扩张皮肤达到所需要求后再行二期手术。

3.感染　扩张器感染除红肿、热、痛等局部表现外，还可能出现引流液混浊、发热、淋巴结肿大及白细胞升高等表现。

主要原因：切口附近有感染灶；术中无菌操作不严格；扩张器外露；血肿清除不及时；扩张器表面或周围的感染灶出现，如疖肿等向扩张囊周围扩散；注液或引流管操作时未严格遵循无菌原则；全身抵抗力降低所致的血源性感染。

预防：严格无菌操作；术区及附近有感染灶时应暂缓埋置扩张器，术后局部出现疖肿等皮肤感染灶时，需及时消毒处理；积极处理全身感染情况；必要时可向扩张器内注射加有抗生素的液体；积极处理血肿、扩张器外露等并发症。

处理方法：全身大剂量应用敏感的抗生素；将扩张囊内的液体换成含抗生素的溶液；早期可直接通过引流管行术腔冲洗，或持续灌注引流；加快扩张速度使扩张器展平，减少死腔；如若抗感染治疗无效，则需及时去除扩张器，感染一般即可得到控制。

4.扩张器不扩张　扩张器不扩张的表现包括注液阻力过大甚至无法注入，扩注入液体后扩张囊不扩张，少数情况下甚至出现找不到注射壶等问题。

主要原因：①扩张器渗漏或破裂：扩张器本身有破损或术中误伤扩张器而未被发现，注射壶离扩张囊太近，注液过程中误伤扩张囊，或注液过程中压力增加导致扩张器连接部位撕脱裂开等，这些是最常见原因；②注射壶移位到扩张囊深面或出现翻转，导致无法注水；③导管折叠成角，或两个扩张器一起埋置时，注液过程中一个扩张器压迫另一个的导管。

预防：预防的关键是植入扩张器之前需对扩张器的完整性进行仔细的检查，手术操作过程中避免锐器与扩张器接触，注射壶的埋置一定要与扩张囊有足够的距离。

处理方法：导管折叠或注射壶移位翻转等情况导致的注液障碍，可通过手法或局部小切口的方式进行调整，如果扩张器出现渗漏和破裂，则需再次手术更换扩张器。

5. 皮瓣坏死　皮瓣坏死见于二期手术取出扩张器并行皮瓣转移术后，早期的表现以皮瓣远端淤血和肿胀为主，继而出现水疱和硬痂，一般以扩张皮瓣远端局部坏死为主，鲜有大面积皮瓣坏死的情况出现。

主要原因：造成皮瓣坏死的主要原因是皮瓣的血液循环障碍，尤其是静脉回流障碍，皮瓣长宽比过大是常见原因之一，另外，主要供血血管的损伤、蒂部受压、皮瓣过于松弛造成皮瓣血管迂回等，都可能引起血液回流不畅并造成淤血和皮瓣下血肿形成。

预防：皮瓣设计应严格遵循原则，皮瓣尽量不要超过扩张区，剥离纤维包膜时要十分仔细，菲薄的纤维包膜可以予以保留，扩张皮瓣应充分展开并保持一定的张力，术后皮瓣应适当加压包扎。

处理方法：皮瓣远端出现淤血及肿胀时，应尽早行皮瓣按摩或加压包扎，蒂部如有受压应及时解除压力。如若皮瓣已经坏死，若能痂下愈合，则可待后期行瘢痕修复，若痂下愈合困难，则应尽早去除坏死组织，创面行皮片移植或局部皮瓣转移予以修复。

6. 其他并发症

（1）疼痛：多见于头皮、额部和四肢，以成人多见，常发生在注液后，可表现为剧痛，偶有呕吐等表现。可采用少量多次注射、缓慢持续注射的方式，或在注射液中加入利多卡因等局麻药，也可行局部神经封闭等方法来缓解疼痛。

（2）神经麻痹：多见于肢体，面部偶有发生，一般为扩张器压迫神经所致，二期手术后一般可自行恢复。

（3）骨质吸收：头部多见，主要是由于扩张器压迫所致，二期手术后 2 ~ 3 个月多可自行恢复。

（4）肢体水肿：扩张器压迫影响淋巴回流所致，扩张器取出后可恢复。

（5）头发脱落：少见，因扩张速度过快引起毛囊缺血所致，减慢扩张速度后能自行恢复。

（6）颈部压迫表现：包括颈动脉窦受压引起的恶心、呕吐、面色苍白、血液下降等表现，很少见，抽出部分注射液体后可恢复。

七、临床效果评价

皮肤软组织扩张术的临床效果评价指标较为明确，首先是原有病变切除后的皮肤缺损得以修复的程度，尽可能切除病损并修复创面是皮肤软组织扩张术的最理想效果。其次是将对供区的影响降到最低，尤其是辅助切口的瘢痕及供区原有结构的位置和形态。最后还需要观察远期的效果，特别是切口瘢痕和扩张皮瓣的挛缩。

（肖　芃）

参 考 文 献

鲁开化, 艾玉峰 .2007. 新编皮肤软组织扩张术 . 上海：第二军医大学出版社

盛志勇, 郭恩覃, 鲁开化 .2004. 整形与烧伤外科手术学 . 北京：人民军医出版社

王炜 .1999. 整形外科学 . 杭州：浙江科学技术出版社

第八章 创面愈合

临床上通常将创面分为急性和慢性两种。有关急性/慢性创面的定义尚未有统一的标准。慢性创面通常指无法通过正常有序而及时的修复过程达到解剖和功能上的完整状态，或经过 1 个月以上治疗未能愈合，也无愈合倾向的创面。

整形外科临床工作中常见的急性创面多由外伤导致（烧伤请参见专门章节），如局部软组织的挫伤、裂伤、撕脱伤、碾压伤，伴或不伴深部组织的损伤；常见的慢性创面有糖尿病足溃疡、压力性溃疡、静脉性溃疡、放射性溃疡等。

第一节 急性创面

造成急性创面的常见原因有车祸伤、工伤、动物或人咬伤、锐器伤、火器伤等。根据创伤病理机制，可以分为软组织的擦伤、挫伤、裂伤、穿刺伤、撕脱伤、切割伤、动物咬伤、缺损、移位、离断、骨折等。

根据不同的受伤原因，其创面特点及处理方式各有不同。因此对创面的诊断和描述应包括创伤的原因、解剖部位、组织学、病理学和创伤时间。例如，车祸导致面部多发软组织挫裂伤，并伴有眶骨骨折 4 小时。

一、手术适应证与禁忌证

对急性创面的修复应根据对创伤的诊断及时间的确定以决定手术时机。面部皮肤软组织损伤可以在 48 小时内实施即刻手术修复；单纯的骨折后可在发病后 7 天之内复位。但根据创伤机制的不同，手术修复的时机和方法会有特殊性。例如，肢体大面积挤压伤不应早期闭合创面。此外，某些多部位的复合组织创伤往往需要跨学科的合作。例如，颅面广泛开放的复合组织创伤常需急诊外科、眼科、耳鼻喉科、口腔科、整形外科的医生联合会诊，才能获得更全面准确的诊断，才能确保按照"保证生命安全，恢复功能，重塑形态"的顺序，依创伤愈合的规律，制订正确的序列治疗计划。

二、伤口的类型

1. Ⅰ类伤口　即清洁伤口，通常是指无菌手术的切口，缝合后可达到一期愈合目标。意外创伤的伤口如切割伤，难免有不同程度的污染，但经过处理使污染减少甚至变成清洁伤口，可及时闭合伤口。

2. Ⅱ类伤口　即污染伤口，是指沾有细菌，但尚未发展成感染。一般认为伤后 8 小时以内的伤口属于此类。伤口的污染发展为感染，与处理时间及伤口的污染程度和细菌毒力的强弱有关。如果伤口污染严重或细菌毒力强，在 4 ~ 6 小时就可变成感染伤口。对于头面部血循环丰富的部位，伤后 24 ~ 48 小时或更长时间仍可按污染伤口处理。Ⅱ类伤口清创后可直接闭合。

3. Ⅲ类伤口　即严重污染或感染伤口，包括延迟处理的开放性创伤、脓肿切开、手术切口感染等。伤口往往有渗出液、脓液、坏死组织等，经相应处理后可达到二期愈合，对Ⅲ类伤口应限期修复闭合创面。

手术时机：通常创伤后 48 小时内，多数伤口属于Ⅰ类伤口或Ⅱ类伤口，经处理后能够修复达到一期愈合，此类创伤应争取时间进行创伤的急诊整形修复。对那些污染严重的Ⅲ类伤口，或Ⅰ类，Ⅱ类伤口有潜在的炎症和其他并发症需要严密观察的，应限期手术修复。对创伤愈合后有继发畸形的，应在 6 ~ 12 个月择期修复。

三、术前准备

首先应由急诊科医生迅速控制和稳定患者的生命体征，包括保持呼吸道通畅，控制出血，预防休克，维持血液循环系统的正常功能，控制体位，简单包扎固定创面防止创伤进一步发展等。另外，还要在早期控制感染，措施包括清创包扎、注射破伤风抗毒素等。与此同时应及时做出初步诊断，完成分诊工作。

在确认患者的生命体征正常的条件下，整形外科医生对创伤的早期准确诊断十分重要，一是要防止创伤进一步扩展；二是要早期确定治疗方案，争取创伤一期愈合。常规的诊断方法是通过望诊、触诊、超声波和 X 线或 CT/MRI 的辅助检查。头部的检查方法是从上到下（即从额部到下颏）、由表及里（即从皮肤到面部诸骨骼），检查对称情况（包括水平、垂直和矢状位的对称性）、面部的各种运动功能表现，以及嗅觉、视觉、味觉和各种腺体的分泌状况等。躯体和四肢的诊断同普通外科和骨科的诊断方法，其专科情况主要是诊查损伤部位组织的血运状况。对创伤部位不仅要有定性的诊断，在条件许可的情况下还应有三维数字定量诊断，以便为功能和形态学的修复提供更准确的参考依据。

在患者被分送到相关科室前应及时通知患者家属，争得其对后续治疗原则的同意，属于整形外科治疗范畴的创伤治疗原则应按下述方法处理。

四、手术要点、难点及对策

（一）手术要点

清创术包括伤口周围皮肤的冲刷清洗，清除异物，修整创缘，切除坏死或严重污染组织，消灭死腔和创面覆盖等步骤，以期防止感染，缩短疗程，最大限度地保留组织或器官的形态和功能。为有效实施清创术，必须在麻醉下进行清创，小面积的Ⅰ类伤口或Ⅱ类伤口可以用局部浸润麻醉方法，较大面积的创面，特别是伴有深部骨组织损伤的复合组织创伤，可在硬膜外麻醉下或静脉复合麻醉进行清创；头面部大面积复合组织创伤，可在全身麻醉的同时进行清创和修复手术。

（二）手术难点

整形外科处理急诊创伤的特点是同时兼顾生理愈合与解剖复位，以及形态与功能的和谐统一。具体表现在以下几个方面。

1. 重视无菌清创　特别是创面内异物的清除。对那些细小的、散在的创面异物如清除不净，轻者会造成皮肤表面色素沉着、瘢痕形成，重者引发伤口感染而产生严重瘢痕，瘢痕挛缩进一步可致伤口邻近器官的变形，甚至影响其功能。

2. 伤口缝合技术　分层对位缝合，消灭死腔。避免出现与邻近器官垂直的缝合口，改直线伤口为曲线或"Z"形缝合口，避免直线瘢痕挛缩，防止后期引起邻近器官变形。

3. 创面覆盖技术　应用各种组织移植技术，力争被修复的创面与周围组织在形态、颜色、质感方面的协调一致，避免产生创面邻近器官的变形，同时重视组织移植的供区的隐蔽性、安全性。

4. 体表器官形态的重塑技术　在生命体征正常时，及时修复体表器官的表面结构、骨骼支撑结构，避免创伤愈合后严重瘢痕影响器官形态修复。

5. 追求创伤修复形态与功能的完美结合　重视修复体表器官形态的同时，强调修复受损器官的功能，包括运动、感觉、引流功能等。

（三）开放性创面的手术对策

1. 清创

（1）Ⅰ级清创：适用于没有明显组织坏死的Ⅰ类伤口，受损时间在 10 ~ 12 小时，常见于各种原因的切割伤。在局部麻醉下用生理盐水和 1.5% 的过氧化氢清理伤口，再用 1% 的聚维酮碘（碘伏）或 75% 的乙醇涂抹伤口，然后可直接闭合伤口。

（2）Ⅱ级清创：适用于Ⅱ类伤口，受损时间在 10 ~ 12 小时，或Ⅰ类伤口，受损时间在 12 ~ 48 小时。清创方法同Ⅰ级清创，但需切除伤口周缘的少量不健康组织，可直接闭合伤口。

（3）Ⅲ级清创：适用于Ⅲ类伤口，受损时间不限。清创方法：在硬膜外麻醉或全身麻醉下先用大量生理盐水和 1.5% 的过氧化氢冲洗伤口，止血，切除已坏死的和不健康的组织，之后再次用大量生理盐水和 1.5% 的过氧化氢冲洗。对某些不适合切除的组织可使用硬毛刷刷洗创面，清创后用含有抗生素的纱条填塞，必要时每天清创换药 1 ~ 2 次，直至变为清洁创面再实施创面修补手术。某些特殊创伤如动物咬伤、有厌氧杆菌污染、四肢的严重挤压伤或撕脱伤的伤口，除使用Ⅲ级清创法清创外，还需扩大伤口或创面切开减压。除此之外，每天必须换药 1 ~ 2 次，换药时继续清除后续的坏死组织，直至新鲜肉芽组织长出，再闭合创面。

2. 开放性伤口的创面闭合　开放性伤口的创面闭合的原则：在符合伤口处理原则的条件下，以不导致伤口周围器官永久变形为先决条件，创面闭合方法的选择应按照伤口直接缝合→邻近皮瓣转移→远位皮瓣转移→游离皮瓣移植的顺序，即伤口能直接缝合的就不做皮瓣转移，可用皮瓣转移覆盖创面的就不用游离皮瓣移植。

五、常见急性创面治疗举例

（一）头皮撕脱伤及头皮缺损

1. 术前准备　①止血治疗并包扎保护创面。因头皮损伤常合并有头皮外的其他损伤，应注意检查。例如，合并脊柱骨折等。②抗休克治疗。③清洁、低温、无水条件下保存撕脱头皮。

2. 手术要点　①撕脱头皮未离体、血运良好，清创后直接复位缝合。②头皮完全撕脱或与机体连接较少、血运较差，但组织和血管挫伤较轻、伤后时间较短、组织保护较好的条件下，可试行自体头皮回植术，行动、静脉吻合。③如果头皮挫伤较重，颅骨骨膜还在，可将头皮去薄成全厚皮片游离移植；如果没有可利用的头皮，则需要取皮移植。④如果颅骨骨膜缺如，而无显微外科修复条件，可在颅骨外板上钻孔，待肉芽组织生长后再行游离植皮修复或行游离组织移植修复。⑤缺损范围小于6cm，首选局部皮瓣，如旋转皮瓣、推进皮瓣、颅骨膜皮瓣加植皮。

（二）颌面部软组织损伤

1. 诊断依据　机械性外伤、火器伤、咬伤等原因导致的软组织损伤，可表现为擦伤、挫伤、挫裂伤、撕脱伤、动物咬伤、挫碎伤和火器伤等。

2. 术前准备　① 软组织损伤初期的外科处理：冲洗伤口，细菌在进入创口的 6 ~ 12 小时，多停留在损伤组织的浅表部位，容易通过机械的方法予以清除；②清理伤口，原则上尽可能多地保留有活力的组织，唇、舌、鼻、耳及眼睑等处的撕裂伤，即使大部分已游离或完全离体，只要没有坏死和感染，也应尽量保留，争取原位缝合，仍有可能痊愈。

3. 手术要点

（1） 关闭组织：颌面部软组织损伤的缝合可以不受时间的严格限制，即使于伤后24小时甚至超过48小时，只要伤口无明显化脓感染或组织坏死，均可在清创后行严密缝合，对估计可能发生感染的，可伤口内留置引流管。

（2） 不同部位软组织损伤处理的特点：①舌损伤，舌组织有缺损时，缝合创口应尽量保持舌的长度，创口应纵向缝合，而不能横向缝合使舌的长度缩短而影响舌的功能。如舌的侧面与邻近牙龈，或舌的腹面与口底黏膜都有创面时，应分别缝合或先缝合舌的伤口，以免粘连，影响舌的活动。②颊部贯通伤，颊部贯通伤的治疗原则是尽量关闭创口和消灭创面，对少有组织缺损的，应逐层缝合，对口腔黏膜无或少有缺损而皮肤缺损较多者，应严密缝合口腔黏膜，关闭贯通创口。面颊部皮肤缺损者，可行皮瓣转移或游离植皮加以修复，或做定向拉拢缝合。如遗留缺损，以后可再行整复治疗。对大面积面颊部洞穿性缺损，清创后可直接将创缘的口腔黏膜与皮肤相对缝合，消灭创面；同时修复口腔黏膜，并行面颊部皮肤覆盖，留下的洞形缺损可后期修复。如果伤情许可，可即时行带蒂皮瓣、游离皮瓣及游离皮片移植的双层修复。③唇、舌、耳、鼻及眼睑断裂伤，对于唇、舌、耳、鼻及眼睑断裂伤，如离体组织尚完好、伤后时间不超过6小时的，原则上应尽量缝合原位。

④面部神经损伤，口腔颌面部的神经主要是三叉神经和面神经。早期清创中，应注意探查疑有损伤的神经主干或主要分支，特别是面神经，如有离断，应及时吻合，如神经缺损较长无法做对端缝合的，应行神经游离移植术。

（三）颌面骨损伤

1.诊断依据　交通事故、坠落、撞击等致伤。①上颌骨骨折：除具有一般骨折损伤的共同症状和体征外，还可以有骨折段移位、咬合错乱、口腔鼻腔出血、眼镜状瘀斑、视觉障碍、脑脊液漏等，可有相应的X线表现。②下颌骨骨折：因下颌骨本身的解剖生理特点可有牙及牙龈损伤、咬合错乱、下颌骨异常活动度、张口受限、下唇麻木、影响呼吸、骨折段移位等，可有相应的X线表现。③颧骨、颧弓损伤：可发生颌面部塌陷、张口受限、复视、眼球内陷、神经受损症状（原下颌神经、面神经颧支）、眶周瘀斑及其他症状和体征，并可有相应的X线表现。

2.手术要点　①上颌骨骨折：早期复位与固定，在无其他致命损伤情况下，处理越早越好。②下颌骨骨折：早期准备复位和稳固可靠的骨折，如下颌骨骨折伴有软组织伤口，应首先或同时行软组织清创缝合术。③颧骨颧弓骨折：早期复位及固定，颧骨骨折复位后由于受咬肌的牵拉可发生再移位，需要可靠固定，颧弓骨折一般可不做固定，但对于粉碎性骨折，骨折后未及时治疗，复位后仍不固定的，需加内固定。

（四）耳郭外伤与耳郭缺损

1.诊断依据　切割伤、咬伤、挤压伤、撕裂伤等外伤造成的耳郭挫伤、裂伤及不同程度和部位组织的缺损。

2.手术要点　①耳郭撕裂伤常与头皮撕脱伤同时发生，只要还有少许头皮组织相连，特别是耳后动脉主干未被切断时，都应进行原位缝合，应行无创缝合。注意针距，使不影响血供并利于引流，一般均能成活。②对于无挫伤、伤口较整齐的小块完全断离的耳郭组织，只要长度不超过1cm，即可行原位回植术，术后打包固定，这种复合组织移植一般有望成活。③大块耳郭组织或全耳断离，原位缝合再植不能成活，可通过显微外科技术吻合血管回植，有望成活。④如果撕脱的耳郭不能再植，可以剥离离断耳的皮肤组织，作为供皮，利用原耳郭软骨作为支架，结合颞浅筋膜包裹支架并植皮来再造耳。此法缺点是耳郭软骨的支撑性相对差，形态外观欠佳。另外，也可先封闭创面，待后期行全耳再造术。

（五）鼻部外伤及缺损

1.诊断依据　鼻部遭受创伤造成鼻部挫裂伤，或伴有不同程度的鼻组织缺损。

2.手术要点　外鼻的结构有很强的立体感，结构包括骨、软骨支架及黏膜衬里和外部皮肤组织。修复鼻外伤史，由于鼻外伤缺损的范围、层次不同，修复方法各不相同。①鼻外伤后如果没有组织缺损，或者鼻部外伤严重，部分鼻组织只有很少部分与面部相连，往往由于面部血循环丰富，外伤鼻的血运都能保持，直接清创缝合即可。即便组织血运较差，清创后在尽量保持健康组织的前提下，将鼻组织原位缝合，包扎固定，按复合组织游离移植对待，尽量挽救鼻组织。②如果鼻损伤严重，部分鼻组织挫伤严重甚至坏死或缺失，如果缺损不大可即时修复。皮肤移植，适用于只有皮肤缺损的病例。复合组织移植，适用于鼻部涉及皮肤和软骨的缺损，常用耳郭复合组织移植修复鼻翼，用耳垂皮肤脂肪组织移植修复鼻小柱。皮瓣转移，适用于鼻部较大的缺损或全层缺损，常用的有鼻唇沟皮瓣、局部鼻部皮瓣、额部皮瓣等。如果是缺损较大的全层缺损，难以一期修复的，不要强行修复，可先行软组织修复，后期再修复鼻支架结构；或先闭合创面，后期行鼻再造术。对于全鼻的缺损，应先修复创面，后期行鼻再造术。

（六）眼睑全层缺损

眼睑具有保护眼球的功能，眼睑缺损对视力的影响较大，故宜尽早修复。对眼睑的整形修复，应当首先了解眼睑缺损的原因、缺损部位、视力有无及周围组织能否提供移植等情况，来制订修复方案。

手术要点 ① 缺损位于上睑时，应考虑到上睑有快速灵活的眼睑开合功能，修复时组织瓣不宜过于肥厚。上睑也是保护眼球和角膜的主要屏障，一般情况下用正常上睑组织来修复下睑的缺损是不恰当的。在上睑修复过程中，细致地修复上睑提肌极为重要，不仅能保持良好的外观，还不遮挡视力；上睑严重缺损，可用下睑全层旋转组织瓣或下睑全层滑行组织瓣修复；或用额部动脉岛状瓣修复上睑外层，内层用穹隆结膜或球结膜旋转推移修复。② 下睑受重力影响，如睑板缺损会因缺失支撑而下陷，修复时要补充支撑组织并辅以筋膜悬吊术，以保持它良好的支撑作用。下睑严重缺损，可采用上睑睑板、睑结膜滑行瓣修复下睑内层，外层游离植皮；上睑全层滑行组织瓣修复下睑；局部滑行皮瓣结合鼻中隔黏软骨膜 – 软骨复合组织修复。③ 缺损范围不超过全睑长度 1/3 时，可直接拉拢缝合。老年患者睑组织松弛，缺损长度达到 1/3 时仍能直接缝合。中度缺损指超过睑全长的 1/2 以上或上下睑同时有部分或全部缺损。尽量利用本眼睑形成的睑板结膜瓣，通过旋转或推进并结合游离植皮修复。④ 上下睑同时有严重缺损，可尽量利用上下穹隆结膜残端形成瓦合瓣，如结膜量不足，可以用鼻中隔黏软骨膜 – 软骨复合组织补充其不足，外层以额部岛状瓣修复，暂时封闭睑缘，日后打开重新形成睑裂。⑤ 视力存在，或有条件行角膜移植者，为防止发生暴露性角膜炎，应尽早修复。再造眼睑衬里必须是润滑的黏膜；如无视力，眼睑衬里可用皮片或皮瓣。⑥ 缺损长径的方向，如为纵向缺损，因内眦有泪道，故只能利用外侧残剩组织转移的方法来修复；如长径为横向的缺损，可利用缺损上下的组织推进进行修复。上下穹隆的结膜甚为松动，可充分利用其为蒂，行睑板结膜瓣推移或旋转。

（七）眼睑非全层缺损

1. **眼睑皮肤缺损的修复要点** ① 直接缝合：对于宽度小于 0.5cm 的上睑横向皮肤缺损可直接拉拢缝合，而不会影响上睑的闭合。对于上睑皮肤松弛的老年人，缺损达到 1cm 时仍可直接缝合。② 游离植皮：上睑皮肤缺损量大，直接缝合影响眼睑闭合功能而局部皮瓣不足以修复时，可用皮肤游离移植修复，用乳突、上臂内侧全厚皮。③ 局部皮瓣：局部皮瓣的厚度、质地与缺损区接近，修复后效果好，适用于直接缝合困难而局部皮瓣能修复的情况。④ 远位皮瓣：厚而臃肿，重量超过上睑提肌的力量，可能造成上睑机械性下垂，对于下睑则引起松弛下垂或外翻。

2. **睑板缺损的修复要点** ① 上下睑板互相弥补的，可随同结膜层一起带蒂移植。② 可用同种异体的巩膜、耳郭软骨片或鼻中隔软骨片替代。

3. **睑结膜缺损的修复要点** ① 对有视力者，可用颊黏膜、鼻中隔黏软骨膜 – 软骨复合组织游离移植。② 对无视力者，衬里可采用游离皮片移植。

（八）眉部缺损

1. 诊断依据　眉中断性外伤或部分缺损。

2. 手术要点　① 对于眉部断裂性损伤，需注意清创时尽量保留有活力的组织，减少毛囊的损伤，对合精确封闭伤口，避免错位愈合。② 对于眉缺损患者，可根据情况用患侧残余眉、对侧眉、远位头皮瓣转移修复。③ 对于眉内或外侧缺损小于 1/3 的病例，可利用皮肤弹性行 V-Y 推进，将眉向缺损端延伸，修复缺损。④ 对于一侧眉全部缺损的，往往合并额部皮肤的缺损，需要先修复皮肤的缺损，后期照对侧眉的位置，用带颞浅动脉的头皮岛状瓣移植、全厚头皮游离移植、毛发种植等手段再造眉；对于对侧眉毛浓密、眉形宽大的，还可用带蒂的健侧眉旋转移植修复。

（九）唇缺损

唇部组织结构的特点是外被皮肤，内衬黏膜，之间有口轮匝肌环绕。修复时供区组织的选择和修复应从外形和功能上的要求出发，多采用邻近或对侧唇组织瓣修复，从而获得外形和功能上满意的结果。

1. 上唇缺损

（1）手术要点：① 首选邻近或对侧组织，只有缺损范围较大才选用远位组织。② 合并有鼻和上颌骨小范围缺损时，要先修复上颌骨缺损，再修复唇鼻组织。除恢复骨质缺损畸形和咀嚼功能外，对唇部软组织修复时正确估计其缺损量和支撑唇组织也很重要。③ 修复时尽量保留、利用残存的唇组织，不可任意切除和摒弃，尤其是唇红组织。

（2）手术方法：① 上唇组织瓣推进滑行修复法，适用于红唇及唇组织缺损在 1 ~ 1.5cm 内或小于全唇 1/4 者。② 下唇组织瓣交叉移植修复法，适用于上唇组织缺损较大，达全唇 1/3 ~ 1/2 时。③ 扇形皮瓣修复法，扇形皮瓣适用于上唇缺损大于全唇的 1/2 以上，或缺损区接近口角区，而对侧组织和颊组织正常者。通过鼻唇沟处附加切口形成扇形组织瓣向缺损区转移修复。④ 鼻唇沟皮瓣修复法，适用于上唇部分组织或大于 1/2 以上组织只有皮肤和肌层缺损时。⑤ 颞浅动脉为蒂的额部岛状皮瓣修复上唇缺损，适用于上唇全部缺损。如果是全层缺损，需要结合双侧鼻唇沟处三角瓣作为衬里，额部供瓣区植皮修复。

2. 下唇缺损　手术要点同上唇，此外，如果选用上唇组织修复下唇缺损时，尽量避免破坏上唇人中部位。

手术方法：① 下唇组织瓣推进法：适用于缺损宽度在 1.0 ~ 2.0cm 者。② 上唇组织瓣交叉转移：适用于下唇正中组织缺损达 1/2 以上，或大部分缺损的修复。③ 扇形皮瓣修复法：适用于下唇中央的中型缺损。④ 对于大型缺损或全下唇缺损，合并颏部软组织不同程度缺损的病例，可行双侧颊组织瓣推进修复法，或鼻唇沟及颊部组织瓣修复法；也可用游离皮瓣修复。

3. 唇红缺损

（1）手术要点：① 唇红小范围缺损，主要采用邻近唇红组织、口内前庭黏膜修复；② 唇红较大范围缺损，可采用对侧唇红组织，或舌瓣组织修复；③ 唇红大部分缺失或无唇红，无法利用邻近、对侧和舌瓣修复者，可用口轮匝肌肌黏膜瓣或带蒂颊黏膜组织瓣修复；④ 唇珠不明显时，仍应以邻近唇红组织进行修复。

（2）手术方法：①Z成形术：适用于唇红小范围缺损；②对侧唇红组织修复法：适用于上唇正中小范围缺损；③舌瓣组织修复法：适用于近口角处唇红小范围缺损，范围小于一侧1/2者；④口轮匝肌肌黏膜瓣修复法：适用于较大范围的唇红缺损；⑤唇颊黏膜组织瓣修复法：适用于全下唇唇红缺损修复。

六、术后监测与处理

1. 全身情况　监测生命体征，水和电解质平衡，是否有发热、血容量不足、水和电解质紊乱等表现。

2. 创面情况　敷料的包扎是否稳妥，是否有伤口疼痛、渗血、渗液、局部肿胀，皮瓣血运是否良好等。

七、术后常见并发症的预防与处理

1. 感染　无菌条件下取材进行细菌培养，给予敏感抗生素治疗。局部清洗，引流，必要时应拆除缝线，待感染控制后再缝合伤口。

2. 出血　活动性出血导致局部血肿形成需清除血肿，找到出血点给予结扎，加压包扎。

3. 水肿　颌面部外伤后，易发生水肿，以眼睑、唇等柔软疏松组织处为甚。在加压包扎的前提下，还可给予消肿药物。

4. 植皮或皮瓣坏死　清除坏死组织，控制感染后，行手术再次修复。

八、临床效果评价

近期效果：创面得以封闭，无积液、积血，死腔，伤口对合整齐，达到解剖复位。

远期效果：瘢痕是否发生增生、挛缩，植皮是否发生挛缩、色素沉着、色素脱失，皮瓣是否肥厚等。

第二节　慢性创面

慢性创面可由多种原因导致，能否做出准确的病因诊断尤为重要。即使诊断明确，由于复杂的病理生理机制及各种合并症的存在，临床疗效的好坏也受很多因素影响，这使得在临床中对于慢性创面各种治疗手段并存。除病因治疗外，清创技术改进、新型辅料、创面用药、湿润疗法等，也决定着慢性创面的预后。在治疗过程中，要把各种影响因素综合起来，同时考虑患者个体因素，从众多的可接受的治疗中选择最适宜的方案并制订出治疗计划。

一、术前准备

1. 病因治疗　例如，糖尿病引起的慢性溃疡首先要控制血糖水平。压力性溃疡需缓解局部压力、注意变换体位。血管因素造成的慢性溃疡需改善局部血液循环和氧供应，包括卧床休息、抬高患肢及服用改善微循环药物。放射性溃疡应停止局部射线照射等。

2. 对创面的评估 包括创面形成并经久不愈的原因、创面位置、组织缺损大小和深度、创基情况、创缘情况、渗液量、创周皮肤情况、细菌负荷、异味、创面疼痛、创面治疗经过（病史）、敷料使用情况等。

二、手术要点

1. 清创 清创是利用外科手段实现由污染创面向相对清洁创面、由无准备愈合创面向准备愈合创面的转化。慢性溃疡存在局部血运差、肉芽老化、感染菌种繁杂等特点。这决定了清创要分步、多次实施。

2. 各种皮瓣、肌皮瓣的应用 彻底切除坏死组织连同四周及基底的瘢痕组织，最好选用邻近的皮瓣或者肌皮瓣覆盖创面。皮瓣和肌皮瓣具有丰富的血运和良好的抗感染能力，在耐压、耐摩擦方面也具有一定的优势。皮片抗摩擦力弱，皮片移植后溃疡极易复发，故在修复压疮上一般不作为首选，除非用于大面积创面的暂时性封闭创面。

三、术后创面处理

1. 创面用药 科学、恰当的创面用药可以大大加速溃疡的愈合。根据创面愈合过程的每一阶段选择不同的创面用药。炎症期为防治感染，应用局部敏感抗生素，不仅改善局部炎症，还可减少全身用药对全身脏器的毒性。增殖期可应用各种细胞、神经生长因子、血管活性药物等，促进细胞增殖和分化，改善局部缺血状态，加速愈合过程。

2. 负压封闭引流技术（VSD） 利用医用高分子泡沫材料作为负压引流管和创面间的中介，高负压经过引流管传递到医用泡沫材料，均匀分布在泡沫材料的表面，由于泡沫材料的高度可塑性，负压可以达到被引流区的每个点，使引流由点到面，变开放创面为相对闭合创面，防止污染和继发感染，为皮瓣转移、植皮等后期处理创造有利条件。

3. 高压氧治疗 高压氧能使创面血氧含量增加，氧分压提高，改善微循环，促进侧支循环的建立，改善毛细血管通透性，有效组织血浆水分外渗，减轻创面水肿，有利于创面的愈合。

4. 生物工程皮等 许多生物工程皮或皮肤替代物已用来治疗各种急、慢性创伤，应用于大面积组织缺损创面早期覆盖和后期整形。然而人工皮肤存在致命弱点，即缺乏皮肤附件，它本质上只是一种生物辅料，还不是真正意义上的等同于人类皮肤的替代物。

四、常见慢性创面治疗举例

（一）糖尿病性下肢溃疡

糖尿病性下肢溃疡是最常见的糖尿病下肢并发症之一，一般由下肢神经病变和下肢缺血引起，据统计约15%的糖尿病患者在病程中会发生下肢的溃疡。其典型表现为在反复受

067

压部位形成胼胝后破裂形成溃疡。溃疡大小不一、深浅不定，常合并感染或发生坏疽，表面被坏死物质覆盖。

大多足部溃疡的糖尿病患者伴发有神经系统疾病，15%～20%患者既有神经病变又伴有血管疾病。神经病变可表现为皮肤干燥，常有裂隙，触觉、温度觉、痛觉障碍和踝反射消失，骨关节病变；缺血改变可表现为间歇性跛行、静息痛，夜间疼痛加剧和坏疽，重者足背动脉和胫后动脉无搏动，肢体抬高时皮肤变苍白，而下垂时转为紫红。

对于糖尿病足溃疡要详细了解糖尿病病史，如糖尿病起始、糖尿病控制、用药、体重变化。检查心血管疾病的各种危险因素，查询三种病变（肾病、视网膜病变、神经病变）的潜在依据。全身性物理检查包括患者的血管情况，感觉、运动和自主神经功能的评估。

糖尿病足部损伤通常根据瓦格纳系统分类：0度，足部明显供血不足，但无开放性创面；1度，足部有浅表溃疡；2度，溃疡深至肌腱或有关节囊暴露；3度，深部溃疡伴有骨髓炎；4度，湿性或干性坏疽可能有蜂窝织炎；5度，广泛坏疽发生，高位截瘫。

1. 非手术治疗　①减压和足部溃疡的保护。②恢复皮肤血流。周围动脉病变（peripheral arterial disease，PAD）是导致糖尿病足溃疡最重要的因素之一，应考虑行血管重建手术。药物治疗改善血流灌注的获益取决于下肢动脉闭塞的程度。治疗溃疡的同时应强调心血管危险因素的降低，如戒烟、治疗高血压和血脂异常等。③感染的治疗。在获得创面分泌物细菌培养结果之前，可经验性全身应用抗生素治疗。④并发症的治疗。控制糖尿病，必要时使用胰岛素，使空腹血糖<8 mmol/L，餐后2小时血糖<14mmol/L。治疗水肿和纠正营养不良。

2. 局部创面处理　①清创：皮肤表浅的溃疡清洁、清除所有坏死组织和周围的胼胝。②深部（可能威胁肢体）的感染：对深部感染进行紧急评估并外科引流以清除坏死组织，包括感染的骨组织，并引流脓肿；同时考虑动脉重建手术。③控制渗出并保持湿润的环境。④术后采用负压治疗。⑤取材进行细菌培养及药敏试验。

（二）压力性溃疡

压疮是因神经营养紊乱及血液循环障碍、局部持续缺血及营养不良而发生的软组织坏死。在长期卧床，全身营养障碍的老年人中常见，特别是四肢瘫痪患者发病率较高。压迫是导致压疮的主要因素，潮湿、摩擦、感染及营养不良是加速压疮形成的危险因素。

目前根据压疮的病理过程，临床上将其分为四期。压疮I度（红斑期）：全身的受压部位表现为局部淤血，皮肤呈现红斑。若在此期除去压力，此改变在48小时内消失。压疮II度（水疱期）：受压部位出现大小不等的水疱，皮肤发红充血，用手指压时不消退。压疮III度（浅溃疡）：溃疡不超过皮肤全层，因溃疡基底部缺乏血液供应，呈苍白色，肉芽水肿，流水不止。压疮IV度（深溃疡）：涉及深筋膜和肌肉，受累组织因缺血而坏死呈黑色，因细胞的感染，病变常侵犯骨质，形成骨膜炎或骨髓炎。

1. 非手术治疗　不少压疮可单纯靠合理的保守疗法获得自愈，即使不能完全奏效，也是治疗过程中必不可少的措施，它是手术治疗的基础和前提。保守疗法的重点是采取理疗，如超短波、红外线照射等改善局部血液循环。一旦皮肤破溃但尚未化脓，应经常清洁伤口，局部换药。如伤口已感染，应加强局部换药，及时清除坏死组织和分泌物，连续做分泌物细菌培养和药物敏感试验，选敏感抗生素溶液局部湿敷。创面还可应用某些中药，如去腐生肌药,以促进肉芽和上皮的生长。表皮细胞生长因子和成纤维细胞生长因子等外用于创面,能显著加速创面愈合,取得良好的疗效。

2. 手术治疗　压疮表浅和范围小时经过精心护理和合理换药后创面常能自愈。但范围较大或较深时,常需外科手术。

（1）术前准备:① 加强营养,临床医师应根据患者本人具体情况,给予合理的、科学的营养支持。营养支持一般分为肠道内和肠道外两种途径。若病情允许,尽可能通过口服或鼻饲给予含完全蛋白的蛋类、牛奶、肉类食物。若病情较重,肠道功能不佳时,则需通过肠道外营养进行补充。② 纠正贫血、低蛋白血症:要采取综合措施尽快纠正患者的贫血和低蛋白血症。饮食、药物和输血同时进行,还要注意各种微量元素和维生素的补充,特别是铁的补充。③ 创面换药:手术成功的重要因素之一是创面准备情况,即明显的坏死组织是否清除彻底,肉芽是否新鲜,分泌物是否明显减少。一般要求术前每天用抗生素或生理盐水湿敷 3 ~ 4 次,保证创面新鲜、干净。术后要及时换药,仔细检查。

（2）手术方法:术前应用探针检查压疮底部坏死区域的范围、大小和形态,术中彻底切除所有坏死组织,清除不健康的肉芽,基底和边缘的瘢痕组织也应一并去除,必要时还要凿除明显隆起的骨组织。术中用大量的抗生素溶液或生理盐水清洗创面,在创面附近设计旋转皮瓣或肌皮瓣,范围要大,缝合皮瓣时一定要没有张力,这样才能保证皮瓣一期愈合,皮瓣下还应放置负压吸引管以防术后血肿形成,供区用中厚皮覆盖。若压疮周围无皮瓣可利用或范围不够大,可考虑吻合血管的游离皮瓣转移或先埋置皮肤软组织扩张器,二期行皮瓣转移覆盖创面。

（3）手术要点:治疗原则为彻底切除坏死组织,连同四周及基底的瘢痕组织,若伤及骨质时应将坏死骨组织一并去除。遗留的空腔最好选用邻近的皮瓣或肌皮瓣覆盖。皮片移植后因皮片抗摩擦力弱,极易复发,故用于修复压疮一般不作为首选,除非病情用药中,为防止蛋白质大量丧失,在转移皮瓣之前用于暂时性封闭创面,或溃疡不大,又较表浅且损害部位不处在骨隆起处。

（4）术后护理:大多数患者的术后护理也是术前护理的延续,但术后必须更加积极、严密监护和防止其他部位发生感染和压疮。在恢复期应增加患者的蛋白质和能量摄入。术后最初几天应避免污染手术伤口的操作。在风险区域中,留置导尿管、低纤维或流质饮食,以及结合便秘药物可能是有帮助的。

（三）静脉性溃疡

静脉性溃疡主要发生在下肢,它是由于下肢静脉瓣闭锁不全或有关回流障碍所引起的下肢的溃烂与形成经久不愈的创面。溃疡迁延难愈,或愈合后反复发作,严重影响人们的正常生活和工作。有些溃疡甚至会癌变。

1. 术前准备　① 病史:诊断下肢静脉溃疡之前必须详细询问病史,进行全面体格检查。静脉溃疡患者常主诉下肢肿胀、疼痛和不适。典型症状常在傍晚或下肢下垂后出现,抬高下肢症状即减轻和缓解。慢性静脉功能不全的其他症状有下肢疲劳、瘙痒、烧灼感或搏动感。患者常有患肢深静脉血栓形成、外伤或多胎妊娠史。② 体格检查:溃疡常位于踝与小腿腓肠肌之间,这一部位又称为小腿靴区。溃疡通常表浅,边缘不规则,大小不一,表面常有肉芽组织或纤维素覆盖，伴有中至重度分泌物。溃疡外周皮肤因红细胞外渗、含铁血黄素沉着而呈现红褐色、紫色或出现紫癜。局部皮肤呈现湿疹样改变，伴有红斑、抓痕、瘙痒和渗出。伤周皮肤变厚发硬，纤维化，凹陷，临床上称为脂性硬皮病。慢性静脉功能不全早期表现为下肢水肿，天气较热或久站后水肿加重。

2. 静脉性溃疡的治疗

（1）压迫疗法：静脉溃疡首选压迫疗法。压迫治疗可以抑制皮肤浅静脉膨胀，降低脉管容积借以弥补静脉瓣的功能不全，促进下肢血液回流，减轻下肢水肿。压迫治疗有多种方式，如梯度弹力长筒袜、弹力绷带、矩形器等。

（2）敷料治疗：敷料能保持局部的湿度，增强组织自溶性清创，促进肉芽组织增生，减少患者痛苦，降低感染率。使用敷料时必须加压。选择敷料时必须根据创伤的特点、创周皮肤、渗出物多少、溃疡深度、治疗费用及患者合作与否选择合适的敷料。藻酸盐和泡沫敷料适合中至重度的渗出性溃疡，水状胶体和水凝胶应作为轻至中度渗出伴疼痛溃疡的首选，胶片只适于急性无渗出或渗出非常少的创伤。要尽量减少换药次数以免破坏新生上皮。

（3）清创术：清除无活性组织可促进肉芽组织形成和再上皮化，降低感染率。清创术必须由训练有素的专业人员施行，目的在于清除坏死组织，保留正常组织。同一创口可以采用不同的清创术。化学清创要使用酶制剂。机械清创包括使用湿性敷料、伤口冲洗、水疗法及使用聚糖酐。外科清创术可在局麻或者全麻下施行，术中可以使用较尖锐的器械如刮匙、手术刀、剪刀等。

（4）皮肤移植：较大的溃疡创面缺损需施行皮肤移植。一些学者建议，只要直径>3cm，愈合能力差的伤口都应考虑外科手术治疗。创面较大的或长期不愈的伤口可以采用断层皮片移植，创面液体可以通过断层皮片孔隙渗出，而且不破坏断层皮片与创面的黏附性，能有效促进静脉溃疡愈合。

（5）皮肤替代物：依据其细胞和基质成分不同可分为表皮移植物、真皮移植物和混合移植物。

（6）药物制剂：己酮可可碱、阿司匹林、司坦唑醇等。

（7）血管外科治疗：单纯浅静脉和（或）伴有交通静脉功能不全引起的下肢静脉溃疡占下肢溃疡的40% ~ 50%，这类患者采用外科手术治疗可避免溃疡复发。

（8）生长因子治疗。

（9）其他治疗方法：其他可选方法包括超声波、电刺激、高压氧和CO_2激光治疗等方法。

（四）放射性溃疡

放射性溃疡为常见的皮肤放射损伤，主要见于恶性或良性疾病的放射性治疗、职业性或意外事故受照射，以及战时核辐射。

近年来，随着射线设备的改善、辐射技术的提高、对良性疾病放射治疗控制，以及对放射区域皮肤的防护，严重放射性损伤逐渐减少，但是放射治疗在恶性肿瘤的应用方面越来越广泛。目前临床上放射性溃疡并不鲜见，在难愈合创面治疗中约占8.4%。溃疡发生后，如不及时治疗，局部感染加上放射效应的作用，极易引起创面加深，甚至引起巨大溃疡、急性出血、全身感染等危及生命的事情发生。

放射性溃疡不同于其他皮肤溃疡：放射性皮肤损伤较难愈合，此类损伤不同于一般烧伤或溃疡。射线不仅仅造成皮肤损害，而且透过皮肤引起深部组织的损伤。射线直接作用于皮肤及其深部组织细胞，发生渐进性退变和坏死，而且迁延时间长，最终形成广泛纤维化，同时造成微血管和小血管内皮细胞的损害，产生内膜炎，引起血管内膜增厚，管腔狭窄、闭塞或血栓形成，使局部组织缺血缺氧，加重组织损伤。这类病变呈进行性、不可逆性发展，一旦形成溃疡，则很难自行愈合。放射性皮肤损伤严重影响患者的生活质量，给患者带来极大的痛苦，此外，用 ^{60}Co γ 射线、深部 X 线和加速器的电子束治疗时，其能量高、穿透性强，损害常波及肌肉、肌腱、骨骼和多处深部脏器，故此类损伤又是一种复合性多组织器官的损伤。溃疡面易遭受细菌感染，加重组织坏死，使溃疡面不断扩大加深，可造成大片肌肉坏死、骨髓炎或骨坏死等。溃疡基底常呈潜行性，窦腔不规则，外观污秽，往往很少或无肉芽生长，渗出物较多，溃疡四周往往为坚硬似皮革状的纤维化区域。

放射性溃烂主要是发生血管损伤和微循环障碍，造成血管通透性的改变。由于放射线直接作用于皮肤细胞使受照组织的细胞内各种酶和染色体的功能及形态都受到潜在性及永久性的损伤，导致受照局部的血管内膜发生炎性变化，管壁增厚，管腔狭窄甚至闭塞，引起局部完全性或不完全性缺血及广泛纤维化，出现血供障碍，从而愈合能力差，而血管变化又可以引起剧烈的疼痛，因此，一旦形成放射性溃疡，是难以用传统的方法治愈的，因而产生新的治疗难题。皮肤软组织受放射线损伤后，局部再生修复能力差，一旦发生溃疡很难自愈，若合并感染则迁延不愈。而长期的创面不愈、大量蛋白质丢失，又可使患者的全身情况较差，出现贫血和低蛋白血症。放射性溃疡如侵袭到周围神经，可出现局部剧烈疼痛或神经受损影响肢体活动。溃疡若侵及大血管，可造成血管破裂出血并危及生命。颈部放射性溃烂多见于头颈部、胸部肿瘤放疗所致。该部位放射性溃疡的特点：① 累及器官多，严重者可引起呼吸、吞咽困难，甚至侵及颈动、静脉，造成破裂大出血；② 病变局部组织粘连、纤维化严重，解剖层次不清，极易损伤重要血管、神经、气管等组织器官，手术风险大。

放射性溃疡常规治疗方法有以下几种。

1. 分期治疗 ① 脱毛反应：预防继续受照，避免日光暴晒，一般不需要医疗处理。② 红斑反应：在早期反应期和假愈期，受损局部涂以无刺激性的外用粉剂、乳剂或霜剂。出现红斑时，用无刺激性软膏止痒和减轻疼痛。如局部疼痛剧烈，可在软膏中加普鲁卡因，或用乙酸铅或镁乳剂湿敷。③ 水疱反应：在水疱出现以前，处理方法与处理红斑反应相似。发生水疱后，按外科处理原则可分别采取包扎或暴露疗法。采用包扎疗法时尽量不破坏水疱，必要时在严格消毒下吸去水疱液。消毒后用复生膏、抗生素软膏、纤连蛋白（FN）皮肤抑菌剂等敷涂，加以包扎。暴露疗法通常在水疱破溃时采用，应严密注意保持创面清洁，涂以治疗一般烧伤创面的药物。④ 溃疡反应：综合采取止痛、抗感染和必要的外科处理。

2. 手术指征 ① 损伤深及真皮以下；② 损伤，特别是溃疡直径 >5cm；③ 创面或溃疡经久不愈，特别是有癌变趋势者；④ 切除坏死组织后，如缺损较小较浅，边缘组织柔软有弹性，可在无张力下直接拉拢缝合关闭；⑤ 对表浅穿透性照射引起的浅表溃疡，可做游离植皮；⑥皮瓣主要适用于损伤重或范围大的重要部位缺损。

（袁　泉）

参 考 文 献

梁智 .2015. 创面修复外科 . 北京： 人民卫生出版社

王炜 .1999. 整形外科学 . 杭州：浙江科学技术出版社

第二篇　各论

Section 2

第九章 血管瘤和血管畸形

血管瘤是以血管为主要构成的、性质不一的一组疾病。其总发病率各家报道不一，一般认为是 3‰ ~ 1%。血管异常可以发生在身体的任何部位，多见于皮肤和皮下组织，其次为口腔黏膜和肌肉，最后为肝、骨骼、脾及神经系统，偶可发生在消化道、肾脏等组织。

第一节 血管瘤的分类

一、形态学分类法

细胞病理学之父 Virchow 在 1863 年以镜下血管结构为基础，提出单纯性血管瘤、海绵状血管瘤和蔓状血管瘤的分类。此外，Wegner 于 1877 年提出了淋巴血管瘤的概念。按照这一分类体系，血管瘤可被分为毛细血管瘤、海绵状血管瘤及蔓状血管瘤，毛细血管瘤又可被分为葡萄酒色斑与草莓状血管瘤。如果两种类型同时出现，则称为混合型血管瘤，有时血管瘤也可和淋巴组织或脂肪组织并存，习惯上称为淋巴血管瘤和脂肪血管瘤。从此，以这些学说为基础的形态学分类，成为血管瘤的标准分类方法，并广泛沿用了一个多世纪。

二、细胞生物学分类

美国哈佛大学波士顿儿童医院整形外科 Mulliken 教授提出了基于血管内皮细胞生物学特性的分类方法，把传统的血管瘤范畴重新划分为血管瘤（hemangiomas）与血管畸形（vascular malformations）两大类，认为两者的根本区别在于是否存在血管内皮细胞的异常增殖，成为现代分类标准的基础。在该分类体系中，血管瘤的概念限指以内皮细胞增殖为特征的血管源良性肿瘤；而血管畸形，其与血管瘤共同的特点是所包含血管的内皮细胞成熟，通常认为它们属于正常内皮细胞。男女比例约 1：1，可导致血流动力学异常，一般在出生时或出生后早期即被发现，少数在数年后才开始出现体表的异常。通常随着身体体积增大而成比例地相应扩大，病情变化缓慢，有时甚至难以察觉。血管畸形可以根据解剖特征和血液流变学特征，再进一步分为低血流量（slow-flow）血管畸形和高血流量（high-flow）血管畸形。低血流量血管畸形包括毛细血管畸形（CM）或微血管畸形、淋巴管畸形

（LM）和静脉畸形（VM）等。高血流量血管畸形包括动脉畸形（AM）、动静脉瘘（AVF）和动静脉畸形（AVM）等。上述脉管畸形常常不是单独存在，可以表现为毛细血管静脉畸形（CVM）、毛细血管淋巴管畸形（CLM）、淋巴静脉畸形（LVM）和动静脉畸形（AVM）等混合的形式。这个分类方法的提出使人们对血管瘤的认识前进了一步，为血管瘤发生的病因学和治疗学研究奠定了更可靠的基础。

三、分类

常见的类型：①婴幼儿血管瘤（infantile hemangioma），旧称草莓状血管瘤，为最常见的婴幼儿良性肿瘤，具有出生时或出生后不久迅速增生和1岁左右开始自发消退的特征性自然病史。典型表现为鲜红色突起的包块，但部分深部血管瘤表面皮肤几乎完全正常。②葡萄酒色斑（port wine stain，PWS），亦称鲜红斑痣、红胎记，属于真皮毛细血管或微静脉畸形，因此现也称为先天性毛细血管畸形或微静脉畸形；表现为粉红色至紫红色，界线清晰的斑片，位于头面部的病灶成年以后常出现增厚和结节。③静脉畸形（venous malformation，VMs），旧称海绵状血管瘤，由异常沟通的薄壁静脉扩张充盈而形成，表现为紫蓝色的柔软包块，具压缩感，体积大小可随体位改变而变化。④动静脉畸形（arteriovenous malformation，AVM），旧称蔓状血管瘤，是由动脉和静脉直接沟通形成的迂曲扩张的血管团，皮温高，搏动或震颤明显。可出现严重的并发症，如组织坏死、大量出血或充血性心力衰竭，是危害最大、治疗风险最高的类型。⑤淋巴管畸形（lymphatic malformation），旧称淋巴管瘤，由异常扩张的淋巴管道构成，经皮穿刺可见淡黄色清亮的淋巴液。依囊腔大小，可分为巨囊型和微囊型。

对大多数病例来说，依据典型的病史和临床表现即可诊断，也有部分可借助影像学、组织病理学或细胞标志物的监测等方法加以判断。新的分类更有利于对疾病性质的判断和指导治疗。

第二节　婴幼儿血管瘤的治疗

婴幼儿血管瘤是最为常见的婴幼儿良性肿瘤，好发于头、面、颈部，其次为四肢和躯干。发生率在新生儿为1.1%～2.6%，约有30%在出生时即可见到，通常在出生后2周或4周时缓慢生长，因而1岁时的发生率为10%～12%。女婴较男婴为多，比例为（2～5）：1，多发者占15%～30%。婴幼儿血管瘤具有增生、稳定到消退的自然病程，因此分为增生期、稳定期和消退期三期。初发时多表现为蚊咬状或针尖样红点，也可出生时即为片状红斑，生长速率有的十分缓慢，有的则能在数周内侵犯大片正常组织和器官，严重时几乎可累及整个面部，造成严重外观畸形和功能障碍。其典型外观为鲜红色隆起的质韧肿块，界限清楚，压之不褪色。若病灶完全位于皮下组织，则表现为皮下的蓝紫色包块，而无鲜红色皮损。经过约1年的增生后，病灶生长停滞，进入稳定期。当病灶中央开始逐渐发白，并融合扩大，肿块开始变软，即提示进入消退期。退化后可遗留色素沉着、瘢痕形成、毛细血管扩张及纤维和脂肪沉积现象。

对增生期的血管瘤，除了无明显增殖或增殖十分缓慢的病例外，一般应树立积极治疗的观念，防止病灶增殖造成的种种并发症及对后期的外观恢复影响。尤其在面部等明显累及外观的部位，不宜完全坐等其自然消退。增生期多持续到 1 岁左右，尤其在半岁以内往往生长较快。适当使用激素、干扰素、放射性核素、抗肿瘤药物注射等治疗，不仅对血管瘤增殖有一定程度的抑制作用，并能加速其消退过程。在正确诊断和分期的基础上，根据具体情况选择以下方法治疗。

一、激素治疗

1967 年 Zarem 报道了一例面部巨大血管瘤伴发 Kasabach-Menitt 综合征的婴儿采用激素治疗的过程及结果，标志着使用甾体类激素治疗增生期血管瘤的开始。激素治疗的基本原理，可能是通过控制血管瘤毛细血管内皮细胞异常增殖及形成幼稚的新生血管的血管生成过程，达到对增生期血管瘤的治疗作用。皮质类固醇激素可口服或瘤体内注射来治疗血管瘤。口服用药主要用于体积较大或增生迅速的病灶，而对于十分局限的小面积病灶，则可选择局部注射。常规口服泼尼松的方案是：按每千克体重 4mg 计算，隔日早晨顿服，共 8 周，以后每周减量一半，通常给药不超过两个疗程，间隔 2 ～ 3 周，治疗前应与家长交代可能的不良反应并密切随访。起效的时间因人而异， 短的可能 10 天即见生长中止，早期疗效表现为肿瘤停止生长，治疗导致血管瘤提前进入稳定期和消退期，表现为瘤体变软，表面开始发白，出现皮面皱纹、生长停止等，但完全消退是一个长达数年的漫长的过程。

口服激素敏感比例超过 70%，但并非所有的增生期血管瘤都对激素治疗敏感，在第一疗程没有有效表现的血管瘤，提示对激素治疗不敏感，不应选择继续使用大剂量的激素治疗。对已进入消退期的血管瘤不建议进行激素治疗，因为此时血管形成的过程已经中止。一般认为，头、面部较大面积增生期血管瘤，全身多发性的增生期血管瘤，以及伴有各种并发症及已影响正常生理功能表现的增生期患者为首选，总之，目前激素仍是治疗难治性、多发性及危重的增生期血管瘤的首选疗法。

二、抗肿瘤药物局部治疗

局部注射抗肿瘤药物在临床应用也较广泛，其中报道最多的是平阳霉素，这是周期非特异性抗细胞增殖药物，对 G_2 期作用最显著，对增生期的血管瘤有明显的治疗作用。在较低浓度下注射治疗的确能阻抑血管瘤的增生，为目前国内在血管瘤治疗中的常见手段，对不少深在血管瘤治疗不失为一种较积极主动的有效手段。但由于药物的化疗原理，过高浓度时在局部注射可导致正常组织的纤维化或坏死，尤其对浅表的病灶更应注意。因此，治疗不应求迅速"治愈"，应以抑制增生为目的，确保治疗不引起包括色素改变和瘢痕增生等在内的多种影响最终外观的不良反应。

三、放射治疗（包括放射性核素治疗）

放射治疗有着较为悠久的历史，由于放射治疗对许多增生期的血管瘤有明显的抑制作用，加快其进入消退期的时间，对不少病例都有较好的治疗效果。放射治疗曾先后使用过如 X 线、放射性核素敷贴、镭照射及放射性核素胶体注射等多种方法。增生期血管瘤的血管内皮细胞处于幼稚的增殖状态，对放射治疗有较高的敏感性，经治疗后血管生成过程停止，毛细血管变性闭塞，出现类似消退的表现，效果较为可靠和客观。但可能出现局部皮肤色素改变，尤其是色素减退、瘢痕形成和毛细血管扩张等并发症，导致了对消退后皮肤最终效果的影响。剂量过大的放射治疗，甚至可造成骨生长中心的阻抑、深部组织损伤及慢性放射性皮炎等并发症。这些现象给放射治疗的开展蒙上了阴影，尤其在出现了激素治疗之后，放射治疗的使用大为减少。但国内临床实践已证明，对小面积的增生期浅表病灶进行及时、微小剂量的放射性核素敷贴，几乎不引起任何皮肤的损伤，很少出现色素改变，起效和消退迅速，是较好的治疗方法。

四、激光治疗

其原理主要是依赖选择性光热作用。选择性光热作用是指利用毛细血管内血红蛋白在 580nm 波长附近存在高吸收峰而周围组织吸收热量较少的特性，以及利用脉冲间期散热的原理，实现对血红蛋白的较高选择性的热凝固作用，最终导致血管闭塞。激光治疗首选脉冲染料激光（585nm），一般较少发生继发的瘢痕形成和色素改变，但由于在此波长范围内的可见光的实际穿透能力较弱，往往有效的穿透深度小于 1.5mm，未能到达大多数草莓状血管瘤的全层病灶，因而不能作为主要的治疗方法，仅用于表浅、面积较小且生长缓慢或已停止的部分草莓状血管瘤，并以不形成任何瘢痕及永久色素改变为前提，因此目前只有在合适的病例、由有经验的人员操作才能以此方法治疗。此外，Nd：YAG 激光、CO_2 激光等非选择性光热作用进行治疗，应趋淘汰，因为当病灶消退后，可能会看到治疗后留下的凹陷性瘢痕。

五、干扰素治疗

近十余年来出现的干扰素治疗，对于复杂的重症血管瘤是一种新尝试。干扰素的可能作用机制，在于抑制了内皮细胞及血管生成的其他步骤。目前认为干扰素治疗血管瘤的主要适应证是作为占位并侵犯主要脏器或通道而危及生命；生长在四肢有致截肢危险并经皮质类固醇系统治疗无效的重症婴幼儿血管瘤；对 Ksabach-Merritt 综合征作为一线药物。一般选择经皮下注射，按体表面积给药。

六、口服普萘洛尔

2008 年法国 Leaute 等偶然发现普萘洛尔（心得安）可以有效抑制重症血管瘤的增殖，并促使其消退，从而开创了普萘洛尔治疗血管瘤的先河，革命性地改变了治疗重症增殖期血管瘤的现状。普萘洛尔是非选择性 β 肾上腺素受体阻滞药，其作用机制包括直接收缩血管，下调血管新生因子，如血管内皮生长因子、碱性成纤维细胞生长因子等，以及促进毛细血管内皮细胞的凋亡。因其耐受性好、起效快、疗效显著、副作用轻、反弹性生长少等优点，已取代糖皮质激素，成为婴幼儿血管瘤的一线治疗药物。口服普萘洛尔对增生期血管瘤疗效显著，不良反应远低于激素，服药前做心脏彩超，排除严重心脏疾病，详细询问病史，排除哮喘家族史和药物过敏史。常用剂量为 1 ~ 2mg/（kg·d），分两次口服。治疗过程中需监测血压，避免低血压、低血糖、心动过缓、哮喘等不良反应。普萘洛尔治疗血管瘤的适应证：①巨大血管瘤；②重要部位血管瘤（如眼、耳、鼻、嘴唇等）；③快速生长期；④溃疡形成；⑤影响正常生理功能；⑥可能发展为毁容瘢痕。

七、手术治疗

适应证灵活，主要用于以下两种情况：①血管瘤位于较为特殊的部位，如上下睑、外鼻或嘴唇，可能造成明显功能障碍，如弱视、斜视、呼吸不畅或进食困难时，可考虑手术全部或部分切除，以改善功能。②血管瘤消退后所遗留的皮肤松弛、纤维脂肪沉积和组织器官移位现象，可通过手术进行整复以改善外观。原则上说，对于局限的、能直接切除缝合的小病灶，完全可以在增生早期即进行外科切除，即使在出生后不久的婴幼儿也是可以考虑的。术前应估计在手术后切口应不甚明显，缝合应做到尽可能的精细，不仅很可能达到根治的效果，对后期的外观影响也很小。

八、随访

对于增殖很不明显或已进入稳定期、消退期的血管瘤，国内外许多学者都提倡不要过于积极进行治疗。因为自然消退所留下的是基本正常的皮肤结构，消退后甚至有时难以察觉，即使残留了松弛的表面皮肤，也易于通过后期整形得到矫正。相比之下，如果选择非特异的、损伤较大的治疗手段，则可能不仅对病灶缩小无效，反而造成瘢痕或色素改变等不良后果。因此，对于不便手术或术后外观不良的消退期病灶，以及预计生长较缓慢，甚至已经接近静止的增生期血管瘤，随访是一种较理想的选择。

第三节　葡萄酒色斑的治疗

葡萄酒色斑，又称鲜红斑痣，属于先天性毛细血管和微静脉畸形，发病率0.3% ~ 2.1%。它表现为出生时即有的红色或粉红色的皮肤斑块，面积大小不等，可累及全身，75%发生在面颈部，随着年龄增长，颜色逐渐加深，变红变紫，至20岁开始即有高达65%的患者发生明显的病灶增厚和出现铺路石样结节增生。部分结节的破溃反复出血，甚至形成巨大结节。

葡萄酒色斑至今尚无完美的治疗方法，以往的治疗包括冷冻、人工文身、外科切除并修复、药物注射、硬化剂、电凝固、皮肤磨削、敷贴中药、激光非选择性光热作用治疗等。但是，由于上述方法对畸形血管网缺乏特异的治疗原理，所以瘢痕形成和无法消退一直与之伴随，甚至治疗后发生各种继发畸形。

一、激光治疗

随着激光技术的不断发展，选择性光热作用理论革命性的出现，脉冲染料激光随之应运而生并成为国际上葡萄酒色斑治疗的金标准。早期使用的红宝石激光、Nd：YAG 激光、CO_2 激光无法避免瘢痕形成，1985 年出现脉冲染料激光（pulsed dye laser）治疗以来，选择性地、较安全地治疗葡萄酒色斑才成为可能。治疗后基本不出现增生性瘢痕，对浅表的病灶效果较好，尤其对婴幼儿期的葡萄酒色斑治疗往往效果较明显，因此波长 585nm、脉宽 0.45 毫秒的第一代脉冲染料激光在较短的时间内成为国内外较普及的一线治疗方法。目前出现了脉宽更大、波长更长（如 595nm）的第二代脉冲染料激光。至今，脉冲染料激光治疗的缺点是仅有 20% ~ 30% 的病灶有良好的消退，对于大部分病例，仍然很难达到完全的消退。而且由于小光斑的重叠不均，治疗后的花斑样外观仍然存在。而且因病灶未完全清除，深在的大血管仍然残留，它们可通过血管再生使表浅区域血管增生，使治疗区域血管再扩张，出现复发现象。

二、光动力学治疗

应用光动力学反应治疗葡萄酒色斑的方法称为光动力学治疗或称光化学治疗。其原理是经全身给光敏剂后，在一定的时相内光敏剂选择性蓄积在靶组织中，此时给予一定强度的光敏剂敏感的光源，激发后光敏剂分子与其底物发生一系列的光化学反应，产生一些中间活性物质，包括单线态分子氧等，导致重要细胞内结构不可逆的生物学破坏。葡萄酒色斑由真皮内扩张畸形的毛细血管组成，利用光动力疗法（PDT）嗜血管的特性，血管内皮细胞吸收光敏剂最快，在一定时相内浓度远高于表皮组织，在光激发下高度选择性地破坏扩张的毛细血管网的内皮细胞，使其发生变形、坏死、血栓形成，导致管腔闭锁，红斑消退，而覆盖其上的表皮不受损伤。1991 年顾瑛首次应用血卟啉衍生物（HpD）-PDT 治疗葡萄酒色斑获得成功。之后随着光敏剂、光源和引导器械的发展，PDT 治疗葡萄酒色斑日趋成熟。

对于部分病例，此方法能达到自然的消退效果，而且治疗次数相对较少。对深色及轻度增厚的病灶也能达到一定的治疗效果，瘢痕的发生率低于 1%，消退后色泽较均匀，并且不留永久性的色素改变。由于大面积、较浅表的葡萄酒色斑，较易达到均匀自然与较理想的消退结果，因此这是葡萄酒色斑研究及治疗发展的方向之一。

三、手术治疗

上述的两种治疗并不适合所有的病例，对于一些无效病例或扩张型的葡萄酒色斑，尤其已出现大量结节，可以行手术治疗。另外，由于时代和地区的差异，部分患者接受了不恰当的治疗后遗留永久性瘢痕、色素改变和组织萎缩等继发畸形，丧失了非手术治疗的时机，也需要进行手术修复，手术方式包括植皮、局部皮瓣、扩张皮瓣、预构皮瓣及游离皮瓣等。

葡萄酒色斑的治疗需要系统的序列化治疗，病程早期优选光化学、激光等非手术治疗，随着病变的增厚及继发畸形的形成，丧失了非手术的机会，需要选择各种手术修复方法，才能达到理想的美容外观。

第四节　静脉畸形的治疗

静脉畸形（venous malformations，VMs）过去称海绵状血管瘤，属于低血流量血管畸形。静脉畸形为先天性疾病，但出生时可无任何症状，直至数年后才被发现。大多数静脉畸形位置表浅，质软可压缩，无搏动感，肿物表面皮肤可有发蓝。位置深在的病灶，体征通常不明显。静脉畸形病灶稳定，创伤、激素环境改变等可刺激肿物迅速增大。静脉畸形不会自行消退，发病率无性别差异。超声表现为不均质的低回声腔隙，静脉石是静脉畸形的特征性表现。彩色多普勒显示血流流速低。磁共振成像（MRI）表现具有特征性，T_1W 中等信号，T_2W 呈明显高信号，增强后可见病灶程度不等的增强。

目前，硬化治疗的不断发展使之取代了手术切除，成为主流治疗。血管内硬化治疗告别了大出血、非特异损伤、复发、解剖视野差、切除难等静脉畸形治疗的外科难题，甚至避免了皮肤瘢痕。

一、手术治疗

手术治疗曾经是静脉畸形的重要治疗手段，对于局限性的病灶可以安全切除，效果也理想。较大或估计较深的病灶，如经术前的静脉造影、超声及 MRI 检查，了解病灶的分布及血流动力学情况，失血的估计及补充等，手术根治有时也是可能的。随着非手术治疗，特别是硬化治疗的发展，手术治疗已从主导地位转变为辅助和较次要的治疗手段。但采用手术治疗海绵状静脉畸形，特别是体积较大的病灶，存在着解剖不清、出血难以控制、易复发，邻近重要组织器官的损伤、术后瘢痕等并发症发生的问题，极大地限制了手术治疗的运用。对一些范围很大、部位较深的海绵状静脉畸形，也可考虑部分或大部分切除，如术后再结合其他治疗，有时也可以得到比较满意的结果。

二、硬化治疗

对于范围局限，流量较低的体表静脉畸形，局部硬化剂治疗已成为当前的首选治疗方法。与手术相比，经皮硬化剂注射治疗具有恢复快、无切口、操作简便、无感染风险等优点。临床运用的硬化剂种类繁多，常用的有无水乙醇、鱼肝油酸钠、尿素、十四烷基硫酸钠、聚多卡醇、聚桂醇、乙醇胺、平阳霉素、环磷酰胺、高渗氯化钠、中药制剂等。基本的治疗原理均是非选择性地破坏畸形病灶的血管内皮细胞，或抑制血管内皮细胞的代谢，使血管腔内血小板聚集，管内血栓形成，血窦内血管栓塞、内膜损伤或局部组织纤维化，最终管腔闭塞。

（一）无水乙醇

无水乙醇因其强侵蚀性，疗效显著，复发率低，逐渐成为体表静脉畸形的硬化治疗中应用最为广泛的硬化剂。无水乙醇可直接作用于血管内皮细胞及血液中的有形成分，引起蛋白变性、原生质沉淀，永久性关闭病灶，是目前临床证实的最有效的硬化剂，被破坏的内皮细胞不能再生。无水乙醇可以使部分静脉畸形患者完全治愈。但是，无水乙醇所致的并发症也不可忽视，包括组织坏死、周围神经损伤、中枢神经系统抑制、低血糖、高血压、溶血、肺栓塞、肺血管痉挛、心肺衰竭等。因为这些潜在的并发症，无水乙醇的硬化治疗只能由接受过良好训练、经验丰富的专科医师实施。治疗过程中，必须严密监测患者生命体征。通常认为最大剂量不可超过 1ml/kg 体重。

（二）聚桂醇

聚桂醇，即 1% 乙氧硬化醇，是 2008 年作为国家专利新药面市的一种新型硬化剂。聚桂醇通过与表皮细胞表面的细胞膜脂相互作用，使内皮细胞受损并脱落，产生继发性血栓、管壁粘连，导致管腔纤维化闭合。聚桂醇注射可采取两种形式：原液注射和泡沫注射。泡沫剂型可取得比液态栓塞剂更好的疗效，因为泡沫在病灶内的滞留时间较长，增加了硬化剂在管腔内作用的时间，泡沫增加了硬化剂与内皮接触的面积，提高了治疗效果，降低了硬化剂的用量。通常使用 Tessari 技术，按液体硬化剂和气体的比例为 1 : 4 制作泡沫硬化剂，现配现用。Tessari 法泡沫硬化剂安全用药剂量为 6 ~ 8ml。和无水乙醇相比，这些硬化剂也可破坏内皮细胞，导致血栓和纤维化，但是，血栓形成较慢，再通和复发的概率较高。尽管与乙醇相比，聚桂醇泡沫硬化治疗的有效率略低，但从安全性的角度考虑，尤其针对浅表静脉畸形的治疗，聚桂醇泡沫硬化治疗不失为一种重要的选择。

081

（三）平阳霉素

平阳霉素为单一组分博来霉素 A5，是临床上应用的一种抗肿瘤抗生素。1982 年 Lewis 首先报道使用博来霉素治疗淋巴管瘤。20 世纪 90 年代，我国也将其应用于脉管畸形，尤其是静脉畸形的治疗，取得了良好疗效。平阳霉素可以阻止 DNA 的复制，干扰内皮细胞分裂繁殖。平阳霉素是较温和有效的硬化剂，在无水乙醇成为治疗静脉畸形的硬化剂首选之前，平阳霉素曾是国内应用最为广泛的硬化剂之一。平阳霉素的不良反应有局部肿胀疼痛、发热、过敏性休克、溃疡坏死。平阳霉素在大量注射后会出现肺纤维化。临床运用中要严格控制剂量，一般情况下，平阳霉素的总量不可超过 40 mg。

三、硬化结合手术治疗

选择作用强烈而迅速的硬化剂，如无水乙醇，经一次或二次硬化剂治疗，数天后即可根据硬化后的情况选择手术。硬化治疗后立即手术的优点如下：①能找到畸形血管更准确的范围；②大大减少术中的出血，使解剖面神经等重要结构的准确性增强；③有效防止周围潜在畸形血管的复通；④治疗过程较单纯，硬化期大大缩短。但随着单纯的硬化治疗技术的进展，人们已逐渐减少了硬化结合手术治疗的使用。

四、其他

其他常见治疗方法：①铜针置留法，主要通过铜针留置病灶内导致的无菌性坏死，以及纤维结缔组织增生，从而使血管瘤纤维化，并开始萎缩。②电化学治疗，利用电场对治疗区域内细胞电位的干扰，达到定位、定向破坏组织的作用，是一种较理想的术前准备手段，也可以作为独立的治疗方法。由于能够控制作用的范围与深度，故较安全，但可能在电极周围留下很小的瘢痕。此外，还有电化学治疗结合手术，翻瓣后激光烧灼治疗，都有其各自的优势。对于有些稳定的、症状及对外观的影响都不显著的海绵状静脉畸形，也可以随访，不予治疗。对于皮肤的浅表畸形小静脉，可通过长脉冲激光（如长脉冲 Nd：YAG 激光）治疗而消退。

第五节　动静脉畸形的治疗

动静脉畸形（arteriovenous malformation，AVM）以前称蔓状血管瘤，源于胚胎第 4 ～ 8 周形成的鸟巢状的沟通动静脉的异常血管团，其显著特征是存在原始血管巢，能迅速流空至扩张迂曲的回流静脉，动静脉之间缺乏正常的毛细血管床。

动静脉畸形发病率男女相等，40% ～ 60% 患者出生时即发现，30% 在儿童期就已经明显。头颈部发生率高于其他部位。动静脉畸形的病程可分为 4 期。Ⅰ 期为静止期，无明显症状，通常从出生到青春期，病灶不明显或仅仅表现为红斑或消退期血管瘤的外观。有些患者病灶始终维持在静止期，一生未见病情加重。皮温增高、搏动感提示病灶的高流量性质。Ⅱ 期为进展期，大多数在青春期开始，病灶增大，颜色变暗，病灶向表面皮肤和深部组织结构侵犯。检查可发现局部皮温增高，可触及搏动和震颤，听诊可闻及杂音。Ⅲ 期为破坏期，伴自发性坏死、慢性溃疡、疼痛和出血，可能出现溶骨性破坏。Ⅳ 期为失代偿期，巨大动静脉畸形的高流量可能导致心力衰竭。除了病情具有自发性加重倾向，一些治疗方式如部分切除、供血动脉结扎、动脉近端栓塞和激光等均可能导致病情进展。

数字减影血管造影（DSA）仍是诊断动静脉畸形的金标准，但非侵入性检查，如 CT 血管造影（CTA）和磁共振血管造影（MRA）可以显示病灶范围和周围软硬组织关系，便于病情监测随访和手术设计。动静脉畸形的治疗原则是尽可能完全地去除或栓塞病灶，因为残留的动静脉瘘可能形成新的异常血流动力学状况，导致治疗前潜在的交通血管开放及扩张，从而出现临床的"复发"，甚至较前更重。避免单纯的动脉结扎或栓塞，是先天性动静脉畸形治疗的原则。因为病灶具有极为丰富的交通血管网，单纯的结扎或动脉内栓塞均可能导致在较短的时间内出现侧支循环开放，治疗无效甚至加重。例如，有些患者经颈外动脉结扎后不久，颈外动脉近端通过甲状颈干和新交通支，又与结扎段远端交通。结扎后开放的侧支血管往往失去常见的解剖规律，使治疗更为棘手，尤其使后续的介入治疗难以有效实施。而且动静脉瘘区域存在"盗血现象"，组织氧分压低下，愈合能力差，容易形成局部溃疡、感染、甚至坏死，导致治疗愈加困难，加上高流量易导致治疗中出血和自发性出血，因此动静脉畸形的治疗一直是外科领域的难点之一。

病灶局限、体积较小的Ⅰ期患者完整切除病灶相对简单。病灶体积较大的Ⅰ期患者，因为很难预测病情将持续稳定还是进一步加重，是否治疗目前仍有争议。Ⅱ期或Ⅲ期的动静脉畸形患者，有明显症状如疼痛、溃疡和出血等，需要积极治疗。体积较小者可直接手术切除和行缺损一期修复。切除要求彻底，切除物包括供血动脉、动静脉瘘和回流静脉。因为术中无法确定切除是否彻底，需要通过观察切缘出血状态或术中用多普勒超声血流探测仪明确。术前CTA可较好地呈现动静脉畸形病灶及其和骨骼的关系，可有效用于手术切除范围的参考。手术体积较大的动静脉畸形最好在手术切除之前行选择性介入栓塞治疗，栓塞后24～48小时切除病灶，以减少术中出血。术前栓塞有利于减少术中出血，使彻底切除成为可能。

一、超选择性介入栓塞

常用的栓塞物质分为液态和固态栓塞剂。常用的液态栓塞剂包括无水乙醇、丁氰酯（OBCA）及其衍生物（NBCA）等，这些栓塞剂与血液接触后即导致蛋白质凝固，或聚合成固态的栓塞物，均是较理想的栓塞剂。目前最常用的固态栓塞剂是一些直径很小的小颗粒状栓塞剂，如聚乙烯醇（polyvinyl alcohol，PVA）颗粒、弹簧圈（coiling devices）、分离式气囊（detached ballon）等。

在先天性动静脉畸形的治疗中，NBCA是目前最普遍的栓塞剂，其是一种无色透明、放射线可穿透的液体，遇血凝聚。理想的NBCA/碘油混合物能在病灶内聚合，可阻塞部分甚至全部病灶。PVA作为固体栓塞剂，一度曾被广泛应用，但它易聚集成团，引起动脉近端阻塞，既可能加重病情，又可能导致复发。随着永久栓塞概念的提出，一些学者倡导使用无水乙醇作为栓塞剂，通过血红蛋白变性和内皮细胞剥脱等，希望作为永久性栓塞剂达到疗效彻底的治疗。无水乙醇具有较强的消除病灶能力、无复发倾向，以及具有良好的美容效果。但无水乙醇的并发症也引起了广泛关注。误栓可能引起周围正常组织大面积坏死、神经损伤（如面瘫）、重要器官功能丧失（如失明），甚至肺动脉栓塞进而危及生命。

栓塞治疗的要点是尽可能地选择细小的导管，插入到动静脉瘘区域内或邻近的区域，栓塞的目的是栓塞血管巢本身，动静脉畸形不是单纯的瘘口，而是由类似毛细血管网的、阻抗很低的、大大小小的动静脉瘘组成，所以在邻近病灶内注入栓塞物质，可使其通血的横截面积减小，阻抗增大，血流量减少，栓塞后即可见到回流静脉消失，或者在正常的时相内出现。但如果栓塞的区域是在供血动脉干内，其结果与结扎无异，因此只是在短期内表面上有效。

总之，对于血流量不是很大、血管巢直径很小的动静脉畸形，不少患者通过栓塞治疗达到控制甚至治愈的结果。此外，对于明确发现的大口径、流量极大的动静脉畸形，提示不适合于单纯的栓塞治疗。但手术前仍可选择明胶海绵等临时性栓塞剂栓塞，1周左右即手术，可以减轻手术中的出血。

二、手术治疗

对于高血流量的严重动静脉畸形，合理的手术仍是最理想的治疗方案。对特别局限的病灶，可以通过直接切除后缝合，皮肤扩张如部分扩张代偿期及多数失代偿期病灶，以植皮及皮瓣转移修复，有时也考虑分期切除。手术前应有清晰的血管造影结果，手术要点：首要原则是要尽可能地切除病灶，尤其是动静脉瘘广泛分布的区域，其范围的估计不仅限于手术中的肉眼所见，而应依据造影结果，在这一原则下，也要权衡切除范围过于广泛所造成的术后并发症，切除中宜选择病灶周围正常部位为切口，逐一结扎进入的血管，这样可以减少术中出血。另一治疗原则是，应提倡用血供丰富的皮瓣作为首选的修复方法，除了外观较理想外，覆盖组织不经过一个缺血的过程，可能是减少修复过程中血管新生的有效手段，同时还可对特殊的受区提供血流动力学上的调整。通常，可供选择的修复方法包括吻合血管的游离皮瓣、扩张皮瓣、岛状皮瓣和血运丰富的局部皮瓣。当然，手术治疗仍然有它的局限性，对于巨大、深在或波及重要器官的血管瘤，如累及咽喉、颅底或整个肢体，抑或与胸腔内交通等部位，手术则是危险而不理想的选择。严重的、范围过大和已经导致严重出血或坏死的巨大的肢体动静脉畸形，最终可能需要截肢。作为整形医生，还需为动静脉畸形患者精心在美观重建和彻底治疗之间平衡，所以，提高游离或扩张皮瓣设计、颜面和肢体器官再造、颌骨和眼眶继发畸形整复的质量都成为动静脉畸形治疗中至关重要的一部分。

（郭　亮）

参 考 文 献

李龙.2011.血管瘤与血管畸形诊疗图谱.北京：人民军医出版社

汪文杰,秦中平.2012.血管瘤和脉管畸形诊断与治疗.北京：人民军医出版社

赵福运.2010.头颈部血管瘤与脉管畸形.北京：科学技术文献出版社

第十章 瘢痕与瘢痕疙瘩

瘢痕组织是人体创伤修复过程中的一种自然产物。当创伤深达真皮和皮下组织时，发生以纤维蛋白起主要作用的纤维增生性炎症，产生瘢痕组织。临床上依据瘢痕组织学分类为浅表性瘢痕、增生性瘢痕、萎缩性瘢痕和瘢痕疙瘩等，依据瘢痕形态学分类为线状瘢痕、蹼状瘢痕、凹陷性瘢痕和桥状瘢痕等。根据患者个体特点、瘢痕的部位和形态、皮肤软组织缺损情况等进行包括手术在内的综合治疗。本章节仅讲述手术治疗方法。

第一节 瘢痕单纯切除缝合术

一、适应证

1. 全身非关节部位、范围局限、顺皮纹的各类线状瘢痕和瘢痕疙瘩。
2. 头面部组织器官（如耳郭、下眼睑、鼻孔和唇部等）边缘部位的局部瘢痕。
3. 皮肤软组织松动度较大、弹性较好的面积较大的浅表性瘢痕。

二、禁忌证

1. 关节部位的各类瘢痕或瘢痕疙瘩。
2. 与皮肤张力线成角的各类瘢痕或瘢痕疙瘩。
3. 范围较大的增生性瘢痕或瘢痕疙瘩。
4. 皮肤软组织缺损程度较重的各类瘢痕。

三、术前准备

1. 血尿常规、大生化、TEG（血栓弹力图）、STD（性病常规）、心电图、胸片等术前常规检查。
2. 术前戒烟，停用血管扩张药及抗血小板聚集药（至少3日），控制血压、心率、血糖、血脂等。

3. 术区备皮（包括头皮、腋窝、会阴部等，眉毛切勿剃除），不接受剃头者手术前一晚及手术当日晨起用 1% 活力碘各洗头一次。

4. 局麻患者或年龄小于 6 岁、手术时间小于 2 小时的患者无需导尿，全麻患者一般麻醉后导尿以减轻患者不适感。

5. 麻醉

（1）局部浸润 / 神经阻滞麻醉：适用于手术时间短、手术范围局限、依从性较好的患者等，常用 0.25% ~ 0.5% 利多卡因或 0.2% 罗哌卡因每 10ml 加入 1 ~ 3 滴肾上腺素（1 : 200 000 ~ 1 : 500 000），可达到减少术中出血、利于术中剥离及术后镇痛等效果。

（2）静脉吸入复合麻醉联合局部肿胀麻醉：适用于年幼（<12 岁）或年老（>65 岁）、依从性较差、手术时间较长、手术范围较大的患者等。

（3）连续硬膜外麻醉：适用于手术时间较长、手术范围较大、依从性较好的较低平面手术的患者。

（4）臂丛麻醉：适用于手术时间较长、手术范围较大、依从性较好的上肢手术的患者。

四、手术要点、难点及对策

1. 单次切除法

（1）体位：根据瘢痕所在部位选择体位，头面部多采用仰卧位，躯干部可采用仰卧位、侧卧位及俯卧位，会阴部可采用仰卧位和截石位。

（2）设计切口：①梭形切口，沿瘢痕边缘设计梭形切口，切口长轴通常为短轴的 3 ~ 4 倍以上，以避免"猫耳"的产生；②楔形切口，沿耳郭、下眼睑、鼻孔和唇部边缘等部位瘢痕设计楔形切口（图 10-1）。

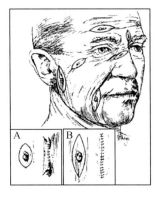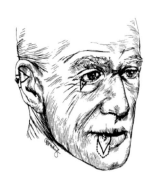

图 10-1　面部瘢痕单纯切除术的切口设计

引自 Peter C. Neligan. 2012. Plastic Surgery. 3rd edition

（3）按设计切口切开皮肤皮下至深筋膜浅层，完整切除瘢痕组织，两侧皮缘紧贴深筋膜浅层仔细解剖掀起皮瓣，适当松解皮下组织至拉拢对合时无明显张力或牵拉凹陷畸形；切除一般凹陷性瘢痕时，可仅切除瘢痕表面的组织，留下深部瘢痕，再于两侧皮下潜行分离皮下组织后拉拢对合。

（4）双击电凝严密止血后，视情况采用 3-0 至 5-0 慕丝线缝合皮下组织以减张，5-0

或 6-0 可吸收线做皮内间断或连续缝合对齐皮缘，表皮视情况用 6-0 或 7-0 prolene 线缝合、生物组织胶水黏合或免缝胶布黏合。

（5）术区一般仅需薄敷料覆盖包扎即可。

2. 分次切除法（适用于皮肤软组织松动度较大、弹性较好的面积较大的浅表性瘢痕）

（1）体位：根据瘢痕所在部位选择体位，头面部多采用仰卧位，躯干部可采用仰卧位、侧卧位及俯卧位，会阴部可采用仰卧位和截石位。

（2）切口：前期在瘢痕区域内设计梭形切口，切除部分瘢痕组织后直接拉拢或稍微松解皮下组织后拉拢缝合，手术方法和过程与单次切除法相同。

（3）术后半年或更长时间后行下一次切除。最后一期切除瘢痕时，做剩余瘢痕边缘梭形切口完整切除瘢痕组织，其余步骤同前。

（4）术区厚辅料覆盖并适当加压包扎，通常无需放置引流管。

第二节　瘢痕切除＋游离皮片移植修复术

一、适应证

1. 不适合行瘢痕单纯切除缝合术者。
2. 全身各部位范围局限而有合适供皮区的各类瘢痕和瘢痕疙瘩。

二、禁忌证

1. 瘢痕性秃发。
2. 瘢痕面积较大而供皮区皮源不足者。
3. 挛缩严重、皮肤软组织缺损量较大、瘢痕较深者。

三、术前准备

1. 血尿常规、大生化、TEG、STD、心电图、胸片等术前常规检查。
2. 术前戒烟，停用血管扩张药及抗血小板聚集药（至少 3 日），控制血压、心率、血糖、血脂等。
3. 术区备皮（包括头皮、腋窝、会阴部等，眉毛切勿剃除），不接受剃头者手术前一晚及手术当日晨起用 1% 活力碘各洗头一次。
4. 局麻患者或年龄小于 6 岁、手术时间小于 2 小时的患者无需导尿，全麻患者一般麻醉后导尿以减轻患者不适感。
5. 麻醉

（1）局部浸润/神经阻滞麻醉：适用于手术时间短、手术范围局限、依从性较好的患者等，常用 0.25% ~ 0.5% 利多卡因或 0.2% 罗哌卡因每 10ml 加入 1 ~ 3 滴肾上腺素

（1：200 000 ~ 1：500 000），可达到减少术中出血、利于术中剥离及术后镇痛等效果。

（2）静脉吸入复合麻醉联合局部肿胀麻醉：适用于年幼（<12岁）或年老（>65岁）、依从性较差、手术时间较长、手术范围较大的患者等。

（3）连续硬膜外麻醉：适用于手术时间较长、手术范围较大、依从性较好的较低平面手术的患者。

（4）臂丛麻醉：适用于手术时间较长、手术范围较大、依从性较好的上肢手术的患者。

四、手术要点、难点及对策

1.体位　根据瘢痕所在部位选择体位，头面部多采用仰卧位，躯干部可采用仰卧位、侧卧位及俯卧位，会阴部可采用仰卧位和截石位。

2.设计切口　沿瘢痕边缘切口及下腹部、腹股沟、耳后、锁骨上窝等供皮区做梭形切口。

3.按设计切口切开皮肤皮下至浅筋膜层，完整切除瘢痕组织并最大程度保留正常皮下组织，于合适供皮区（皮肤色泽、质地等与受区接近）取相应面积的全厚皮片，3-0 至 5-0 丝线间断缝合，留长线打包固定。供皮区适当松解皮下后直接拉拢，采用 2-0 至 5-0 丝线逐层间断缝合关闭。

4.术区厚辅料覆盖并适当加压包扎，通常无需放置引流管（图 10-2）。

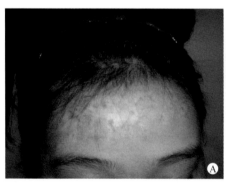 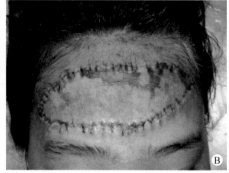

图 10-2　瘢痕切除＋游离皮片移植修复术手术照片

A. 术前；B. 术后两周

第三节　瘢痕切除＋局部皮瓣转移修复术

一、适应证

1.范围局限、皮肤软组织缺损程度较轻、长轴与皮肤张力线成角的各类瘢痕和瘢痕疙瘩。

2.关节部位的各类瘢痕或瘢痕疙瘩。

3.头面部瘢痕挛缩畸形或造成组织器官错位畸形（如瘢痕性眼睑外翻、外伤性唇畸形）。

4.体表开口（如外鼻孔、尿道外口、口角等）或四肢瘢痕性环形狭窄。

二、禁忌证

1.范围较大的浅表性瘢痕。

2.皮肤软组织缺损程度较重而周围正常皮肤软组织量不足的增生性瘢痕或瘢痕疙瘩。

三、术前准备

1.血尿常规、大生化、TEG、STD、心电图、胸片等术前常规检查。

2.术前戒烟，停用血管扩张药及抗血小板聚集药（至少3日），控制血压、心率、血糖、血脂等。

3.术区备皮（包括头皮、腋窝、会阴部等，眉毛切勿剃除），不接受剃头者手术前一晚及手术当日晨起用1%活力碘各洗头一次。

4.局麻患者或年龄小于6岁、手术时间小于2小时的患者无需导尿，全麻患者一般麻醉后导尿以减轻患者不适感。

5.麻醉

（1）局部浸润/神经阻滞麻醉：适用于手术时间短、手术范围局限、依从性较好的患者等，常用0.25%～0.5%利多卡因或0.2%罗哌卡因每10ml加入1～3滴肾上腺素（1：200 000～1：500 000），可达到减少术中出血、利于术中剥离及术后镇痛等效果。

（2）静脉吸入复合麻醉联合局部肿胀麻醉：适用于年幼（<12岁）或年老（>65岁）、依从性较差、手术时间较长、手术范围较大的患者等。

（3）连续硬膜外麻醉：适用于手术时间较长、手术范围较大、依从性较好的较低平面手术的患者。

（4）臂丛麻醉：适用于手术时间较长、手术范围较大、依从性较好的上肢手术的患者。

四、手术要点、难点及对策

1.体位　根据瘢痕所在部位选择体位，头面部多采用仰卧位，躯干部可采用仰卧位、侧卧位及俯卧位，会阴部可采用仰卧位和截石位。

2.设计切口

（1）瘢痕边缘切口联合"Z"成形术：瘢痕长轴与皮纹线成角时采用，一般以瘢痕的长轴为轴线设计对偶三角形皮瓣，皮瓣交叉转移后可使切口方向顺皮肤张力线或使组织器官错位得以纠正。

（2）"W"形切口：全身各部位，尤其是面部的不规则线状瘢痕，其长轴与皮肤张力线成角时，或瘢痕两侧伴有点状瘢痕（如术后切口瘢痕等）适用（图10-3）。

（3）瘢痕边缘切口联合辅助切口：根据瘢痕切除后的缺损范围和部位设计辅助切口，

以形成滑行（推进）皮瓣、旋转皮瓣、易位皮瓣等修复缺损。

3. 按设计切口切开皮肤皮下至深筋膜浅层，完整切除瘢痕组织，沿深筋膜浅层仔细解剖掀起皮瓣，松解皮下组织至转移交叉皮瓣时无明显张力或牵拉凹陷畸形；转移交叉皮瓣使大部分手术切口与皮纹走行一致。凹陷性瘢痕需在切口附近皮下组织中设计适当组织量的带蒂脂肪组织瓣，转移充填于缝合线下方，也可视情况选用真皮、筋膜、软骨、骨骼或自体颗粒脂肪等作为充填物。

4. 双击电凝严密止血后，转移交叉皮瓣，视情况采用 3-0 至 5-0 慕丝线缝合皮下组织以减张，5-0 或 6-0 可吸收线做皮内间断或连续缝合对齐皮缘，表皮视情况用 6-0 或 7-0 Prolene 线缝合。

5. 术区厚辅料覆盖并适当加压包扎，通常无需放置引流管（图 10-4）。

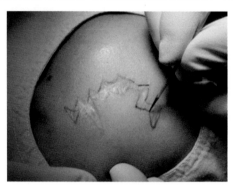

图 10-3　"W"成形术术中设计

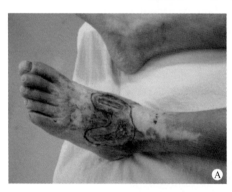

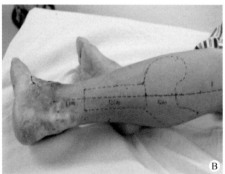

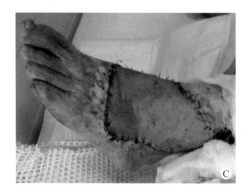

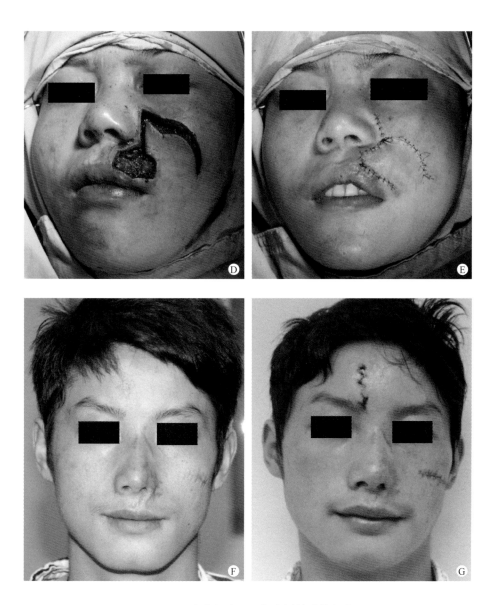

图 10-4　瘢痕切除＋局部皮瓣转移修复术

A. 足背瘢痕；B. 设计腓肠神经营养皮瓣；C. 术后 3 日；D. 上唇瘢痕切除后，设计鼻唇沟皮瓣；E. 鼻唇沟皮瓣

转移后；F. 面部瘢痕；G. "W" 成形术后

第四节　瘢痕松解（植皮）术

一、适应证

皮肤软组织缺损程度较重、伴有明显功能障碍或形态改变的瘢痕挛缩畸形者（如颏颈

粘连、关节处蹼状瘢痕或条索状瘢痕等）。

二、禁忌证

1. 无明显挛缩畸形的其他类型瘢痕和瘢痕疙瘩。
2. 瘢痕面积较大而供皮区皮源不足者。

三、术前准备

1. 血尿常规、大生化、TEG、STD、心电图、胸片等术前常规检查。
2. 术前戒烟，停用血管扩张药及抗血小板聚集药（至少 3 日），控制血压、心率、血糖、血脂等。
3. 术区备皮（包括头皮、腋窝、会阴部等，眉毛切勿剃除），不接受剃头者手术前一晚及手术当日晨起用 1% 活力碘各洗头一次。
4. 局麻患者或年龄小于 6 岁、手术时间小于 2 小时的患者无需导尿，全麻患者一般麻醉后导尿以减轻患者不适感。
5. 麻醉

（1）局部浸润 / 神经阻滞麻醉：适用于手术时间短、手术范围局限、依从性较好的患者等，常用 0.25% ~ 0.5% 利多卡因或 0.2% 罗哌卡因每 10ml 加入 1 ~ 3 滴肾上腺素（1 : 200 000 ~ 1 : 500 000），可达到减少术中出血、利于术中剥离及术后镇痛等效果。

（2）静脉吸入复合麻醉联合局部肿胀麻醉：适用于年幼（<12 岁）或年老（>65 岁）、依从性较差、手术时间较长、手术范围较大的患者等。

（3）连续硬膜外麻醉：适用于手术时间较长、手术范围较大、依从性较好的较低平面手术的患者。

（4）臂丛麻醉：适用于手术时间较长、手术范围较大、依从性较好的上肢手术的患者。

四、手术要点、难点及对策

1. 体位 根据瘢痕所在部位选择体位，头面部多采用仰卧位，躯干部可采用仰卧位、侧卧位及俯卧位，会阴部可采用仰卧位和截石位。
2. 设计切口

（1）数个"Z"成形术：以挛缩瘢痕长轴为轴线设计数个"Z"形切口。"Z"形切口形成的两个三角皮瓣与瘢痕轴线的角度常设计为 60°，以求转移交叉后获得最大程度的轴线延长和瘢痕松解。术前可测量每一个对偶三角皮瓣的垂直高度的和值来获得所需要的轴线延长长度和瘢痕松解量。设计时需首先检查瘢痕周围有无可利用的正常皮肤、组织松动性及皮瓣蒂部的血供情况等。

（2）垂直切口或锯齿状切口：设计垂直于挛缩瘢痕长轴的直线切口或锯齿状切口。

（3）四瓣法及五瓣法：①四瓣法，以挛缩瘢痕的长轴为轴线，在轴线两侧首先设计两个直角皮瓣，然后分别沿直角皮瓣的角平分线设计切口，形成两对三角皮瓣（四个局部皮瓣）；②五瓣法，以挛缩瘢痕的长轴为轴线，在轴线两侧设计两个镜面"Z"形切口，其形成的对偶三角皮瓣与轴线成 45°或 60°，并在轴线中点瘢痕侧设计垂直轴线切口，形成五个局部皮瓣。四瓣法及五瓣法尤其适用于虎口、腋窝、颈肩部等部位蹼状瘢痕挛缩畸形的松解矫正。

3. 按设计切口切开瘢痕组织和正常皮肤皮下至深筋膜，于深筋膜浅层仔细解剖，原则上只切开或酌情切除瘢痕，转移交叉三角皮瓣（方法同前）或沿深筋膜浅层仔细解剖松解皮下组织以求最大程度松解。取下腹部或腹股沟区全厚皮片游离移植至继发缺损区，采用3-0至5-0丝线间断缝合，留长线打包固定；供皮区适当松解皮下后直接拉拢，采用2-0至5-0丝线逐层间断缝合关闭。

4. 术区厚辅料覆盖并适当加压包扎，通常无需放置引流管（图 10-5）。

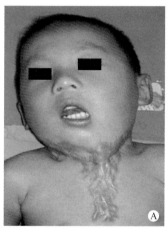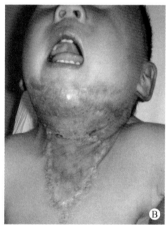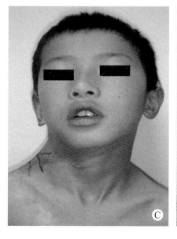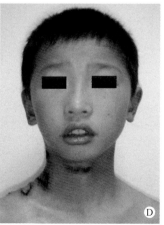

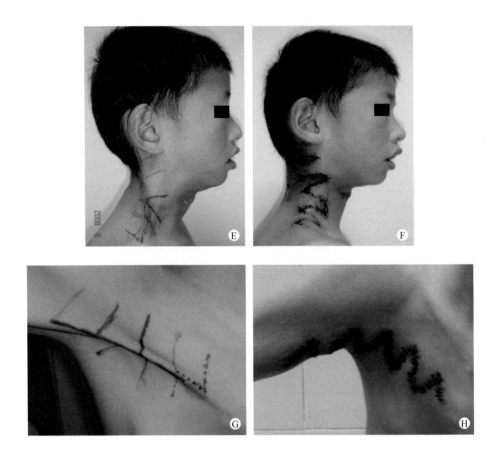

图 10-5　瘢痕松解（植皮）术

A. 颈部挛缩瘢痕；B. 松解植皮术后 2 周；C. 单侧蹼颈术前正面观；D. 单侧蹼颈术后 1 周正面观；E. 单侧蹼颈术前侧面观；F. 单侧蹼颈术后侧面观；G.Poland 综合征术前右侧腋窝条索状瘢痕；H.Poland 综合征右侧腋窝瘢痕松解术后

第五节　瘢痕切除＋扩张皮瓣转移修复术

一、适应证

1. 瘢痕性秃发。
2. 全身各部位面积较大的各类瘢痕和瘢痕疙瘩。

二、禁忌证

1. 范围局限的各类瘢痕和瘢痕疙瘩。

2. 急性感染、免疫功能低下、合并全身慢性疾病、过敏性疾病等患者：有致感染扩散、创面难愈合的可能。

3. 有瘢痕体质的患者。

4. 精神病患者、年老体弱或婴幼儿。

5. 恶性肿瘤患者。

6. 局部组织结构致密坚韧、不易扩张的部位，如手掌、足底等。

三、术前准备

1. 血尿常规、大生化、TEG、STD、心电图、胸片等术前常规检查。

2. 术前戒烟，停用血管扩张药及抗血小板聚集药（至少 3 日），控制血压、心率、血糖、血脂等。

3. 术区备皮（包括头皮、腋窝、会阴部等，眉毛切勿剃除），不接受剃头者手术前一晚及手术当日晨起用 1% 活力碘各洗头一次。

4. 局麻患者或年龄小于 6 岁、手术时间小于 2 小时的患者无需导尿，全麻患者一般麻醉后导尿以减轻患者不适感。

5. 麻醉

（1）局部浸润/神经阻滞麻醉：适用于手术时间短、手术范围局限、依从性较好的患者等，常用 0.25% ~ 0.5% 利多卡因或 0.2% 罗哌卡因每 10ml 加入 1 ~ 3 滴肾上腺素（1：200 000 ~ 1：500 000），可达到减少术中出血、利于术中剥离及术后镇痛等效果。

（2）静脉吸入复合麻醉联合局部肿胀麻醉：适用于依从性较差、手术时间较长、手术范围较大的患者等。

（3）连续硬膜外麻醉：适用于手术时间较长、手术范围较大、依从性较好的较低平面手术的患者。

（4）臂丛麻醉：适用于手术时间较长、手术范围较大、依从性较好的上肢手术的患者。

6. 扩张器的选择　根据切除瘢痕后需要修复的部位和形态来选择，容量取决于需要修复的面积大小和可供扩张的正常皮肤面积，根据常年临床经验，每修复 $1cm^2$ 的缺损，头部需要约 4ml、面部需要约 8ml、颈部需要约 15ml、躯干需要约 6ml、四肢需要约 8ml。使用前必须反复检查扩张器的完整性。扩张区域首选瘢痕区邻近区域。

四、手术要点、难点及对策

1. 体位　根据瘢痕所在部位选择体位，头面部多采用仰卧位，躯干部可采用仰卧位、侧卧位及俯卧位，会阴部可采用仰卧位和截石位。

2. 设计皮瓣和切口　详见第七章"皮肤软组织扩张术"（见图 7-1 ~ 图 7-3）。

3. 按设计切口切开皮肤皮下至深筋膜，完整切除瘢痕组织，于深筋膜浅层仔细解剖掀起扩张皮瓣，适当松解皮下组织至转移皮瓣后无明显张力或牵拉凹陷畸形，放置引流片（条）或引流管，采用 3-0 至 5-0 丝线全层缝合关闭（图 10-6）。

4. 术区厚辅料覆盖并适当加压包扎。

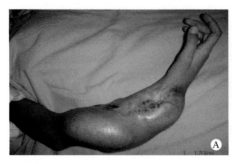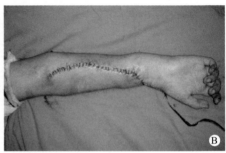

图 10-6　瘢痕切除＋扩张皮瓣转移修复术
A、B 示瘢痕皮肤软组织扩张器法修复术前术后情况

五、术后监测与处理

除术后常规护理外，应注意患肢抬高，减少活动，注意观察末梢血运。需放射疗法的部位应在敷料上用记号笔标记范围。伤口常规换药拆线，但接受放射治疗的伤口应延迟拆线。

六、术后常见并发症的预防与处理

1. 伤口愈合不良　包括缝合方式错误造成的皮缘内卷或缝线过紧造成皮缘坏死、局部因素（感染等）、全身因素（营养不良等）等，应尽早发现并尽早处理。

2. 血肿　术中彻底止血，消除死腔，电凝止血怀疑不稳妥时应结扎或缝扎。扩张皮瓣转移修复后应合理放置负压引流，游离植皮打包固定（肢体可不打包，均匀加压包扎）。应同时重视内层和外层敷料的包扎。术后辅助使用促凝血药物。

3. 继发瘢痕增生　严格遵循切口设计原则，如切口选择在隐蔽部位、顺皮纹方向、沿轮廓线切口、面部避免做大的"Z"形切口、体腔外口避免做环形切口、无菌操作、动作轻柔、器械锐利、避免反复割锯和牵拉，以及无张力缝合和缝合强度适中等。

4. 皮瓣或皮片坏死　皮瓣修复手术应重视皮瓣的术前设计、术中获取及转移的操作，包括任意皮瓣的长宽比例、扩张皮瓣的蒂部血供、皮瓣所携带组织量、蒂部情况等，如早期发现皮瓣血运异常，应及早干预，如采取有效的皮瓣按摩、解除蒂部受压情况、拆除部分缝线等；游离皮片移植应预防局部血肿的形成或局部感染，一旦发现全身低热、局部异味、疼痛加剧、创周红晕等，应立即清除坏死组织，局部抗生素湿敷换药，加强引流排尽积血等，并持续加压包扎。若无特殊情况发生，应避免过早换药，防止皮片移动。

七、临床效果评价

影响瘢痕修复疗效的因素包括术前设计、无菌操作、无张力缝合、术后早期的观察和干预、综合治疗的方式等。手术效果的评估内容包括游离皮片的成活情况、瘢痕挛缩畸形的矫正效果、术后综合治疗的效果，以及持续外用抗瘢痕药物的病患依从性等。瘢痕的治疗目前仍然十分棘手，重视围术期的各个治疗细节和环节是获得瘢痕治疗效果的重要保障。

（肖　芃）

参考文献

Baur KM, Hardy PE, Van Dorsten B.1998.Posttraumatic stress disorder in burn populations:a critical review of the literature.J Burn Care Rehabil, 19:230-240.

Brown BC, McKenna SP, Siddhi K, et al.2008.The hidden cost of skin scars:quality of life after skin scarring.J Plast Reconstr Aesthet Surg, 61:1049-1058.

Burriss RP, Rowland HM, Little AC.2009.Facial scarring enhances men's attractiveness for short-term relationships.Personal Individ Differ, 46:213-217.

Cash TF, Pruzinsky T.1990.Body images:development, deviance, and change.New York:Guilford Press.xxi, 361.

Favazza AR.1996.Bodies under siege:self-mutilation and body modification in culture and psychiatry.2nd ed.Baltimore:Johns Hopkins University Press.xix, 373.

Fisher A.1984.Africa adorned.New York:Harry N.Abrams, Inc.304.

Sarwer DB, Pruzinsky T.2006.Psychological aspects of reconstructive and cosmetic plastic surgery:clinical, empirical, and ethical perspectives.Philadelphia, PA:JB Lippincott.xiii, 338.

Sullivan T, Smith J, Kermode J, et al.1990.Rating the burn scar.J Burn Care Rehabil, 11:256–260.

Van Loey NE, Van Son MJ.2003.Psychopathology and psychological problems in patients with burn scars:epidemiology and management.Am J Clin Dermatol, 4:245-272.

第十一章　体表肿瘤

肿瘤是机体中正常细胞在不同的始动与促进因素长期作用下，所产生的增生与异常分化所形成的新生物。新生物一旦形成后，不因病因消除而停止增生。它不受生理调节，而是破坏正常组织与器官。根据肿瘤对人体的影响，可分为良性与恶性，恶性者可转移到其他部位，治疗困难，常危及生命。体表肿瘤是原发于皮肤、皮下组织甚至肌肉等软组织的肿瘤。由于乳房、唾液腺等器官位置表浅，且临床上常常需要与其他体表肿瘤相鉴别，所以也可将其归于体表肿瘤的范畴。另外，体表可触及的囊肿，如皮脂腺囊肿、甲舌囊肿等，从病理学分类来说并不能归为肿瘤，但临床上常常需要与体表肿瘤相鉴别。

常见的体表良性肿瘤有色素痣、血管瘤、脉管畸形、神经纤维瘤、脂肪瘤等；常见的体表恶性肿瘤有基底细胞癌、鳞状细胞癌、恶性黑色素瘤、血管肉瘤、纤维肉瘤等。体表良性肿瘤或其他良性病变长期存在或慢性刺激，可能发生癌变，演变成为恶性肿瘤。因此，良性肿瘤也应尽早完整切除，防止恶变。

手术切除肿瘤仍然是最有效的治疗方法。较小的体表肿瘤，切除以后可以直接缝合，其治疗的重点在于将肿瘤切除干净，避免复发。对于较大面积的体表肿瘤，除了要尽可能将肿瘤切除干净以外，治疗的重点还包括创面的修复、保持器官有良好的功能和外观，这也是手术的关键和难点。常见的修复方法有自体皮片移植术（植皮术）、局部皮瓣修复术、轴型皮瓣修复术和游离皮瓣修复术等。

第一节　体表肿瘤切除术

一、适应证

1. 较小的皮肤软组织良性肿瘤：如脂肪瘤、血管瘤、痣等。
2. 较小的皮肤软组织恶性肿瘤：包括基底细胞癌、鳞状细胞癌、恶性黑色素瘤、血管肉瘤等。

二、禁忌证

1. 患者一般情况较差，不能耐受手术的。

2. 患者患有慢性疾病，如高血压、糖尿病等，控制不佳的应暂缓手术。

3. 患者凝血功能不正常的应暂缓手术。

4. 体表恶性肿瘤有肝脏、肺、脑和骨髓等器官转移者。

三、术前准备

1. 常规术前检查　对于凝血功能异常、高血压和糖尿病的患者应在术前控制在基本正常的范围；对于重度贫血的患者应术前输血。

2. 影像学检查　超声、CT 和 MRI 等常用的影像学检查能帮助术者在术前对肿瘤的性质、范围、深度及手术的难度和风险等有详细的了解，对于制订合适的手术修复方案至关重要。超声价格便宜、对人体创伤小，适合初步检查或基层医院开展；CT 在肿瘤对骨骼等组织侵袭的检测上有明显优势；而 MRI 对于肿瘤在软组织侵袭范围显示较好。近年来，PET-CT 在肿瘤检测中的应用越来越广，对于怀疑肿瘤有远处转移的患者可以考虑。

3. 术前活检　对于术前无法判断肿瘤性质的，可以术前活检确定肿瘤性质，对确定肿瘤切除范围和修复方案有一定帮助。

4. 常规术前准备　备皮、导尿、灌肠等。

四、手术要点、难点及对策

1. 无播散操作原则　术中除遵守无菌、无创原则外，还应严格执行无播散操作原则，防止因不当操作引起的肿瘤播散，导致术后复发。

（1）手术尽量减少局部浸润麻醉，局麻可使局部压力增高，增加肿瘤细胞播散的风险，尤其不可用注射针在肿瘤及正常组织内往复穿越。

（2）四肢手术可应用止血带，但应免去驱血步骤。

（3）术中采用严密隔离技术，创面应用纱布垫保护；术中尽量使用电刀锐性分离，电刀可使小的淋巴管或血管封闭，减少癌细胞进入脉管的机会，同时具有杀灭癌细胞的作用；尽量少用钝性分离，钝性分离易引起癌细胞播散。

（4）手术中夹持组织务必轻柔，切不可捏挤推压肿瘤，出血点应随时结扎或电凝止血；处理癌周血管时尽量先结扎静脉，再结扎动脉，这样可以减少癌细胞进入血液循环的发生率，减少肿瘤细胞血行转移的可能性。

（5）需行淋巴结清扫时也应遵循由远到近的顺序，并尽可能做到癌灶和淋巴结整块切除，减少癌细胞淋巴转移的风险。

（6）病变切除后即时用大量的蒸馏水或化疗药冲洗创面，手术野重新用无菌巾覆盖。术者、助手及洗手护士均应更换手术衣和手套，更换手术器械。

2. 彻底切除瘤体　手术的目的是彻底切除瘤体，防止复发。体表肿瘤切除的范围的确定应根据肿瘤的类别，病期的长短，浸润面积的大小，与深部组织间的固定程度，有无鼻腔黏膜、骨、软骨侵犯等情况决定。一般应包括一定范围的瘤周正常皮肤。肿瘤类别不同，临床上切除范围有一定差异：良性肿瘤可以紧贴肿瘤边缘切除；基底细胞癌恶性程度一般较低，可距瘤体边缘 0.5 ~ 1.0cm；鳞状细胞癌可距瘤体边缘 1.0 ~ 2.0cm；隆突性纤维肉瘤虽然恶性程度较低，但很容易复发，至少应距离肿瘤边缘 5cm；恶性黑色素瘤确诊时可能已有区域淋巴结转移，一旦确诊应考虑截肢。

仅凭临床经验来确定肿瘤切除的范围往往难以确保肿瘤真的已经切除干净。临床可以采取 Mohs 显微手术或术中冷冻切片快检等方法。Mohs 显微手术是连续水平切除肿瘤、周边多处取材即刻做病理检查，水平切除肿瘤一直到各方向、层层切片均为阴性。手术的整个过程耗时长，花费大，常常导致较大的手术缺损，通常需要二期修复。而术中冷冻切片快检能快速确定肿瘤性质并确定肿瘤周边和基底是否有残留，是一种花费相对较小但高效的方法，能确保肿瘤的完整切除，减少术后复发的概率。

五、术后监测与处理

1. 观察生命体征。
2. 观察伤口引流量。
3. 定期更换敷料，观察伤口愈合情况。

六、术后常见并发症的预防与处理

1. 肿瘤复发　肿瘤复发是肿瘤切除术后最常见的并发症。肿瘤复发的原因与肿瘤的性质、手术切除的范围、是否进行淋巴结清扫、手术者的操作，以及术后是否进行放射治疗（放疗）、化学治疗（化疗）等辅助治疗等有关系。对于复发肿瘤，应进一步彻底手术并辅以放疗和化疗，不应姑息对待。对于癌症晚期、年事过高、有手术禁忌的患者，则可采用放疗、化疗和免疫治疗等姑息治疗方法。

2. 血肿　术后血肿的原因包括凝血功能异常、术中止血不彻底、引流管堵塞或扭曲等。小的血肿可以自行吸收，大的血肿应及时用粗针头注射器抽除或拆除部分缝线排出淤血，活动性出血的患者应重新彻底止血。

3. 血清肿　肿瘤切除以后创面遗留较大腔隙的患者易出现血清肿，术中应通过留置引流管、加压包扎和制动等措施来预防血清肿的发生。一旦出现血清肿应抽除积液并加压包扎，应反复多次进行。

4. 伤口感染　手术和换药的无菌操作不严、患者体质较差、肿瘤合并感染等是术后伤口感染的常见原因。一旦伤口发生感染应及时更换敷料，进行细菌培养和药敏实验，应用抗生素，进行全身支持治疗。

七、临床效果评价

1. 肿瘤复发率　肿瘤复发是肿瘤切除术后常见的并发症。影响肿瘤复发率的因素包括肿瘤的性质、肿瘤的范围和深度、是否有淋巴结转移、术中肿瘤是否切除彻底、术中无瘤措施、术后是否放疗或化疗等。肿瘤复发率是评价手术疗效的重要指标之一。

2. 术后外观和功能　肿瘤切除术后术区形态和功能的改变对患者术后心理有较大影响。

术后的外观和功能与肿瘤的部位、切口的设计、手术的操作、伤口缝合、术后预防瘢痕的措施等因素有关。术后良好的外观和功能能恢复患者的信心，使之健康地重新走入社会（图11-1）。

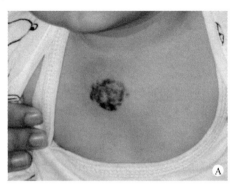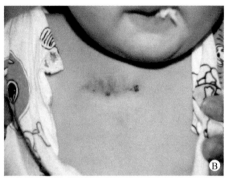

图 11-1　胸壁血管瘤切除术前与术后

A. 术前；B. 术后

第二节　体表肿瘤切除植皮修复术

一、适应证

1.较大面积的皮肤软组织良性肿瘤切除后缺损的修复：如血管瘤、痣等。

2.较大面积的皮肤软组织恶性肿瘤切除后缺损的修复：包括基底细胞癌、鳞状细胞癌、恶性黑色素瘤、血管肉瘤、隆突性纤维肉瘤等。

二、禁忌证

1.患者一般情况较差，不能耐受手术的。

2.患者患有慢性疾病，如高血压、糖尿病等，控制不佳的应暂缓手术。

3.患者凝血功能不正常的应暂缓手术。

4.体表恶性肿瘤有肝脏、肺、脑和骨髓等器官转移者。

5.创面有骨骼、大的神经血管外露。

6.创面较深、需要较多组织充填缺损的。

三、术前准备

1.常规术前检查　对于凝血功能异常、高血压和糖尿病的患者应在术前控制在基本正常的范围；对于重度贫血的患者应术前输血。

2.影像学检查　超声、CT和MRI等常用的影像学检查能帮助术者在术前对肿瘤的性质、范围、深度及手术的难度和风险等有详细的了解，对于制订合适的手术修复方案至关重要。超声价格便宜、对人体创伤小，适合初步检查或基层医院开展；CT 在肿瘤对骨骼等组织侵袭的检测上有明显优势；而 MRI 对于肿瘤在软组织侵袭范围显示较好。近年来，PET-CT 在肿瘤检测中的应用越来越广，对于怀疑肿瘤有远处转移的患者可以考虑。

3. 术前活检　对于术前无法判断肿瘤性质的，可以术前活检确定肿瘤性质，对确定肿瘤切除范围和修复方案有一定帮助。

4. 常规术前准备　备皮、导尿、灌肠等。

5. 供皮区的选择　需要考虑缺损的大小、缺损部位、拟选供皮区的条件、受区创面的条件等因素。

四、手术要点、难点及对策

1. 无播散操作原则　术中除遵守无菌、无创原则外，还应严格执行无播散操作原则，防止因不正当操作引起的肿瘤播散，导致术后复发。

（1）手术尽量减少局部浸润麻醉，局麻可使局部压力增高，增加肿瘤细胞播散的风险，尤其不可用注射针在肿瘤及正常组织内往复穿越。

（2）四肢手术可应用止血带，但应免去驱血步骤。

（3）术中采用严密隔离技术，创面应用纱布垫保护；术中尽量使用电刀锐性分离，电刀可使小的淋巴管或血管封闭，减少癌细胞进入脉管的机会，同时具有杀灭癌细胞的作用；尽量少用钝性分离，钝性分离易引起癌细胞播散。

（4）手术中夹持组织务必轻柔，切不可捏挤推压肿瘤，出血点应随时结扎或电凝止血；处理癌周血管时尽量先结扎静脉，再结扎动脉，这样可以减少癌细胞进入血液循环的发生率，减少肿瘤细胞血行转移的可能性。

（5）需行淋巴结清扫时也应遵循由远到近的顺序，并尽可能做到癌灶和淋巴结整块切除，减少癌细胞淋巴转移的风险。

（6）病变切除后即时用大量的蒸馏水或化疗药冲洗创面，手术野重新用无菌巾覆盖。术者、助手及洗手护士均应更换手术衣和手套，更换手术器械。

2. 彻底切除瘤体　手术的目的是彻底切除瘤体，防止复发。体表肿瘤切除范围的确定应根据肿瘤的类别，病期的长短，浸润面积的大小，与深部组织间的固定程度，有无鼻腔黏膜、骨、软骨侵犯等情况决定。仅凭临床经验来确定肿瘤切除的范围往往难以确保肿瘤真的已经切除干净。术中冷冻切片快检能快速确定肿瘤性质并确定肿瘤周边和基底是否有残留，是一种花费相对较小但高效的方法，能确保肿瘤的完整切除，减少术后复发的概率。

3. 加压和固定　植皮术后可靠的加压和固定是保证植皮成活的关键。手术需进行植皮区打包、肢体制动和加压包扎等措施。

五、术后监测与处理

1. 观察生命体征。

2. 观察伤口愈合情况　植皮区需较长时间加压固定，不宜拆除敷料。术后需密切观察患者感觉、敷料是否有异味、敷料是否有明显渗湿、体温和血常规是否有升高等现象，出现以上现象提示可能出现感染，需立即拆除包扎、更换敷料、检查伤口，并重新包扎。

六、术后常见并发症的预防与处理

1.肿瘤复发　肿瘤复发是肿瘤切除术后最常见的并发症。肿瘤复发的原因与肿瘤的性质、手术切除的范围、是否进行淋巴结清扫、手术者的操作，以及术后是否进行放疗、化疗等辅助治疗等有关。对于复发癌，应进一步彻底手术并辅以放疗和化疗，不应姑息对待。对于癌症晚期、年事过高、有手术禁忌的患者，则可采用放疗、化疗和免疫治疗等姑息治疗方法。

2.伤口感染　手术和换药的无菌操作不严、患者体质较差、肿瘤合并感染等是术后伤口感染的常见原因。一旦伤口发生感染应及时更换敷料，进行细菌培养和药敏实验，应用抗生素，进行全身支持治疗。

3.植皮成活不佳　植皮成活不佳与受区条件、术中止血不彻底、患者全身营养状况、植皮厚度的选择、加压固定不牢靠和是否感染等因素密切相关。为保证植皮顺利成活需改善患者全身营养状况、术中彻底止血、适度的加压包扎和牢靠的肢体制动。一旦植皮成活不好或部分成活需再次植皮修复。

七、临床效果评价

1.肿瘤复发率　肿瘤复发是肿瘤切除术后常见的并发症。影响肿瘤复发率的因素包括肿瘤的性质、肿瘤的范围和深度、是否有淋巴结转移、术中肿瘤是否切除彻底、术中无瘤措施、术后是否放疗或化疗等。

2.植皮成活状况　良好的植皮成活和外观、恢复病损的功能是评判手术疗效的重要指标，主要包括植皮区是否有色素沉着、是否有皮片收缩、弹性及是否有瘢痕挛缩等。

第三节　体表肿瘤切除局部皮瓣修复术

一、适应证

1.较大的皮肤软组织良性肿瘤切除后创面，无法直接缝合的。
2.较大的皮肤软组织恶性肿瘤切除后创面，无法直接缝合的。

二、禁忌证

1.患者一般情况较差，不能耐受手术的。

2. 患者患有慢性疾病，如高血压、糖尿病等，控制不佳的应暂缓手术。

3. 患者凝血功能不正常的应暂缓手术。

4. 体表恶性肿瘤有肝脏、肺、脑和骨髓等器官转移者。

三、术前准备

1. 常规术前检查　对于凝血功能异常、高血压和糖尿病的患者应在术前控制在基本正常的范围；对于重度贫血的患者应术前输血。

2. 影像学检查　超声、CT 和 MRI 等常用的影像学检查能帮助术者在术前对肿瘤的性质、范围、深度及手术的难度和风险等有详细的了解，对于制订合适的手术修复方案至关重要。超声价格便宜、对人体创伤小，适合初步检查或基层医院开展；CT 在肿瘤对骨骼等组织侵袭的检测上有明显优势；而 MRI 对于肿瘤在软组织侵袭范围显示较好。近年来，PET-CT 在肿瘤的检测中应用越来越广，对于怀疑肿瘤有远处转移的患者可以考虑。

3. 术前活检　对于术前无法判断肿瘤性质的，可以术前活检确定肿瘤性质，对确定肿瘤切除范围和修复方案有一定帮助。

4. 常规术前准备　备皮、导尿、灌肠等。

四、手术要点、难点及对策

1. 无播散操作原则　术中除遵守无菌、无创原则外，还应严格执行无播散操作原则，防止因不正当操作引起的肿瘤播散，导致术后复发。

（1）手术尽量减少局部浸润麻醉，局麻可使局部压力增高，增加肿瘤细胞播散的风险，尤其不可用注射针在肿瘤及正常组织内往复穿越。

（2）四肢手术可应用止血带，但应免去驱血步骤。

（3）术中采用严密隔离技术，创面应用纱布垫保护；术中尽量使用电刀锐性分离，电刀可使小的淋巴管或血管封闭，减少癌细胞进入脉管的机会，同时具有杀灭癌细胞的作用；尽量少用钝性分离，钝性分离易引起癌细胞播散。

（4）手术中夹持组织务必轻柔，切不可捏挤推压肿瘤，出血点应随时结扎或电凝止血；处理癌周血管时尽量先结扎静脉，再结扎动脉，这样可以减少癌细胞进入血液循环的发生率，减少肿瘤细胞血行转移的可能性。

（5）需行淋巴结清扫时也应遵循由远到近的顺序，并尽可能做到癌灶和淋巴结整块切除，减少癌细胞淋巴转移的风险。

（6）病变切除后即时用大量的蒸馏水或化疗药冲洗创面，手术野重新用无菌巾覆盖。术者、助手及洗手护士均应更换手术衣和手套，更换手术器械。

2. 彻底切除瘤体　体表肿瘤切除的范围的确定应根据肿瘤的类别，病期的长短，浸润面积的大小，与深部组织间的固定程度，有无鼻腔黏膜，骨、软骨侵犯等情况决定。术中冷冻切片快检能快速确定肿瘤性质并确定肿瘤周边和基底是否有残留，是一种花费相对较小、高效的方法，能确保肿瘤的完整切除，减少术后复发的概率。

3. 局部皮瓣的设计

（1）皮瓣的长宽比例：一般皮瓣的长宽比例1∶1比较安全，在血供丰富的部位（如头面部），长宽比例可达2∶1或3∶1，甚至更长。

（2）皮瓣的设计尽量遵循面部分区的原则，使皮瓣的辅助切口尽量在皮肤纹路线上，以达到最佳的修复效果。

（3）皮瓣的设计应略大于缺损的面积10%～15%，以免转移缝合后张力过大而影响血运。

（4）皮瓣蒂部应尽量位于近心端，顺应血管走行方向，以使皮瓣具有更好的血供和静脉回流。

（5）采用逆行法设计：根据创面大小和形状裁剪布样，面积略大于实际面积，将布样置于供区，确定蒂部和旋转点，观察布样在转移覆盖创面过程中是否合适，张力是否过大，蒂部是否过度扭曲，如有不妥，再做调整，直至满意为止（图11-2，图11-3）。

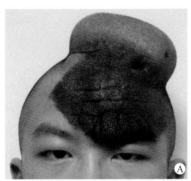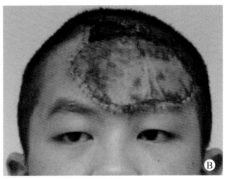

图 11-2　额部黑痣皮瓣转移修复术前及术后

A.扩张器埋置术后，皮瓣转移修复术前；B.皮瓣转移修复术后

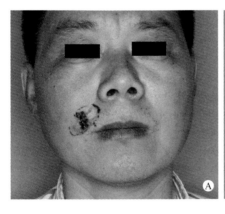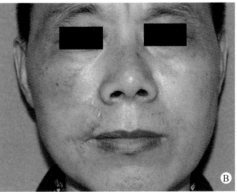

图 11-3　面部基底细胞癌切除局部皮瓣转移修复术前及术后

A.术前；B.术后

五、术后监测与处理

1. 观察生命体征。

2. 观察伤口引流液：术后必须观察引流液的颜色和量。

3. 观察皮瓣血运：皮瓣颜色苍白表明张力较大或皮瓣缺血；皮瓣颜色青紫表明皮瓣静脉回流障碍或皮瓣下血肿。

4. 观察敷料是否渗湿，是否有异味。

六、术后常见并发症的预防与处理

1. 肿瘤复发 肿瘤复发是肿瘤切除术后最常见的并发症。肿瘤复发的原因与肿瘤的性质、手术切除的范围、是否进行淋巴结清扫、术者的操作，以及术后是否进行放疗、化疗等辅助治疗等有关系。对于复发癌，应进一步彻底手术并辅以放疗和化疗，不应姑息对待。对于癌症晚期、年事过高、有手术禁忌的患者，则可采用放疗、化疗和免疫治疗等姑息治疗方法。

2. 血肿 术后血肿的原因包括凝血功能异常、术中止血不彻底、引流管堵塞或扭曲等。小的血肿可以自行吸收，大的血肿应及时用粗针头注射器抽除或拆除部分缝线排出淤血，活动性出血的患者应重新彻底止血。

3. 血清肿 肿瘤切除以后创面遗留较大腔隙的患者易出现血清肿，术中应通过留置引流管、加压包扎和制动等措施来预防血清肿的发生。一旦出现血清肿应抽除积液并加压包扎，应反复多次进行。

4. 伤口感染 手术和换药的无菌操作不严、患者体质较差、肿瘤合并感染等是术后伤口感染的常见原因。一旦伤口发生感染应及时更换敷料，进行细菌培养和药敏实验，应用抗生素，进行全身支持治疗。

5. 皮瓣坏死或血运障碍 引起皮瓣坏死或血运障碍的原因有局部皮瓣设计超过正常长宽比例、皮瓣张力过大、血肿形成、感染等因素。术后应密切观察皮瓣血运状况，如果发现皮瓣颜色苍白，说明皮瓣缺血或张力过大，应拆除张力最大处缝线；如果发现皮瓣青紫，说明皮瓣下有血肿形成或静脉回流障碍，应清除血肿或重新止血，进行皮瓣按摩，应用改善血液循环的药物如低分子右旋糖酐等。

七、临床效果评价

1. 肿瘤复发率 肿瘤复发是肿瘤切除术后常见的并发症。影响肿瘤复发率的因素包括肿瘤的性质、肿瘤的范围和深度、是否有淋巴结转移、术中肿瘤是否切除彻底、术中无瘤措施、术后是否放疗或化疗等。肿瘤复发率是评价手术疗效的重要指标之一。

2. 术后外观和功能 局部皮瓣能恢复肿瘤切除术后病损部位的形态和功能。局部皮瓣具有良好的色泽、外观，较小的手术风险等优点。术后的外观和功能与皮瓣的设计、手术的操作、伤口缝合、术后预防瘢痕的措施等因素相关。

第四节　体表肿瘤切除轴型皮瓣修复术

轴型皮瓣是皮瓣内含有知名血管的皮瓣，常用的轴型皮瓣有颞浅动脉皮瓣、滑车上动脉皮瓣、胸三角皮瓣、肩胛皮瓣、足底内侧动脉皮瓣等。近年来应用较多的穿支皮瓣（如股前外侧穿支皮瓣等）也属于轴型皮瓣的范畴。轴型皮瓣的蒂部较窄，可以不受长宽比例限制，血供丰富，转移灵活，是修复创面的理想方法。

一、适应证

1. 较大面积的皮肤软组织良性肿瘤切除后创面，局部皮瓣无法修复者。
2. 较大面积的皮肤软组织恶性肿瘤切除后创面，局部皮瓣无法修复者。

二、禁忌证

1. 患者一般情况较差，不能耐受手术的。
2. 患者患有慢性疾病，如高血压、糖尿病等，控制不佳的应暂缓手术。
3. 患者凝血功能不正常的应暂缓手术。
4. 体表恶性肿瘤有肝脏、肺、脑和骨髓等器官转移者。

三、术前准备

1. 常规术前检查　对于凝血功能异常、高血压和糖尿病的患者应在术前控制在基本正常的范围；对于重度贫血的患者应术前输血。
2. 影像学检查　超声、CT和MRI等常用的影像学检查能帮助术者在术前对肿瘤的性质、范围、深度及手术的难度和风险等有详细的了解，对于制订合适的手术修复方案至关重要。超声价格便宜、对人体创伤小，适合初步检查或基层医院开展；CT在肿瘤对骨骼等组织侵袭的检测上有明显优势；而MRI对于肿瘤在软组织侵袭范围显示较好。近年来，PET-CT在肿瘤的检测中应用越来越广，对于怀疑肿瘤有远处转移的患者可以考虑。
3. 术前活检　对于术前无法判断肿瘤性质的，可以术前活检确定肿瘤性质，对确定肿瘤切除范围和修复方案有一定帮助。
4. 常规术前准备　备皮、导尿、灌肠等。
5. 多普勒超声探查　探查轴型皮瓣内血管的位置和走行，血管是否通畅，并做标记。

四、手术要点、难点及对策

1. 无播散操作原则　术中除遵守无菌、无创原则外，还应严格执行无播散操作原则，防止因不正当操作引起的肿瘤播散，导致术后复发。

（1）手术尽量减少局部浸润麻醉，局麻可使局部压力增高，增加肿瘤细胞播散的风险，尤其不可用注射针在肿瘤及正常组织内往复穿越。

（2）四肢手术可应用止血带，但应免去驱血步骤。

（3）术中采用严密隔离技术，创面应用纱布垫保护；术中尽量使用电刀锐性分离，电刀可使小的淋巴管或血管封闭，减少癌细胞进入脉管的机会，同时具有杀灭癌细胞的作用；尽量少用钝性分离，钝性分离易引起癌细胞播散。

（4）手术中夹持组织务必轻柔，切不可捏挤推压肿瘤，出血点应随时结扎或电凝止血；处理癌周血管时尽量先结扎静脉，再结扎动脉，这样可以减少癌细胞进入血液循环的发生率，减少肿瘤细胞血行转移的可能性。

（5）需行淋巴结清扫时也应遵循由远到近的顺序，并尽可能做到癌灶和淋巴结整块切除，减少癌细胞淋巴转移的风险。

（6）病变切除后即时用大量的蒸馏水或化疗药冲洗创面，手术野重新用无菌巾覆盖。术者、助手及洗手护士均应更换手术衣和手套，更换手术器械。

2. 彻底切除瘤体　手术的目的是彻底切除瘤体，防止复发。体表肿瘤切除范围的确定应根据肿瘤的类别，病期的长短，浸润面积的大小，与深部组织间的固定程度，有无鼻腔黏膜、骨、软骨侵犯等情况决定。术中冷冻切片快检能快速确定肿瘤性质并确定肿瘤周边和基底是否有残留，是一种花费相对较小、高效的方法，能确保肿瘤的完整切除，减少术后复发的概率。

3. 皮瓣的设计和切取　轴型皮瓣是以知名血管为轴的皮瓣，皮瓣切取主要依据血管供应范围，不受长宽比例限制，因此轴型皮瓣具有转移灵活、血供可靠等优点。

皮瓣设计的原则：①点，即轴型皮瓣供应血管的起点，也是皮瓣转移的中心点，皮瓣的设计和切取应以该点为中心；②线，即皮瓣的轴心线，是皮瓣营养血管走行的体表投影线，皮瓣设计时应位于该线两侧；③面，即皮瓣营养血管所能供养皮肤的最大范围，皮瓣的设计仅限于这一范围内，如果超过这一范围皮瓣有坏死的风险。另外，应注意皮瓣切取的平面，避免损失营养血管（图 11-4）。

五、术后监测与处理

1. 观察生命体征。

2. 观察伤口引流量。

3. 观察皮瓣血运。

4. 定期更换敷料，观察伤口愈合情况。

六、术后常见并发症的预防与处理

1. 肿瘤复发　肿瘤复发是肿瘤切除术后最常见的并发症。肿瘤复发的原因与肿瘤的性质、手术切除的范围、是否进行淋巴结清扫、手术者的操作，以及术后是否进行放疗、化疗等辅助治疗等有关系。对于复发癌，应进一步彻底手术并辅以放疗和化疗，不应姑息对待。

对于癌症晚期、年事过高、有手术禁忌的患者，则可采用放疗、化疗和免疫治疗等姑息治疗方法。

2. 血肿　术后血肿的原因包括凝血功能异常、术中止血不彻底、引流管堵塞或扭曲等。小的血肿可以自行吸收，大的血肿应及时用粗针头注射器抽除或拆除部分缝线排出淤血，活动性出血的患者应重新彻底止血。

3. 伤口感染　手术和换药的无菌操作不严、患者体质较差、肿瘤合并感染等是术后伤口感染的常见原因。一旦伤口发生感染应及时更换敷料，进行细菌培养和药敏实验，应用抗生素，进行全身支持治疗。

4. 皮瓣坏死或血运障碍　引起皮瓣坏死或血运障碍的原因有局部皮瓣设计超过正常长宽比例、皮瓣张力过大、血肿形成、感染等因素。术后应密切观察皮瓣血运状况，如果发现皮瓣颜色苍白，说明皮瓣缺血或张力过大，应拆除张力最大处缝线；如果发现皮瓣青紫，说明皮瓣下有血肿形成或静脉回流障碍，应清除血肿或重新止血，进行皮瓣按摩，应用改善血液循环的药物如低分子右旋糖酐等。

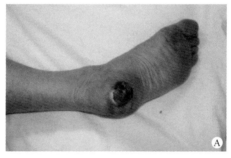

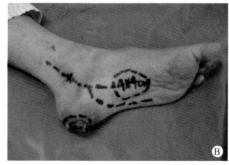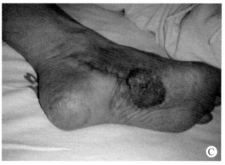

图 11-4　足跟黑色素瘤轴型皮瓣修复术术前及术后
A. 术前；B 足底内侧皮瓣设计；C. 术后

七、临床效果评价

1. 肿瘤复发率　肿瘤复发是肿瘤切除术后常见的并发症。影响肿瘤复发率的因素包括肿瘤的性质、肿瘤的范围和深度、是否有淋巴结转移、术中肿瘤是否切除彻底、术中无瘤措施、术后是否放疗或化疗等。肿瘤复发率是评价手术疗效的重要指标之一。

2. 术后外观和功能　皮瓣能恢复肿瘤切除术后病损部位的形态和功能。皮瓣具有良好的色泽、外观，较小的手术风险等优点。术后的外观和功能与皮瓣的设计、手术的操作、伤口缝合、术后预防瘢痕的措施等因素相关。皮瓣修复可能存在术后臃肿，可于术后 3 周以后开始修薄。

第五节 体表肿瘤切除游离皮瓣修复术

一、适应证

较大面积皮肤软组织恶性肿瘤切除后缺损，局部无合适皮瓣修复者。

二、禁忌证

1.患者一般情况较差，不能耐受手术的。
2.患者患有慢性疾病，如高血压、糖尿病等，控制不佳的应暂缓手术。
3.患者凝血功能不正常的应暂缓手术。
4.体表恶性肿瘤有肝脏、肺、脑和骨髓等器官转移者。
5.经多普勒超声回流探测仪探查或血管造影等检查显示血管栓塞或部分栓塞，手术有较大风险者。

三、术前准备

1.常规术前检查　对于凝血功能异常、高血压和糖尿病的患者应在术前控制在基本正常的范围；对于重度贫血的患者应术前输血。
2.影像学检查　超声、CT 和 MRI 等常用的影像学检查能帮助术者在术前对肿瘤的性质、范围、深度及手术的难度和风险等有详细的了解，对于制订合适的手术修复方案至关重要。超声价格便宜、对人体创伤小，适合初步检查或基层医院开展；CT 在肿瘤对骨骼等组织侵袭的检测上有明显优势；而 MRI 对于肿瘤在软组织侵袭范围显示较好。近年来，PET-CT 在肿瘤的检测中应用越来越广，对于怀疑肿瘤有远处转移的患者可以考虑。
3.术前活检　对于术前无法判断肿瘤性质的，可以术前活检确定肿瘤性质，对确定肿瘤切除范围和修复方案有一定帮助。
4.多普勒探查　确定营养血管的起点和走行方向。
5.血管造影　了解血管通畅性和侧支循环情况。
6.常规术前准备　备皮、导尿、灌肠等。

四、手术要点、难点及对策

1.无播散操作原则　术中除遵守无菌、无创原则外，还应严格执行无播散操作原则，防止因不正当操作引起的肿瘤播散，导致术后复发。

（1）手术尽量减少局部浸润麻醉，局麻可使局部压力增高，增加肿瘤细胞播散的风险，尤其不可用注射针在肿瘤及正常组织内往复穿越。

（2）四肢手术可应用止血带，但应免去驱血步骤。

（3）术中采用严密隔离技术，创面应用纱布垫保护；术中尽量使用电刀锐性分离，电刀可使小的淋巴管或血管封闭，减少癌细胞进入脉管的机会，同时具有杀灭癌细胞的作用；尽量少用钝性分离，钝性分离易引起癌细胞播散。

（4）手术中夹持组织务必轻柔，切不可捏挤推压肿瘤，出血点应随时结扎或电凝止血；处理癌周血管时尽量先结扎静脉，再结扎动脉，这样可以减少癌细胞进入血液循环的发生率，减少肿瘤细胞血行转移的可能性。

（5）需行淋巴结清扫时也应遵循由远到近的顺序，并尽可能做到癌灶和淋巴结整块切除，减少癌细胞淋巴转移的风险。

（6）病变切除后即时用大量的蒸馏水或化疗药冲洗创面，手术野重新用无菌巾覆盖。术者、助手及洗手护士均应更换手术衣和手套，更换手术器械。

2.彻底切除瘤体　手术的目的是彻底切除瘤体，防止复发。体表肿瘤切除的范围的确定应根据肿瘤的类别，病期的长短，浸润面积的大小，与深部组织间的固定程度，有无鼻腔黏膜、骨、软骨侵犯等情况决定。术中冷冻切片快检能快速确定肿瘤性质并确定肿瘤周边和基底是否有残留，是一种花费相对较小、高效的方法，能确保肿瘤的完整切除，减少术后复发的概率。

3.皮瓣的设计和切取　轴型皮瓣是以知名血管为轴的皮瓣，皮瓣切取主要依据血管供应范围，不受长宽比例限制，因此轴型皮瓣具有转移灵活、血供可靠等优点。

皮瓣设计的原则：①点，即轴型皮瓣供应血管的起点，也是皮瓣转移的中心点，皮瓣的设计和切取应以该点为中心；②线，即皮瓣的轴心线，是皮瓣营养血管走行的体表投影线，皮瓣设计时应位于该线两侧；③面，即皮瓣营养血管所能供养皮肤的最大范围，皮瓣的设计仅限于这一范围内，如果超过这一范围皮瓣有坏死的风险。另外，应注意皮瓣切取的平面，避免损失营养血管。

4.血管吻合　精细的血管吻合是游离皮瓣移植成败的关键，术中应采用 9-0 或 10-0 尼龙线，在显微镜下进行精细吻合。血管不能在张力过大的情况下吻合，否则会引起吻合口痉挛、狭窄，最终导致栓塞和皮瓣坏死。

五、术后监测与处理

1.观察生命体征。

2.观察伤口引流量。

3.密切观察皮瓣血运：①色泽，色泽苍白表明动脉供血不足或皮瓣张力过大；色泽青紫，常提示静脉回流障碍。②皮温，一般皮瓣温度应在 31℃以上，温度较低提示血运障碍。③血管充盈和搏动。

一旦出现血管危象，应立即查明原因，及时处理。如包扎过紧者，应立即松开敷料；如皮瓣下有血肿者，应清除血肿；对于蒂部扭转受压者，应迅速手术探查，解除压迫；对

111

于吻合口血栓形成者应重新吻合血管。

4.定期更换敷料，观察伤口愈合情况。

六、术后常见并发症的预防与处理

1.肿瘤复发　肿瘤复发是肿瘤切除术后最常见的并发症。肿瘤复发的原因与肿瘤的性质、手术切除的范围、是否进行淋巴结清扫、手术者的操作，以及术后是否进行放疗、化疗等辅助治疗等有关系。对于复发癌，应进一步彻底手术并辅以放疗和化疗，不应姑息对待。对于癌症晚期、年事过高、有手术禁忌的患者，则可采用放疗、化疗和免疫治疗等姑息治疗方法。

2.血肿　术后血肿的原因包括凝血功能异常、术中止血不彻底、引流管堵塞或扭曲等。小的血肿可以自行吸收，大的血肿应及时用粗针头注射器抽除或拆除部分缝线排出淤血，活动性出血的患者应重新彻底止血。

3.伤口感染　手术和换药的无菌操作不严、患者体质较差、肿瘤合并感染等是术后伤口感染的常见原因。一旦伤口发生感染应及时更换敷料，进行细菌培养和药敏实验，应用抗生素，进行全身支持治疗。

4.皮瓣坏死或血运障碍　术后应密切观察皮瓣血运状况，如果发现皮瓣颜色苍白，说明皮瓣缺血或张力过大，应拆除张力最大处缝线；如果发现皮瓣青紫，说明皮瓣下有血肿形成或静脉回流障碍，应清除血肿或重新止血，进行皮瓣按摩，应用改善血液循环的药物如低分子右旋糖酐等。

七、临床效果评价

1.肿瘤复发率　肿瘤复发是肿瘤切除术后常见的并发症。影响肿瘤复发率的因素包括肿瘤的性质、肿瘤的范围和深度、是否有淋巴结转移、术中肿瘤是否切除彻底、术中无瘤措施、术后是否放疗或化疗等。肿瘤复发率是评价手术疗效的重要指标之一。

2.术后外观和功能　皮瓣能恢复肿瘤切除术后病损部位的形态和功能。皮瓣具有良好的色泽、外观，较小的手术风险等优点。术后的外观和功能与皮瓣的设计、手术的操作、伤口缝合、术后预防瘢痕的措施等因素相关。皮瓣修复可能存在术后臃肿，可于术后 3 周以后开始修薄。

（郭能强）

参 考 文 献

汪良能，高学书 .1989. 整形外科学 . 北京：人民卫生出版社

王炜 .1999. 整形外科学 . 杭州：浙江科学技术出版社

吴阶平，裘法祖 .2000. 黄家驷外科学 . 北京：人民卫生出版社

第十二章 烧伤的早期修复治疗

第一节 深度烧伤焦痂处理

深度烧伤包括Ⅱ度烧伤、Ⅲ度烧伤。其烧伤区都有一层像皮革样的凝固坏死物，这层坏死物称为焦痂。

一、焦痂切开减压术

焦痂切开减压术可减轻环状焦痂对肢体的损伤程度；改善颈部、胸部环状焦痂烧伤患者的呼吸状况，挽救患者生命。

（一）手术指征

1. 动脉搏动消失，烧伤肢体为环状焦痂。由于肢体水肿，动脉搏动突然消失，肢体发凉、发绀。
2. 知觉丧失，这一指征更为重要，因为周围神经的改变比动脉搏动更加敏感。
3. 焦痂内组织压力接近或超过动脉压。可用一18号针头插入痂下，其上接玻璃测压管，组织液进入测压管中，其水平面所示刻度即为焦痂内组织压。
4. 颈、胸部焦痂，患者感到呼吸困难、呼吸深度减弱，或血气分析出现渐进性低氧和高碳酸血症者，是行躯干、颈部焦痂切开术的临床指征。

（二）切口选择及手术要点

焦痂切开减压无需麻醉。切口长度应延伸到焦痂两端的浅烧伤创面，甚至到达正常皮肤。焦痂切开平面应达深筋膜下。但电烧伤常伴有深部肌肉坏死，水肿多发生在深筋膜之下，必须同时做深筋膜或肌膜切开减压，才能达到减压目的。具体部位切口的选择如下。

1. 颈部焦痂 切开减压的切口，沿胸锁乳突肌走行切开。
2. 胸部焦痂 可沿两侧腋前线切开，如为胸腹部焦痂，还需沿两侧肋缘各做一横切口，以使胸廓能充分扩张和保证良好的呼吸。
3. 下肢焦痂减张术 应在肢体的外侧或内侧中线切开，避免损伤其主要皮神经，皮下静脉应尽量保留。小腿Ⅲ度烧伤未及时做焦痂切开减压者，易发生胫前肌群的坏死及腓总神经的瘫痪，因胫前间隙的两侧为胫腓骨，后侧为骨间筋膜，前侧为深筋膜，故毫无伸展的余地。两侧切口不能松解胫前间隙时，应同时做胫前筋膜的切开减压。

足部焦痂切口应在足的两侧，并与拇趾、小趾外侧切口相连。在跖骨骨间肌的表面可做纵长切口，以松解足内肌受压。

4.上肢焦痂切开减压术　在上肢内、外两侧正中线切开。前臂内侧切口，应从内上髁前方直达尺骨茎突，切开时注意肘部的尺神经和尺骨茎突近侧的感觉支。前臂外侧切口，应从外上髁前方直达桡骨茎突，要注意避免损伤桡神经，否则易发生痛性神经瘤。

手部焦痂切开减压术，其目的是松解手内肌，需在腕部尺桡两侧切开。如为电击伤手部严重肿胀者，应在手术室无菌条件下松解腕管，以防正中神经受压。桡侧切口经腕直达拇指桡侧。在手的尺侧做尺侧切口与前臂腕部尺侧切口相连。手指切口做在尺桡两侧直达指尖，以松解各指，改善血供，保留手指长度。

焦痂减张切开，应看作是抢救手术，决不能等待。如果等到知觉和脉搏消失，则肢体可能发生不可逆的损害。如果等到血气改变，则患者很快发生呼吸衰竭。若为环状焦痂，则应尽早行焦痂切开减压术。

5.焦痂切开后创面的处理　焦痂切开处创面最好用生物敷料覆盖，如猪皮、异体皮或人工皮，其上再盖消毒纱布，用4号线在两侧缘连续缝合固定。如无上述生物敷料，可用抗生素湿纱布填充，再用缝线固定，以防切口感染。

二、焦痂切除术

焦痂切除术，是指用手术的方法，在烧伤早期将焦痂快速切除，以达到减轻中毒、控制感染、缩短疗程、恢复功能的目的。

切痂的深度选择：主要取决于烧伤的深浅，临床上常可分为浅切痂和深切痂。浅切痂即切至浅筋膜层，可保留皮下大量的淋巴管和毛细血管网，植大片皮治愈后，手不肿，其外形与功能近似正常，多用于手部的深Ⅱ度和混合度烧伤。此方法较削痂好，平面一致，不会因残留上皮组织而致植皮面出现高低不平。深切痂，其标准深度在深筋膜上，此平面界线清楚，局部血供良好，植皮容易成活。如果切痂深度在脂肪以上，由于脂肪血供差，一旦感染，脂肪液化，植皮极易失败。深Ⅲ度烧伤，除皮肤、皮下脂肪全部烧伤外，深部肌肉组织一并烧毁，肌肉变性坏死，故应把坏死的肌肉一起切除干净。切痂时，对一些大的、完好的体表静脉应尽量保留，日后静脉回流好，肢体不肿。对女性乳房部Ⅲ度烧伤切痂时应慎重，要尽量保留乳腺。对跟腱部位切痂要非常小心，应轻轻牵拉，将跟腱旁脂肪保留，跟腱部尽量浅切，保留腱膜上正常组织，以利于植皮存活。如用力过大，易将焦痂自跟腱上撕下，造成跟腱裸露，植皮不易存活。裸露跟腱易坏死，应保持湿润或用生物敷料保护，待肉芽长出后植皮，局部的深部烧伤可用皮瓣修复。尽量保留部分跟腱，以免日后造成足下垂畸形。

三、削痂术

削痂术创用于20世纪60年代末，是切痂术的一种改良方法。其具体方法是用滚轴取皮刀将坏死组织削除，保留正常真皮和正常脂肪组织。

（一）削痂时机

与切痂术一样，在伤后 3 ～ 5 天是削痂的最好时机。因过早削痂，分界线不清，常易发生削痂过浅；另外，在渗出期削痂会引起严重渗出，加重休克。削痂过晚，因焦痂变硬而不易削除，易发生削痂过深的现象。对一些小面积的深度烧伤，应尽早削痂，创面用自体皮移植，以封闭创面，达到早期痊愈的目的。

（二）削痂深度

削痂深度一般通过肉眼观察判断，其方法有两种。一种是肢体在止血带控制下进行削痂深度判断，如削痂创面呈瓷白色、光泽、湿润，则为正常组织；如呈灰色或棕色、暗、无光泽、干燥，甚至可见栓塞的血管、瘀斑等，则为坏死组织，应再削，直到削干净为止。另一种是不用止血带进行削痂，削痂时可根据创面的出血情况判断削痂深度。如创面呈细小密集的点状出血点，则已削到正常组织。

第二节　大面积深度烧伤创面的修复

一、自体皮大片游离移植

自体皮大片游离移植适合于Ⅲ度烧伤在 50% 以下，自体皮源较多者。每次切除Ⅲ度烧伤面积 20% ～ 25%，切后行自体薄皮片移植。术后 5 天观察创面，皮片 100% 存活。术后 10 天左右，供皮区愈合即可行第二次切痂手术，于供皮区重复取皮，再行移植。这种手术，植皮区皮片愈合好，植皮部位外观和功能好，晚期不会产生畸形，不需再做整形手术。

二、自体网状皮移植

用鼓式取皮机切取一定面积的中厚自体皮，然后采用网状切皮机将其压制成网状，即成网状皮片。这种皮片呈棱形网眼，网眼大小可分为 1∶1、1∶3、1∶6 与 1∶9 四种；扩大倍数与拉网成正比，即 1∶1 者可扩大 1 倍，1∶9 者可扩大 9 倍。大面积烧伤患者，可按创面大小和供皮区面积，选用适当的扩展比例，用以消灭创面，但临床应用多以 1∶3 的比例为宜。如果扩大至 1∶6 或 1∶9，则网眼间隙较大，虽利于引流，但因暴露创面大，渗液也多。为防止患者由于体液丢失而引起低蛋白血症，有人将异体皮或生物敷料打洞，重叠植于网皮上，以减少渗出，但网皮愈合后，网眼处瘢痕多，网眼越大则瘢痕越明显，有碍美观，故尤其不能用于面颈部。

三、自体皮与异体皮联合移植

1. 大张异体皮开窗嵌入自体小皮片法　焦痂切除后，将大张异体皮用打洞机打洞，每个洞呈"口"形，间距为 0.5 ~ 1cm。将大张异体皮采用张力缝合法缝于创面，皮片紧贴创面，内盖一层抗生素纱布，外以大量纱布加压包扎。术后第 3 天，再行嵌植自体皮手术。将取下的自体皮，用切皮机切成 0.4cm 大小的方形小皮片，每块小皮片嵌植于异体皮小孔内，内盖网眼纱布一层，其上放湿纱布、干纱布，再行加压包扎。移植后 3 周左右，异体皮排斥脱落时，自体皮已向四周扩展，有的已融合成片，往往一次手术就可能成功。如有小创面未愈，再行补充植皮。此法节省皮源，适用于大面积Ⅲ度烧伤患者。其缺点：①手术需分两次进行；②用此法创面愈合后，局部瘢痕比较严重，外观不理想。

2. 条状和点状相间移植　此法是将异体皮切成 0.5 ~ 0.6cm 的条状，自体皮切成 0.4 ~ 0.5cm 的方形，移植一条异体皮后，异体皮两边植自体点状皮。自体点状皮，间距为 0.5cm，依次相间。移植完毕，盖网眼纱一层，再盖一层含抗生素纱布，以及大量湿纱布和干纱布行加压包扎。其优点：能较好地覆盖创面，所植皮片易成活，10 天左右即可消灭创面；愈合后创面平坦，瘢痕较少。该法适合于大面积肉芽创面植皮。其缺点：手术费人力、费时间。

四、微粒皮肤移植术

微粒皮肤移植术，就是取厚 0.1 ~ 0.2mm 的薄断层皮片，将皮片切割成很小的微粒，其数量很多，总的边缘很长，依靠处于边缘的细胞有向外周空间扩展的机会，发挥其分裂增殖，向周围蔓延修复创面的作用，使皮片得到最充分的利用。

1. 手术方法　手术方法系将自体皮剪成很小的微粒，约为 1mm，越小越好，放入生理盐水中即可漂浮在水面。由于皮肤表皮较真皮的相对密度小，且表皮相对密度较水小，在水中微粒皮的表面均自然向上，漂浮在水面，基本达到方向一致。微粒皮在生理盐水漂浮过程中即可均匀分散，然后利用绸布转移法，将微粒皮移植到同种异体皮上。

2. 微粒皮的外层覆盖物　由于自体微粒皮很小，如无良好的保护，不易附着在创面上，故微粒皮的外层需要覆盖物来保护。以同种异体皮效果最好，且要求质量好的同种皮覆盖。同种皮存活后，其中自体微粒皮亦存活，此时局部环境完全符合生理条件，适用于微粒皮分裂、增殖及向外爬行。多数病例在同种皮坏死脱落后，其下面的创面可完全愈合或基本愈合。

（郭　亮）

参 考 文 献

黄跃生 .2015. 烧伤关键技术及预防急救指南 . 北京：人民军医出版社

李青峰 .2015. 头面部烧伤重建外科 . 上海：上海交通大学出版社

李万同 .2015. 烧伤整形外科手术学 . 哈尔滨：黑龙江科学技术出版社

第十三章　烧伤瘢痕的治疗

凡能引起皮肤深部损伤，破坏皮肤深部各层结构，均可使皮肤形成瘢痕。Ⅰ度及浅Ⅱ度烧伤均局限于真皮浅层，愈合后一般不留瘢痕。深Ⅱ度或Ⅲ度烧伤创面愈合后1~3个月，瘢痕开始逐渐增厚，高出周围正常皮肤，质地变硬，充血逐渐加剧呈鲜红色，并伴有疼痛、瘙痒、灼热和紧缩感。下肢烧伤瘢痕在站立位时有针刺、麻木感，关节部位可因挛缩出现畸形和功能障碍。烧伤后瘢痕多为增生型，增生时间长且程度严重。所以，预防瘢痕的增生显得尤为重要。烧伤早期治疗阶段要根据烧伤部位、深度，预见到可能产生的畸形和功能障碍，从而采取有效的预防措施。积极保护烧伤创面，避免或减轻感染，杜绝医源性因素使创面加深，尽量不使创面出现肉芽组织。术后早期及时进行主动与被动锻炼，并实施弹力压迫。通过实施非手术预防措施，结合必要的手术，适时而高质量地封闭创面，就可以把后期的挛缩畸形、功能障碍、外貌毁损降到最低限度。此外，预防措施得力，还可以为后期取得良好的整复效果创造条件，可以使后期的整形手术次数减少，手术范围缩小，降低手术难度，术后效果更好，甚至还可以免除后期整复手术。

烧伤早期采取各种预防措施可以最大限度地避免瘢痕的增生，但却无法阻止瘢痕的形成。烧伤严重程度及烧伤部位不同，开始治疗的时间及治疗方法各异，遗留的瘢痕增生、挛缩畸形、功能障碍和外观毁损程度也各种各样，不可能单靠某一种治疗手段解决全部问题。烧伤整复的本质是松解挛缩、矫正外观畸形，而不应把全部精力集中在烧伤瘢痕切除上。因此烧伤瘢痕的治疗应从整体出发，个性化处理，综合治疗并合理安排。

表浅性瘢痕大多不需治疗，即使发生在面部，也需谨慎手术。确实需要治疗而且患者意愿强烈，可根据瘢痕具体情况沿皮纹方向切除，或行瘢痕改形或分次切除。切忌使用皮片移植，以免效果不佳，引发医疗纠纷。

针对表面皮肤正常、范围较小的凹陷性瘢痕，可以钝针进行皮下松解，然后以自体颗粒脂肪充填解决。若皮肤表面瘢痕明显，可将瘢痕皮肤切除，潜行分离瘢痕两侧的皮下组织，逐层缝合供充垫凹陷之需，凹陷即可消失，外观也随之改善。如凹陷性瘢痕范围虽小，但较深在，则需采用局部脂肪瓣或肌瓣的转移，或真皮、脂肪、筋膜、软骨、骨组织的游离移植，或组织待用品植入的方法，才能将凹陷彻底充填平整。凹陷性瘢痕范围较大时，则需采用局部皮瓣、肌皮瓣或游离组织瓣移植的方法改善外形。

萎缩性瘢痕对功能和外观影响较小，通常不需治疗。位于面部有碍美观者，可酌情考虑直接切除缝合或瘢痕切除局部皮瓣转移术。若范围较大者，可考虑做皮肤磨削术。

增生性瘢痕有自行退变、软化的可能。一般情况下，治疗增生性瘢痕应采用非手术疗法和功能锻炼，等待瘢痕成熟、软化且停止生长后，再行手术治疗。

组织器官缺损是由于烧伤后组织器官遭到严重破坏所致，如眉毛、眼睑、鼻翼和外耳等组织器官的缺损畸形，严重影响器官的功能。这类缺损畸形的修复比较复杂，需考虑多种组织复合移植修复衬里、支架和皮肤或行器官再造（参照相应器官整形章节）。

瘢痕疙瘩、瘢痕癌及挛缩性瘢痕都是烧伤瘢痕比较严重的情况，应将瘢痕治疗的各种措施综合应用。在整形修复手术中，又无一成不变的、固定的方法或方案，常要求医生在熟悉病情的基础上，应用丰富的外科知识、智慧与能力，结合患者的具体情况，集思广益，制订最佳方案。对整个方案设计与每一拟行的手术步骤要有清晰的概念，事先胸有成竹，方能应付自如，选用最简便、安全又能满足治疗要求的方法，达到功能与外形均满意的效果。

第一节　瘢痕疙瘩的手术治疗

瘢痕疙瘩为皮肤组织的良性纤维增生，表现为皮肤表面的硬性肿块。肿块可单发，也可多发，复发率较高。治疗以手术切除辅以局部放射治疗、切口缘注射糖皮质激素及压迫治疗等综合治疗。

一、适应证

1. 瘢痕疙瘩趋于稳定。
2. 影响外观或局部症状明显。
3. 患者治疗意愿强烈。

二、禁忌证

1. 瘢痕疙瘩伴发溃疡，感染未得到控制。
2. 术区邻近甲状腺、胸腺、睾丸等重要器官，术后无法行放射治疗的患者。
3. 儿童患者。
4. 患者期望值过高，无法接受复发。

三、术前准备

1. 常规手术准备。
2. 瘢痕疙瘩易藏污纳垢，术前应清洁洗涤 3 天。
3. 对瘢痕疙瘩伴发破溃创面，术前应积极换药并行抗感染治疗。

四、手术要点、难点及对策

瘢痕疙瘩属于良性肿瘤，然而复发率较高。手术治疗应在去除增生瘢痕的同时，尽量保证局部不复发，不加剧、扩大，而且身体其他部位不会出现新生的瘢痕疙瘩。

1.瘢痕疙瘩患者多数为瘢痕体质，切除瘢痕疙瘩的时候要爱惜组织，避免对创缘的损伤。

2.根据患者年龄、需求及瘢痕疙瘩的位置、大小等采取最合适的治疗方案，包括瘢痕疙瘩直接切除缝合，瘢痕疙瘩切除后表皮回植及皮肤扩张后切除瘢痕疙瘩皮瓣修复等。

3.设计手术切口及皮瓣转移增加辅助切口时，要注意统筹兼顾，尽量让切口最小，以减小切缘瘢痕疙瘩产生的概率。

4.切口缝合前，应尽量减少缝合张力。

5.术后应行减张处理及加压包扎，早期即行局部放射治疗。

五、术后监测与处理

1.术后应预防伤口的感染与血肿，感染与血肿不仅影响伤口的一期愈合，而且会导致瘢痕的增生及增加瘢痕疙瘩的复发概率。

2.瘢痕疙瘩术后基本均需配合放射治疗，放疗方案应以小剂量多频次为主。尽管单次放射剂量不大，但对伤口愈合的影响不可忽视。一般情况下，需延迟拆线 5 ~ 7 天。

六、术后常见并发症的预防与处理

1.感染　单纯瘢痕疙瘩切除后为无菌创面，一般发生感染的可能性很低。对于瘢痕疙瘩伴破溃的情况，术后应及早换药，预防感染的发生。若出现局部感染，应按照伤口感染的原则来处理。

2.皮肤放射性损伤　瘢痕疙瘩术后局部放射治疗对于瘢痕疙瘩的治疗是非常重要的环节。然而，局部放射治疗可延缓伤口的愈合，严重者可能出现放射性水疱等。若出现放射性水疱等皮肤放射性损伤，应及时抽出水疱液，积极换药，适当减少放射剂量，以免造成创面的加深。

3.瘢痕疙瘩复发　即使进行综合性的治疗，术后瘢痕疙瘩的复发仍不可完全避免。在瘢痕疙瘩复发早期，可局部注射糖皮质激素治疗。注射糖皮质激素需合理安排注射剂量及频率，以免造成局部坏死及引起机体激素不良反应的发生。当瘢痕疙瘩成熟稳定之后，情况允许的情况下，可考虑再次手术。

七、临床效果评价

瘢痕疙瘩呈浸润性生长，无自限性。临床上治疗瘢痕疙瘩常用的为综合性治疗方案，包括手术切除、放射治疗、局部注射糖皮质激素及压迫治疗等。单纯手术切除后复发率较高，辅以各种综合手段可以大大降低瘢痕疙瘩复发的概率。

第二节　瘢痕癌的手术治疗

烧伤较深的瘢痕，尤其是位于头皮、足跟、四肢关节及小腿下 1/3 等部位的萎缩性瘢痕，皮肤菲薄、血运较差，易受摩擦出现破溃，反复破溃形成溃疡经久不愈，极易诱发癌变。癌变性质多为鳞状细胞癌，也有少数为基底细胞癌。

瘢痕癌是烧伤瘢痕溃疡经久不愈发生恶变的结果，自瘢痕发生到癌变发生，时间长短不一，最短 5 年，最长可达 40 余年。患者年龄越大，越易发生癌变。癌变表现为分泌物恶臭，溃疡外观呈火山口样、菜花样或虫蚀样，触之易出血，表面可覆有脓苔。

烧伤瘢痕发生溃疡，应积极处理，尽早治愈溃疡，防止癌变。当有癌变倾向时，及早行根治性手术切除。

一、适应证

1. 溃疡经久不愈。
2. 溃疡疼痛突然加剧、创面突然扩大。
3. 溃疡分泌物恶臭，外观呈火山口样、菜花样或虫蚀样，触之易出血。
4. 经组织活检确诊溃疡已癌变。

二、禁忌证

1. 患者一般情况较差，无法耐受手术。
2. 癌变侵入颅内，或侵犯四肢骨质而患者坚决拒绝行截肢手术或癌细胞已多处转移。

三、术前准备

1. 常规手术准备。
2. 瘢痕癌患者多数病期较长，溃疡长期渗液并发感染，体液丢失较多，故患者一般健康状况较差。术前应积极改善患者一般状况，矫正贫血、低蛋白血症、电解质及酸碱平衡紊乱等。
3. 对溃疡创面积极换药，做创面分泌物细菌培养及药敏实验，并行抗感染治疗。
4. 完善相关检查，明确瘢痕癌深度及有无远处转移。
5. 供区术前局部清洁，体毛旺盛者提前剃除毛发。

四、手术要点、难点及对策

1. 瘢痕癌的手术原则为根治性切除，可疑或发现癌变时要限期进行手术治疗。
2. 根治切除范围为周边外 3 ~ 5cm，基底未侵及深筋膜者可保留深筋膜，已侵及深筋膜者应切除部分肌肉，甚至包括骨膜。术中应行快速冷冻病理检查，以确保切除范围足够。

3. 当溃疡恶变已侵入骨膜骨质或术后恶变复发者，应考虑截肢或切除病变器官。

4. 区域淋巴结阳性或为预防癌变淋巴转移，可行区域淋巴结清扫。

5. 在局部感染症状较重或无术中快速冷冻病理检查条件的情况下，可一期切除病变组织，待积极换药并常规病理检查确保癌变组织已经根治性切除之后二期再修复创面。

6. 创面修复可行皮片移植，以便于早期发现恶变复发，若经一年观察无复发者可考虑二期行形态修复，如更换皮瓣、再造器官等。

五、手术监测与处理

1. 瘢痕癌根治性切除修复与一般溃疡创面修复术后监测要点相同，需警惕感染、血肿及伤口愈合不佳的发生，并及时做出处理。

2. 行区域淋巴结清扫后，要观察有无淋巴漏的发生。范围较大的区域淋巴结清扫，术中应放置负压引流并牢固加压包扎。术后若发现淋巴漏的出现，应及时抽出淋巴积液，继续加压包扎。

3. 定期局部及全身状况的监测也必不可少，当有癌变复发的征兆时，不可大意，具有手术指征时再次手术治疗。

六、术后常见并发症的预防与处理

瘢痕癌根治性切除术后可能出现的并发症主要有感染、血肿、皮片坏死、淋巴漏等。当出现并发症时，需根据相应治疗原则及时对症处理。

七、临床效果评价

烧伤瘢痕患者年龄越大，越易发生癌变。大多数发生癌变的患者，已经经受了病痛长期的折磨。因此，该类患者一般状况较差，生活质量较低，心理负担较重。癌性溃疡经换药不可愈合，根治性切除作为首选治疗方案应是治疗原则。

瘢痕癌虽然恶性度较高，然而多为局部侵犯，发生远位转移不多。因此，大部分癌变可通过切除达到根治的目的。

第三节 挛缩性瘢痕的手术治疗

烧伤后组织缺失，创面通过收缩愈合并形成挛缩，可分为内在和外在两种形式。内在挛缩常因受累区域伤后组织缺失引起，导致后来的局部扭曲和畸形；外在挛缩是受累区域远处的组织缺失后产生张力牵拉使组织结构变形。烧伤整复的本质是松解挛缩、矫正外观畸形，而不应把全部精力集中在烧伤瘢痕切除上。如果不解决皮肤和软组织不足这个基本问题，过度切除"瘢痕组织"很容易导致更多的临床问题。

松解挛缩的方式很多，可以利用局部组织重排（如"Z"成形术、五瓣法修复术等）、皮瓣转移、皮片移植或皮肤软组织扩张技术等来封闭松解后的继发缺损。松解可以通过切断或切除瘢痕来实现，切断瘢痕松解的优点是可以充分利用已愈合的创面，而且由于张力解除，保留组织的外观和质量通常会有所改善。已成熟的瘢痕和移植皮片松解后也不会再明显收缩。当收缩的组织难以接受或太不整齐，为了达到最好的效果可切除瘢痕。

一、"Z"成形术

（一）适应证

1. 腋窝、肘窝及腘窝等瘢痕条索状增生挛缩或蹼状瘢痕。
2. 鼻、眉毛、眼角及口角等位置异常。
3. 眼睑外翻、口裂过小等组织错位。

（二）禁忌证

1. 术区有急性感染。
2. 全身各脏器功能衰竭不能耐受手术者。

（三）术前准备

1. 常规手术准备，包括血、尿常规，凝血功能，血生化检查，心电图，胸片，心电图及挛缩处关节 X 线片。
2. 术区备皮，尤其是瘢痕处的清洁。

（四）手术要点、难点及对策

1. 局麻或全身麻醉，患肢外展。
2. 以蹼状瘢痕或条索状瘢痕为中轴，然后在中轴的两端以一定的角度（宜在 45° 以上）各设计一个短臂，以亚甲蓝标记。
3. 沿标记线切开皮肤、皮下组织，将深筋膜包含在皮瓣内，保证皮瓣有丰富的血运。掀起皮瓣，两三角皮瓣交错，间断缝合皮下组织及皮肤。典型"Z"成形术由一条中轴及两条臂组成，两臂与中轴等长，分别自中轴两端向相反方向伸出。处理具体病例的时候，典型的"Z"成形术不能解决所有的临床问题，需要根据具体情况灵活应用，进行特殊类型的"Z"成形术的设计，如不同顶角的"Z"成形术、两臂长度不等的"Z"成形术及连续"Z"成形术等。在设计的时候，要将"Z"的中轴做在挛缩张力线上，因为"Z"成形术只是延长中轴，如中轴不在挛缩线上，就起不到延长作用，甚至加重挛缩。此外，设计三角瓣的尖端不可过尖，最好修剪为钝圆形，以免皮瓣尖端坏死。在剥离三角皮瓣的时候不可过浅，以免皮瓣血运不佳，发生坏死。

（五）术后监测与处理

1. 术后应加压包扎，患肢固定于外展位。注意观察患肢的皮肤感觉，如果有皮肤麻木感觉，可能是由于患肢外展角度过大引起，应适当缩小外展角度。

2.瘢痕瓣活性较差，应积极观察有无局部感染、血肿及坏死的发生。当有相应征兆出现的时候，立即对症处理。

（六）术后常见并发症的预防与处理

术后常见的并发症与一般皮瓣转移术后相同，预防及处理方式也相同。

（七）临床效果评价

"Z"成形术是烧伤整复手术中外科医生最常用、最有效的技术。该项技术操作简单，应用广泛，效果良好，通过两个对偶三角瓣相互换位，使局部组织重新配置，从而改变瘢痕组织的牵引方向，以增加组织长度，达到松解瘢痕挛缩、减少组织张力或使错位的组织器官重新复位的目的。

二、五瓣成形术

（一）适应证

外眦、颈部、腋窝等部位的瘢痕挛缩矫治，尤其适用于关节功能部位的蹼状瘢痕挛缩的矫治。

（二）禁忌证

同"Z"成形术。

（三）术前准备

同"Z"成形术。

（四）手术要点、难点及对策

1.以蹼状瘢痕的游离缘为中轴，在中轴中央部位设计一个"Y-V"成形术，然后在长轴两端向皮瓣少的一侧以一定的角度各伸出一臂，用亚甲蓝标记。

2.按设计线切开皮肤及皮下组织，掀起皮瓣并交叉转移皮瓣，分层间断缝合。

（五）术后监测与处理

同"Z"成形术。

（六）术后常见并发症的预防与处理

同"Z"成形术。

（七）临床效果评价

五瓣成形术Z角大，皮瓣多，延长的距离大，并将含有正常皮肤的皮瓣插入瘢痕中，从而改变了瘢痕组织中胶原的排列方向，改善了局部皮肤性质。

三、游离植皮术

（一）适应证

1. 挛缩瘢痕广泛，关节受限。
2. 单纯皮瓣转移无法修复创面，且瘢痕切除后无骨关节及肌腱外露。

（二）禁忌证

1. 瘢痕局部有急性感染者。
2. 患者全身情况较差不能耐受手术者。
3. 瘢痕切除后创面血运不佳者，如骨关节、软骨、肌腱等外露。

（三）术前准备

1. 手术常规准备。
2. 术区备皮，包括瘢痕组织的清洁处理，供区剃除毛发等。

（四）手术要点、难点及对策

1. 患肢充分外展，彻底切除松解挛缩瘢痕，使挛缩关节能够充分活动。术中要掌握层次，尽量不要让神经、血管及肌腱外露，以免影响植皮成活。如果挛缩处关节变形严重，尤其是屈曲畸形严重，松解后不可强行伸直关节，以免引起血管断裂，发生皮瓣血运不佳而坏死。

2. 按挛缩瘢痕松解后皮肤缺损的大小及形状，在供区切取全厚或中厚皮片移植于皮肤缺损处，打包包扎固定。四肢关节部位可行石膏固定。供区直接缝合。

（五）术后监测与处理

见皮片移植章节。

（六）术后常见并发症的预防与处理

见皮片移植章节。

（七）临床效果评价

植皮是烧伤瘢痕治疗的核心，而且最为简单。在进行手术的时候，要注重细节。烧伤瘢痕皮下脂肪、乳腺腺体及眼轮匝肌等皮下组织很少压缩移位，因此无论是通过切开还是切除来松解均应限制在表面瘢痕组织内，这样当深层组织伸展恢复其正常形态后，外形也会随之恢复正常，如不限制在表面瘢痕组织，将会导致医源性外观畸形，且通常无法矫正。松解应尽量过度矫正挛缩畸形，在松解切口末端做鱼尾状放射附加切口植皮后，会出现类似"W"成形术的效果，能有效防止再次挛缩。

四、皮瓣转移术

（一）适应证

瘢痕挛缩较重，切除后有神经、血管或肌腱外露者。

（二）禁忌证

同"Z"成形术。

（三）术前准备

同"Z"成形术。

（四）手术要点、难点及对策

1. 彻底切除并松解挛缩瘢痕。

2. 按创面皮肤缺损的多少于其附近设计局部皮瓣，以旋转皮瓣或易位皮瓣为主。反复试样后，确定皮瓣的位置、大小及形状，并用亚甲蓝标记。

3. 按设计线切开皮肤、皮下组织，自深筋膜浅层剥离至蒂部，将皮瓣通过旋转或易位的方式转移至受区，分层间断缝合切口。扩张法供瓣区可直接缝合，非扩张法大多需行皮片移植修复继发缺损。

4. 皮瓣下面放置负压引流，防止皮瓣下积血积液，影响皮瓣成活。关节部位需行石膏固定，使皮瓣处于无张力状态，同时防止皮瓣撕脱。

125

（五）术后监测与处理

同"Z"成形术。

（六）术后常见并发症的预防与处理

同"Z"成形术。

（七）临床效果评价

对于烧伤瘢痕来说，皮瓣转移可以获得良好的外形和功能恢复，可以对骨关节、肌腱、血管及神经干外露等创面进行极好的修复。尤其是扩张法皮瓣转移术既可最大范围地去除挛缩瘢痕，又能较好地修复缺损，恢复组织的正常结构。

（陈红波）

参 考 文 献

汪良能，高学书.1989.整形外科学.北京：人民卫生出版社

王炜.1999.整形外科学.杭州：浙江科学技术出版社

第十四章 头皮与颅骨损伤

第一节 头皮损伤

头皮损伤多由创伤、头皮撕脱、头皮肿瘤切除后所致，临床可表现为擦伤、挫伤、裂伤，缺损。头皮损伤有合并颅骨骨折和颅内血肿的可能，应注意有无颅内压增高的症状与体征；头皮开放性损伤如处理不当，一旦感染，便有向深部蔓延导致颅内感染的危险。头皮擦伤、挫伤、裂伤治疗时主要注意严密地止血，清除坏死组织，清创缝合，保持创面清洁预防感染。头皮缺损的治疗需要根据缺损的面积、部位进行手术方案的选择。

头皮缺损是指头皮的连续性中断，头皮部分或全部缺损。头皮缺损多由创伤、头皮肿瘤切除等原因造成，少部分为先天性头皮缺损。根据损伤的程度，可分为部分头皮缺损、全层头皮缺损。

一、清创缝合、局部皮瓣修复头皮缺损

（一）适应证

1. 中小面积的头皮缺损。
2. 局部无感染，创面清洁。
3. 身体健康，无手术禁忌证患者。

（二）禁忌证

1. 大面积头皮缺损。
2. 缺损边缘头皮弹性差、瘢痕、血供不良。
3. 创面污染严重，感染。
4. 身体健康状况差，有明显手术禁忌证患者。

（三）术前准备

进行全身检查，纠正水电解质失衡，防治休克。备皮，清除创面周围的污物、坏死组织。根据缺损部位及程度，设计皮瓣，判断手术方案的可行性。

麻醉选择：对于身体健康的患者，耐受性、依从性好，可采用局部麻醉的方法；对于年老体弱、儿童患者，可采用全麻插管的方法，保障患者的生命安全。

（四）手术要点、难点及对策

1. 旋转皮瓣　治疗直径 6cm 以内的头皮缺损，首选旋转皮瓣，以四周的头皮为蒂，于骨膜上掀起皮瓣，旋转皮瓣，修复创面。

根据缺损的部位，选择合适的体位，用碘伏、双氧水、生理盐水冲洗创面，清除坏死组织并彻底止血。以缺损边缘头皮为轴，设计皮瓣并用亚甲蓝标记，术区注射肿胀液以利于剥离。沿切口线切开头皮至帽状腱膜下，并止血，切口后，于骨膜上行钝性分离，形成皮瓣，将缺损缘及皮瓣缘的头皮充分剥离，以增加周围头皮的松动性，减少张力，将皮瓣旋转覆盖创面。于皮下行减张缝合，头皮间断缝合。皮瓣下放置引流管，防止血肿形成。术毕用纱布绷带加压包扎。

2. 推进皮瓣　利用额、颞部，枕部的皮肤松动性，前提是保护好知名血管，缺点是皮瓣移动性不大。

手术要点及应对策略同旋转皮瓣。

3. 颅骨膜瓣　颅骨膜具有丰富的血管网，旋转后可作为移植皮肤的血管床。

切开缺损周围头皮，于骨膜上剥离，以缺损周围正常的颅骨膜为蒂，根据缺损区大小设计骨膜瓣的长、宽，切开骨膜，用剥离子于颅骨上将骨膜剥离，操作中应轻柔防止损伤骨膜，因骨膜和颅骨间有滋养孔，易出血，备骨蜡止血。将形成的骨膜瓣选择覆盖创面，将原骨膜瓣上的头皮原位缝合。骨膜瓣形成后，可在其上行游离植皮术。

4. 多瓣法　适用于面积较大的头皮缺损，尤其适用于儿童患者，皮瓣可以局部的血管为蒂，多个皮瓣交叉修复缺损。皮瓣易成活，对较大的缺损修复具有一定的优势。

手术要点及应对策略同旋转皮瓣。

127

（五）术后监测与处理

观察引流液的颜色和量，判断失血量及有无感染。

（六）术后常见并发症的预防与处理

1. 血肿、血清肿　头皮血供丰富，易出血、渗出，术中严密止血，放置引流，术后运用止血药。

2. 感染　严重感染机会较少，多为局部感染。因此术后除全身应用抗生素外，术中应彻底清创。

3. 皮瓣局部坏死　多因为创缘组织损伤严重，血供不良，缝合口张力过大造成，术中应以血流丰富的头皮为轴，充分减张。

（七）临床效果评价

局部皮瓣法是修复头皮的最好方法，不但能修复创面，还能让缺损区有毛发生长。

二、游离植皮术

（一）适应证

1. 大面积头皮缺损（图 14-1）。
2. 头皮撕脱伤。
3. 缺损边缘头皮弹性差、瘢痕。
4. 缺损区肉芽组织生长良好，无颅骨外露。

（二）禁忌证

1. 局部污染严重，感染。
2. 颅骨外露。
3. 全身情况差，有明显手术禁忌。

（三）术前准备

进行全身检查，纠正水电解质失衡，防治休克。备皮，清除创面周围的污物、坏死组织。根据缺损面积大小选择供皮区，出血量多时做好交叉配血输血准备，必要时给予镇痛药物。头皮撕脱伤患者撕脱头皮应妥善保存，防止离体头皮再次受损，对脱落的头皮应尽快进行清洁保护处理，损伤不严重者可反鼓取皮、回植。

麻醉选择：对于身体健康的患者，耐受性、依从性好，可采用局部麻醉的方法；对于年老体弱、儿童患者，可采用全麻插管的方法，保障患者的生命安全。

（四）手术要点、难点及对策

1. 缺损区处理　彻底清洗创面，去除污物、坏死组织，并彻底止血，如有颅骨缺损可用骨膜瓣覆盖。术区准备完毕，用复方肾上腺素盐水纱布覆盖创面。
2. 皮片切取　根据缺损区面积大小于供皮区切取同样大小皮片，可为刃厚皮片，或切除全层皮肤。减张后缝合创面，包扎。
3. 皮片处理　修剪切除皮肤组织，形成中厚皮片。
4. 皮片移植　将皮片移植于头部创面上，留长线打包加压固定，用纱布绷带加压固定（图 14-2）。

（五）术后监测与处理

观察植皮区创面渗出情况，有无异味、血肿、血清肿，感染会严重影响皮片的存活。

（六）术后常见并发症的预防与处理

1. 皮片坏死　由于局部血供不良、血肿、感染等可导致皮片、局部坏死，甚至全部坏死。
2. 出血、血肿　头皮血供丰富，易渗血，吻合口吻合不良。
3. 感染。

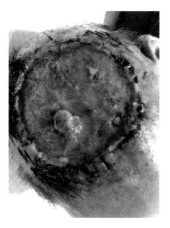 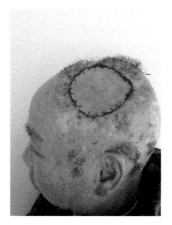

图 14-1　头皮大面积缺损创面　　　　图 14-2　游离植皮术后

4.植皮区无毛发生长。

（七）临床效果评价

皮片成活是判断手术成功与否的重要指标，头皮血供良好，皮片易成活，如有小部分皮片坏死，可行换药处理。

三、游离皮瓣修复头皮缺损

（一）适应证

1.大面积头皮缺损，无法植皮者。
2.供区血管情况良好，无皮肤感染等病变。

（二）禁忌证

1.全身情况差，有明显手术禁忌。
2.凝血功能异常。
3.头皮损伤严重，不能探及知名血管。
4.缺损区感染。

（三）术前准备

1.受区准备　清除缺损区坏死组织，用多普勒超声血流探测仪探查知名动脉及伴行静脉作为吻合血管用，测量缺损区面积。
2.供区选择　根据缺损面积及供区二次损伤情况选择供区，用多普勒超声血流探测仪探查游离皮瓣血管蒂并标记，设计皮瓣。
3.全身情况准备　包括饮食、病房环境、禁烟、凝血等。

（四）手术要点、难点及对策

1. 腹股沟皮瓣　以旋髂浅动脉为蒂，用于修复头皮缺损，但是其蒂部较为短小，血管走行有解剖变异，目前已经很少使用。

2. 背阔肌皮瓣　可采用肌皮瓣，也可采用肌瓣表面植中厚皮片，以胸背动静脉为蒂，该动脉解剖位置恒定，较少变异，血管蒂长，面积广泛，实用性强。缺点是皮瓣臃肿，外形欠佳，后期的修复具有一定的难度。

3. 肩胛皮瓣　以旋肩胛动脉末支为蒂，血管粗而恒定，优点是皮瓣较薄不臃肿，缺点是皮瓣较小，不适合全层头皮缺损患者。

4. 大网膜皮瓣　因损伤较大，目前已经很少使用。

（五）术后监测与处理

观察皮瓣色泽、温度，有无吻合口瘘等情况，防止血管危象发生。

（六）术后常见并发症的预防与处理

1. 皮瓣存活不良、坏死　多由于静脉回流障碍造成，术后应加压包扎。
2. 皮瓣臃肿　术后 3～6 个月后可行皮瓣修薄。
3. 无毛发生长

（七）临床效果评价

皮瓣成活良好、无坏死即为手术成功，此手术方法由于存在二次损伤，术后皮瓣臃肿、皮瓣区无毛发生长的问题，临床中运用较少。

130

第二节　颅骨缺损

颅骨缺损多由创伤、肿瘤切除、烧伤、电击伤等原因造成，先天性颅骨缺损较为少见。颅骨缺损使头颅失去了正常颅骨的屏障作用，并严重影响外观和患者的心理。颅骨缺损的修补不但要恢复正常协调的头颅轮廓，而且要恢复正常的生理功能，防止继发性脑损害的发生。颅骨缺损的修复目前主要采用手术的方法修复，各种手术方法的不同主要在于修复材料的选择，目前常用的修复材料包括自体骨和人工材料。

一、自体骨修复颅骨缺损

自体骨具有转导、诱导成骨的潜能，是颅骨修复理想的选择材料。自体骨包括颅骨、肋骨、髂骨、肩胛骨、胫骨。自体颅骨是最理想的修复材料，但常面临骨量不足的限制。自体肋骨、髂骨、肩胛骨、胫骨成骨机制与颅骨成骨机制不同，移植后存在严重的吸收现象；而且容易造成供区的严重畸形，塑形欠佳，远期效果难以预测，因此在临床中的运用逐渐减少，本章节中对于此部分内容将不做探讨。

二、自体颅骨修复颅骨缺损

（一）适应证

1. 颅骨缺损直径大于 3cm、小于 6cm 者。
2. 缺损部位有碍美观。
3. 引起长期头昏、头痛等症状难以缓解者。
4. 脑膜 – 脑瘢痕形成伴发癫痫者（需同时行痫灶切除术）。
5. 严重精神负担影响工作与生活者。

（二）禁忌证

1. 颅内压高。
2. 缺损面积较大。
3. 身体状况差，无法耐受手术，有明显手术禁忌证患者。

（三）术前准备

术前检查：生命体征检查；血、尿、便常规；凝血功能检查，凝血时间应正常；心电图和胸部 X 线检查无异常；肝肾功能和血离子检查正常；术前 CT 检查。

备骨蜡止血用，备硬脑膜修补材料，防止术中损伤硬脑膜，发生脑脊液漏。

术前备皮，剃光头，减少感染机会。根据 CT 数据进行三维重建，准确评估缺损范围，制订手术方案。

麻醉选择：应以安全和保证呼吸道通畅为原则，施行气管插管全身麻醉。

（四）手术要点、难点及对策

1. 于骨缺损边缘 1cm 头皮处设计切口线并用亚甲蓝标记，于对侧选择颅骨瓣供区并设计辅助切口，术区注射肿胀液使得头皮与骨膜分离，以利于剥离。
2. 沿切口切开，于骨膜上剥离，分离头皮，切口处头皮用头皮夹止血。
3. 将头皮于缺损区上硬脑膜上剥离，剥离时动作轻柔，避免损失硬脑膜，如硬脑膜破裂，撕裂处可用可吸收线缝合，破裂大于 1cm 需要用硬脑膜修复材料修复，硬脑膜出血用滴水镊止血，避免热损失导致脑组织损失。
4. 去除缺损区边缘碎骨片，骨缘用骨蜡止血。
5. 一种切取颅骨瓣方法为测量缺损区面积，于对侧已剥离头皮处颅骨上标记切取颅骨瓣范围，用牙科钻标记截骨线并截骨，深度至板障层，用凿子切取颅骨瓣，切取过程中应注意凿子的弧度及用力大小，避免颅骨瓣断裂、伤及内板和脑组织，切取颅骨瓣后用骨蜡止血。另一种切取颅骨瓣方法为全层切取颅骨组织，将切下的颅骨组织劈开，将颅骨内板或外板放回原处固定。对于部分去骨瓣减压患者，术后保存的颅骨瓣可直接使用，不需要切取颅骨瓣。

6.将颅骨瓣移植于骨缺损区，用微钛板、钛钉固定（图 14-3）。

7.放置负压引流，间断缝合切口，用纱布、绷带加压固定。

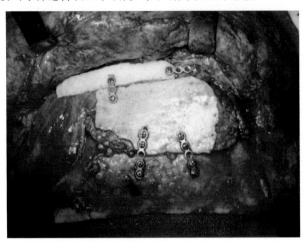

图 14-3　自体颅骨外板植入，固定

（五）术后监测与处理

给予全麻术后护理常规，去枕平卧 4 ~ 6 小时，持续心电监测，持续低流量吸氧，保证各种管道通畅。保持术区外敷料清洁干燥、固定，及时更换被浸湿的敷料，并用无菌敷料加压包扎。保持头部引流管通畅，定时挤压，避免受压、折叠、扭曲。抗感染治疗，预防感染。必要时给予营养素，增加静脉补液量。注意观察引流液性状，判断有无脑脊液漏，有无脑脊液鼻漏。

（六）术后常见并发症的预防与处理

1.切口愈合不良、切口裂开、部分皮肤坏死　游离周围头皮，减张缝合。

2.出血、血肿、皮下积液　充分引流。

3.修复材料外露　多由于感染、摩擦引起头皮坏死引起。

4.自体骨修复颅骨缺损，存在骨吸收现象。

5.局部凹凸不平、修复材料移位、外形改变、继发畸形　术中稳定的内固定，可减少修复材料移位。

6.脑脊液漏　术中避免硬脑膜损伤，修补破裂的硬脑膜可有效防止脑脊液漏的发生。

7.癫痫　由于侧支循环的建立，皮瓣参与其覆盖的脑组织供血，剥离皮瓣后造成该处脑组织血供减少可导致癫痫发生。

（七）临床效果评价

缺损修复：恢复颅骨的连续性，可有效地防止外力造成的脑损伤，可明显减轻颅骨缺损综合征症状，头痛、头昏、焦躁不安、易疲倦、易激惹、注意力不集中、记忆力下降、抑郁、对震动及声响耐受力下降等状况也能得以缓解。

此外应进行定期随访，观察有无骨吸收现象，有无继发移位、外形改变。

三、人工材料修复颅骨缺损

人工修复材料种类繁多，临床常见的人工修复材料为钛合金板、网，Medpor，羟基磷灰石。临床上所运用的人工材料必须具备良好的性能：良好的生物相容性；不传热、不导电；化学性能稳定，无毒，无抗原－抗体反应；有一定的强度，抗击打能力好，术后长期维持其形状；易于塑形、轮廓化方便、不易老化；能透过 X 线，不干扰 CT 及 MRI 等检查。硅胶、有机玻璃和骨水泥等修补材料生物相容性差，容易发生老化断裂，术后并发症也较多，目前临床已很少使用。钽、不锈钢、氢氧化铝等金属材料或合金，生物性能不稳定、易分解，容易造成对机体的伤害，已经被废用。生物诱导骨再生材料目前多处于试验阶段，尚未运用于临床。

（一）适应证

1. 颅骨缺损直径大于 3cm，无自体颅骨来源或自体颅骨量不足。
2. 其他适应证同自体骨修复。

（二）禁忌证

1. 缺损区软组织血供不良、瘢痕、感染。
2. 特殊过敏体质者。
3. 其他禁忌证同自体骨修复。

（三）术前准备

术前检查 CT，根据 CT 数据进行个性化修复体的构造，术前将修复体消毒备用。其他准备同自体骨修复。

（四）手术要点、难点及对策

1. 于骨缺损边缘 1cm 头皮处设计切口线并用亚甲蓝标记，术区注射肿胀液使得头皮与骨膜分离，以利于剥离。
2. 沿切口切开，于骨膜上剥离，分离头皮，切口处头皮用头皮夹止血。
3. 将头皮于缺损区硬脑膜上剥离，剥离时动作轻柔，避免损失硬脑膜，如硬脑膜破裂，撕裂处可用可吸收线缝合，破裂大于 1cm 需要用硬脑膜修复材料修复，硬脑膜出血用滴水镊止血，避免热损失导致脑组织损失。
4. 去除缺损区边缘碎骨片，骨缘用骨蜡止血。
5. 将修复体移植于骨缺损区，用微钛板、钛钉固定（图 14-4）。应注意避免修复体局部不平整、弧度生硬，防止持久摩擦导致头皮坏死，修复体外露。
6. 放置负压引流，间断缝合切口，用纱布、绷带加压固定。

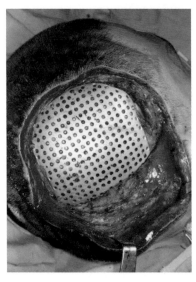

图 14-4　个性化修复体植入固定

（五）术后监测与处理

给予全麻术后护理常规，去枕平卧 4 ~ 6 小时，持续心电监测，持续低流量吸氧，保证各种管道通畅。保持术区外敷料清洁干燥、固定，及时更换被浸湿的敷料，并用无菌敷料加压包扎。保持头部引流管通畅，定时挤压，避免受压、折叠、扭曲。抗感染治疗，预防感染。必要时给予营养素，增加静脉补液量。注意观察引流液性状，判断有无脑脊液漏、有无脑脊液鼻漏。

（六）术后常见并发症的预防与处理

术后常见并发症为切口愈合不良、感染、血肿、血清肿，预防策略与自体骨修复颅骨缺损相同；重点防止假体感染外露，如有感染必须将假体取出，彻底清创，待创面清洁后才可进行再次修复手术。

（七）临床效果评价

由于个性化修复体能与颅骨轮廓匹配，头颅外形恢复正常，修复效果好，颅骨缺损综合征症状可得到明显减轻。此外还应进行定期随访，观察有无假体继发移位、外形改变。

（王介聪）

参 考 文 献

王炜 .1999. 整形外科学 . 杭州 : 浙江科学技术出版社

朱洪荫 .1986. 中国医学百科全书 - 整形外科学 . 上海 : 上海科学技术出版社

Artico M, Ferrante L, Pastore FS, et al. 2003. Bone autografting of the calvaria and craniofacial skeleton:historical background, surgical results in a series of 15 patients, and review of the literature. Surg Neurol, 60:71

Cabraja M, Klein M, Lehmann TN. 2009. Long-term results following titanium cranioplasty of large skull defects. Neurosurg Focus, 26:E10

Gruss JS, Mackinnon SE, Kassel EE, et al.1985. The role of primary bone grafting in complex craniomaxillofacial trauma. Plast Reconstr Surg,75:17

Moreira-Gonzalez A, Jackson IT, Miyawaki T, et al. 2003. Clinical outcome in cranioplasty:critical review in long-term follow-up.J Craniofac Surg, 14:144

第十五章　颌面损伤

颌面部具有很多重要的器官与组织，上接颅脑，下连颈部，是呼吸道和消化道的起端，颌面部骨骼及腔窦较多，血循环丰富，有着特殊的解剖生理特点，遭受损伤后，对生理功能和容貌都会造成极大的伤害，可使发音、语言、进食、咀嚼、吞咽及表情功能发生障碍，严重者可引起呼吸困难，甚至窒息或大量失血而危及生命。口腔颌面部损伤平时多因工伤、运动损伤、交通事故和生活中的意外伤害所致。

一、颌面损伤特点

1.易出血、血肿、水肿　颌面部血循环丰富，伤后易出血，形成水肿；组织疏松，水肿严重，可压迫、堵塞呼吸道。

2.创面易愈合　血运丰富，组织抗感染与再生能力较强。

3.常伴发牙损伤　包括牙齿破碎、缺失，牙槽骨或颌骨骨折，牙齿与腔窦相连，易导致感染。牙列的移位或咬合关系错乱是诊断颌骨骨折的最重要体征之一。

4.易发生窒息　损伤时可因组织移位、肿胀及舌后坠、血凝块和分泌物的堵塞而影响呼吸或发生窒息。

5.影响进食和口腔卫生　损伤后或由于治疗需要做颌间牵引时可能会影响张口、咀嚼、语言或吞咽功能，妨碍正常进食。

6.有时伴有颈部伤　注意有无颈部血肿、颈椎损伤或高位截瘫。颈部血管损伤可形成颈动脉瘤，假性动脉瘤和动、静脉瘘。

7.可伴有其他解剖结构的损伤　涎瘘，腮腺受损；面瘫，面神经损伤；三叉神经损伤时则可在相应分布区域出现麻木感。

8.面部畸形　颌面部受损伤后，面部轮廓改变，局部遗留瘢痕，会造成患者容貌的改变，对患者的心理健康带来极大的影响。

9.易并发颅脑损伤　包括脑震荡、脑挫伤、颅内血肿和颅底骨折等，此类患者常有昏迷病史，部分患者有脑脊液漏。

二、颌面损伤的急救措施

（一）窒息的急救处理

1.及时清除口腔、咽部异物、呕吐物、血块。

2. 吊起后坠的舌头。

3. 托起下坠的上颌骨。

4. 气管插管，气管切开。

（二）大出血的处理

1. 指压止血法：用手指压迫出血部位知名动脉的近心端，适用于出血较多的紧急情况，作为暂时性止血。

2. 包扎止血法：可用于毛细血管、小静脉及小动脉的出血或创面渗血。

3. 填塞止血法：可用于开放性和洞穿性创口，也可用于窦腔出血。

4. 结扎止血法：是常用而可靠的止血方法。若条件许可，对于创口活跃出血的血管断端都应以血管钳夹住做结扎或缝扎止血。包括颈外动脉结扎法。

5. 药物止血法：适用于组织渗血，小静脉和小动脉出血。

（三）防治脑损伤

防治脑水肿，降低颅内压。

（四）防治休克

创伤性休克：止血、输血、镇痛、补液、镇静，可用药物协助恢复和维持血压；失血性休克：补充有效血容量、彻底消除出血原因、防止血容量继续丢失。

（五）防治感染

清除坏死组织及异物，运用抗生素预防感染。

第一节　软组织损伤

颌面软组织损伤主要是外部暴力所致，可分为擦伤、挫伤、切割伤、刺伤、挫裂伤、撕裂伤、咬伤及火器伤等。挫伤是皮下及深部组织遭受损伤而无开放创口，常有组织内溢血，形成瘀斑，甚至发生血肿。其主要特点是局部皮肤变色、肿胀和疼痛。刺伤的创口小而伤道深，多为非贯通伤（盲管伤）。刺入物可将砂土和细菌带至创口深处。切割伤的创缘整齐，伤及大血管时可大量出血，如切断面神经，则发生面瘫。撕裂或撕脱伤为较大的机械力量致使组织撕裂或撕脱，如长发辫被卷入机械中，可将大块头皮撕脱，严重者甚至可将整个头皮连同耳郭、眉毛及上睑同时撕脱。撕脱伤伤情重、出血多、疼痛剧烈，易发生休克。其创缘多不整齐，皮下组织及肌肉均有挫伤，常有骨面裸露。枪伤多为贯穿伤，常伴有骨性损伤，创面污染程度严重，易感染。

颌面部软组织损伤的治疗主要以急救措施为主，挽救生命。外科治疗主要为清创缝合，闭合创面。

一、颌面部软组织损伤清创缝合手术要点

1. 冲洗创口　用生理盐水洗净创口四周的皮肤；然后在麻醉下用大量生理盐水和 1%～3% 过氧化氢交替冲洗创口，尽可能清除创口内的细菌、泥沙、组织碎片或其他异物。

2. 清理创口　原则上尽可能保留颌面部组织。除确已坏死的组织外，一般仅将创缘略加修整即可。唇、舌、鼻、耳及眼睑等处的撕裂伤，即使大部分游离或完全离体，只要没有感染和坏死的情况下，也应尽量保留，争取缝回原位，仍有可能愈合。

3. 缝合　由于口腔颌面部血运丰富，组织再生力强，即使在伤后 24 小时或 48 小时之内，均可在清创后行严密缝合；甚至超过 48 小时，只要创口无明显化脓感染或组织坏死，在充分清创后，仍可行严密缝合。对估计有可能发生感染者，可在创口内放置引流物；已发生明显感染的创口不应做初期缝合，可采用局部湿敷，待感染控制后，再做处理。

二、不同部位软组织损伤处理特点

1. 舌损伤　处理策略：使用较粗的缝线，进针深、距离创缘远，打结牢靠；尽量维持舌的长度，避免影响舌的功能。

2. 颊部贯穿伤　处理策略：尽量关闭创口和消灭创面。无组织缺损，按口腔黏膜、肌肉、皮肤层分层缝合；有缺损者，缺损较少需严密缝合口腔黏膜，关闭贯通创口，面颊部缺损可采用局部皮瓣或植皮修复。大面积缺损可直接将黏膜与皮肤缝合，消灭创面；洞形缺损可后期修复。

3. 腭损伤　处理策略：软腭损伤，缝合顺序为鼻侧黏膜、肌肉层、口侧黏膜；硬腭缺损，可采用邻近黏骨膜瓣；缺损较大者应用腭板使口鼻腔隔离。

4. 唇、舌、耳、鼻及眼睑组织断裂伤　处理策略：如离体组织完好，在伤后 6 小时内，原则上尽量原位缝合。主要处理为彻底清创，局部保暖，预防感染。

5. 腮腺、腮腺导管损伤　处理策略：腺体损伤，严密逐层缝合，加压包扎，并使用抑制腺体分泌药物；腮腺导管断裂，用导管辅助吻合断端。

6. 面部神经损伤　处理策略：无缺损者，可行断端吻合；有缺损者可采用腓肠神经或耳大神经移植。

第二节　颌面骨损伤

颌面骨损伤伴发于不同程度的软组织损伤，临床常见的颌面骨损伤包括上颌骨损伤、下颌骨损伤、颧弓损伤、颧骨损伤、全面部损伤等。

一、上颌骨损伤

上颌骨是面中部的主要骨骼，并参与鼻、眶、腭等部的构成，其上方为眼眶的下壁，

下面为口腔的顶，内侧壁即鼻腔外侧壁，骨体中空为上颌窦腔，形成一拱形支柱式结构。上颌骨骨折除具有一般骨折损伤的共同症状和体征，如肿胀、疼痛、出血，瘀斑、移位和局部畸形等外，还有一些特有的临床表现，如骨折段移位、"眼镜"状瘀斑、口出血、鼻出血、脑脊液漏、视力受损等。

最常使用的上颌骨骨折分类法是 Le Fort 分类法：① Le Fort Ⅰ 型骨折，即上颌骨低位骨折或水平骨折。骨折线在梨状孔平面，相当于下薄弱线。骨折线经过鼻底，在所有牙根的上方，水平延伸至两侧上颌骨翼突缝附近，造成包括牙槽突、腭骨及上颌结节在内的上颌骨下 1/3 的整块骨折。② Le Fort Ⅱ 型骨折，即上颌骨中位骨折或锥形骨折。骨折线发生在相当于中薄弱线的部位，自鼻额缝向两侧延伸，横过鼻梁、泪骨、眶底、颧上颌缝、眶下孔、上颌骨侧壁、翼突至翼上颌窝，有时可波及筛窦而达颅前窝。此型骨折临床上最常见。③ Le Fort Ⅲ 型骨折，即上颌骨高位骨折或颅面分离。骨折线发生于上薄弱线相应的部位，即通过鼻额缝，横越眶底，经颧额缝、颧弓，向后达翼突，形成面中 1/3 部与颅底完全分离。

上颌骨骨折的治疗包括早期急救处理和确定性治疗——复位与固定。原则上复位、固定的时间越早越好，但又不能只从颌面部的伤情考虑问题，应重视患者的全身情况。如患者伴有颅脑损伤、休克、其他重要脏器损伤或有窒息危险时，均应首先救治这些危急情况，抢救生命，待全身情况好转并稳定后，方可进行颌骨骨折的治疗。颌骨骨折的复位方法包括手法复位、牵引复位和手术复位。

（一）手法复位

手法复位适用于单纯性骨折的早期，骨折处尚未发生纤维性愈合，骨折段仍有活动度，用手法推、拉，即可将移位的骨段恢复到正常位置。

（二）牵引复位

牵引复位适用于手法复位效果不满意，或骨折处有纤维性错位愈合，已不能手法复位的病例。牵引复位的方法有两种，即口外的颅颌牵引法和口内的颌间牵引法。

1.颅颌牵引法　在上颌牙列上安置、固定牙弓夹板，在头部制作石膏帽，从石膏帽中向前伸出铁丝支架，然后在牙弓夹板与铁丝之间，用橡皮筋做持续性牵引，将向后下移位的骨折段牵拉到正常的位置。

2.颌间牵引法　在上、下颌牙列上分别安置、固定好带有挂钩的牙弓夹板，根据骨折线需要复位的方向，在上、下牙弓夹板的挂钩上套上橡皮筋，作为牵引用，使移位的骨折段逐渐复位，并恢复正常的咬合关系。如为一侧上颌骨骨折或部分上颌骨骨折，单用颌间牵引法，即可达到复位目的。如为双侧上颌骨横断骨折，除做颌间牵引外，还需加用颅颌牵引法。

（三）手术复位

1.适应证
（1）上颌骨陈旧性骨折。

（2）骨折错位愈合。

（3）断折端较多、骨碎块较多的上颌骨损伤严重的患者。

（4）面部多发骨折。

2. 禁忌证

（1）伴有复发伤，如颅脑损伤、重要脏器损伤、休克等。

（2）局部、全身感染，无法耐受手术者。

3. 术前准备　避免骨折处受压，伴有脑脊液漏的患者取平卧位，脑震荡者绝对卧床休息，术前拍摄 CT，了解骨折部位、移位情况、有无关节损伤等，根据 CT 设计手术方案；清除坏死组织、掉落的牙齿，清洁口腔；运用消肿药物减轻水肿；根据病情请相关科室会诊，尽量联合手术一期解决颌面部合并伤；与患者及其家属充分沟通，签署知情同意书；营养支持，矫正酸碱失衡。

4. 手术要点、难点及对策

（1）麻醉选择：选用全麻插管方法。

（2）手术入路：应选择隐蔽切口，根据骨折情况可选择半冠状切口、下睑缘切口、口内黏膜切口。

（3）切开、剥离、暴露：切口处注射肾上腺素肿胀液可有效减少术中出血，切开皮肤皮下组织，注意避免损失面神经，剥离到骨折端时切开骨膜，于骨膜下剥离充分暴露骨折端。

（4）复位、固定：对于新鲜骨折，借助稳定骨折端为着力点，轻轻撬动错位骨折端即可复位，对于陈旧性骨折需截断错位愈合骨块，将错位骨块复位。将错位骨块复位后，采用坚强内固定系统固定（图 15-1）。

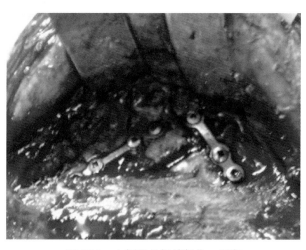

图 15-1　上颌骨骨折端复位，固定

（5）根据损伤情况选择单颌固定或颌间固定。

（6）关闭创面：冲洗创面，必要时放置负压引流，分层缝合切口，加压包扎。

5. 术后监测与护理　术后进行心电监护，术后护理常规所包含的内容如保持口腔清洁、饮食及观察全身状况。术后 7 ~ 10 日拆洗。进行定期复查，观察骨折端愈合情况。

6. 术后常见并发症的预防与处理

（1）感染：彻底清除坏死组织，术后运用抗生素预防感染。

（2）血肿：充分止血，引流，保证牢固。

（3）切口愈合不良，切口裂开：加强营养，促进创面愈合，清洁创面，预防感染。

（4）术后遗留瘢痕、增生、挛缩：抗瘢痕治疗。

（5）骨折端愈合不良，错位愈合，继发畸形：清除坏死骨，分离骨块间植骨。

（6）面神经损伤，面部表情变化，如嘴角歪斜、鼻唇沟变浅、抬眉不能等：剥离时操作轻柔，解剖层次清晰。

（7）局部麻木，感觉障碍：多由术中牵拉神经引起，多可自行恢复。

（8）眼球凹陷，动眼功能障碍，视力受损、失明：术中可行眼眶重建术，矫枉过正，防止继发凹陷，避免损失动眼神经。

（9）脑脊液漏：操作轻柔，可有效防止脑脊液漏，如有脑脊液漏，轻度可卧床休息自愈，还可行鼻腔填塞。

（10）嗅觉功能障碍：多因骨折复位时，撕脱黏膜造成。

（11）张口受限，关节强直：术后早期行张口锻炼可有效防止。

（12）牙齿损伤、牙齿脱落等。

7. 临床效果评价　上颌骨损伤术后评估主要是以骨折端复位、愈合为主，因骨折多伴发其他部位骨折、损伤，修复时应按前述方法进行修复，恢复面部的正常解剖结构。手术时应操作轻柔、精确，避免损伤。

二、下颌骨损伤

下颌骨位于面部的下端和两侧，容易发生骨折。下颌骨骨折以颏部发生率最多，下颌骨体部次之。

下颌骨骨折的部位常与受撞击的部位和外力的方向有关。下颌骨上有两组强大的咀嚼肌附着，发生骨折时，各肌的牵引力失去平衡，会使其所附着的骨折段发生移位，导致咬合关系错乱和咀嚼障碍。下颌骨损伤常见特定临床症状：牙龈撕裂和牙齿损伤，口内骨折线周围的牙龈撕裂和出血，还可伴有牙齿松动、折断、移位等；骨折段移位及异常动度。下颌骨骨折后多种因素可以导致骨折段发生移位，检查时可发现骨折部位出现骨擦音、咬合紊乱、功能障碍，主要表现为张口受限，影响正常的进食和语言功能，严重的可影响呼吸。

下颌骨损伤常用分类：①按骨折发生部位分类，颏中缝区骨折、颏孔区骨折、下颌角部骨折、下颌骨升支部骨折、髁状突颈部骨折。②按骨折性质分类，闭合性骨折，骨折线与口腔与皮肤不相通，多为单纯性线型骨折；开放性骨折，骨折同时有表面软组织挫伤，骨折线与外界或口腔相通；粉碎性骨折，多为火器伤造成；镶嵌性骨折，骨折端移位，可出现相互重叠、紧密镶嵌。

下颌骨骨折的治疗原则是要有及时准确的复位和稳固可靠的固定。骨折后，如患者情况允许，则治疗越早，效果越好。如需观察和处理严重的合并伤，待患者情况稳定后再治疗颌骨骨折者，也应做暂时性或简单的制动与固定。常用的方法也是手法复位、牵引复位和手术复位三种。

（一）手法复位

手法复位适用于单纯线型骨折的早期，骨折段有一定活动度，用手指拉动即可将移位的骨块恢复到正常位置。在骨折后越早进行复位，效果越好，在骨折处尚未发生纤维性愈合前都可能成功。

（二）牵引复位

牵引复位是下颌骨骨折中采用最多的，效果亦满意的一种复位方法，适用于所有手法复位不能达到预期目的，或骨折处已开始发生纤维愈合、伤后时间较长已不能采用手法复位的患者。

颌间弹性牵引，即在上、下颌牙列上安置结扎有挂钩的牙弓夹板，然后按照骨折段需要复位的方向，在上、下牙弓夹板的挂钩上套上小橡皮圈做弹性牵引。这种持续弹性牵引的力量，足可使移位的骨段逐渐复位，其优点在于将上、下颌的牙齿恢复到原有的咬合关系。当下颌骨体部骨折时，可应用分段牙弓夹板，安置固定在骨折线两侧的牙列上，然后挂上橡皮圈，进行牵引。

（三）手术复位

1. 适应证

（1）开放性骨折。

（2）骨折处已有纤维性或骨性错位愈合。

（3）牵引复位法已不能复位。

（4）粉碎性骨折。

2. 禁忌证

（1）局部、全身感染者。

（2）无法耐受手术者。

3. 术前准备　同上颌骨骨折。

4. 手术要点、难点和对策

（1）麻醉选择：选用全麻插管方法。

（2）手术入路：口内黏膜入路，口外入路。

（3）切开、剥离、暴露：切口处注射肾上腺素肿胀液可有效减少术中出血，切开皮肤皮下组织，注意避免损失颏神经，剥离到骨折端时切开骨膜，于骨膜下剥离，充分暴露骨折端。

（4）复位、固定：对于新鲜骨折，借助稳定骨折端为着力点，轻轻撬动错位骨折端即可复位，对于陈旧性骨折需截断错位愈合骨块，将错位骨块复位。将错位骨块复位后，采用坚强内固定系统固定（图 15-2）。

（5）根据损伤情况选择单颌固定或颌间固定。

（6）关闭创面：冲洗创面，必要时放置负压引流，分层缝合切口，加压包扎。

5. 术后监测与护理　术后进行心电监护，术后护理常规所包含的内容如保持口腔清洁、饮食及观察全身状况。术后 7～10 日拆洗。进行定期复查，观察骨折端愈合情况。

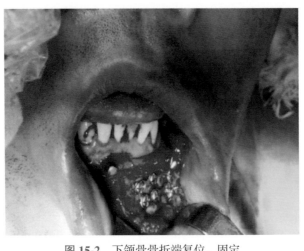

图 15-2 下颌骨骨折端复位，固定

6. 术后常见并发症的预防与处理

（1）感染：彻底清除坏死组织，术后运用抗生素预防感染。

（2）血肿：充分止血，引流，保证牢固。

（3）切口愈合不良，切口裂开：加强营养，促进创面愈合，清洁创面，预防感染。

（4）骨折端愈合不良、错位愈合、继发畸形：清除坏死骨，分离骨科间植骨。

（5）局部麻木、感觉障碍：多由术中牵拉神经引起，多可自行恢复。

（6）牙齿损伤、牙齿脱落等。

7. 临床效果评价　下颌骨损伤术后评估主要是以骨折端复位、愈合为主，因下颌骨有2组强大的肌肉组织附着，术后必须有牢固的固定措施，否则易发生骨折端移位，继发畸形。下颌骨的固定方法多样，可以根据下颌骨损伤情况选择合适的固定方式。

三、颧骨、颧弓损伤

颧骨是上颌骨和颅骨之间的主要连接支架，对构成面部的外形具有重要作用。颧骨为近似四边形的骨体，外凸内凹，左右各一，具有额突、上颌突、颞突及眶突4个突起，分别与额骨、上颌骨、颞骨及蝶骨大翼相连接，参与眶壁、眶底、上颌窦及颞凹的形成。由于颧骨在面中部骨骼中处于突出的位置，所以易遭受外伤而发生骨折。

颧骨、颧弓骨块移位主要取决于打击力量的方向和强度。一般来自侧方垂直方向的外力，可使颧弓发生典型的"M"形塌陷骨折；来自前方垂直方向的外力，通常使颧骨体向后、内、下方移位，并可突入上颌窦。如外力的方向是向上、向下或向后，则颧骨将随外力的方向不同而发生不同的旋转移位。

颧骨、颧弓损伤常见临床表现：①颧面部塌陷畸形，颧骨骨折因常向后下移位，使颧部外突的形状变为平塌下陷。颧弓骨折常在颧弓中部出现凹陷。②张口受限，移位骨折片压迫颞肌或阻挡喙突运动、伤后疼痛所致的颞肌和咬肌反射性痉挛，可发生张口困难。③复视，主要原因是骨折后移位致眼球移位及眼外肌失去平衡。④神经损伤体征，眶下、鼻旁及上唇皮肤感觉迟钝，面神经颧支损伤引起眼睑闭合不全。⑤其他症状：眼睑、眶周皮肤及球结膜下可发生出血性瘀斑及肿胀，眼球运动受限或向下移位；上颌窦窦内积血，鼻出血；皮下气肿等。

颧骨、颧弓骨折分类：颧骨、颧弓骨折的分类法较多。最简单的分类是将其分为颧骨骨折和颧弓骨折。临床常用的有 6 型分类法及 8 型分类法。

Knight 和 North（1961）提出 6 型分类法：Ⅰ，无移位骨折；Ⅱ，颧弓骨折；Ⅲ，颧骨体骨折向后内下移位，不伴有转位；Ⅳ，内转位颧骨体骨折；Ⅴ，外转位颧骨体骨折；Ⅵ，复杂性骨折。Ⅱ、Ⅴ类骨折复位后稳定，不需固定；Ⅲ、Ⅳ、Ⅵ类骨折复位后不稳定，需要再做固定。

Rowe 和 Killey（1968）提出 8 型分类法：Ⅰ，无移位骨折；Ⅱ，颧弓骨折；Ⅲ，围绕纵轴向内或向外侧旋转；Ⅳ，围绕纬轴（自眶下孔至颧弓的水平线）内、外侧旋转；Ⅴ，颧骨体向内下移位；Ⅵ，眶底骨折；Ⅶ，眶缘骨折；Ⅷ，复杂粉碎骨折。

颧骨、颧弓骨折后如仅有轻度移位，畸形不明显，无张口受限、复视等功能障碍者，可不进行手术治疗。凡有张口受限者均应做复位手术；虽无功能障碍而有显著畸形者也可进行手术复位。

（一）手法复位

手法复位适用于单纯颧弓、颧骨骨折，移位不明显骨折。

1. 经口内上颌结节复位法　在上颌磨牙齿龈缘 0.5cm 做切口，插入骨膜分离器，自上颌结节外侧伸向颧骨深面，将移位的骨块向前、向上抬。

2. 经皮切口单齿骨钩复位法　在颧突的下缘做切口，将单齿骨钩自颧骨下缘绕向它的内侧面，向前、向上缓慢牵拉，使其复位；另一手置于眶下缘引导并保护眼球。

3. 颞部切开复位法　在颞部发际内做切口，在颞筋膜与颞肌之间插入骨膜剥离器至颧骨深面，在颞部皮肤上垫上纱布卷作为支点，向前、向上用力抬起移位的颧骨，直至复位。

（二）手术复位

1. 适应证
（1）开放性骨折。
（2）骨折处已有纤维性或骨性错位愈合。
（3）牵引复位法已不能复位者。
（4）粉碎性骨折。
2. 禁忌证
（1）局部、全身感染者。
（2）无法耐受手术者。
3. 术前准备　同上颌骨骨折。
4. 手术要点、难点和对策
（1）麻醉选择：选用全麻插管方法。
（2）手术入路：口内黏膜切口、睑缘下切口、眶外侧缘切口、半冠状切口，根据损伤情况，选择合适的手术入路，对于损伤严重的患者多采用联合入路。

（3）切开、剥离、暴露：切口处注射肾上腺素肿胀液可有效减少术中出血，切开皮肤皮下组织，术中避免损伤面神经额支，于骨膜下剥离，充分暴露骨折端。

（4）复位、固定：对于新鲜骨折，借助稳定骨折端为着力点，轻轻撬动错位骨折端即可复位，对于陈旧性骨折需截断错位愈合骨块，用骨凿、骨钻或骨锯将错位愈合的骨折处截开，尽可能使移位的骨段得到解剖复位。然后在颧额缝、眶下缘及颧牙槽嵴部位分别做骨间固定。如眶底骨折有缺损，应同时做眶底修复，植入自体骨片或植骨代用品（图 15-3）。

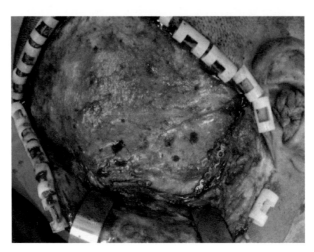

图 15-3　颧骨、颧弓骨折复位，固定

（5）根据损伤情况选择单颌固定或颌间固定。

（6）关闭创面：冲洗创面，必要时放置负压引流，分层缝合切口，加压包扎。

5.术后监测与护理　术后进行心电监护，术后护理常规所包含的内容如保持口腔清洁、饮食及观察全身状况。术后 7 ~ 10 日拆洗。进行定期影像学复查，观察骨折端愈合情况。

6.术后常见并发症的预防与处理

（1）感染：彻底清除坏死组织，术后运用抗生素预防感染。

（2）血肿：充分止血，引流，保证牢固。

（3）切口愈合不良，切口裂开：加强营养，促进创面愈合，清洁创面，预防感染。

（4）骨折端愈合不良、错位愈合、继发畸形：清除坏死骨，分离骨科间植骨。

（5）面神经损伤：损伤面神经额支、额纹消失、抬眉不能、睁眼无力。多由术中牵拉神经引起，多可自行恢复，对于断裂的患者可行神经吻合或再植手术。

（6）局部麻木：多由眶下神经受牵拉引起，一段时间后可自行恢复。

7.临床效果评价　颧骨、颧弓损伤术后评估主要是以骨折端复位、愈合为主，定期行影像学检查判断骨折端愈合情况。对于有张口受限的患者，需进行张口训练，伴发下颌骨髁状突骨折，应同期手术。

四、眶骨损伤

眼眶可视为四边形锥体，其底部在前方，锥体的尖突向视神经孔，眼眶的 4 个壁即内侧壁、外侧壁、眶顶和眶底。内侧壁有上颌骨额突和筛骨纸板；外侧壁的前部分为额骨颧突和颧骨额突，后部分为蝶骨大翼所构成；眶顶为额骨的眶板所构成；眶底为上颌骨和颧骨所组成。

眼眶骨折可单独发生，也可与其他面骨骨折同时发生，如并发颧骨骨折、鼻眶骨折、Le Fort Ⅰ型和Ⅱ型上颌骨骨折。常见的临床表现：眶周淤血、肿胀，可有眶周皮下及结膜下出血；复视，患者向前看时即出现复视，向上看时复视逐步加重；眼球内陷，其原因为眶底骨折时，眶内容物连同眼球向下移位或疝入上颌窦内；眶底骨折移位，眶腔扩大，眶内支持眼球的脂肪量不足；眶下区麻木，骨折片常伤及或压迫眶下神经，引起该神经支配区麻木。

（一）适应证

1. 眼球内陷，影响美观。
2. 复视。
3. 眼球下垂。

（二）禁忌证

1. 严重水肿。
2. 无法耐受手术者。

（三）术前准备

检查视力、视野，准备修复材料并消毒备用。

（四）手术要点、难点及对策

1. 麻醉选择　选用全麻插管方法。
2. 手术入路　睑缘下切口。
3. 切开、剥离、暴露　切开皮肤和眼轮匝肌，沿眶隔的表面向下分离，直达眶下缘。切开骨膜，于骨膜下向下剥离。剥离骨折端，复位疝入上颌窦内软组织。
4. 眶底重建　眶底骨片菲薄，破裂成小碎片后，不易复位，需用植入物修复。常用的植入物分为自体骨和人工替代材料，目前常用的是自体颅骨、钛网、Medpor（高密度多孔聚乙烯）等（图15-4）。植入物需修剪塑形成具有一定弧度的椭圆形，与眶壁贴合紧密，必要时进行固定。植入时常矫枉过正，防止眼球继发凹陷。
5. 关闭创面　冲洗创面，必要时放置负压引流，分层缝合切口，加压包扎。

（五）术后监测与护理

术后进行心电监护，术后护理常规所包含的内容如保持口腔清洁，饮食及观察全身状况。术后 7～10 日拆洗。进行定期影像学复查，观察骨折端愈合情况。

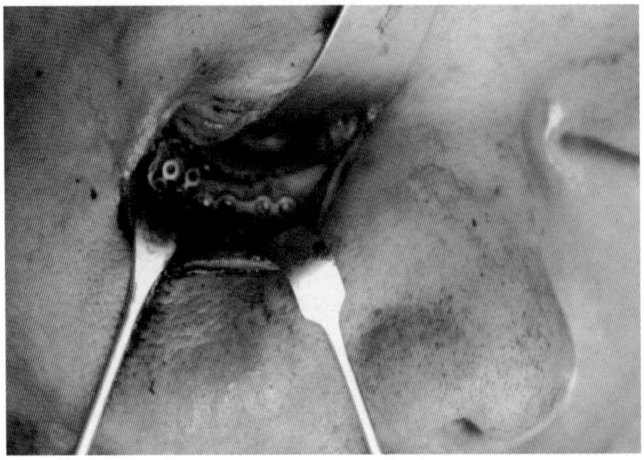

图 15-4　眶骨骨折复位，固定；眶底凹陷钛网、Medpor 填充

（六）术后常见并发症的预防与处理

1. 感染　彻底清除坏死组织，术后运用抗生素预防感染。
2. 水肿　眶内容物组织疏松，易水肿，术后用激素防治水肿。
3. 下睑外翻
4. 移植物排斥反应
5. 视神经损伤、失明
6. 睑球分离

（七）临床效果评价

眼眶损伤术后应早期进行眼球的活动度训练，防止粘连。眶壁修复，眶内容物复位后，斜视多能得到有效治疗，远期观察患者有无眼球继发凹陷情况。

五、鼻骨损伤

鼻骨为不规则梯形骨片，位于鼻梁的最高部位，鼻部骨骼主要由鼻骨和上颌骨额突所构成，上方与额骨鼻突相连。鼻中隔由筛骨垂直板、犁骨和鼻中隔软骨所组成。外鼻突出于面部中央，容易遭受各种暴力而发生鼻骨骨折，如受钝器、暴力的打击，运动时被猛力碰撞，跌倒时鼻额部受撞击等。

常见临床表现：鼻梁歪斜或塌陷畸形，畸形的类型取决于外力的性质、方向、大小及受力的部位；鼻出血多由鼻腔黏膜撕裂导致；鼻呼吸障碍，骨折片移位、鼻腔黏膜水肿、鼻中隔血肿及血凝块存积使鼻腔阻塞而出现鼻呼吸障碍；脑脊液鼻漏；皮下气肿；嗅觉障碍；眼睑瘀斑。

鼻骨骨折治疗的目的是恢复外鼻的外形和鼻腔的通气功能，对单纯性无移位的骨折，鼻外形无改变者，不需手术整复，但应及早进行移位骨折片的整复。因鼻部血供丰富，骨片较薄，如未及时复位，易发生错位愈合，使复位发生困难。

（一）手法复位

1.鼻外复位法　适用于向侧方移位的鼻骨骨折，在局部浸润麻醉及鼻黏膜表面麻醉下，用双手拇指压迫向外突起的骨折片，使其复位。

2.鼻内复位法　适用于向内侧塌陷移位的鼻骨骨折，用鼻骨复位钳或血管钳两喙端各插入鼻孔内，先后整复鼻侧壁及上壁，用吸引器吸净鼻腔内的血块和分泌物，然后在鼻前庭部置入裹有碘仿纱条的橡皮管，协助成形。

（二）手术复位

1.适应证

（1）陈旧性骨折。

（2）移位明显，手法复位无法复位的骨折。

2.禁忌证

（1）伴有脑脊液漏。

（2）局部或全身感染。

3.术前准备　清洁鼻腔，剪鼻毛。

4.手术要点、难点和对策　可选用局麻，由于鼻部疼痛明显，最好使用全麻。设计鼻前庭蝶形切口，骨折严重者可做睑下缘切口，局部注射肾上腺素盐水可有效防止出血。切开皮肤组织，于鼻背筋膜下剥离，暴露骨折端及骨质增生区，用骨凿或钻头凿断错位愈合骨折端，并凿除增生骨折，用复位钳辅助撬动骨块，使鼻骨复位。间断缝合创面，鼻腔用碘仿纱条填塞。

5.术后监测与护理　清洁切口处渗血，保持切口干燥，防止鼻腔内纱条脱落。

6.术后并发症的预防与处理

（1）血肿：术中仔细止血，可有效防止血肿的发生。

（2）继发畸形：骨折端愈合不良，骨折端增生，可导致继发畸形。

（3）术后遗留瘢痕，增生。

（4）损伤鼻泪管，溢泪。

7.临床效果评价　鼻骨骨折越早手术，越容易复位。对于脑脊液鼻漏的患者，应推迟复位时间，待脑脊液漏愈合后1周左右复位。

（王介聪　李小丹）

参 考 文 献

归来，张智勇，腾利.2000.下颌骨外板修复颅颌面畸形.实用美容整形外科杂志，11（4）：178-180

何冬梅，张益，张震康.2004.颧骨复合体骨折的分类研究和治疗.中华口腔医学杂志，39（3）：211-213

李战强.2009.达拉斯鼻整形术，北京：人民卫生出版社

王炜.1999.整形外科学.杭州：浙江科学技术出版社

吴明姝，张昆，张丰菊.2005.MEDPOR 种植在治疗眶骨骨折的应用.中华实用眼科杂志，12（23）：12

朱洪荫.1986.中国医学百科全书-整形外科学.上海：上海科学技术出版社

第十六章　先天性唇裂及腭裂

第一节　先天性唇裂

先天性唇裂的主要表现为上唇部裂开，发生率约为 1 ： 1000。发病确切原因和发病机制目前尚不明确，研究表明，唇裂可能由多种因素导致，主要有遗传因素及环境因素两个方面，并与营养、遗传、感染、内分泌等因素有关。对于唇裂的治疗，以手术治疗为主，常需要进行序列治疗。手术治疗唇裂的手术方法很多，目前广泛使用的唇裂外科整复方法为 Millard 旋转推进瓣法。

一、Millard 旋转推进瓣法

（一）适应证

Millard 旋转推进瓣法适用于各种唇裂患者，同时患者还必须具备一定的手术耐受性。
1. 患儿身体健康，患儿体重超过 5kg。
2. 无明显贫血，血红蛋白大于 10g/dl；白细胞低于 10×10^9/L。
3. 无上呼吸道感染。
4. 唇部、口腔无明显感染。
5. 各种术前检查正常。

（二）禁忌证

1. 患儿年龄过小，小于 3 个月。
2. 有明显贫血，营养状况不良。
3. 上呼吸道感染。
4. 唇部、口腔局部感染。
5. 各种术前检查异常。

（三）术前准备

唇裂手术属于择期手术，必须保证患儿具有手术耐受性，方可达到既安全又能取得良

好效果的目的。患儿术前年龄很重要，但是必须充分考虑患儿的个体情况，切不可生搬硬套最佳手术年龄。密切观察患儿的体温、体能状况及对环境的适应能力和反应，并改变哺母乳及奶瓶喂养的习惯，术前 1 周开始练习使用汤匙喂养，从而使患儿术后适应这种进食方式。术晨做局部皮肤准备，用肥皂水清洗上、下唇及鼻部，并用生理盐水擦洗口腔。术前 6 小时起禁食禁水，手术尽量在上午进行，术前 30 分钟肌内注射阿托品类抑制腺体分泌药物。

麻醉：以基础麻醉加局部麻醉法做唇裂整复手术，简单方便，患儿术毕即醒，可早期喂食，但是可能发生术中的血液及口腔分泌物聚积在咽部，刺激咽喉部产生喉痉挛出现上呼吸道梗阻的危险。对于非复杂唇裂患者，经验丰富的医师可采用此种方法。目前在有条件的单位做唇裂整复手术选用全麻插管的方法，不但可以确保呼吸道的安全通畅、保障患儿的生命安全，还可以让医师有足够的时间进行精确的操作，减少手术带来的二次损伤，提高手术效果。

监测：无论是选择基础麻醉还是全身麻醉，都需要进行常规的心电监护。

（四）手术要点、难点及对策

1. Millard 旋转推进瓣法

（1）体位选择：平卧位。

（2）唇弓定位：定出组成唇弓的 4 个点，即①、②、③、④点。①点为健侧唇峰所在地、清晰可见；②点为人中凹最低点，清晰易见；③点为患侧唇峰健侧点，可以①～②点等距测量获得；④点为患侧唇峰患侧点，定在患侧红唇皮肤嵴上与①点相对应的位置，并使④点至患侧口角的距离大体上应与①点至健侧口角的距离相等。

（3）A'瓣和 C'瓣：先在鼻小柱基部健侧方定出⑤点，此点在健侧人中嵴的内侧，可以有所移动，但不能超越人中嵴。再于裂隙的健侧平鼻小柱基部水平线的红唇皮肤交界处定点⑥，然后弧形连接③～⑤线及沿红唇皮肤嵴连接③～⑥线，至此即将健侧唇分为一个位于上方且包含鼻小柱基部的三角形瓣 C'，以及一个包含健侧上唇所有的原自然解剖标志的近似矩形瓣 A'。通过 C'瓣往裂隙及往上方旋转以矫正移位的鼻小柱并使之恢复到正中位置，A'瓣往裂隙及往下方旋转以使健侧人中嵴及健侧唇峰点①复位，并使③点下降到与①点相对应的位置上。

（4）患侧推进瓣 B'：先在裂隙患侧平患侧鼻翼基部水平线的红唇皮肤交界处定点⑦，然后参照③～⑤线的长度于患侧鼻翼外下方定点⑧，连接④～⑦线及⑦～⑧线，即形成患侧的推进瓣 B'。健侧唇通过 A'、C'两瓣的旋转而使移位的各解剖标志复位后所遗留的缺隙，需要由患侧做成的推进瓣 B'插入以保持其复位。因此，B'瓣基底的宽度必须与 A'、C'两瓣旋转后遗留的缺隙大小相适应，但在 A'、C'两瓣旋转前是无法准确地了解或测出的。因而⑧点即属预定，待健侧切开，A'、C'两瓣旋转后再根据此缺隙（即③～③'间的距离）来复查④～⑧点的距离，从而最终定出⑧点的较准确的位置。故术后患侧唇高则可较有把握地予以恢复。

（5）定点完毕后，先按画线切开健侧，止血后分别旋转 A'、C'两瓣而使移位的解剖标志复位后，即按患侧连线切开患侧唇，形成推进瓣 B'。常法做患侧前庭沟处黏膜下的松弛切口，松解患侧鼻翼基部后，可按瓦合组织瓣法修复鼻底，然后再逐层缝合口腔黏膜层、肌层，最后缝合皮肤。皮肤的缝合宜采用作者所提倡用的逆向调整缝合法，即先从组成患侧唇峰的③④两点开始，自下而上地逆向缝合，以保证患侧唇峰点与健侧对称的要求；保证鼻小柱位居正中的要求；以及保证患侧鼻翼基部与健侧对称的要求（图 16-1）。

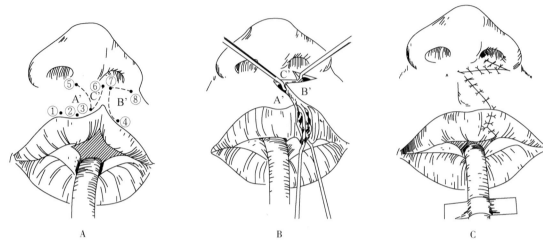

图 16-1 Millard Ⅰ 法修复唇裂

A. 手术设计示意图；B. 术中示意图；C. 缝合后示意图

2. Millard Ⅱ法　与原法相比较，此法的优点在于使患侧唇高获得修复，手术瘢痕更加隐蔽，且可避免 C 瓣瓣尖的愈合不佳而形成的凹陷状瘢痕。

（1）定点：在健侧唇峰处定出红唇高点①及人中切迹点②，并将①～②的距离复制至点③，作为修复后的患侧红唇高点，使①～②的距离＝②～③的距离，即保持其唇弓的原有外形。在患侧唇红最高（厚）点定出点④。

在健侧鼻小柱根部定点⑤，患侧裂隙鼻底上定点⑥和点⑦，使两者至鼻小柱根部和鼻翼根部的距离等于健侧鼻底的宽度。

在患侧鼻翼外侧根部定出点⑧，使⑦～⑧连线、③～⑥连线的距离等于④～⑦连线的距离。为了精确估计点⑧的上下位置，最好自点④做⑦～⑧的垂直线及点⑥至③～⑤的垂直线，使两者相加的长度等于正常唇高的高度，这样就可进一步确定⑧的位置，避免术后患侧唇高短缺或过长。按设计即可得到 A′、B′ 瓣和患侧的 C′ 瓣（图 16-2）。

（2）切开：用 11 号尖刀片按设计先切开健侧皮肤，而后做全层贯穿切开，唇红缘部略偏向鼻侧，此时 A′ 瓣即可下降到正常位置，如嫌下降不足，可适当延长点⑤的切开，但不宜越过健侧人中嵴。向鼻侧游离 B′ 瓣，充分止血，沿⑧、⑦、④连线全层切开患侧 C′ 瓣，并在点④处切断红唇，则可游离 C′ 瓣向健侧滑行推进。Ⅲ度唇裂仍需做鼻翼基部潜行分离，以松弛切口减少张力。

（3）缝合：将 B′ 瓣向上旋转与⑦～⑧切开后所形成的间隙插入缝合，C′ 瓣向上旋转推进与③～⑤切开后所形成的间隙插入缝合，最后做唇红部交叉缝合。缝合均分 3 层进行。缝合后 B′ 瓣与 C′ 瓣高度的总和，正好等于健侧唇高的高度，则外形对称而和谐，不致有过长或过短之虞（图 16-3）。

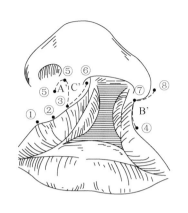

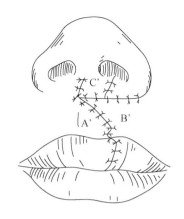

图 16-2　Millard Ⅱ法手术设计示意图　　　图 16-3　Millard Ⅱ法缝合后示意图

（五）术后监测与护理

术后进行心电监护，观察患儿生命体征。上唇部以钢丝唇弓胶布减张固定 2 周，以预防伤口裂开及减轻瘢痕愈合。麻醉清醒后，双肘关节用夹板绷带固定，以免搔抓伤口及减张唇弓。唇裂术后除一般术后护理常规所包含的内容，如保持口腔清洁、饮食及观察全身状况。保持创面清洁，唇部伤口以 3% 过氧化氢及碘伏轻轻擦拭，防止血痂覆盖而影响伤口愈合，术后 7 天拆线。

（六）术后常见并发症的预防与处理

1. 误吸、窒息　患儿麻醉未醒时，可能因麻醉反应出现呕吐，从而引起误吸、窒息，严重者危及生命。预防措施：应在术后将患儿头偏向一侧，严密观察，保持呼吸道通畅。

2. 肺炎　患儿年幼抵抗力较差，加之手术创伤，术后容易合并肺炎，重者危及生命。一旦出现高热等症状，必须高度重视，予以对症抗炎及支持治疗。预防措施：术前必须详细了解患儿全身状态，选择患儿最佳手术时机。

3. 切口感染　术后切口一旦出现感染，应给予局部消毒处理，全身应用抗生素。可能原因为：合并全身感染、鼻腔分泌物污染、切口张力过大、切口外物污染等。预防措施：加强术前准备，术后给予抗生素预防感染，术后严密注意切口消毒。

4. 切口裂开　可能原因：切口感染、切口张力过大，术后患儿哭闹，拆线过早，患儿早期吸吮等。切口一旦裂开，不宜立即修复，应等待 6 ~ 12 个月或之后修复。预防措施：加强切口护理，预防感染；术中修复口轮匝肌，术后佩戴唇弓防止切口张力过大；尽量防止患儿术后哭闹，以汤匙喂养；术后 5 ~ 7 天拆线。

（七）临床效果评价

影响唇裂术后效果的因素有很多，主要影响因素为患者畸形程度不同，有的是单纯的唇裂，而有的比较复杂，不仅唇部张开，也伴有鼻底完全张开等症状，因而其唇裂修复手术的复杂程度也有很大不同。

唇裂修复手术一定要选择合适的时机。不能过早，同时也不能太晚进行手术治疗。唇腭裂修复手术最好在患儿 3 ~ 6 个月时采取手术治疗，缺陷严重或是患儿体质太差可延迟到 2 岁，但手术时间不宜过晚。3 个月以前患儿的唇部结构还未发育完全，不能解剖复位，过晚畸形会发展得更为明显，影响患儿的身心发育。

临床研究表明，经验丰富的整形外科医师能够根据患者的畸形程度选择合适的手术方式，术后效果优于一般医师。

唇裂患者需要行序列治疗，这是修复后效果的基本保障。唇裂手术需要在患者发育期间对其进行相关一系列的修复，如腭裂的修复、牙齿、牙槽骨畸形矫正、语言矫正、心理干预、辅导。

二、唇裂修复术后畸形及二期修复

唇裂修复术后，随着患儿的生长发育，一般又有新的不同程度的鼻唇部畸形出现，而且有些鼻唇畸形要直到患者发育停止后才稳定，所以常需进一步做二期畸形整复术（图 16-4）。二期手术时机和方法较为灵活，应首先找出所有存在的畸形或缺陷，并逐一加以纠正，这样才能达到较满意的效果，因此二期手术可能需做两次或多次。

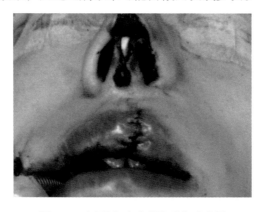

图 16-4　唇裂术后畸形的手术示意图

唇裂修复术后畸形的类型及修复方法如下所述。

1. 唇红缘不连续　于错位的皮肤和唇红缘处做两个对偶三角瓣，交叉后即可纠正。

2. 唇弓曲线形态不良　可在唇红黏膜上设计"弓"形切口，切除皮肤，将唇红黏膜翻起缝合。

3. 唇珠不明显或口哨唇畸形　于红唇缘中部内侧做"V-Y"成形术。

4. 上唇过紧　应用 Abbe 氏下唇交叉瓣转移至上唇正中。

5. 鼻孔过小　可在鼻孔缘做新月状皮肤切除，或在鼻小柱及鼻翼缘上做 1 ~ 3 个"W"成形，若鼻底距离过小，可在鼻翼外侧做一三角形皮瓣，按"Z"成形术缝合法将其转移至鼻孔底部。

6. 鼻翼塌陷　将患侧鼻翼软骨与皮肤黏膜分离，将内脚切断，上提与健侧鼻翼软骨缝合予以纠正，如健侧鼻翼软骨亦相对薄弱，可用鼻中隔软骨或耳甲软骨游离移植支撑在两鼻翼软骨内脚之间，以增加力量。

7. 双侧唇裂人中过宽、鼻小柱过短畸形　在前唇保留正常人中形态和大小后，切取双侧带有瘢痕的叉形瓣以延长鼻小柱。

8. 双侧唇裂鼻小柱过短、上唇过紧、下唇相对前突畸形　将前唇用来延长鼻小柱，用 Abbe 氏下唇交叉瓣再造上唇人中和唇珠。

9. 上颌骨畸形　可待患者发育成熟后，行正颌外科手术纠正后缩的上颌骨。

第二节　先天性腭裂

先天性腭裂较为常见，可单独发生，也可并发唇裂。腭裂不仅有软组织畸形，大部分腭裂患者还可伴有不同程度的骨组织缺损和畸形，在吮吸、进食及语言等生理功能障碍方面远比唇裂严重。由于颌骨生长发育障碍还常导致面中部塌陷，严重者呈碟形脸，咬合错乱（常呈反颌或开颌）。腭裂整复手术的基本原则：利用裂隙邻近的组织瓣封闭裂隙、延长软腭，将移位组织结构复位，以恢复软腭的生理功能；利用咽后壁组织瓣增加软腭长度和咽侧组织瓣缩小咽腔宽度，以改善腭咽闭合。手术大致可分为两大类方法：一类手术方法是以封闭裂隙、保持和延伸软腭长度、恢复软腭生理功能为主的腭成形术，常用的腭成形术有单瓣手术、多瓣手术（以两瓣常用）、犁骨瓣手术、岛状瓣手术、逆向双"Z"形瓣手术、提肌重建术等。另一类手术方法是缩小咽腔、增进腭咽闭合为主的咽成形术，咽成形术有咽后壁组织瓣手术和腭咽肌瓣手术等。后者是前者的辅助术式，这两类手术有时需共同使用，才能达到恢复腭部的解剖形态和生理功能之目的。

一、适应证

腭裂修复术适用于各种腭裂患者，同时患者还必须具备一定的手术耐受性。

1. 患儿身体健康。

2. 无明显贫血，营养状况良好。

3. 无上呼吸道感染。

4. 扁桃体、口腔无明显感染。

5. 各种术前检查正常。

二、禁忌证

1. 患儿年龄过小，小于 2 岁。

2. 有明显贫血，营养不良。

3. 上呼吸道感染。

4. 扁桃体、口腔局部感染。

5. 各种术前检查异常。

三、术前准备

腭裂手术属于择期手术，必须保证患儿具有手术耐受性，方可达到既安全又能取得良好效果的目的。腭裂修复术手术复杂，操作难度大，创伤较大、失血较多，手术时间较长，术后并发症也较严重，术前必须有充分的准备，包括检查患儿全身情况，确定患儿在健康状况良好的情况下进行手术，否则应推迟手术。口腔、扁桃体如有炎症存在时，必须在感染得以控制后才能手术；扁桃体过大可能影响手术后呼吸者，应先摘除扁桃体；要保持口腔和鼻腔清洁，术前先清除口腔病灶。术晨做局部皮肤准备，用肥皂水清洗上、下唇及鼻部，并用生理盐水擦洗口腔。术前6小时起禁食禁水，手术尽量在上午进行，手术前30分钟肌内注射阿托品类药物抑制腺体分泌药物。此外还应做好输血前各项准备，防止术中发生大出血、休克。

目前腭裂修复手术均采用全麻插管的方法，可以防止血液和口内的分泌物流入气管，确保呼吸道的安全通畅、保障患儿的生命安全。腭裂手术的气管内插管可以经鼻插管也可以经口腔插管，应根据患者的病情及手术方式选择插管方式。幼儿的喉头黏膜脆弱，气管内插管可能损伤喉头或气管而引起喉头水肿，造成严重并发症，故操作时应细致、轻柔、正确。

监测：需要进行常规的心电监护。

四、手术要点、难点及对策

（一）腭成形术

腭成形术的手术方法、切口方式繁多，其基本操作如下。

1. 体位　患儿平卧，头后仰并放低。

2. 松弛切口　在做切口前先在腭部用加适量肾上腺素（0.25%～0.5%）的利多卡因做局部浸润，以减少术中出血，并使剥离黏骨膜方便。切口用11号尖头刀片从舌腭弓外侧翼下颌韧带稍内侧开始绕过上颌结节的后内方至硬腭，沿牙龈缘1～2mm处向前切开黏骨膜到侧切牙，应注意，切口在硬腭应深达腭骨骨面；慎勿伤及腭降血管神经束；也勿超越翼下颌韧带外侧，以免颊脂垫露出。

3. 剖开裂隙边缘　沿裂隙边缘，自前方直抵腭垂末端，小心地将边缘组织剖开。软腭边缘特别是腭垂部分的剖开应小心进行，刀刃必须锋利，因这部分组织十分脆弱，极易造成撕裂。

4. 剥离黏骨膜瓣　以剥离器插入松弛切口，向内侧剥离直抵裂隙边缘，将硬腭的黏骨膜组织与骨面分离。剥离黏骨膜瓣时，一般出血较多，可用盐水纱布（或加入适量肾上腺素液）填塞创口，紧压片刻即可。剥离黏骨膜组织瓣时，要求迅速准确，及时吸去血液，使手术野清晰，方便手术，并应随时用压迫法止血，以减少手术中的失血量。

5. 拨断翼钩　在松弛切口的后端，上颌结节的后上方，扪及翼钩位置，用剥离器拨断或用骨凿凿断翼钩。此时，腭帆张肌便失去原有张力，两侧腭瓣组织可松弛地被推向中央部，以便减少软腭在中线缝合时的张力。

6. 腭前神经、腭降血管束的处理　欲得到腭瓣的向后推移，延伸软腭的足够长度，以及进一步消除软硬腭交界处的张力，必须妥善处理该神经、血管束。处理的方法：黏骨膜瓣分离后掀起，显露两侧腭大孔，用血管分离器或牙槽刮匙从腭大孔后缘小心插入，提起血管神经束根部，小心游离血管神经束1～2cm，以消除其对腭瓣的牵制，称为神经、血管束游离。

也有人将腭大孔后缘骨质凿除，使神经、血管束可向后部推移。但此种方法后推程度有限。

7. 剪断腭腱膜　在软硬腭交界处，将黏骨膜瓣拉向外后侧，显露腭腱膜，用细长弯头组织剪刀，沿腭骨后缘剪断腭腱膜。可视裂隙大小、需要松弛的程度决定切断或不切断鼻腔黏膜。这样可使两侧软腭鼻黏膜得到充分游离，并能在中央无张力下缝合。

8. 分离鼻腔侧黏膜　用弯剥离器沿硬腭裂隙边缘切口鼻侧面插入，并广泛分离，使两侧鼻腔黏膜松弛，能在中央缝合，以消灭鼻腔创面。分离时，应注意剥离器刃应紧贴骨面，否则易穿破鼻腔侧黏膜。

腭成形术的手术术式有以下几种。

1. 单瓣术　适用于软腭裂。

手术方法：先在一侧翼下颌韧带稍内侧起，绕过上颌结节的内后方，距离龈缘2～5mm处沿牙弓弧度做一弧形切口，至对侧翼下颌韧带稍内侧为止。然后剥离整个黏骨膜瓣。不能切断腭前神经、腭降血管束。如前端的弧形切口在乳尖牙部位（成人在前磨牙部位）即弯向对侧，称为半后推切口，此类切口，由于腭瓣较小，故可将神经、血管束切断，并结扎之。依上法拨断翼钩，并将腭腱膜或连同鼻侧黏膜剪断，这时整个腭黏骨膜瓣就可以向后方推移，从而达到了延长软腭之目的。然后将腭裂边缘剖开形成创面，分层缝合软腭。如果硬腭后缘鼻侧黏膜不剪断，可在软腭裂隙两侧鼻侧黏膜做"Z"形黏膜瓣交叉，以达到延长鼻侧黏膜。最后将黏骨膜瓣前端与腭骨后缘的膜性组织缝合数针，以固定黏骨膜组织瓣。用碘仿纱条油纱布填塞两侧切口及腭骨组织暴露创面，敷料可用缝线（或用护板）固定。

2. 二瓣法　适用于各种类型的腭裂，特别适用于完全性腭裂及程度较严重的不完全性腭裂。它是多瓣法中最常用的手术方法，可得到关闭裂隙、后推延长软腭长度的目的。

手术方法：修复完全性腭裂时，切口从翼下颌韧带内侧绕过上颌结节后方，向内侧沿牙龈缘1～2mm处向前直达裂隙边缘并与其剖开创面相连。修复不完全腭裂时可根据腭组织多少，切口到尖牙或侧切牙处即斜向裂隙顶端使呈"M"形切口，然后剥离黏骨膜组织瓣，剖开裂隙边缘，拨断翼钩，分离鼻侧黏膜剪断腭腱膜，最后缝合（图16-5）。单侧完全性腭裂，由于健侧与鼻中隔犁骨紧连，不可能在该侧显露和分离鼻腔黏膜。此时，硬腭鼻侧面的关闭就不可能是两侧鼻黏膜相对缝合，而必须将健侧犁骨黏膜瓣向上翻转，使创缘与患侧鼻侧黏膜缝合，以封闭鼻腔侧创面，称犁骨黏膜瓣手术。

3. 提肌重建手术　修复腭裂应恢复腭帆提肌的正常位置。手术时不仅应将软腭肌从硬腭后缘、鼻后嵴等不正常的附着处游离，同时应将游离的肌纤维与口、鼻腔侧黏膜分离，形成两束蒂在后方的肌纤维束；然后将两侧肌纤维束向中央旋转并对端、交织缝合在一起使呈拱形。通过手术将移位的腭帆提肌肌纤维方向重新复位在正常位置，从而进一步发挥

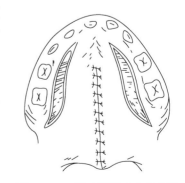

图16-5　二瓣法腭裂手术示意图

腭帆提肌对腭咽闭合的作用。其他操作步骤与两瓣法腭成形术基本相同。

4.软腭逆向双"Z"形瓣移位术　通过口腔面和鼻腔面的两个方向相反、层次不一的"Z"形黏膜肌瓣交叉移位，以达到肌纤维方向复位和延长软腭的目的。

手术方法：剖开裂隙边缘后在口腔黏膜面的裂隙两侧各做一个呈60°的斜形切口，形成"Z"形组织瓣，蒂在前面（近硬腭）的组织瓣切口仅切开口腔黏膜层，蒂在后方（近软腭游离末端）的组织瓣切口应切断肌层达鼻腔侧黏膜。分离后，在口腔侧即已形成两个层次不一的对偶三角组织瓣。然后再在鼻腔面做两个方向与口腔面相反的斜形切口，以形成鼻腔侧两个层次不一的对偶三角组织瓣，即蒂在前面的鼻腔黏膜瓣与蒂在后面的鼻腔黏膜肌瓣。最后分别将鼻腔面和口腔面的对偶组织瓣交叉移位缝合，裂隙两侧的肌纤维方向也将随组织瓣的移位交叉而恢复到水平位，并相对重叠近似正常。同时由于"Z"形组织瓣的交叉还达到了延长软腭的目的。

5.岛状瓣手术　主要用于封闭腭裂后推修复术时因剪断腭腱膜和鼻侧黏膜后在软硬腭交界处形成的菱形创面，以防止该部位创面愈合瘢痕挛缩致软腭继发性缩短，影响软腭长度。

手术方法：按单瓣或两瓣后推术操作形成腭部舌形黏骨膜瓣或两大黏骨膜瓣剥离后，剪断腭腱膜及鼻侧黏膜，将黏骨膜瓣连同软腭后推，即在硬腭后缘的鼻侧形成一菱形创面，如单瓣法。此时将单瓣的两侧血管神经束再充分游离后，在瓣的前端两侧各做一由前向后的斜形切口，小心勿切断血管神经束，则形成带两侧血管神经束的双蒂菱形岛状组织瓣。二瓣法则在健侧黏骨膜瓣的前端的外侧做一由后向前的斜形切口，同样切勿切断血管神经束，即形成带血管神经束的单蒂岛状组织瓣，将岛状瓣向后翻转，使其黏膜面在鼻腔侧，创面向口腔侧，缝合于硬腭后缘黏膜缺损区，以达到消灭鼻腔创面之目的。该方法应与腭裂修复术同时进行，修复软腭裂或不完全性腭裂时，硬腭部位的舌形切口应前移到切牙孔，即可利用硬腭前区的黏骨膜作为岛状组织瓣，后区的黏骨膜组织可后推。

（二）咽成形术

咽成形术是指对腭咽闭合不全患者进行缩小腭咽腔、增进腭咽闭合的各类手术。目前对腭咽闭合不全患者以采用外科手术治疗为主。最常用的手术方法有以下几种。

1.咽后壁组织瓣转移术　此法是最常用的咽成形术之一，利用咽后壁黏膜肌瓣翻转移植于软腭部，达到延长软腭长度，增进腭咽闭合，改善发音条件的目的。该方法适用于软腭过短或腭垂缺少，软腭与咽后壁距长，软腭活动度差，咽侧壁移动度好的腭咽闭合不全患者。

在软腭从腭垂正中切开至软腭中部或用缝线（或单钩）将软腭向前牵拉，充分显露咽后壁。用亚甲蓝液在咽后壁上画出一舌形瓣边界，蒂在上方，相当于第1颈椎平面上方。瓣的宽度应根据腭咽闭合不全程度、咽侧壁向中央移动大小，以及咽后壁的宽度进行设计。局部浸润麻醉：用含有1/20万肾上腺素的利多卡因液在设计范围于椎前筋膜浅面做浸润注射，以便于剥离和减少出血。先在咽后壁设计瓣的下端缝合一针作为牵引线，按设计的舌形画线做切口，深达椎前筋膜浅面，即切透咽后壁黏膜、咽筋膜及咽上缩肌。用弯头细长组织剪剥离，形成咽后黏膜肌瓣，然后以适当长度剪断瓣的下端，使瓣下端游离并向上翻转可达软腭中后部鼻侧面。咽后壁两侧创缘稍加分离后，将两侧组织向中央拉拢缝合于椎前筋膜上，以缩小咽后壁创面。在软腭中后交界部位的鼻侧黏膜面相应形成一蒂在腭垂方向的黏膜瓣，将鼻侧黏膜瓣向后翻转，使形成的创面可以接纳咽后壁组织瓣的缝合（图 16-6）。

2. 腭咽肌瓣转移术 利用两侧腭咽肌瓣转移又不损伤其运动神经，以建立一个有收缩功能的新咽腔。

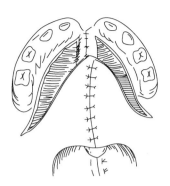

图 16-6 咽后壁组织瓣修复示意图

先在一侧咽腭弓下端附着处缝合一针以做牵引。沿咽腭弓前外侧和后内侧黏膜分别做一纵行平行切口，从扁桃体窝上端至咽腭弓附着端，切口深度应达咽上缩肌浅面。用弯头组织剪在平舌根水平横行剪断黏膜及腭咽肌下端，沿咽上缩肌平面将腭咽肌黏膜瓣整体向上分离到扁桃体窝上方，则形成蒂在上方的腭咽肌黏膜复合组织瓣。注意不能分离过高，以免损伤自软腭水平进入腭咽肌的运动神经——咽丛。同时分离时操作应轻巧小心，在接近扁桃体端常有一根动脉从外侧横过走向内侧，应结扎止血，防止术后出血。腭咽肌瓣掀起后，用 0 号丝线或 4 号肠线将咽腭弓处创缘对位拉拢缝合，关闭创面。在相当腭平面的咽后壁部位中央作一蒂在上方宽 1.5 ~ 2.0cm，长 1.0 ~ 1.5cm 的咽后壁组织瓣，或在咽后壁中央与咽腭弓后缘切口相连做一横切口，深度达椎前筋膜浅面。将两腭咽肌瓣向中线旋转 90°，缝合时，先将两瓣游离端转成水平方向，相对褥式缝合呈黏膜肌环；然后将其向上翻转，使其创面与咽后壁组织瓣创面相对褥式缝合固定，并将黏膜肌瓣边缘与咽后壁创缘紧贴缝合，形成咽后壁突起呈横嵴状的括约肌环，如果咽后壁中央做横切口，则将横切口缘向上下稍加分离、翻转，然后，将腭咽肌环创面与咽后壁创面相贴合，肌环两边缘与咽后壁创缘相缝合，形成咽后壁带状突起呈横嵴的括约肌环。

五、术后监测与护理

术后进行心电监护，观察患儿生命体征。

1. 腭裂手术后，宜使患儿屈膝、侧卧，头侧位或头低位，以便口内血液或唾液流出。患儿清醒后，才能拔除气管内插管。

2. 患儿完全清醒 4 小时后，可喂以少量糖水，观察半小时，如无呕吐可进流食。流质饮食维持至术后 1 ~ 2 周，半流质饮食 1 周，2 ~ 3 周后可进普食。

腭裂手术后，应防止患儿哭闹，或将手指、玩物放入口中，否则可能会导致伤口再裂。

3. 保持术后口腔清洁，鼓励患儿食后多饮水，有利于保持口腔卫生和创口清洁。避免过度哭闹及抓挠，碰撞伤口部位。术后 5 ~ 6 天可撤除创口内碘仿油纱条，腭部创口缝线于术后 2 周拆除或任其自行脱落。

4. 为防止创口感染，每日应清洗患儿口腔，鼓励患儿多饮水，腭裂术后常规应用抗生素 2 ~ 3 天，如发热不退或已发现创口感染，抗生素的应用时间可适当延长。

5. 如患儿哭声嘶哑，说明喉头水肿，应及时用激素治疗，并严密观察呼吸情况。

6. 对于腭裂小儿，家长在术后应尽早教孩子练习发音。因为孩子一旦形成不良的语言习惯及不正确的发音则很难纠正，因此年龄越小者其语言训练就越重要；腭裂手术做完了只是成功的一半，手术后的妥善护理是保证伤口正常愈合和手术成功的关键。

六、术后常见并发症的预防与处理

1. 急性喉梗阻

（1）原因：由于气管内插管的创伤和压迫，手术对咽部的损伤，以及口腔内分泌物未及时排出导致误吸都可引起严重下呼吸道梗阻，造成呼吸困难，甚至发生窒息。

（2）预防及护理：插管动作要轻巧，减少创伤；手术操作应仔细，止血要彻底，减少对组织的损伤和血肿形成；保持呼吸道通畅，必要时将舌体牵出口外，防止舌后坠。必要时行气管切开。

2. 出血

（1）原因：术后早期出血（原发性出血）多因术中止血不全所致，出血部位可来自断裂的腭降血管、鼻腭动脉、黏骨膜瓣的创缘，以及鼻腔侧暴露的剖面。术后后期出血（继发性出血）多由于创口感染和患儿大声哭闹导致创口裂开。

（2）预防及护理：不影响呼吸且能自然流出的分泌物尽可能不用吸引器吸引，防止不必要的刺激；出现频繁吞咽动作时，应立即检查伤口有无活动性出血；如发现出血，先要明确位置和出血原因。如为渗血，可用明胶海绵或浸有肾上腺素的小纱布做局部填塞。出血点在鼻腔侧创面，可滴入 1% 麻黄碱溶液，或用浸有麻黄碱液的纱布压迫止血。如果减张切口内碘仿纱条松动或脱落，应重新堵塞。如出血较多时立即报告医生行结扎止血。

3. 感染

（1）原因：常见于创缘缝合过密或缝线过粗，影响创缘血供及引起线头反应发生创口部分或全层裂开而穿孔。术后护理不良造成感染、糜烂、穿孔。患儿营养较差、抵抗力低，手术操作粗暴、对组织损伤大等。

（2）预防及护理：术前必须对患儿进行全面评估，在健康状态良好时方可手术。术中操作要轻巧，爱护组织，创缘缝合不宜过密。术后加强口腔护理，防止食物残留，常规应用抗生素。

4. 瘘孔及复裂

（1）原因：患儿局部及全身条件差，裂隙过宽；术后剖面暴露于鼻腔和口腔，易导致感染；患儿疼痛拒食、术中失血、营养低下等导致伤口愈合困难；患儿哭闹、过早食用粗硬食物等。

（2）预防及护理：加强营养，指导患儿少食多餐，多食高蛋白、高维生素、高热量，温凉流质饮食如肉汤、鱼汤、鲜牛奶等；加强伤口保护，避免手抠、哭闹、过早食用过硬食物；疼痛时可用医用冰口内含化，可止痛、止血、消炎、消肿，防止伤口出血及瘘口形成。

七、临床效果评价

腭裂所有的手术方法旨在建立腭咽闭合。术后腭咽功能的评定是评价手术是否成功的标志；同时，又可为患者进一步制订治疗方案提供依据，从而使腭裂患者得到最满意的治疗效果，因此，腭裂治疗小组在腭裂患者术后应采用综合方法，定期评定其腭咽闭合功能。

腭裂治疗方法除外科手术以外，还需采用一些非手术治疗，如正畸治疗、缺牙修复、语音训练及心理治疗等。腭裂的序列治疗是根据唇腭裂患者治疗和健康恢复的要求，组织多学科专家共同组成专门的治疗组，共同检查、讨论研究计划，对各种治疗方法避害就利，循序渐进地从患儿出生到生长发育成熟实施动态地、连续性地观察与治疗，最终达到使患者无论在形态、功能还是心理上，均能达到与正常人一致或接近一致的治疗目的。

（王介聪　李小丹）

参 考 文 献

傅豫川，黄洪章，汪传泽 .1996. 唇腭裂序列治疗的研究与进展 . 武汉：湖北科学技术出版社

王炜 .1999. 整形外科学 . 杭州：浙江科学技术出版社

修志夫，陈宗基，陈阳 . 2003. 唇裂术中口轮匝肌的解剖学修复 . 实用口腔医学杂志，19（1）：8-10.

余小明，杨丽，邵敏，等 . 2005. 口轮匝肌复位在单侧完全性唇裂修复术中的应用 . 华西口腔医学杂志，23（5）：452-453.

朱洪荫 .1986. 中国医学百科全书—整形外科学 . 上海：上海科学技术出版社

Namnoum JD，Hisley KC，Graepel S，et al. 1997. Three-dimensional reconstruction of the human fetal philtrum.Ann Hast Surg, 38（3）：202-208.

Nicolau PJ. 1983. The orbiculafis oris muscle：a functional approach to its repair in the cleft lip.Br J Plast Surg, 36（2）：141-153.

第十七章　正颌外科

正颌外科，是指应用外科手术和传统的牙齿正畸方法，联合矫治牙颌面畸形的一种新的分支学科。在恢复咀嚼功能的同时，还兼顾外观，达到美容的目的。正颌外科涉及颌面部多种骨畸形，主要针对上下颌骨畸形及咬合关系紊乱。常见的颌面畸形包括上颌前突、后缩，下颌前突、后缩，颏部畸形等。

一、颌面部骨骼相关应用解剖

1. 颧骨　颧骨是上颌骨和颅骨之间的主要连接支架，对构成面部的外形具有重要作用。颧骨是近似为四边形的骨体，外凸内陷，左右各一，具有额突、上颌突、颞突及眶突4个突起，分别与额骨、上颌骨、颞骨、蝶骨大翼相连接，参与眶壁、眶底、上颌突及颞凹的形成。除了鼻骨外，颧骨是面部骨骼中最容易发生骨折者。颧骨的颞突与颧突连接构成颧弓，位于颜面两侧，较细窄而突出。因此有颧骨突出、颧弓宽大等发育不良而影响面部美观。

2. 上颌骨　上颌骨是组成面部中1/3的主要骨骼，由上颌体、额突、颧突、腭突及齿槽突组成，上颌骨体部由眶下壁、前外壁、上壁和内壁组成，左右各一，于中线合成梨状孔，与颧骨、颧弓形成面中部轮廓的支架。上颌后面的下方与蝶骨翼突相连，称翼上颌连接，其上方为翼颌裂和翼腭窝。上颌骨手术时需要离断，并保证在颌内动脉下方离断，否则会出现大出血。

3. 下颌骨　下颌骨呈弓形，是构成面下1/3的主要支架，它由一个体部和两个升支组成，下颌升支上端有两个突，即喙突和髁状突。两突之间为乙状切迹，是正颌外科手术的标志之一。升支垂直切开或斜行切开的骨切开线均自乙状切迹开始向下至下颌角部。

二、颌面骨骼畸形常见病因

1. 遗传因素　面部形态具有种族及家族的特点。

2. 胚胎发育障碍　在胚胎发育过程中受到某些因素的作用可引起发育异常，包括母体怀孕期间疾病、营养和代谢失调、胎儿内分泌失调，以及子宫内环境异常，如胎位不正、羊水压力异常或脐带缠绕等。

3. 全身性疾病　在儿童生长发育期间的一些严重疾病可造成颌骨发育障碍，如急慢性传染病、内分泌紊乱疾病及营养不良等。

4.口腔不良习惯　口腔不良习惯种类较多，在牙颌畸形的病因学中占有重要地位。很多的牙颌畸形均为儿童发育期间的不良习惯所产生。常见的不良习惯有吮指、咬物、咬唇、伸舌、异常吞咽、用口呼吸、偏侧咀嚼及夜间磨牙等。

5.局部因素　如外伤、肿瘤、龋齿、乳牙滞留或早失、牙周病及不良修复体等，均可导致颌骨畸形。

三、颌面骨畸形常见分类

1.针对病因的分类

（1）先天性畸形：此类畸形多为全身综合征的一部分，如第一、二鳃弓综合征等。

（2）发育性畸形：发育过程中周围器官或环境引起的畸形。

（3）获得性畸形：肿瘤、外伤造成。

2.针对颌骨畸形机制的分类

（1）上颌骨畸形：上颌前突、后缩，横向发育不足。

（2）下颌骨畸形：下颌前突、后缩，小颌畸形，巨颌、偏颌畸形。

（3）双颌畸形：长、短面综合征，双颌前突、后缩。

（4）牙槽畸形。

（5）其他疾病继发畸形：骨折后畸形等。

颌面骨畸形确定手术方案前，必须进行头颅的影像学检查、测量，并在影像学的基础上，制作石膏模型，依据石膏模型能更精确地了解畸形的程度，特别是咬合关系，在石膏模型上模拟截骨手术，能确定准确的截骨部位、去骨量和术后的咬合关系。模型外科必须在颌架上进行，否则不能模拟患者的牙颌关系，上、下颌模型移动也会缺乏标志。做模型外科时，须经多次拼对，反复研究，才能取得满意的结果，尤其是对复杂的病例。模型外科与头影测量分析需相互参照，两者对手术设计的指导作用是相辅相成的。此外还需要进行术前、术后正畸。

术前正畸的治疗原则：矫正个别牙齿的错位；牙列要排列整齐；上下牙弓要吻合；咬合曲线应尽量正常；去除咬合干扰。术后正畸的治疗原则：排齐错位牙，关闭间隙；调整咬合关系，建立平衡；防止深覆合的复发；巩固疗效，随时调整。

第一节　上颌前突

上颌前突是由于上颌骨长度的过度发育造成，是上颌骨最常见的发育畸形，主要表现为上颌牙列超突，开唇露齿，牙弓狭窄，腭盖高拱，呈深覆盖状。通过 X 线头影测量，可显示 SNA 角超过正常，SNB 角正常，ANB 角大于正常。手术治疗多采用上颌骨前份截骨后将其后推。临床上先拔除第 1 前磨牙，按设计去除牙槽骨，然后横断腭骨的前部并在后缘去除所需的骨质，再将上颌前部骨块向后移至需要的位置。手术最常用的方法有 3 种，即 Wunderer 法、Wassmund 法和上颌前部截断后推法。

一、Wunderer 法

（一）适应证

1. 适用于心理健康，能配合手术者。
2. 有上颌骨前份前突，难以通过简单减数正畸治疗来达到矫治的病例。
3. 适用于无严重心肺疾病者，能耐受手术者。

（二）禁忌证

1. 有心理障碍，不能配合完成手术者。
2. 严重心肺疾病者。
3. 口腔及呼吸道有感染者。
4. 张口严重受限者。

（三）术前准备

术前应做全身体检，并做 X 线头影测量，设计手术方案，并拍摄正侧位片，以做手术效果观察。术前取牙颌印模，制作石膏模型，上颌架之后，进行模型外科，制作定位颌板。进行牙周清洁，去除病灶牙。手术方案征得患者及家属同意，签署手术同意书。采用全麻插管的方法麻醉，术前注射阿托品，抑制腺体分泌。

（四）手术要点、难点及对策

选择全身麻醉下进行手术，麻醉成功后，常规头面部、口腔消毒、铺巾，拔除双侧第 1 前磨牙，向上牵引上唇，暴露上颌前庭部，在前磨牙颊侧预计要做截骨线处稍前方，垂直切开牙龈黏骨膜，经剥离后，在平行牙根方向截断牙槽骨。在尖牙根尖上 3 ~ 4mm，将垂直截骨线弯向前，直至梨状孔下缘。双侧垂直截骨完成后，于腭部做横行黏骨膜切开，切口将两侧的垂直截骨线连在一起。将切开的黏骨膜向后剥离，以裂钻或小骨凿截断腭板，并按设计去除相应的骨量，上下移动上颌骨前份的骨块，或用骨膜玻璃器撬动骨块，使之完全游离，但勿伤及唇侧的软组织，以保证其良好的血供。将骨块翻起，仔细剥离鼻腔黏骨膜，用电钻或咬骨钳去除适量的后缘骨质和部分鼻中隔，使上颌前部后移至适当的位置上。

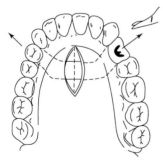

图 17-1 Wunderer 法手术设计示意图

但前部牙弓通常太窄，不适于后牙弓，此时可将前份上颌骨腭部的中线切开，将前份骨分为两块，以便扩大牙弓，使前后骨块的牙弓相适应。完成垂直和腭部截骨之后，将截好的骨块后移，按术前定位颌板就位，用唇弓将其固定在后部骨段的牙列上，颌板固定在唇弓上，通常不需做颌间结扎。将切开的黏骨膜缝合，腭侧的黏骨膜剥离不大，骨质对位良好者，可以盖上碘仿纱条，不予缝合（图 17-1）。

（五）术后监测与处理

1. 术后监测患者生命体征及血氧饱和度，必要时测定动脉

162

血气及电解质，观察尿量。

2. 观察口内切口渗血及术区肿胀情况，必要时间断吸痰或持续胃肠减压，以保持呼吸道通畅，防止呕吐及误吸。

3. 保持口腔清洁，使用漱口液漱口，适量应用抗生素，预防感染坏死。术后常规应用止血药物和类固醇激素，可防止血肿和组织水肿。

4. 术后 72 小时后逐渐完成弹力牵引颌间固定较为安全。

5. 术后补充营养及液体：饮食从流食、半流食到普食，强调高蛋白、高热量、高维生素饮食，同时补液以维持水、电解质平衡。

6. 术后功能锻炼：包括张闭口功能锻炼及咀嚼功能的训练。

7. 术后复查：一般在术后 4 周、6 周、8 周、3 个月和 1 年定期复查，注意患者面形、咀嚼功能和牙颌关系的变化。

（六）术后常见并发症的预防与处理

1. 呼吸道梗阻　主要由组织移位、水肿及误吸等因素造成。

预防及处理：①术中充分止血，以免造成口腔及上呼吸道组织水肿。②术前严密设计，上颌骨移位恰当，尽量避免引起鼻腔容积缩小。③术后患者体位应保持头部抬高 30°，鼓励患者咳嗽及吞咽，必要时吸痰处理，防止误吸。④术后短期内暂不行颌间固定，待术后 48~72 小时，逐渐弹力牵引完成颌间固定。⑤术后床旁常规备齐剪刀、钢丝剪刀等，甚至紧急插管设施。

2. 出血、血肿　术中可能因损伤颌内动脉较大分支，止血不充分等因素引起。绝大部分的血肿很轻微，会自行吸收。只有极少数情况血肿量会很多，表示手术部位有持续出血的可能，此时有需要紧急至手术室止血的必要。

预防及处理：术中充分止血，局部加压包扎及应用止血药物；如有大量鲜血渗出或组织间进展性血肿，需要送入手术室进行仔细止血。

3. 感染　由于正颌手术的切口多在口腔内，术后若口腔卫生不良，以及生活作息不正常，都会增加感染的机会。

4. 牙根损伤　截骨术截骨线过低或操作粗暴可致术后牙齿变色、牙髓坏死，甚至牙齿松动脱落。

预防及处理：术前仔细观察截骨线两侧邻牙牙根的走行及牙根间间隙大小；术中观察骨表面形态判断牙龈走行，根尖上截骨线应在尖牙根尖上至少 5mm；术中损伤牙根，可观察一段时间，无症状可不处理，若有变色、松动时可先做牙髓治疗、固定等处理，必要时可拔出后修复。

5. 骨块坏死不愈合　术中注意保护黏膜骨或软组织血供蒂；移动骨块不可分切过小，以免影响术后血运；术中骨段固定牢靠；术后加强营养，改善全身状况。

6. 腭裂或腭瘘　多因腭侧切口关闭不好或腭侧黏膜损伤后未发现或处理所致。

预防及处理：腭侧黏骨膜撕裂后应尽可能给予严密缝合；如缝合有困难时应于伤处覆盖碘仿纱条，术后 2 周拆除碘仿纱条；若遗留有穿孔，可在 1 年后修复。

（七）临床效果评价

术后定期观察咬合情况，根据牙齿覆盖情况、咬合关系恢复程度，判读手术效果。此外还应定期行影像学检查，观察截骨端愈合情况。 Wunderer 法优点在于易于向上向后移动骨块，直视下做腭部骨切开，能安全行腭部骨板及牙槽的切开术。术中应精细操作避免损失黏膜，保证骨科血供，防止骨科血供不良、坏死。

二、Wassmund 法

（一）适应证

1. 适用于心理健康、要求合理的受术者。
2. 适用于牙槽突向后推移及向上、下方向移动者。
3. 无严重心肺疾患、局部及全身感染患者。

（二）禁忌证

1. 有心理障碍或要求不切合实际者。
2. 张口严重受限及严重感染患者。

（三）术前准备

与 Wunderer 法相同。

（四）手术要点、难点及对策

全身麻醉效果满意后，常规做口腔颌面部消毒、铺巾。拔除上颌双侧的第 1 前磨牙，于上颌唇侧正中做垂直切口，在拔牙窝远中颊侧做垂直切口，上至颊沟底，切开骨膜，剥离至梨状孔，用小裂钻做出截骨的标志，勿伤及邻近牙尖。去除垂直方向的骨质，并往前上斜向梨状孔。唇侧正中切口约 2cm，暴露鼻嵴与犁骨连接处，用小骨凿将其轻轻凿断或做正中切开，使其游离。于腭侧近中做一纵向切口，向左右剥离直达拔牙创面，形成左右相通的隧道，以骨钻或骨凿将腭板截断。上颌骨的前份可以游离，根据后推的设计，在骨断端后缘去除适量的骨质，可将上颌前份按设计后推到手术要求的位置，戴上定位颌板，加以固定，严密缝合切口。若是上颌前后骨块的牙弓不协调，可将前段骨块截开，通常是在切开之间截开，或前段做多块截骨，加以拼对固定，固定常需 3 个月左右。

（五）术后监测及处理

与 Wunderer 法相同。

（六）术后常见并发症的预防与处理

与 Wunderer 法相同。

（七）临床效果评估

术后定期观察咬合情况，根据牙齿覆盖情况、咬合关系恢复程度，判读手术效果。此外还应定期行影像学检查，观察截骨端愈合情况。Wassmund 法被认为是上颌前部截骨多种术式中最为安全的一种，既保留了骨块腭侧的软组织蒂及血供，术后骨块存活及愈合有保障。该方法在中线上截骨容易，既可纠正鼻中隔区域的畸形，又可在直视下做中线上截骨。此方法的缺点：骨块的上前部及腭部截骨基本是在盲摸下进行的，视野较小，去骨量较大时，操作不易，难度较大。本手术需在潜行剥离的创口中截骨，尤其是腭侧面暴露不清者，需谨防黏骨膜牵拉撕裂；同时要求良好的固定，术前需做准确的定位颌板，术后所有牙尖均要按计划进入颌板内，使骨的移动达到要求。

三、上颌前部截断后推法

（一）适应证

1. 适用于心理健康、要求合理的受术者。
2. 适用于骨移动较多者。
3. 无严重心肺疾患、局部及全身感染患者。

（二）禁忌证

与 Wunderer 法相同。

（三）术前准备

与 Wunderer 法相同。

（四）手术要点、难点及对策

全身麻醉效果满意后，常规消毒、铺巾。于上颌齿龈缘上 5mm 左右的前庭沟处设计切口线，行骨膜切开，双侧达第 1 磨牙处。在骨膜下向上剥离达梨状孔和上颌窦前壁，并剥离鼻底和侧壁的黏膜，注意局部止血。拔除第 1 前磨牙，以裂钻做出垂直截骨线的标记，应位于两侧牙根之间。在尖牙根尖上方 4～5mm 处，截骨线向前转弯到达梨状孔，在黏膜下将骨截断，注意勿损伤腭侧的黏膜，通常以左手示指置于腭侧黏骨膜上加以保护，鼻腔黏膜同样要保持完整。应用长柄圆钻或薄骨凿，截断腭骨水平部，同时用骨凿截断鼻嵴与犁骨连接处，以骨凿插入截骨间隙中轻轻撬动，骨块可以向下方旋转下降，其上面和后缘可以暴露于直视的视野中，根据设计的截骨量，用长柄圆钻或骨凿去骨，也可以用咬骨钳咬除，当前份骨块处于游离状态时，将其后推到设计的位置，戴入颌板。固定方法同前，切口以丝线做间断加褥式缝合（图17-2）。

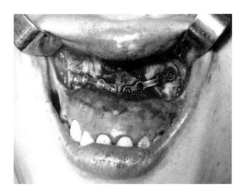

图 17-2　上颌前部截断后推术中图

（五）术后监测与处理

与 Wunderer 法相同。

（六）术后常见并发症的预防与处理

与 Wunderer 法相同。

（七）临床效果评价

术后定期观察咬合情况，根据牙齿覆盖情况、咬合关系恢复程度，判读手术效果。此外还应定期行影像学检查，观察截骨端愈合情况。上颌前部截断后推法视野清楚，可直视下截骨，操作方便，出血易于控制。

第二节 上颌后缩

临床上多见于唇腭裂患者伴发的上颌发育不足。上颌后缩主要表现为面中部凹陷或碟形面，前牙反颌，下颌呈假性前突，造成形态和功能上的严重破坏，不伴有唇腭裂的轻度后缩。X 线头影测量显示：SNA 角小于正常范围，SNB 角正常，ANB 角小于正常。早期可通过正畸治疗，其余手术治疗。主要方法有上颌骨前份截骨前移术和全上颌整体前移术。

一、上颌骨前份截骨前移术

（一）适应证

1. 适用于上颌骨前份发育不良，面中部凹陷，上牙槽后缩形成反颌畸形，且正畸治疗难以收到满意效果者。

2. 身心健康，无明显手术禁忌证患者。

（二）禁忌证

1. 有局部、全身感染患者。

2. 有心理障碍，不能耐受手术者。

（三）术前准备

1. 术前需做全身常规检查；局部做牙周清洁和病灶清除。

2. 拍摄头颅定位片，进行测量，确定畸形的类型和程度，做出手术效果的预测。

3. 将手术方式和预测结果与患者及家属讨论，取得充分理解，达成共识。

4. 术前制作全口牙模型三副，并于牙模上做手术设计，制作定位颌板。

（四）手术要点、难点及对策

常规消毒铺巾，拉开上唇，暴露上颌前部及前庭沟，做一纵切口达沟底，深达骨膜，剥离骨膜至梨状孔。在手术野显露清晰的情况下，用裂钻、电锯或骨凿，做纵形牙槽骨截骨，达梨状孔，但勿伤及鼻腔黏膜，用骨凿凿断鼻嵴与犁骨连接处。腭部根据手术设计要求，切开腭部黏骨膜瓣，予以向后翻起，暴露腭板，截断腭板使其与颊侧的纵向截骨线相接，但需要注意避免切口伤及牙根。摇动上颌前份的截骨块，尚有阻力者，可用剥离器做骨间撬动或继续凿开，将其前移至手术设计的位置上。若前移超过 5mm，骨断端愈合有困难，应在间隙内植骨，通常取自体髂骨为多，只需较牢固地嵌入而无需固定。将定位颌板戴入，使所有上颌牙准确进入颌板内的凹模中，安好上颌牙弓，并将颌板固定于上颌牙上，必要时可做颌间固定，创口常规缝合。拉拢困难者，可用碘仿纱条填塞，必要时可以用牙周塞治剂填塞覆盖。

（五）术后监测与处理

同上颌前突章节。

（六）术后常见并发症的预防与处理

同上颌前突章节。

（七）临床效果评价

此方法适用于轻、中度上颌骨发育不良，面中部凹陷患者。术后定期观察咬合情况，根据牙齿覆盖情况、咬合关系恢复程度，判读手术效果。此外还应定期行影像学检查，观察截骨端愈合情况。

二、全上颌整体前移术

全上颌整体前移术具体术式分为 Le Fort Ⅰ型截骨法、Le Fort Ⅱ型截骨法、Le Fort Ⅲ型截骨法。

（一）适应证

1. Le Fort Ⅰ型截骨法适用于中、重度上颌后缩畸形者，Le Fort Ⅰ型骨折患者。
2. Le Fort Ⅱ型截骨法适用于上颌发育不足，呈现上颌骨后缩伴有鼻上颌区域的凹陷，呈Ⅲ类错颌患者，Le Fort Ⅱ型骨折患者。
3. Le Fort Ⅲ型截骨法适用于严重的颅颌狭窄症，上颌骨后缩伴有外斜视，以及颧骨发育不良伴上颌发育不良患者，因风险大，临床较少采用。
4. 身心健康，无明显手术禁忌证患者。

（二）禁忌证

1. 有心理障碍，不合理要求手术者。
2. 有严重心肺功能障碍者，无法耐受手术者。
3. 有局部及全身感染患者。

（三）术前准备

1. 术前应做全身体检，并做 X 线头影测量，设计手术方案，并拍摄正侧位片，以做手术效果观察。

2. 术前取牙颌印模，制作石膏模型，上颌架之后，进行模型外科，制作定位颌板。

3. 术前正畸治疗，进行牙周清洁，去除病灶牙。

4. 手术方案征得患者及家属同意，签署手术同意书。

5. Le Fort Ⅱ型、Le Fort Ⅲ型截骨法因手术创伤大，术中不易止血，应常规备血。

6. Le Fort Ⅲ型截骨法常需要行眶上截骨，术中可能损伤硬脑膜，应备硬脑膜修补材料。

（四）手术要点、难点及对策

1. Le Fort Ⅰ型截骨术　在口内自上颌尖牙至第 2 磨牙前庭沟做黏膜切口，显露上颌骨外侧面，显示自鼻旁切口从上往下所完成的上颌骨前面的垂直截骨线。继续向后做骨膜下分离，至上颌结节后方、翼板前方的沟部。以深拉钩充分显露上颌骨，沿已做的上颌骨前面的垂直骨截开线，继续向下延伸至颧上颌突下方，然后截骨线改为横行向后，在牙根尖上方 4 ~ 5mm，以钻或来复锯做水平方向截骨，至上颌结节后方。最后，以弧形骨刀置于上颌结节与翼板下方之间，以向内方向凿入而将上颌结节与翼板分离。截骨的最后一步是将鼻中隔与颅底分离。经一侧鼻旁切口，置入弧形骨刀，从鼻部横行截骨线处插入，以向下、略向后的方向轻轻凿入，使犁骨及鼻中隔与颅底断离，将截断的上颌骨体向上移位并固定，骨间隙常需要植骨（图 17-3）。

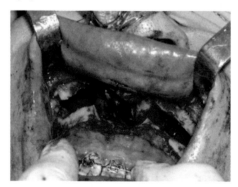

图 17-3　Le Fort Ⅰ型截骨术术中图

2. Le Fort Ⅱ型截骨术　采用冠状切口及口内切口两条径路分别进入、显露及截骨。切口深达上颌骨表面，剥离上颌骨前面的骨膜而显露上颌骨。在骨膜下向下方分离，显露眶下神经并予以保护，沿上颌骨表面进行潜行分离向下达前庭沟部位，显露鼻骨及眶内侧壁，直至可见泪嵴的前、后部分及泪沟。勿扰动内眦韧带及其附丽，翻起眶底内侧壁的骨膜，解剖分离出鼻泪器。在到达鼻泪器之前，常可见眶下缘处一小结节隆起，上有小片肌肉附着，此可作为辨认鼻泪沟边缘的标志。沿鼻泪管周围进行分离，并在鼻泪管的后面小心插入小分离器，剥离眶内侧壁及鼻骨的骨膜，把鼻泪器前内侧方的骨膜也做分离，直达鼻骨部位。可先在鼻骨做横行截骨，此截骨线必须置于筛板平面的下方。在鼻骨的骨膜下潜行分离的隧道中，以窄拉钩拉起软组织以做保护，用来复锯或裂钻沿内眦韧带附着下方的眶内侧壁延伸，越过泪沟的上份而做横向截骨。截骨时，常需将泪囊向外侧拉开做上颌骨前面及眶部截骨。以深拉钩自鼻旁切口向下拉开，显露上颌骨的前面。以裂钻或切割钻在眶下神经的内侧做截骨。然后，截骨线经过眶下缘至泪囊外侧（注意保护）向后达眶内侧壁（图 17-4）。口内做上颌骨下部分的截骨。其基本步骤似 Le Fort I 型截骨术。截骨完成后，用骨刀和手法将上颌骨整个骨块充分活动。在下颌戴上预制并消毒的咬合导板，将上颌骨骨块移动，使与咬合导板的咬合关系完全适合相应。置于咬合关系相吻合的位置，做颌间固定。此即预期的上颌骨的位置。整个上颌骨向前移动、就位后，产生的间隙若过大，常需做植骨，以减少复发并可促进骨质愈合（图 17-5）。

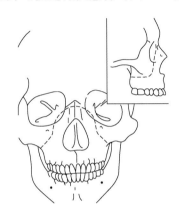 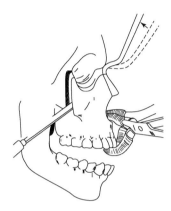

图 17-4　Le Fort II 型截骨线　　　　图 17-5　Le Fort II 型截骨前
　　设计示意图　　　　　　　　　　　移示意图

3. Le Fort III 型截骨术　临床上将手术分为颅下水平截骨术和经眶上缘水平截骨术。采用冠状切口，常规暴露眶骨、鼻骨、颞窝及颧弓、颧骨。在口内前庭沟处做深达骨面的横向切口，往上剥离，暴露上颌下 1/3。鼻根部做类似于 Le Fort II 型切口，切开眶内壁、眶底和部分眶外壁。眶底切口可伸入眶内 1.5 ~ 2cm，根据需要选择伸入的多少。在鼻根部横断鼻骨，并与眶内、外侧壁垂直截骨，于眶底横向截骨将两侧垂直截骨线连在一起，然后将翼上颌连接处及颧弓截断。上颌骨的垂直切口可以是直线，也可以是台阶形状，用上颌钳牵拉整个上颌骨前移到术前设计的位置。所有骨间隙中均行游离植骨术，固定好外眦韧带，再将颞肌前推缝合固定于眶外侧壁，骨间固定方法和术后处理同 Le Fort I 型截骨术（图 17-6）。

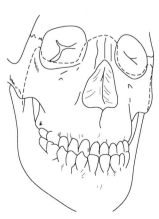

（五）术后监测与处理

1. 出血　离断翼上颌连接时，凿子安放不当、暴力操作致翼板骨折、颅底骨折等所引起。术中可能损伤的血管为翼腭动脉、腭降动脉、后上齿槽动脉及颌内动脉、颈外动脉等。

处理措施：一般出血量并不多，尽可能采用低压控制麻醉；可在上颌结节处离断断翼上颌连接，操作容易，可减少大出血

图 17-6　Le Fort III 型截骨线
　　设计示意图

的发生；大出血时应压迫颈外动脉，可使损伤的血管暴露于视野而给予结扎处理；对于出血患者应对全身情况特别是出凝血机制进行全面检查，并配合给予全身止血药及输血或成分输血。

2. 血运障碍导致的延迟愈合或骨坏死　上颌 Le Fort Ⅰ 型截骨术中，血运障碍主要引发原因：由于知名血管的损伤或者软组织血运蒂的损伤；过多的分块截骨，不适当的剥离与移动，以及不良的固定方法，均可导致血运障碍；骨断面间是否有良好接触，骨结构的特征及颌骨移动的大小、患者的全身健康状况等。

处理措施：避免术中过多的分块截骨，即便不得不分块截骨，也应避免截骨块过小，移动或旋转过大，固定牢靠，必要时在截骨线及分块截骨的骨裂隙处植骨；术中充分冷却截骨器械，以减少对截骨线处骨组织的损伤；避免损伤、压迫唇腭侧的黏骨膜蒂，保证截骨端的血运。

3. 骨折　易发骨折部位：上颌窦前外侧壁骨折；上颌骨水平板与腭骨水平板交界处的骨折；上颌窦内后壁交界处的高位骨折；翼板或颅底骨折。

处理措施：对于上颌窦前外侧壁骨折，因可能造成骨断端间接触不良，导致骨愈合不良，因此固定后应予植骨。

4. 感染　由于上颌骨血运丰富、抗感染力强，加之高效抗生素的应用，Le Fort Ⅰ 型、Le Fort Ⅱ 型截骨术后感染的情况极为少见。Le Fort Ⅲ 型截骨因设计的腔、窦较多，发生感染的概率增大，严重感染可危及生命，必须予以有效的预防措施。

5. 肿胀　Le Fort 型截骨术后的肿胀主要表现为头面部的血肿与反应性水肿。

处理措施：充分有效止血后方可关闭切口，术后头两天可局部冷敷，并配合应用止血药物、皮质类固醇类抗炎药以预防血肿和水肿。

6. 神经损伤　Le Fort 截骨术涉及的神经主要为眶上神经、眶下神经，前、中、后上齿槽神经等感觉神经，与运动神经关系不大。在剥离和暴露时应仔细保护眶上神经、眶下神经不受损伤。

7. 继发变形　如鼻中隔变形、鼻翼基底变宽、鼻孔变扁平及上唇变短、红唇变薄等，这是由于广泛剥离、上移上颌骨及术后局部软组织收缩等多种原因造成的。

8. 复发　Le Fort Ⅱ 型、Le Fort Ⅲ 型截骨术后长期随访可发现明显的复发现象，可行牵引术。

9. 鼻泪管损伤　高位 Le Fort Ⅰ 型截骨、Le Fort Ⅱ 型截骨、Le Fort Ⅲ 型截骨，可能伤及鼻泪管，引起术后流泪。

处理措施：需术中注意仔细操作，必要时需行鼻泪管吻合术。

10. 眼球的损伤、术后复视及内眦韧带损伤　由于 Le Fort Ⅲ 型截骨术累及眶底、眶内外侧壁和眼眶前部相对前移位。

11. 颅底损伤、脑积液外渗　颅底损伤是 Le Fort Ⅲ 型截骨术的严重并发症之一，其原因：断离鼻额连接及鼻中隔与前颅凹连接时，骨凿的方向偏离；截骨不彻底，游离面中骨段时用力过猛。颅底损伤后可出现脑积液鼻漏。

预防处理措施：术中严格按 X 线片所示仔细操作，各截骨线分离应彻底。一旦发生颅底损伤应大量应用抗生素，预防颅内感染，术后严密观察生命体征。

（六）临床效果评价

Le Fort Ⅰ 型截骨术已被广泛应用于临床，手术成功的基础是手术后移位的上颌牙骨段仍能有充分的血液供应，不发生牙骨段的缺血性坏死。这取决于根据上颌骨血运特征所精确地设计软组织切口及骨切口，为牙骨段最大限度地保留软组织血供蒂。同时也取决于术中尽可能地减少不必要的过分牵拉和损伤。Le Fort Ⅱ 型、Le Fort Ⅲ 型截骨术中易大出血、危及生命，术后易复发，应谨慎选择，术前必须与家属充分沟通，术前、术后工作准备充足方可手术。

第三节　下颌前突

下颌前突俗称"地包天"，在临床上较为多见，给患者的言语、咀嚼等生理功能造成了严重的伤害，同时还造成患者心理的创伤，影响社会活动。牙齿咬合时下前牙兜着上前牙，颏部明显突出，使得面下 1/3 向前突出。下颌前突的治疗，主要以外科截骨为主，配合正畸治疗。目前常用的下颌截骨方法有 3 种：下颌体部截骨术，下颌升支截骨术，根尖下截骨术。近年来随着下颌升支矢状劈开截骨术的广泛应用及其坚固内固定技术的开展，各种下颌畸形的矫正多采用这一术式进行，下颌体部截骨术、下颌升支截骨术在临床上的应用越来越少。

一、下颌体部截骨术

下颌体部截骨术包括下颌体部垂直截骨、阶梯截骨，后份截骨。

（一）适应证

1. 下颌前突畸形。
2. 上、下颌牙弓不协调。
3. 开颌畸形：适用于下颌曲线（Spee 曲线）严重异常所造成的前牙开颌畸形。
4. 下颌骨不对称畸形。
5. 小下颌或下颌后缩畸形。

（二）禁忌证

1. 下颌前突畸形但下颌前部宽阔，颏部方而宽的患者，特别是对于有此种面形的女性患者不宜选择下颌体部截骨术。
2. 颈部粗而短，颏颈距离短的患者也同样不宜选择此术式。
3. 口腔中缺牙较多，特别是下颌缺牙较多的患者。
4. 恒牙尚未完全萌出的患者也不宜选用此术式。
5. 局部感染或全身感染患者，不能耐受手术患者，凝血功能障碍患者。

（三）术前准备

1. 术前应做全身体检，并做 X 线头影测量，设计手术方案，并拍摄正侧位片，以做手术效果观察。

2. 术前取牙颌印模，制作石膏模型，上颌架之后，进行模型外科，制作定位颌板。

3. 术前正畸治疗，进行牙周清洁，去除病灶牙。

4. 手术方案征得患者及家属同意，签署手术同意书。

（四）手术要点、难点及对策

1. 下颌体前部垂直截骨

（1）麻醉：为减轻患者术中的不适和痛苦，一般应选择经鼻气管插管全身麻醉下完成手术。

（2）手术切口设计：下颌体部截骨部位位于颏孔前方的第一双尖牙区，于一侧下颌颊侧附着龈下 5～8mm 处做黏骨膜水平切口，切口自切牙区向后至磨牙区，切口应有足够的长度便于手术操作。

（3）切开、剥离：切开黏膜、黏膜下组织和骨膜直达骨面，用骨膜剥离器于骨膜下向下颌下缘剥离，显露下颌骨下缘，剥离过程中显露颏孔和颏神经血管束，避免术中牵拉对颏神经的损伤。将切口上方第一双尖牙区的附着龈自骨膜下剥起至该部位的牙槽嵴顶。

（4）截骨：在下颌第一双尖牙区域颊侧骨板的表面，于颏孔之前，用细裂钻根据术前设计方案做出截骨标记线，上至齿槽嵴顶，下至下颌骨下缘，截骨线应避开邻牙的牙根。根据标记的截骨线进行截骨，操作时截骨器械应垂直于颊侧骨板，操作时注意保护软组织、颏神经、牙根，以及舌侧牙龈和口底软组织免受损伤。垂直截骨线的截骨顺序应为先完成近中截骨线，再完成远中截骨线，两条截骨线略向舌侧会聚，这样当下颌前部牙骨段后退时，截骨部位的舌侧骨板不致出现较大的骨间隙而减少截骨部位骨接触面积。截骨线完成后用直而薄的骨凿沿截骨线轻轻凿击，凿断残余的骨性连接，取下截骨线间应去除的骨块。

（5）就位、固定：将下颌各牙骨段根据术前设计进行骨块移动，试戴预制颌板，如果颌板不能完全就位，应检查截骨部位，去除骨性干扰。如果骨块间有骨间隙存在，应将取下的骨块剪碎后填充于骨间隙内增加术后骨块间的骨接触面积，利于术后的骨愈合。用小型钛板行牙骨段间的坚固内固定。

（6）缝合、包扎：行坚固内固定者，术后仅需行适当的颌间弹力牵引，引导下颌牙列进入颌板即可，术后 2 周可拆除颌板。如果没有进行骨内坚固内固定，需行 6～8 周的颌间结扎固定，并适当制动下颌骨，利于截骨处骨愈合。用生理盐水冲洗术区，丝线间断缝合黏骨膜切口，口外行局部压迫包扎（图 17-7）。

2. 下颌体部阶梯状截骨 出于增加骨接触面积，增加术后骨块间稳定性的目的，体部截骨线亦可设计为阶梯状，保留下齿槽神经血管束的完整性。

（1）切开、剥离、显露：同下颌体前部垂直截骨手术操作。

（2）截骨：下颌体部阶梯状截骨在进行截骨操作时，同样

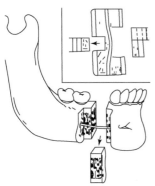

图 17-7　下颌体部截骨手术示意图

应对软组织瓣和邻牙采取适当的保护措施。在齿槽嵴部截骨时，需要保护邻牙的牙根和邻牙的牙周支持组织免受损伤，截骨至颏孔上方约 2mm 时，停止继续向下垂直截骨，在此水平，转向颏孔前方做根尖下水平截骨，由于颏孔的走向是向后、上、外，所以水平截骨线至少应至颏孔前约 3mm 的位置才能避开下颌管内的神经血管束。然后再向下颌骨下缘做下半部的截骨。如果是矫治下颌前突畸形，应在上、下部垂直截骨处各做近、远中两条垂直截骨线，用骨凿将骨块离断取下，去除一定的骨量，使前部牙骨段后退，矫正下颌前突畸形。如果是矫治下颌后缩或小下颌畸形，完全凿断骨性连接后，使下颌前部牙骨段在保持骨接触的条件下向前滑动，以矫治下颌后缩或小下颌畸形。进行体部阶梯状截骨时，截骨操作多在颏孔周围进行，因此术中应尽可能地保护颏神经血管束免受损伤。

（3）就位、固定、缝合：操作过程与体部垂直截骨基本相同。截骨处遗留的骨间隙均需植骨，以增加骨接触面积。

3. 下颌后份体部截骨术　适用于下颌磨牙区牙列中存在间隙需要关闭或磨牙区内的牙齿因龋病、根尖病变或牙周病不能保留的患者。

下颌磨牙区体部截骨的截骨线设计为垂直截骨线。其手术切开、剥离、术野显露及颌板就位、骨块间固定、植骨等方面与前述术式操作过程基本相同。手术操作详见下颌全牙列根尖下截骨术的手术操作部分。术中需解剖骨内段的下齿槽神经血管束。

（五）术后监测与处理

1. 术后密切监测患者生命体征，注意伤口渗血情况。
2. 持续胃肠减压及间断吸痰，防止误吸。
3. 术后常规预防应用抗菌药物。
4. 流质饮食 2 周，餐后漱口液漱口。

5. 术后颌间暂时用橡皮小圈做牵引，24 小时后改用不锈钢丝结扎。颌间固定 3 周，颌板固定 3 个月。

（六）术后常见并发症的预防与处理

1. 骨愈合不良或骨不愈合　下颌体部截骨术后发生骨不愈合多因为牙骨段间固定不良，骨段间有异常动度而引发。另外，术后骨接触面积少、骨段间存有间隙使软组织长入亦影响骨段间的骨性愈合。为避免发生术后的骨不愈合需尽可能采用骨内坚固内固定技术，选用术后骨接触面积较大的阶梯状截骨术式。术中去骨时应避免去骨过多，术后遗留较大的骨间隙。颌板完全就位后截骨处遗留有骨间隙时，应植骨消除骨间隙，增加骨接触面积，必要时可行自体髂骨移植。

2. 下齿槽神经血管束的损伤　该神经血管束穿行于手术截骨区域内，术中极易损伤，特别是需要采取下颌骨去皮质术解剖骨内段神经血管束时，更容易使其损伤。术中应小心谨慎操作，采取保护措施，避免损伤。

3. 口底软组织损伤和口底血肿　软组织损伤，引起口底血肿，严重时可影响患者呼吸道的通畅。一旦不慎使口底软组织严重损伤，应立即采取措施止血，避免发生口底血肿，进而影响患者术后呼吸道的通畅。

4.复发　下颌体部截骨术后有一定的复发倾向。预防措施：骨内坚固内固定技术，增加稳定性；在截骨部位遗留间隙内植骨，增加骨接触面积，促进骨性愈合。

（七）临床效果评价

下颌体部截骨术的优点在于：手术部位位于口腔前部，视野清楚，不容易损伤重要的神经血管，术中出血少，手术安全。但也存在明显的缺点：手术中需要拔除牙齿，破坏了牙列的完整性，术后牙列缺损；采用阶梯状截骨矫治下颌后缩畸形时，牙列中常遗留间隙，术后需进行义齿修复；术后面部美容效果差，面下 1/3 常显得宽而方钝，倾向于方型脸形，失去了自然流畅的线条。

二、下颌升支截骨术

（一）口外法

1. 适应证

（1）下颌前突严重，下颌需后退 10 ~ 15mm，伴有偏颌而两侧需后退不多，除后退外尚有转方向移动。

（2）首次手术错位愈合或不愈合而失败，需重新行手术矫治的病例。

（3）心理健康，能配合手术者。

（4）非瘢痕体质患者。

（5）当矫正Ⅰ度下颌前突畸形，下颌近心骨段需要较大幅度后移者。

（6）特殊解剖条件者首选：如伴有小口畸形或口周组织缺乏弹性；下颌升支过分地向内弯曲，口内暴露时截骨线术野被遮蔽者。

2. 禁忌证

（1）心理障碍，不合理要求受术者。

（2）严重心肺疾病者，不能耐受手术者。

（3）严重感染患者。

（4）瘢痕体质患者。

3. 术前准备

（1）术前应做全身体检，并做 X 线头影测量，设计手术方案，并拍摄正侧位片，以作手术效果观察。

（2）术前取牙颌印模，制作石膏模型，上颌架之后，进行模型外科，制作定位颌板。

（3）术前正畸治疗，进行牙周清洁，去除病灶牙。

（4）手术方案征得患者及家属同意，签署手术同意书。

4. 手术要点、难点及对策

（1）常规消毒、铺巾，采用经鼻腔气管内插管全身麻醉。

（2）沿下颌角下缘下 2cm 做长 3 ~ 4cm 与之平行的切口，后缘自耳垂向前不超过咬肌前缘，切开皮肤皮下，切断咬肌和翼内肌附着处，注意保护颈阔肌深面、颈深筋膜浅层表面的面神经下颌缘支。

（3）将创缘肌肉往上拉开，在骨膜下用剥离器向上剥离至髁状突和喙突根部，但需保留升支后缘的咬肌附着，以及翼内肌在下颌骨升支内侧和后缘的附着。

（4）采用骨钻，自乙状切迹的中部向下至角前切迹，切骨线行走于下颌升支外侧隆突后方，距下颌后缘 5～7mm，这样不会损伤下齿槽血管神经束，关节囊与翼外肌亦未受到破坏。为了截骨的准确性，在截骨时可用圆钻做好截骨线标记，然后再开始截骨。两侧截骨后，可将下颌骨后推，使后段重叠于前段的外侧，但需保持髁状突在关节窝内。

（5）在髁状突位置正确的情况下，可以在两骨段上钻孔，做微型钛钢板骨间固定，每侧有两个孔，或行不锈钢丝结扎，固定时应注意后段要有适当的向上的矢力，防止髁状突向下移动。冲洗后缝合创口。

5. 术后监测与处理　与下颌体部截骨术相同。

6. 术后常见并发症的预防与处理

（1）出血：损伤颌外动脉及面前静脉，损伤位于其后方深面的面后静脉：一般情况下不需暴露升支后缘，尽可能保留其肌肉附着。应在充分压迫止血、吸引保证术野清楚的情况下，仔细分离该血管并予以结扎。截骨线设计不当，损伤位于升支内外骨板之间的下齿槽血管，如截骨时不慎损伤了该血管，唯一可行的办法是尽快完成截骨线，使近远心骨段分离，清楚暴露出血部位，用骨蜡填塞出血的骨断面或结扎下齿槽血管。

（2）骨折：劈开或撬开近心骨段时发生的近心骨段的骨折；截骨线靠近乙状切迹部位的视野暴露较差，该处的截骨未达乙状切迹上缘，强力劈裂亦会造成骨折；近心骨段的部分内侧骨皮质遗留于远心骨段上。当完成截骨后，如截骨充分而完全，近心骨段会自然裂开，或仅使用轻微的撬动力即可使二者裂开。

7. 临床效果评价　口外入路，视野暴露较好，操作较为简单和便利。其视野暴露优于口内入路，直视下的仔细操作也不易损伤重要的血管神经，骨段移位后的骨内固定操作也容易，但是遗留皮肤瘢痕，影响美观。下颌下切口有损伤面神经下颌缘支造成口角歪斜的可能性。

（二）口内法

1. 适应证

（1）适用于下颌前突畸形，不愿意做口外切口，后推在 1cm 之内的病例。

（2）无心理障碍，能配合手术者。

2. 禁忌证

（1）心理障碍，不合理要求受术者。

（2）严重心肺功能障碍及感染者。

（3）严重小口畸形者。

3. 术前准备　同口外法。

4. 手术要点、难点及对策

（1）于下颌磨牙咬合平面上 1cm 处，沿外斜线切开，并向下延伸至第 2 磨牙相应的口腔前庭颊黏膜处，直达骨面。避免损伤颊动脉、静脉和神经，勿使颊脂垫脱出，影响手术视野的显露。

（2）用骨膜剥离器剥离暴露外侧面、升支前缘、乙状切迹、喙突及髁颈的下部，后缘处的肌肉可以保留，剥离下颌角前段处的咬肌和翼内肌，将 Shea 牵开器插入升支后缘的中部或乙状切迹，在下颌角下方上好拉钩，由助手协助显露手术野，防止软组织牵拉损伤。

（3）以乙状切迹、角前切迹和下颌骨后缘作为参考标准，在设计的截骨线上，先在升支中部开始截骨，将全层切透，再向上并轻轻转动锯片，直至乙状切迹，然后锯片沿切骨线向下，以同样的方法切至角前切迹。若截骨线与升支后缘呈一定角度，自乙状切迹至角部，呈一斜线，则称为斜形截骨。

（4）将前骨段向前拉，在骨段间插入弯形的骨凿或剥离器，将后段向上撬起，用骨膜分离器将骨膜与翼内肌附着并推向后缘，然后将前段向后推，使其就位于定位颌板，后段在外与前段重叠。

（5）通常保留的翼内肌的张力可使两骨段紧密贴附，不需做骨间固定；或者在两骨段的密质骨上钻孔，行钢丝结扎。

（6）再次检查髁状突位置，应在关节窝内，行颌间结扎 6 周，创口以生理盐水冲洗，分层缝合。

5.术后监测与处理　与下颌体部截骨相同。

6.术后常见并发症的预防与处理

（1）髁状突移位：因术中观察不仔细，骨段移动时造成髁状突移位，或是由于咀嚼肌群的强大，术后不断牵引所附着的骨段，而产生移位。需定期复查，观察 X 线片中骨的稳定性、愈合情况和髁状突的变化，以及牙周和牙髓的情况；同时需保持颌间结扎到足够的时间，必要时需加用颏兜。

（2）骨折：常见于靠近乙状切迹和角前切迹的截骨线两端。操作精准，明确解剖标志之间的位置关系，有助于避免截骨线过分偏离设计的方向。

（3）近心骨段末端的缺血性骨坏死：近心骨段末端的缺血性骨坏死近年来已十分罕见。

（4）出血：严重出血的情况极为罕见。一些明显出血多发生于剥离操作不当，截骨线失准而损伤面后静脉及下齿槽血管的情况下。切忌使用锐利的剥离子向深方过多剥离，以避免损伤面后静脉。

7.临床效果评价　口内法由于口外皮肤没有瘢痕，不会损伤面神经下颌缘支，易于被患者接受。但是暴露困难，视野不清楚，不易准确地截骨，增加了手术的难度。

三、根尖下截骨术

（一）适应证

1.适用于下颌前突畸形：包括下颌反颌、下前牙过高，以及前牙反颌不甚严重的病例。

2.适用于双颌前突畸形。

3.适用于开颌、前牙深覆颌或深覆盖等畸形的矫治。

（二）禁忌证

1.心理障碍，不能配合手术者。

2. 严重的心肺疾病及感染患者。

（三）术前准备

同下颌体部截骨术。

（四）手术要点、难点及对策

1. 全身麻醉满意后，常规消毒、铺巾。

2. 在下颌前庭沟处做横向切开，注意保护颏血管神经束，切开骨膜，使软、硬组织的切口不会重叠在一起。

3. 将骨膜向两侧剥离，保持黏骨膜完整性，有利于术后创口愈合，尽快恢复牙周和牙髓组织的功能。

4. 在尖牙根尖下 0.5cm 处做水平截骨，骨段的高度从尖牙牙尖到水平截骨线应是2.5 ~ 3cm。根据术前设计，后退下前牙骨段者应拔除第 1 前磨牙，切除部分或全部牙槽窝处的骨块；若是垂直移动牙骨块者，则不需拔牙。将垂直截骨线与水平截骨线连接在一起，使前牙骨段带着舌侧黏骨膜可以移动。在垂直截骨时，防止在截骨时舌侧牙龈的损伤。

5. 根尖下截骨处产生的间隙应做松骨质植骨；避免骨质去除骨块较大，暴露颏神经，将其游离并加以保护。手术时操作需轻巧，行下颌牙间的单颌结扎分层缝合，加压包扎。

（五）术后监测与处理

与下颌体部截骨术相同。

（六）术后常见并发症的预防与处理

1. 牙骨段的缺血坏死　这要求术中操作应轻柔、准确，严防舌侧牙龈黏骨膜与骨段分离。水平截骨线与根尖应保留有 5mm 的距离，以防止因血液供应不足而引起牙髓坏死或退行性变。

2. 术后牙周萎缩　术中除舌侧之外，还要保持唇侧牙龈的完整无损，以避免术后牙周萎缩。

3. 下齿槽血管神经束损伤　术中注意仔细操作，避免暴力，保护血管神经束，以免发生损伤。

（七）临床效果评价

目前，本术式已在临床上普遍应用，能达到矫治下颌前突的治疗效果，并且可保持下颌下缘的完整性，术后牙骨段稳定性好，愈合快且外观良好。

四、下颌升支矢状劈开截骨术

详见下颌后缩章节。

第四节 下 颌 后 缩

下颌后缩是由于下颌发育不全或者先天性缺少下前牙，以及翼外肌功能不全等而造成的一种下颌后退的错牙合畸形。外观上主要表现为下颌颏部短小，面下 1/3 短，侧面观似"鸟嘴"样。X 线头影测量中可以发现 SNA 角基本正常，SNB 角小于正常。下颌后缩的治疗主要是外科手术治疗，配合正畸治疗。外科手术目前常用的有下颌升支截骨术和下颌体部截骨术。

一、下颌升支矢状劈开截骨术

（一）适应证

1. 下颌前突畸形。
2. 小颌畸形及下颌后缩畸形、下颌偏斜畸形、长面综合征、短面综合征、开颌畸形。

（二）禁忌证

同其他口内法截骨术。

（三）术前准备

同其他口内法截骨术。

（四）手术要点、难点及对策

1. 麻醉　选择鼻气管插管全身麻醉，利于操作，增加手术的安全性。

2. 切口　用 1/10 万肾上腺素麻醉药局部浸润麻醉。自颌平面水平到第一磨牙远中的龈颊沟 0.5cm 切开黏骨膜。

3. 剥离、暴露　下颌升支的矢状劈开截骨术由 3 个相连接的骨切口组成，自上而下依次为位于升支内侧面的水平骨切口、沿着升支前缘的矢状骨切口和位于磨牙颊侧的垂直切口。用骨膜分离器从升支内外侧骨膜下剥离，分开颞肌附着，外侧只限于咀嚼肌附着前方，内侧剥离时应仔细寻找下颌小舌，注意保护下颌小舌后下方进入下颌孔的下牙槽神经血管束。继续剥离下颌孔上方的骨膜，并用弯的剥离器一直剥至升支后缘。

4. 截骨　升支前缘纵行用电钻打孔或矢状锯劈开分成内、外两部分。内侧在下颌小舌上方 1.0cm 处横行用来复锯截断内骨板，其前端与升支前缘矢状线相连。升支前缘劈开线下端斜向外下方，在第 1、2 磨牙之间颊侧骨板上做垂直截骨。用薄骨刀从升支前缘进入，沿外侧骨板逐渐劈开至升支后缘和下颌骨下缘（后段），最后用升支撑开钳插入彻底分开内外侧骨板。升支纵向劈开，双侧完成截骨后即可戴入颌板重建新的咬合关系（图 17-8）。

5. 近远心骨段间的骨内固定　首先复位确定髁状突位于颞下颌关节凹内，然后行两骨段间的骨内固定。骨内固定的目的是防止近心骨段的逆时针旋转移位，促进骨愈合（图 17-9）。

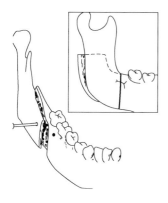

图 17-8 下颌升支矢状劈开
截骨示意图

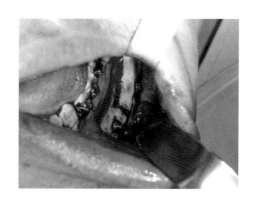

图 17-9 下颌升支矢状劈开截骨固定

6. 冲洗缝合伤口 完成骨内固定后，用无菌生理盐水冲洗创口，然后采用连续缝合或采用褥式及间断缝合关闭切口。

（五）术后监测与处理

同其他口内法截骨术。

（六）术后常见并发症的预防与处理

严重并发症如大出血、肿胀导致的呼吸道梗死及窒息、面神经损伤等已极为罕见。偶尔可以见到的术中并发症有出血、下齿槽神经血管束损伤、骨折，以及术后颞下颌关节紊乱综合征、近心骨段近中端的缺血性骨坏死及局部的肿胀反应。

1. 术中出血 大出血的主要原因是颌内动脉、颈外动脉、下齿槽神经血管及面后静脉的损伤。遇到这类严重出血，采取的措施除了结扎知名血管外，可用有效的局部填塞压迫止血。

2. 神经损伤 神经损伤可见下齿槽神经、舌神经及面神经损伤。下齿槽神经的损伤可因过分牵引、挤压、术后肿胀导致的局部压迫所引起，多为暂时性，有的则表现为持久性麻木或感觉异常。术中操作轻柔，术后适当使用激素类药物减轻水肿，术中截骨劈裂时应避免直接损伤甚至使该神经血管束离断。

3. 骨折 骨折可以发生在近远心骨段的多个部位，引起骨折最常见的原因为截骨线连接处截骨不充分，有皮质骨桥存在；骨皮质相对较薄；下颌下缘劈开不充分，暴力强行裂开。

术前 3 个月拔除阻生的第三磨牙，骨折处应用钢丝或钛板予以固定，而且适当延长颌间结扎固定时间是必要的，一般可达 8 ~ 10 周。

4. 颞下颌关节紊乱综合征 控制近心骨段及髁状突的位置，有利于增加术后下颌骨的稳定性，减少对颞下颌关节的不利影响，以及充分发挥咀嚼功能。采用坚固内固定技术，防止近心骨段被动后移或顺时针旋转，确定近心骨段位置时轻轻前拉并移动近心骨段，确保在无任何张力而近心骨段充分活动的情况下再行固定。

（七）临床效果评价

口内切口，避免了皮肤遗留切口瘢痕，该术式临床应用较为广泛，效果较为确切。近年来随着下颌升支矢状劈开截骨术的广泛应用及其坚固内固定技术的开展，各种下颌畸形的矫正多采用这一术式进行，下颌体部截骨术、下颌升支截骨术在临床上的应用越来越少。

二、根尖下截骨术、下颌体部截骨术

详见上节内容。

第五节　双颌畸形

双颌畸形可以由先天发育障碍、遗传因素等造成，也可因后天损伤、感染等所引起，表现为开唇露齿，无法自然闭嘴，上下前牙突出，可有骨性或非骨性前突。双颌畸形可做双颌外科正畸，通常以上颌 Le Fort Ⅰ 型截骨作为基本手术，配合下颌升支、体部、颏部或根尖下截骨术，所以涉及上、下颌骨三维空间的定位。其不但要顾及单颌本身位置的协调，同时还要对上颌与下颌的关系、颌骨与颅底的关系进行三维空间的移动及拼对。双颌手术，截骨线多，手术时间长，出血量多，与单颌手术有明显的不同。双颌外科手术，应先从哪里开始，哪条截骨线先做，都是有一定讲究和程序的。若是将其颠倒，不但费时多、出血多，而且往往给手术带来很大困难，因此应当按严格的顺序进行手术。双颌前突的主要治疗方法有上颌 Le Fort 截骨术、下颌矢状劈开截骨术、下颌体部截骨术、颏部截骨术及根尖下截骨术等，均已在上述有关章节中详述。

（王介聪）

参 考 文 献

黄洪章，杨斌 .2005. 颅颌面外科学 . 北京：科学技术文献出版社

王炜 .1999. 整形外科学 . 杭州：浙江科学技术出版社

张涤生 .1997. 颅面外科学 . 上海：上海科学技术出版社

张涤生，辛时林，易传勋，等 .1994. 整形外科手术图谱 . 武汉：湖北科学技术出版社

朱洪荫 .1986. 中国医学百科全书—整形外科学 . 上海：上海科学技术出版社

第十八章　面部轮廓整形及美容

　　面部轮廓整形及美容是用外科技术进行面部软组织、骨组织的修整，使其恢复正常形态、功能或给予美化，称为面部轮廓外科。目前临床上常见的面部轮廓整形手术包含颧骨、颧弓缩小整形术，下颌角截骨整形术，颏部截骨整形术或隆颏术。

第一节　高颧骨、颧弓过宽

　　颧骨、颧弓肥大者的面型多呈圆形，同时伴有双侧下颌角肥大者面型则呈方形，其面型轮廓以颧突过高、颧弓肥大、面中过宽、两侧眶外侧缘之间的距离过短及颞窝不丰满为主要特征，面部往往显得臃肿和粗犷。东亚人的审美标准以尖圆形的面型为最美，因此，近年来随着人们生活水平的日益提高，有许多高颧骨面型者提出颧骨、颧弓缩小整复的要求，尤其以年轻女性较为多见。

　　颧骨及颧弓是面中部的重要骨性支撑，是人体面形轮廓的重要构成部分。其生理功能主要有三个，第一个功能是起保护作用，这两个结构位于面部两侧最突出的部位，外力从侧面打击面部时，起到对上颌窦和颞肌，进而对颅骨外侧壁的保护作用。第二个功能是构成面中部两侧的外形轮廓，其大小和形状的不同在很大程度上影响着面部的外形轮廓和外观，因此改变其形状和凸度可明显改变面部的外形。第三个功能是对深层的颞肌和浅层的皮肤起到分隔的作用。

颧骨截骨降低、缩小术

　　目前临床中多使用口内入路颧骨、颧弓截骨整形，口外入路因术后遗留瘢痕，目前在临床已经极少使用，故在此不进行叙述。

一、适应证

1. 心理健康、合理要求手术者。
2. 有颧骨过高或颧弓宽大者。

二、禁忌证

1. 有心理障碍不能配合手术者。
2. 面部皮肤松弛，面瘫患者。
3. 合并其他严重心肺疾病者或糖尿病患者。

三、术前准备

1. 女性患者避开月经期。
2. 术前 10 天禁止服用维生素 E、阿司匹林及雌激素类药物。
3. 术前仔细分析患者头颅 X 线平片（包括左侧、右侧及颏下），头顶位及颏下冠状位 X 线片。
4. 告知患者相关并发症，签署手术同意书。

四、手术要点、难点及对策

手术在鼻气管插管全身麻醉下进行，设计双侧上颌前庭齿龈缘 0.5cm 黏膜切口线，切口注射复方肾上腺素盐水肿胀液，切开黏膜直至骨膜，于骨膜下剥离，暴露颧骨，直至眶下缘。

截骨方式目前主要有两种：一种为 L 形截骨，L 形截骨线由斜行和垂直 2 条截骨线组成，垂直截骨线通过颧上颌缝，向上延伸至颧骨体高度的中下 1/2，斜行截骨线从颧骨体和颧弓连接处开始向内延伸，直至和垂直截骨线连接。另一种为传统的口内入路颧弓下三角形截骨。根据术前设计方案，用钻头标记截骨线，使用来复锯对颧骨前部（上颌骨）进行截骨，始于下颌骨的凹槽，向上止于额颞缝外，保留侧面眶缘。后部（颞骨）截骨在颧骨结节前进行，自颧骨后上向颧骨前下斜行切开。将可移动的颧骨体，按照术前设计，向内、下移位，用钛板或钢丝、丝线固定（图 18-1）。将截骨边缘打磨光滑。

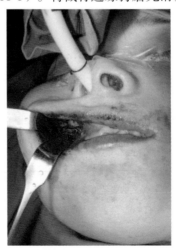

图 18-1　高颧骨截骨降低（钛板内固定）

对于颧弓过宽者，可于颞部耳前 1cm 处设计小切口，凿断颧弓根，使其向下移位。冲洗切口，彻底止血，缝合切口。

五、术后监测与处理

用纱布加压包扎，预防性应用抗生素 5 天，告知患者头面部肿胀及结膜渗血可能会持续数周，术后 7 ~ 10 天拆线。

六、术后常见并发症的预防与处理

1. 局部麻木 术中注意剥离层次，避免过度牵拉眶下神经。
2. 双侧不对称 术前 X 线的估量，术中注意颧骨去除适量，尽量使两侧对称。
3. 面部软组织松弛 剥离范围不宜过广，术后用弹力头套塑形。
4. 血肿 术中牢靠止血，术后以弹力头套加压包扎。

七、临床效果评价

1. 术中可按计划进行准确截骨。
2. 直视下手术，保证术后双侧颧骨对称。
3. 切除颧骨复合体同时进行移位，并固定于最佳位置，术后仍能保持颧骨自然的曲线及轮廓。

第二节 咬肌下颌角良性肥大

咬肌下颌角良性肥大：患者求治的主要目的是改善容貌。其确切的病因到目前为止尚不清楚。但有关的发病因素有咀嚼习惯的异常、牙齿丧失、偏侧咀嚼、安氏 II 类错颌、颞下颌关节疾患及某些心理障碍。

临床表现：下颌角咬肌良性肥大畸形患者常呈"风"字形、"用"字形面型。面下 1/3 明显宽大。致使患者下颌角向后向下突出，有的伴有面下 1/3 短小。患者咬合时可见或触及明显肥厚隆起的咬肌条索。大多为双侧发病，少数为单侧。双侧者亦常见左右不对称，而单侧者不对称则非常明显。多数患者无明显不适。少数患者主诉咀嚼时局部疼痛或伴有不同程度的开口受限。病史中有的患者伴有夜磨牙、紧咬牙习惯。有的情绪易波动伴有局部肌肉痉挛等。触诊时可触及下颌角部位的骨性外突，许多患者的病史可达几年或十几年。临床常可由口内外触诊而做出诊断。X 线片检查通常摄取曲面体层片、头颅正侧位片，有条件的情况下可行 CT 检查。头颅正位 X 线片常可显示双侧下颌角部的外突程度。侧位 X 线片上可见下颌角度明显小于正常。由于正侧位 X 线片是在头颅定位条件下拍摄的，因此双侧的不对称亦可清楚显示。曲面体层片不仅显示双侧升支及下颌角部形态，而且亦可显示下齿槽神经血管的走行，可为手术设计提供有益的参考。但上述常规 X 线检查无法显示咬肌的情况。CT 检查则可更精确地显示咬肌的厚度、两侧的差异、有无其他病变及下颌骨本身的异常。

下颌角、咬肌良性肥大多采用截骨整形的方法，改善下颌角的弧度、线条，目前常用的手术方法有 2 种，口内入路与口外入路下颌角截骨整形，其中口内入路由于无瘢痕，深受广大求美者欢迎，应用广泛。

口外入路咬肌下颌角良性肥大畸形矫正术

一、适应证

1.适用于非瘢痕体质且不反对遗留较小皮肤瘢痕的下颌角咬肌良性肥大畸形患者。
2.心理健康者。

二、禁忌证

1.心理障碍，不合理要求手术者。
2.严重的心肺疾病，不能耐受手术者。
3.严重的感染患者。
4.瘢痕体质者。

三、术前准备

1.术前应做全身体检，并做 X 线头影测量，设计手术方案，并拍摄正侧位片。
2.进行牙周清洁，去除病灶牙，清洁口腔。
3.手术方案征得患者及家属同意，签署手术同意书。

四、手术要点、难点及对策

1.麻醉　这一手术可在局部浸润麻醉下完成，因手术截骨时，巨大的机械截骨声会对患者造成一定程度的心理影响，最好选择鼻气管插管全身麻醉。

2.切口　平行下颌下缘并在其下方 1.5cm 处做一长约 3cm 的皮肤切口，逐层切开皮下组织、颈阔肌直达颈深筋膜浅层。剥离暴露颌外动脉及面前静脉并分别予以结扎。

3.暴露咬肌并切断咬肌附着　结扎上述动静脉后，继续向上分离，以暴露咬肌筋膜。此时可见其下方的咬肌并可触摸到下颌角的轮廓。切开咬肌筋膜，于下颌角后下缘上方约 5mm 处切断咬肌附着，然后，剥离下颌角周围的软组织附着，显露整个截骨部位，即可暴露下颌角。

4.切除部分下颌角　按术前设计好的截骨位置及切除骨块大小用圆钻做好截骨标记线，

然后可用一裂钻沿标记线全层去除约呈弧形的骨块。修整截骨边缘。

5. 切除部分咬肌　完成截骨后，在咬肌内侧面用组织剪将咬肌深层均匀分离，根据术前设计的切除肌肉范围及预计的去除肌肉厚度，去除紧贴升支外侧面的部分咬肌。这种方法较为安全，不易损伤面神经，去除的肌肉上界一般不超过升支高度的一半。

6. 冲洗缝合创面及加压包扎　切除部分咬肌后，彻底止血，并用生理盐水冲洗创面，对位缝合肌肉及其他各层软组织，关闭皮肤切口，分层缝合手术切口。

五、术后监测与处理

1. 术后密切监测患者生命体征，注意伤口渗血情况。
2. 术后常规预防应用抗菌药物。
3. 术后适当加压包扎，注意切口渗血情况。
4. 术后可冰敷 2 天。
5. 术后 7 天拆线。

六、术后常见并发症的预防与处理

1. 术中出血及术后血肿　咬肌本身血运丰富，肥大增生的咬肌其营养血管亦较正常血管粗大。手术切除部分咬肌时，极易损伤这些营养血管而造成术中出血，影响视野及操作。术中操作时切忌盲目粗糙地操作，边分离边止血，如术中止血不彻底，易造成术后血肿。防止血肿的关键在于术中充分止血及术后完善的加压包扎。

2. 腮腺导管及面神经的损伤　分离咬肌过浅或过高造成。分离切除部分咬肌主要在咬肌内层进行，不要累及表层，去除肌肉的范围亦不可过高。

3. 感染　术后血肿形成是继发感染的重要原因，术中防止血肿形成，注意无菌操作。

4. 双侧不完全对称　术前仔细检查与设计非常重要，并且要向患者明确交代，如术中发现明显不对称，可于截骨较少一侧再截除部分下颌骨。

5. 术后瘢痕增生，影响美观　术前注意与患者进行沟通。对有瘢痕体质者禁止行口外法。

七、临床效果评价

口外入路的矫正手术的优点是视野清楚、操作容易、不需要特殊手术器械便可完成，这在我国大部分地区仍有实用价值。缺点是遗留皮肤瘢痕，特别是对那些瘢痕体质的患者便不宜采用。另外如操作不慎可能损伤面神经下颌缘支，导致口角歪斜。

口内入路的下颌角咬肌良性肥大畸形矫正术

一、适应证

1. 该手术适用于中度、重度的下颌角咬肌良性肥大畸形患者。

2. 瘢痕体质患者。

二、禁忌证

1. 心理障碍，不合理要求手术者。
2. 重度张口受限者。
3. 无法耐受手术者。

三、术前准备

1. 术前应做全身体检，并做 X 线头影测量，设计手术方案，并拍摄正侧位片，以做手术效果观察。
2. 进行牙周清洁，去除病灶牙。
3. 手术方案征得患者及家属同意，签署手术同意书。

四、手术要点、难点及对策

一般均采用气管插管全身麻醉。

1. 切口 在下颌升支前缘稍靠前外侧处与升支外斜线走行方向一致，做一长 3 ~ 4cm 的黏骨膜切口。切口上端一般不超过上颌磨牙水平。切开黏骨膜，于骨膜下剥离暴露升支外侧面（图 18-2）。

2. 剥离与暴露 围绕下颌角，剥离咬肌附着及升支后缘下份、角前切迹下缘等。

3. 截骨 截骨完成剥离暴露后，用直角摆动锯先做一截骨标志线，然后沿标志线全层截开骨板。截骨线一般自角前切迹到升支后缘下份（图 18-2）。完成这一操作时切忌升支后缘截骨线的位置过高伤及颞下颌关节囊，同时在没有完全离断骨块时切勿用暴力凿开，以免造成骨折。离断骨块后，剥离骨块内侧的翼内肌附着，即可将此骨段游离取出（图 18-3）。

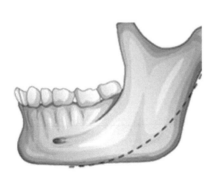

图 18-2 下颌角截骨线设计

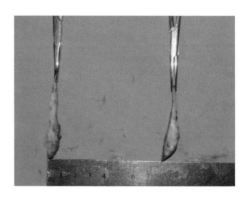

图 18-3 切除的下颌角

4.切除部分咬肌　完成截骨去骨后，暴露咬肌前缘，依设计部位和范围，分离紧贴升支外侧面的咬肌，然后切除。分离切除过程会遇到咬肌内营养血管被切断而出血，特别是咬肌肥大明显者，其营养血管亦较粗大，出血较严重，应随时予以结扎或电凝止血。切除的咬肌应均匀一致，避免部分切除过多。

5.冲洗缝合切口、加压包扎　完成上述操作以后应用生理盐水冲洗切口，放置负压引流，然后缝合骨膜并行口外加压包扎、冲洗，缝合内口黏骨膜切口。

五、术后监测与处理

1.术后密切监测患者生命体征，注意伤口引流、渗血情况。
2.间断吸痰，防止误吸。
3.术后常规预防应用抗菌药物。
4.流质饮食 2 周，餐后漱口液漱口。

六、术后常见并发症的预防与处理

基本同口外法。

七、临床效果评价

口内入路的优点是切口位于口内，避免了皮肤瘢痕。同时不易损伤面神经下颌缘支。切除部分咬肌的手术操作也比口外法相对容易。但口内去骨视野较差，截骨线的准确定位不易掌握，需要医生具有较多的临床经验。

下颌骨外板劈开截骨术

一、适应证

1.下颌骨体肥厚，下颌角肥大者。
2.瘢痕体质者。

二、禁忌证

同口内法。

三、术前准备

同口内法。

四、手术要点、难点及对策

1.切口 同口内法。

2.剥离、暴露 同口内法。

3.截骨标志线 于升支外侧骨板，一般不超过升支高度的 1/2 设计截骨线。然后沿外斜线向前下方走行做矢状骨切口标记，再于角前切迹前方做垂直骨切口标志线。

4.截骨 用一裂钻沿上述截骨标志线截开骨皮质，用薄刃稍弯曲的骨凿从矢状骨切口进入，凿刃紧贴外侧骨皮质的内侧面凿劈，即可使下颌角部位的升支外侧骨板离断。在去除部分下颌骨外板的同时，去除肥大的下颌角，这样不仅使侧方突度减小，而且也可按设计要求改善其侧方轮廓。用磨球打磨下颌骨下缘，使其流线光滑（图18-4，图18-5）。

5.切除部分咬肌 完成截骨去骨后，暴露咬肌前缘，依设计部位和范围，分离紧贴升支外侧面的咬肌，然后切除。切除的咬肌应均匀一致，避免部分切除过多。

6.冲洗缝合切口、局部加压包扎 完成上述操作以后，应用生理盐水冲洗切口，放置负压引流，间断缝合切口，用纱布加压包扎。

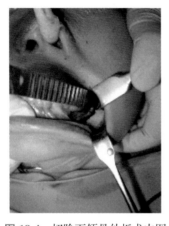 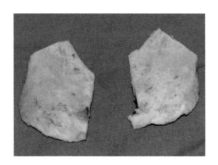

图 18-4 切除下颌骨外板术中图　　　图 18-5 切除的下颌骨外板

五、术后监测与处理

同口内法。

六、术后常见并发症的预防与处理

同口内法。

七、临床效果评价

这一方法的优点是保留了口内切口的优点，避免了皮肤瘢痕和损伤面神经下颌缘支，同时操作相对安全、简便，不需特殊摆动锯，在解决下颌骨肥厚的同时又切除了下颌角，但术中操作应精准，避免损伤下牙槽神经，避免造成下颌骨骨折。

第三节　面中部凹陷

　　面中部凹陷多由上颌骨发育不良造成，多伴发上颌后缩，咬合紊乱，对于这一类的畸形已在颌面畸形章节详细阐述。本节主要阐述的为轻中度面中部凹陷，不伴有上颌后缩及咬合紊乱的一类面中部发育不良疾病。其主要表现为鼻基底凹陷，常见于唇裂患者，也见于颌面骨发育正常的患者，由于老化的原因，鼻唇沟加深，面中部相对凹陷。对于此类患者，临床上呈现逐渐增加的趋势，治疗方法为面中部填充。填充物包括自体软骨或 Medpor 支架、聚四氟乙烯、硅胶或者异体脱细胞真皮等异质假体，其中 Medpor 应用最为广泛，效果确切；此外还有脂肪、玻尿酸注射填充，注射填充在本书注射美容章节有详细阐述。

鼻旁 Medpor 假体植入充填术

一、适应证

　　1. 轻中度面部凹陷。
　　2. 适用于一定程度的上颌骨发育不全，如Ⅲ类骨骼畸形的患者，特别对于双侧唇裂及腭裂患者，该治疗尤为重要。
　　3. 鼻唇沟加深患者。
　　4. 心理健康，合理要求手术者。

二、禁忌证

　　1. 有心理障碍，不能配合手术者。
　　2. 有严重上颌骨发育不全，不能通过假体填充手术来改善者。
　　3. 严重心肺疾病及感染患者。
　　4. 佩戴义齿者。

三、术前准备

　　1. 术前应进行体格检查及 X 线检查了解患者状况。
　　2. 需与患者进行详尽商讨，并向其仔细解释手术过程及并发症。
　　3. 术前 30 分钟常规静脉注射抗生素。
　　4. 清洁口腔。

四、手术要点、难点及对策

1. 一般可于局部麻醉下在门诊手术室完成。但若联合鼻整形术或颊部成形术，则需进行全身麻醉。

2. 面部及口腔消毒铺巾，以 2% 利多卡因及 1：100 000 肾上腺素的混合溶液自上颌前庭沟进针浸润麻醉，浸润范围包括左尖牙至右尖牙。

3. 上颌前庭沟正中线用缝线标记，需做左右两个切口，麻醉后 10 分钟左右开始手术，切口横贯上颌前庭沟，逐层剥离黏膜下层至骨膜下。

4. 用骨膜剥离器均匀地剥离，注意侧面及向下保留骨膜分别至眶下神经及鼻梨状孔。

5. 植入 Medpor 假体时剥离的腔隙应充分大，依照骨表面形状进行修剪，使其紧密贴附，并用微型螺钉固定于梨状孔周围（图 18-6）。冲洗口腔内切口后用 3-0 或 4-0 尼龙线缝合，大多数情况下无需放置引流管。

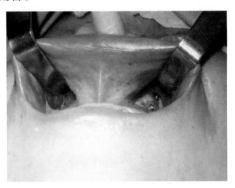

图 18-6　Medpor 面中部凹陷填充示意图

五、术后监测与处理

1. 观察切口变化，注意口腔卫生，餐后漱口液漱口。
2. 术后常规使用抗生素预防感染。

六、术后常见并发症的预防与处理

1. 骨吸收　发生率较低，一般防止局部血肿、感染，术中精细操作。
2. 感染　术中注意无菌操作，术后注意口腔卫生，预防性应用抗菌药物。
3. 伤口开裂　密切观察伤口，术中、术后防止血肿；术后防止感染；改善全身状况；避免拆线过早。
4. 填充过度或填充不足　术前仔细检查、评估，术中根据具体情况来调整。
5. 不完全对称　很难做到完全对称，但是术前应仔细测量，尽可能对称，同时术前应告知患者并取得患者理解。
6. 假体移位　术中固定应牢靠，避免移位。

7. 神经损伤　由于术中暴露了眶下神经，因此术后患者常出现上唇及颊部的感觉缺失或不灵，其恢复时间需 1 ~ 2 个月。术中注意操作仔细，保护神经，避免损伤。

七、临床效果评价

面中部凹陷填充后可明显得到改善，鼻唇沟变浅，面部轮廓柔和。植入填充手术还可能获得如下效果：①矫正嘴唇前突；②改善鼻唇沟轮廓；③改善鼻唇角角度，增加唇部魅力；④一定程度矫正齿龈外露。

第四节　小 颏 畸 形

小颏畸形（chin microsomia）系因遗传或内分泌障碍、炎症、外伤等因素造成颏联合处发育畸形。通过人的鼻根点、鼻下点，做两条与眶耳平面垂直的直线，正常人的颏点应在两线之间，达不到此范围应视为小颏。面部采用黄金分割点分成上、中、下 3 等份，小颏畸形患者下 1/3 较短。颏部对面部下 1/3 的轮廓影响较明显，可通过手术矫正畸形，改善外观。手术方法包括颏部截骨整形术、假体植入隆颏术及注射隆颏术。

口内法水平截骨颏成形术

一、适应证

1. 颏后缩畸形。
2. 颏前突畸形。
3. 颏过长畸形：主要是指面下 1/3 中的下唇颏高与上唇高比例失调，显得过长。
4. 颏过短畸形：短面综合征患者常伴有下唇颏部高度不足，同样造成面下 1/3 的上唇高与下唇颌高的比例关系失调，面中份与面下份的比例关系失调。
5. 颏部不对称畸形。

二、禁忌证

1. 心理障碍，不能配合手术者。
2. 张口严重受限者。
3. 严重心肺疾病者。

三、术前准备

1. 术前应做全身体检，并做 X 线头影测量，设计手术方案，并拍摄正侧位片，以做手术效果观察。

2.术前取牙颌印模，制作石膏模型，上颌架之后，进行模型外科，制作定位颌板。

3.术前正畸治疗，进行牙周清洁，去除病灶牙。

4.手术方案征得患者及家属同意，签署手术同意书。

四、手术要点、难点及对策

1.切口 在口腔前庭部齿龈缘0.5cm做切口，切开黏膜时注意避免损伤颏神经，斜向切至骨膜，以便保留更多的颏肌附着于骨面上。

2.剥离、暴露 用骨膜剥离器在骨膜下剥离至颏下缘，若显露不清楚，可以适当延长切口，两侧可见颏神经孔，予以分离保留，防止损伤，牵拉时动作应轻柔，减少对颏神经的牵拉损伤。

3.截骨 在根尖下4～5mm或颏孔下3～4mm，设计一截骨线，并且以裂钻将其标记在密质骨上，用电锯或骨凿沿截骨线自唇侧至舌侧做全层切开，但需准确，而勿损伤舌侧软组织，以免发生水肿或血肿（图18-7）。用骨凿向下松动颏骨段，使其带肌肉蒂游离。

将颏骨段按设计方案进行移动，达到理想的位置，要使肌肉和骨膜充分松解，不能牵拉骨段，否则容易复发。

4.固定 将颏部截断骨质上提，用小钛钉、钛板固定。

5.缝合与包扎 用可吸收线缝合颏肌，口内黏膜间断缝合，术后创口做适当的包扎和冷敷，有利于术后止血和软组织的塑形。

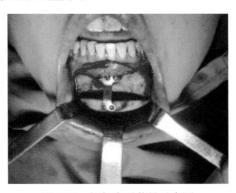

图18-7 颏部水平截骨示意图

五、术后监测与处理

1.术后密切监测患者生命体征，注意伤口渗血情况。

2.吸痰，防止误吸。

3.术后常规预防应用抗菌药物。

4.流质饮食2周，餐后漱口液漱口。

六、术后常见并发症的预防与处理

1. 出血 出血多数是剥离软组织时的渗血和骨髓腔的出血,应及时予以电灼或结扎止血,或以骨蜡压迫止血。

2. 神经损伤 手术过程应当暴露清楚,防止神经损伤。

3. 骨折 截骨要充分,防止由于截骨不彻底,使用暴力撬动,或在凿子劈开时因用力不当而造成骨段两端骨折。

4. 感染 感染在临床上并不多见,主要是因缝合时有内翻,或过度的电刀切开和烧灼,使创口愈合不佳,而发生感染。经过氧化氢溶液冲洗和碘仿纱条覆盖,通常在 1 ~ 2 周内可以愈合。

5. 血肿 严密止血可以防止口底血肿。

6. 颏部麻木 可因颏神经损伤、牵拉过度和局部水肿压迫而发生。若为颏神经切断者,麻木时间持续较长,甚至是永久性的;若为其他原因所致者,麻木是暂时性的,可以恢复。

七、临床效果评价

口内切口,可避免瘢痕,手术暴露清楚,手术损伤较小、恢复较快。颏水平截骨过程中应保持颏神经的完整无损,避免颏部麻木,感觉丧失;骨下段应尽量多地保留软组织的附着,保证骨块的血供;上、下骨段无接触面,影响骨创面愈合,所以应当在上段的唇侧植入松骨质,或者采用双台阶截骨术,从而使骨段间充分接触,达到良好的愈合,也有利于防止出现颏褶过深。植骨的大小、骨块放置的位置均需因人而异,确切按照术前设计进行植入。如果仅需增加颏突度,可将植骨块放在颏前方。

假体植入隆颏术(包括硅胶、Medpor 等)

一、适应证

1. 颏部短小者。
2. 无手术禁忌证患者。

二、禁忌证

1. 心理障碍,不合理要求手术者,无法耐受手术者。
2. 局部感染、溃疡。

三、术前准备

1. 向患者交代手术可能存在的风险及并发症。

2. 术前应做全身体检，并做 X 线头影测量，设计手术方案，并拍摄正侧位片，以做手术效果观察。

3. 进行口腔清洁。

4. 假体的选择：根据患者的要求和经济情况选择假体。

四、手术要点、难点及对策

1. 麻醉：于下牙槽神经孔内局部注射 2ml 1% 利多卡因与 1 ：100 000 肾上腺素的混合溶液。术区注射局部麻醉药。

2. 常规消毒铺巾，接触假体前，应用无菌盐水洗净手套上的滑石粉，患者取仰卧位，将假体置于颏上，用无菌标记笔描绘中间线，确定理想的假体位置。

3. 然后于口内黏膜齿龈缘 0.5cm 切开黏膜，切口深达骨膜。用一个宽的、边缘锋利的骨膜剥离器剥离骨膜。腔隙大小以恰好放下假体为宜，其形状应与皮肤标记线勾勒的假体形状相对应（图 18-8）。

4. 将假体植入已剥离的腔穴内，调整位置，外形满意后，用可吸收线缝合颏肌，黏膜用丝线间断缝合（图 18-9）。

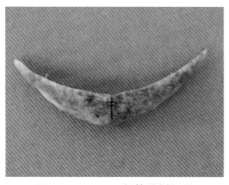

图 18-8　Medpor 假体雕刻塑形

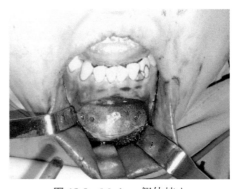

图 18-9　Medpor 假体植入

5. 用纱布加压包扎。

五、术后监测与处理

1. 保持口腔清洁，餐后用漱口液漱口。

2. 应用抗生素预防感染。

3. 颏部避免剧烈碰撞。

六、术后常见并发症的预防与处理

1. 颏肌收缩时局部变形　肿胀完全消退后出现，主要是由于误伤肌肉或切断颏肌。术中应注意仔细操作，熟悉解剖结构及手术程序。

2.颏呈扁平和低垂的（下颏）外形　肿胀完全消退后出现，主要是由于假体位置过低引起。术中注意剥离腔隙要恰当，假体固定牢靠。

3.假体外形畸变　选择优质假体材料，能保证术后效果，减少并发症。

4.牙槽骨侵蚀和牙齿脱落　术中注意剥离腔隙的恰当，假体固定牢靠。

5.假体挤出、伤口裂开和感染　术中注意仔细操作，假体选择恰当，固定牢靠，预防感染。

七、临床效果评估

假体植入后由于肿胀的原因，显得颏部臃肿，应告知患者不必担心，肿胀会在术后2周消失，达到患者理想的效果。

（王介聪）

参 考 文 献

归来，侯全志，张智勇，等 .1999.口内入路下颌角肥大弧形截骨术 .中华整形烧伤外科杂志，15（5）：336-338

归来，张智勇，滕利，等 .2002.口内入路颧骨 L 形截骨降低术 .中华整形外科杂志，（51）:110-112

宋涛，归来，张智勇 .2007.弧形截骨术和外板劈除术对下颌角形态变化的比较 .中华医学美学美容杂志，13（5）:270-273

俞冰，刘剑锋，牛峰，等 .2011.双侧 Medpor 置入矫正鼻旁区凹陷畸形 .中国美容医学，20（8）：1195-1197

张涤生 .1997.颅面外科学 .上海：上海科学技术出版社

第十九章　面神经瘫痪

第一节　概　述

面神经瘫痪（facial paralysis）是指面神经瘫痪后造成的面部表情肌瘫痪所引发的面部畸形，即面神经全部或部分瘫痪的状况，简称面瘫。面瘫是一种常见病与多发病，其发生率为1/500。其中最常见的致病原因是贝尔面瘫后遗症和腮腺区域肿瘤手术切除时损伤面神经，当然也有外伤等其他因素造成者。面神经损伤对其功能、外形和心理都有破坏性影响。早期的积极治疗具有重要的作用，如贝尔面瘫后的针灸、中药治疗和面神经减压术，面神经外伤后连续性的修复，外伤瘢痕或肿瘤压迫的解除等，经过恰当的治疗大部分患者可以获得比较理想的恢复。

一、实用解剖

面神经为第Ⅶ对脑神经，属混合神经，主要是运动神经，支配面部的各表情肌。起自脑桥下部的面神经核，自脑桥延髓沟的外侧部出脑后，经过内耳道颞骨岩部入面神经管，其行程可分为颅内和颅外两段。颅内段：从面神经管内分出，主要有岩大神经、镫骨肌神经和鼓索神经，在面神经管内，面神经呈弧形向前外方达到膝状神经节，此处骨管扩大，经面神经管裂孔处与岩深神经合并为翼管神经，在茎乳孔上方约6mm处自面神经发出鼓索神经，含有支配味觉和支配颌下腺体分泌的副交感纤维。颅外段：从茎乳孔穿出时在相当于下颌支外后缘乳突前，耳垂上方距皮肤表面2～3cm处继而向前，经外耳道软骨与二腹肌后腹之间，向前越过茎突，面后静脉和颈外动脉进入腮腺，此处神经主干直径1.5～2mm，主干在腮腺覆盖下茎突根部的浅面进入腮腺峡部，一般分为颞面干和颈面干2支，颞面干较粗分为颞支、颧支和上颊支，颈面干较细可分出下颊支、下颌缘支和颈支，出腮腺后呈扇形分布，各分支间均有吻合，最终支配面部表情肌。

面神经主要包括五大分支：颞支从腮腺前上缘分出，越过颧骨表面，支配眼轮匝肌、颧肌和上唇方肌；颊支常为3～5支，于腮腺导管上下方分为上颊支和下颊支，上颊支配上唇肌肉和鼻肌，下颊支支配颊肌、口轮匝肌及口周围肌；下颌缘支可有1～3支，位置变异较多，在腮腺前下方，颈阔肌深面，约在下颌缘平面，支配下唇方肌、三角肌和颏肌；颈支从腮腺下端分出，在颈阔肌深面，下颌角与胸锁乳突肌之间，行向前下至下颌下三角，支配颈阔肌。

面部表情肌：额肌是宽大的扁平肌肉，起自帽状腱膜，向前覆盖前额，加入眼轮匝肌、降眉间肌和皱眉肌中。额肌可以抬眉，并维持眉毛的正常位置。额肌功能丧失后，眉毛会下垂并失去传达表情的能力。眉下垂对老年患者有很大的影响，它导致明显的眉毛不对称，并阻碍向上的视野，静态下眉毛低垂的人会显得不愉快，没有活力。眼轮匝肌是薄弱的环状肌，负责眼睑闭合功能。眼轮匝肌睑板和眶隔前部可以在表明决定和眨眼时闭合眼睑。眼睑闭合可以保护眼睛，避免损伤和干燥，眨眼可以使角膜前分布一层泪液，维持健康的角膜上皮，面瘫患者有眼干、结膜炎和溢泪，患侧睑裂宽于健侧。眼轮匝肌不能随面部表情而活动，老年患者由于失去下睑的支持而出现睑外翻。颊部、唇部的肌肉系统控制下面部的表情，并在进食、饮水、说话过程中起重要作用。两组肌肉分别负责唇部张开和闭合功能。牵开唇部的肌肉包括颧大肌和颧小肌、上唇提肌、口角提肌、降口角肌、降下唇肌。闭合唇部的肌肉是口轮匝肌，口轮匝肌形成唇部的大部分。下面部瘫痪的主要问题是不能产生笑容，另外，患者可能在说话及表达意图和情感时存在困难。笑的时候最重要的肌肉是颧大肌和上唇提肌，有的个体笑时露出下牙，此时下唇降肌也非常重要。口轮匝肌对于维持饮水和说话时的唇部功能非常重要，面瘫患者常常有代偿发声。

二、发病机制

面瘫可以分为先天性面瘫和获得性面瘫，先天性面瘫的病因可能是遗传、发育异常或者分娩期产道或产伤。先天性面瘫的一个最常见原因是 Mobius 综合征，通常是第Ⅵ、Ⅶ对脑神经瘫痪，可以是单侧的，常合并第Ⅸ、Ⅹ、Ⅺ、Ⅻ对脑神经的功能不全。获得性面瘫的病因包括创伤、肿瘤、感染性疾病、神经肌肉疾病，获得性面瘫一个最常见的原因是感染。贝尔面瘫可能与病毒感染有关，80%～90% 的贝尔面瘫患者恢复后不留后遗症状。寒冷和感染，可引起贝尔面瘫，病毒使神经鞘发生炎症，特别是在面神经管内神经，因水肿受到压迫使局部缺血，这种贝尔面瘫占面神经病变的 80% 左右，其他如腮腺炎、中耳炎、脑膜炎等也可以导致神经水肿、缺血、坏死病变，造成面神经麻痹；外伤或手术损伤如颅底骨折、面部损伤、乳突和腮腺手术、肿瘤（最常见的为听神经瘤）、产钳也可引起面神经一个分支或主干的损伤，造成面神经暂时性或永久性麻痹；占位性病变如颅内动脉瘤、脑血管意外等，侵犯面神经，皆可引起面神经损伤或瘫痪。

在不同的病例，面瘫可以影响面神经的所有分支，也可能仅累及单一分支。在面部的任何特定区域，瘫痪可能是部分的，也可能是完全的。另外，面瘫可以是双侧的，双侧面瘫的最常见的原因是 Mobius 综合征、脑干肿瘤、双侧听神经瘤和双侧颞骨骨折。面神经核上部的细胞接受两侧皮质脑干束的纤维，支配同侧眼裂以上的表情肌；面神经核下部的细胞只接受对侧皮质脑干束纤维，其组成的面神经运动纤维，支配同侧眼裂以下的表情肌。当上位神经元发生病变时，可引起对侧眼裂以下的表情肌瘫痪，但肌肉不萎缩，称为面神经核上瘫；而下位神经元发生病变的称为面神经核下瘫，如经久不愈，面部表情肌可萎缩。

197

三、症状

面神经可因中枢性或周围性的损害而出现暂时性或永久性面瘫，通常多发生在一侧，中枢性面瘫常是颅内肿瘤压迫的结果，或为脑血管意外的表现之一，周围性面瘫多由感染、外伤、面部肿瘤手术时误伤或肿瘤切除时连同面神经一并切除。临床上最为常见的贝尔面瘫多为突发性，常无前驱症状，个别患者，发病前在患侧面部、耳后、腮腺区有轻度疼痛，如病变部位在鼓索神经和膝状神经节之间，可有舌前 2/3 味觉丧失，患侧面部出现不能随意活动、表情丧失、前额皱纹消失、无皱眉或抬眉功能、眼裂扩大、下眼睑下垂或外翻，日久可伴有结膜炎、鼻唇沟消失、口角下垂、不能吹口哨及鼓腮，患侧颊部与牙龈之间常积存食物，不易清除，汗液减少或无汗。因外伤或手术误伤引起的面瘫，症状多于损伤后逐渐发现，面部严重创伤后引起局部软组织水肿，面瘫多在水肿消退后才被发现，也可因手术时受到较长时间牵拉，引起暂时性面瘫，于数月内常能自行恢复。

四、诊断和评价

面瘫对于每一个患者的影响并不相同，对有的患者，外观的影响是面瘫最痛苦的方面，而另一些患者的主诉则是特定的功能障碍，如眼干和流涎，因此确定患者的主诉非常重要。引起面瘫的病因非常重要，因为病因会影响自主恢复和神经再生。临床检查通常可以定位面神经损伤的位置，如果损伤在骨管内或更深，除了面部变化外，还有味觉改变和听觉过敏。检查必须系统化，并细化到面部的每一个部位，包括静态和动态，检查可以显示每一块肌肉和每一个肌群的健康程度和活动度，重要区域的活动，如口角和上唇中部，应当用测量技术来记录。联带运动是指个体希望运动的肌肉引起另一块或更多肌肉的运动，联带运动常常发生在面瘫部分恢复时。作为评估的一部分，所有颅面神经都应进行评价，另外，在诊断不明确时，可行磁共振和 CT 检查，影像检查可以发现肿瘤、听神经瘤和其他损害。

五、修复的目标

对于眼睛而言，治疗的目的是保护眼球，美容的目标是达到静态对称和获得眼睑的一些运动功能，修复的最终目的是使眼部能够表达情感。口唇修复的目的是矫正不对称，增强口腔控制力，产生模拟笑容的动作，改善语言发音。完全达到修复目标的情况是非常少的，应当向患者说明能够达到的术后预期效果，如果患者的预期结果很现实，就容易对术后效果感到满意。

从面瘫的病因及症状分析，患者的手术治疗是最大限度地恢复患者的静态外观，同时尽可能恢复患侧的面部动态功能。

第二节　静态面瘫修复

静态面瘫修复（static repair of facial paralysis）是通过手术方法恢复患者静止状态下两侧面部的对称。年老的患者面部松垂可能较明显，常是患者关心的问题，如果手术的目的仅是维持面部静态对称，悬吊的方式很有效，可以采用肌腱或阔筋膜悬吊，注意矫枉过正。

一、提眉术

对于提高面部对称性是一种有效手段，所有的提眉术的效果都是静态的。单侧面瘫引起眉毛高度的差异可能达到 12mm，这种不均衡会导致面部外观明显不对称，矫正眉毛的高度是改善面部外观的相对简单的方式。对于如此巨大的差异，通过眉毛上入路直接提升眉毛的手术非常有效，但存在形成瘢痕的可能，切口应当设计在眉毛上缘的毛囊之内，切口应当仔细保护，避免损伤眶上神经。

二、筋膜悬吊的颞肌筋膜固定手术

手术时先在大腿外侧位于膝关节上 5cm 处做长约 3cm 横行切口，暴露阔筋膜，应用筋膜抽取器切取长宽合适的筋膜片一条，用生理盐水纱布包裹备用。然后在患侧颞部发迹上缘 2 ~ 3cm 处做 5 ~ 6cm 斜形切口，如患侧皮肤松弛下垂，需要切除松弛皮肤者，则切口可沿耳屏前延长到耳垂后方。筋膜悬吊后早期可以恢复较好的外观，但是远期存在着力量会减弱的缺点，可能需要患者再次手术。

三、静力支持法

利用植入皮下的强韧筋膜条，牵紧瘫痪部位，以达到颜面两侧在静止状态下的平衡对称，使急性得到改善，但无自主表情活动。此型手术简便易行，效果也较可靠，故一般较为常用，名为筋膜条悬吊术。操作方法：先用筋膜抽取器取自体阔筋膜条 4 条备用。分别在瘫痪侧的颞部，内外眦部，鼻唇沟和上下口唇中央稍偏健侧等部位做皮肤切口，用筋膜针经各切口做由颞部经外眦、下眼睑至内眦部，和由颞部经面颊至口角的皮下深层隧道，并做围绕患侧口唇超过口裂半周在口轮匝肌的隧道。在每一隧道贯通后随即用筋膜针将一条筋膜植入隧道，口唇部的一条呈"8"字状植入口轮匝肌内，两端互相缝合，面颊部的两条筋膜自颞部从不同的面颊行径植入，下端分别与口唇部的"8"字韧带相接缝合，上端在拉紧筋膜条的情况下与颞筋膜编织或穿过在颧弓上所钻骨孔缝合固定。另一条筋膜穿经下睑皮下隧道，一端与颞筋膜，另一端与内眦韧带或鼻骨骨膜，在将筋膜条牵紧的状态下缝合固定。为弥补日后筋膜条固定点的松弛，需过度矫正。

第三节　动态面瘫修复

动态面瘫修复（dynamic repair of facial paralysis）是指能尽量恢复患者面部最基本的表情动作。一部分患者经过 2 年左右的治疗后，恢复不理想，继而成为晚期难治性面瘫。目前尚无可靠的方法帮助患者实现完全的生理性恢复，各种治疗方法都只是部分地解决其形态或功能的异常。

一、吻合血管的去神经小肌肉游离移植

以游离移植为核心、埋没导引缝合技术为支柱的面瘫综合性治疗，费用低、创伤小、恢复快、效果可靠，手术后患者可以实现静态的完全对称和动态的基本对称，堪称晚期面瘫比较理想的治疗方法，是晚期难治性面瘫患者的一种理想选择。术后早期可获静态效果，远期可获动态效果。该治疗要求患者术前要注意面部清洁及足部浸泡准备，术后软食 1 个月，面部表情仍需功能锻炼 3 ~ 6 个月。

将足部小肌肉的神经做一期去神经化处理，2 周后二期移植到面部。由于此移植的肌肉既有肌性部分又有腱性部分，且移植后避免了局部臃肿，适合面部的精细调节。去神经肌肉游离移植手术适合医治保守治疗无效的晚期难治性面瘫，同时面部咬肌及其神经正常的患者。该手术的不足之处是面部移植肌肉的神经支配来源于三叉神经，恢复自然表情需要长期锻炼，肌肉成活及神经再生后肌力有限。但这些对手术效果的影响并不大，该手术仍有着它独特的优点：①小肌肉的移植，受区不臃肿，无继发畸形；供区为辅助肌，无继发畸形及功能障碍。②手术切口隐蔽，在鼻唇沟及口角处无切口，无瘢痕形成；利用特殊器械形成鼻唇沟是皮下自然粘连，而不是皮肤瘢痕遗留，患者愿接受。悬吊点的设计是根据腱侧定位，对称性良好。③方法简便、易行；术区损伤小，患者痛苦小；病程短，既有静态改观又有动态恢复。

本方法治疗范围：因手术或外伤等原因，面神经已经断裂，无法再予以修复；其他原因造成的面瘫，经多年、多种保守方法治疗无效。

本手术方法的理论依据：用恒河猴做动物试验证实，去除运动神经支配的拇短伸肌和趾短伸肌游离移植后，可以成活；成活后的肌肉内，运动终板可以再生，邻近肌肉的运动神经可以长入；3 个月后，游离移植的肌肉即有动作电位出现，表示肌肉恢复收缩功能。

本手术优点：拇短伸肌和趾短伸肌是小肌肉，游离移植后，受区不臃肿，容易成活；采用多种无损伤手术器械，如口角支持带保证游离移植肌肉缝合处的无张力愈合的外固定；切取拇短伸肌和趾短伸肌对足部行走功能无影响；手术后的半年之内有静态对称效果，半年之后逐步恢复动态功能，而且越来越协调。

二、显微神经血管肌肉移植

经典的显微神经血管肌肉移植一般采用颜面神经移植。短小的神经移植物长约 10cm，

从正常侧转移到对侧颊沟，在神经移植和肌肉转移之间需要约 6 个月的等待期。股薄肌是备选的肌肉之一，其血管蒂与面动静脉匹配，肌肉转移不会导致功能缺失，并且瘢痕隐蔽。切取带有主要血管蒂的一段肌肉，其长度需足以重建笑容，显微神经肌肉移植后 6 ~ 8 个月不会产生活动，再经过 1 年力量逐渐增强。跨面神经和肌肉移植技术的缺点是手术操作复杂，最终恢复的时间较长，另外，恢复面部活动的程度在不同患者存在很大差异，有的患者会要求拉紧或放松移植的肌肉并改善颊部膨隆。

可以利用一部分肌肉进行显微外科吻合血管神经肌肉移植表达面部表情，通常采用股薄肌、背阔肌和胸小肌。神经支配来源于同侧或对侧的面神经。转移的肌肉连接到上唇提肌、颧肌和口轮匝肌结合的地方，肌肉放置在口角后能模拟与对侧面部相似的运动，在某种程度上肌肉的量决定最终运动恢复的程度，能够植入的肌肉量是有限的，过多的肌肉会导致面部外观畸形。

三、局部肌肉转移

局部肌肉转移可以是部分颞肌、咬肌或两者共用，颞肌从颞窝分离出来，转移越过颧弓，携带筋膜延伸至口角，过度矫正口角非常重要，因为它在术后早期即可拉伸。颞区需要植入移植物以修复肌肉供区的空洞，颞肌跨越颧骨会导致局部肌肉膨隆，可以在冠突处分离颞肌，利用筋膜移植延长到达口角，这种技术既不会导致颞窝的空洞，也不会导致颊部的膨隆。颞肌转移的问题使其产生的运动不足难以使大多数患者满意，但是，静态口角位置令人满意。

四、眼睑的动态修复

201

颞肌转移对于眼睑闭合有效，向上分离一条宽 1.5cm 的颞肌，向前转移，可以利用肌腱或筋膜延伸颞肌，由于肌腱不易拉伸，效果更好。颞肌转移仅应用于上睑部分，下睑可通过独立的肌腱悬吊技术进行矫正，这种方法与金片植入相比，更具有动态效果，患者每次咬紧下颌时都会产生运动，采用这种方法会导致眼眶外缘的膨隆和闭眼时的睑缘裂隙。如果眼睑皮肤与肌腱粘连，会产生向外侧的运动，粘连偶尔会影响上睑运动。

下睑的问题可以单独处理，也可以作为颞肌转移的一部分，在正常眼睑闭合时，下睑仅向上移动 1 ~ 2mm。然而，瘫痪时，下睑拉伸呈袋状，导致巩膜外露、溢泪和远期外翻，采用 1 条肌腱支持下睑可以获得良好的效果，将肌腱置于适当的位置非常重要，也很关键，因为适当位置的筋膜条不会使眼睑变形。

面瘫的动态修复以恢复患者的动态面部表情为主要目的，当然无论哪种方法的修复都不能完全恢复患者之前的面部表情。但是即使如此，在心理和自信心上对患者都是十分重要的。

（黄渭清　陈　波）

参 考 文 献

汪良能，高学书.1993.整形外科学.北京：人民卫生出版社

赵敏.2007.现代整形外科治疗学（主译）.北京：人民卫生出版社

Huang WQ，Fang BR，Fang XQ，et al. 2009. Extensor digitorum brevis and extensor hallusis brevis transplantation for treatment of long-standing facial paralysis.Chinese Journal of Traumatology, 12（1）：3-9.

Ritvik P, Mehta. 2009. Surgical Treatment of Facial Paralysis.Clinical and Experimental Otorhinolaryngology, 2（1）：1-5

第二十章　微创美容外科学

外科各项操作根据涉及的创伤范围可以分为三类：非侵袭性、微创和有创。外科操作中，没有任何皮肤、黏膜组织的破损，以及自然的或人为制造的体内腔隙，在此次操作中没有经皮肤黏膜与外界相通的操作称为非侵袭性操作；有创操作即是指传统的形成手术切口的外科操作。

微创手术（minimal invasive surgery）这一概念最早在 1984 年由英国泌尿外科医师 Wickham 提出，是一种通过内镜等显像技术减少患者创伤的手术。其由早期的腹腔镜胆囊术，逐渐扩大应用到多学科常规或传统手术中，其中也包括整形外科。

"无创操作"是整形外科的基本原则，贯穿在整形美容手术各个环节中。随着经济发展，科技进步，人们对美要求的提高，美容外科不断向微创、非手术的方向发展，其中包括传统的美容外科的软组织填充术、肉毒素注射技术、激光技术及在整形外科中应用的内镜技术。然而，尽管这些技术创伤小且安全有效，但也有其相应的适应证、禁忌证、并发症及治疗的局限性。其中内镜技术将在第二十七章中详细讲述，本章主要介绍软组织填充术和肉毒素注射技术。

第一节　软组织填充术

一、适应证

1. 面部皱纹填充。
2. 面部凹陷填充。
3. 面部增大容积 / 体积。
4. 面部皮肤年轻化。

二、禁忌证

1. 对填充剂或麻醉药（如利多卡因）过敏。
2. 注射部位存在感染。

3.对治疗效果及维持时间有不切实际要求。

4.治疗部位有不明物质注射史。

5.注射其他药物后存在未消除的后遗症。

6.瘢痕体质者。

7.妊娠期、哺乳期妇女。

8.未成年患者。

9.患有自身免疫性疾病或结缔组织病，包括正在接受免疫抑制剂或目前正在接受糖皮质激素治疗者。

10.有出凝血疾病，或其他较严重疾病。

三、软组织填充术的要点与方法

1.面部解剖层次 面部软组织按从浅至深分为皮肤、皮下组织、面部浅筋膜、面部表情肌、面部深筋膜（腮腺咬肌筋膜）。

面部表情肌按从浅至深分为4层：①降口角肌、颧小肌、口轮匝肌；②降下唇肌、笑肌、颈阔肌；③颧大肌、提上唇肌；④额肌、口角肌、颊肌。

2.透明质酸 透明质酸已证实是可安全有效应用于临床的人造软组织填充剂。面部不同部位的真皮厚度不一样，适用的注射层次和充填剂类别也有区别。皮肤较薄的部位如眼周、眼睑、唇等，适用于颗粒度小、黏稠度低的浅表真皮填充剂；对于轮廓的改变、局部凹陷的填充可选用颗粒较大、黏稠度高的填充剂类型。有文献报道，透明质酸第一次使用达到最佳效果之后，再次注射时会比原效果更长久。

3.注射器和注射技术 针管和注射器：注射用软组织填充剂（如瑞蓝玻尿酸）随产品包装提供注射器（预装填充剂）和注射针头（30G），细针管可帮助精确控制注射剂量。需注意控制注射压力，避免快速注射引起的不良反应。为进一步降低严重并发症的发生，现在临床上钝针应用逐渐增多并有成为标准化技术的趋势。常用钝针为长度35～45mm的25G/27G针头，外径0.4mm，内径0.2mm，带侧孔，边缘光滑，针头可以弯曲，韧性好。

相对于传统的锐针，钝针技术具有以下优势：①减少血管神经损伤的风险，提高注射的安全性和患者的舒适度；②针头较长，适合不同方向和较大范围的注射；③针头可弯曲，便于注射者操作；④外径细，损伤小，减少术后水肿发生率；⑤内径满足目前几乎所有软组织填充产品。

注射方法包括线状注射法、点状注射法、扇状注射法、网状注射法等。

先用同样型号或稍粗的尖锐针头做皮肤穿刺；注射者一手向相反方向绷紧皮肤，另一手将钝针头经穿刺点穿透皮肤；借由其弯曲柔韧特性，使针头平滑进入真皮或皮下组织，先形成隧道，再边退针边注射。①进针角度：针面斜面朝上，与皮肤成30°～45°角，特殊部位可垂直进针或15°进针；②钝针注射：锐针穿破皮肤，钝针皮下填充；③隧道注射：先进针，形成隧道，边退边注射，注意停止注射后再退出针头，避免填充物溢出，也可不完全退出针头而行另一方向隧道注射，以减少针眼和出血。基本要点：注射深度——真皮乳头层；注射计量——根据是否含有利多卡因及缓冲剂，决定是否需要超量注射。

蕨叶式注射法不仅可除去皱纹，还可以使肌肤更加紧致，更有弹性。它可以减少软组织充填量，但可能会增加炎症后色素沉着的风险。它的原理是以动态皱纹作为蕨叶的茎，软组织填充剂就是以 90° 注射到主茎的蕨叶，通过增加皱纹附近的组织量，使皮肤紧绷，减少动态皱纹和静态皱纹。

4. 麻醉　浅表注射或耐受性较好的患者，表皮局部麻醉和冰袋冷敷多可缓解针刺疼痛；注射鼻唇沟、唇部、颏部等部位时，可以应用局部神经阻滞药缓解疼痛。注意注射麻醉药物不可过量，否则影响注射时填充量的判断。部分软组织填充术时，可以在注射前预混 1% ~ 2% 利多卡因。

5. 软组织充填剂应用

（1）鼻唇沟凹陷

适应证：鼻唇沟（nasolabial fold）加深、变宽、伸长。分级标准为 0：没有皱纹；1：浅，刚发现皱纹；2：中等深度皱纹；3：深皱纹，边界清晰；4：非常深的皱纹，皱褶两侧皮肤有重叠。

注射方法：用 25G 针管，先从鼻唇沟中点斜角刺入，在真皮深层或皮下层平行进针，直至完全插入鼻唇沟顶端，采用逆行隧道法注射。退针接近刺入点时，将针头偏向鼻唇沟内侧再次刺入，行第二次隧道法注射。完成后抽出针管，在口角外侧鼻唇沟处再次进针，沿鼻唇沟上行，越过前次刺入点，再次逆行隧道法注射。必要时可增加多个隧道法注射层次以达到最佳效果。

（2）泪沟、眶颧沟

适应证：下睑的眶下缘处可见的凹陷性沟槽，可以分为：Ⅰ型，单纯疝出型；Ⅱ型，轻度的疝出和松弛；ⅢA型，中度松弛和疝出，下睑有一条沟；ⅢB型，中度松弛疝出，下睑有两条沟；Ⅳ型，严重疝出和松弛。其中，仅Ⅱ及ⅢA型使用透明质酸填充可获得满意的效果。

注射方法：由皮肤穿刺点 45° ~ 90° 进针，在眶缘骨膜浅层及皮下层，采取点状注射结合扇状注射技法，原则是宁少勿多，宁深勿浅，适当轻柔按摩，注射量为 0.5 ~ 2ml。有眼袋问题的先行眼袋手术治疗。

（3）丰唇

适应证：唇部不丰满而有丰唇愿望者、唇腭裂畸形或唇部凹陷者。

禁忌证：上下前牙突出，开唇露齿笑而显出上下唇过薄者。

术前观察：密切观察唇部形态，看唇弓是否对称、完整，唇珠是否丰满，唇红与唇白的关系，唇白的高度与口唇颜色。

丰唇位置：①丰唇线：凸显唇部轮廓，沿唇弓线在黏膜下注射，避免过深过量，注意塑形。②全唇部：使干瘪嘴唇显得饱满立体。③局部凹陷：放射平铺法充填局部区域。

操作步骤：以 30° ~ 45° 角度进针，深度在唇缘及黏膜下，注射角度为 10° ~ 15°，用扇状注射法及线状注射法，上下唇珠每点注射 0.2 ~ 0.3ml，唇线用线状注射法。宁少勿多，首次填充不充分可在 4 周后进行第二次注射，直到效果满意为止。

（4）隆颏

适应证：正位可见颏部短小、伴或不伴颏后缩，侧面可见颏部位于鼻尖与嘴唇连线平面后方。

操作要点：以 45° ~ 90° 角度进针，深度在骨膜层，注射角度为 45° ~ 90°，用点状注射法进针，在骨膜外、皮下层采用扇状圆锥立体注射，并同时按摩塑形。

（5）隆鼻

适应证：鼻梁低平，整个面部缺乏立体感。

操作要点：以钝针从鼻尖进针，深度在骨膜浅层，直达鼻根点，逆行线状注射法注射，并同时按摩塑形。

四、注意事项、不良反应及并发症的预防与处理

1. 注意事项

（1）注射前：①清洁肌肤，用乙醇拭去化妆品和护肤品。②注射应避开月经期，治疗前 7 天勿服用抗凝血药，以免加重注射部位的出血、肿胀、淤青。③注射部位不能存在任何感染病灶，如毛囊炎、疖肿、急性眼部炎症、鼻窦炎、鼻炎、鼻前庭疖肿等。④注射前有感冒发热，免疫力低，注射后可能导致注射部位感染。

（2）注射后：①局部冰敷 30 分钟，避免针孔进水 2 小时；②3 天内禁烟、酒，避免容易过敏的食物；③1 个月内避免理疗、热敷、激光、SPA、桑拿等。

2. 不良反应

（1）表面不平整：多为注射层次过浅造成；充分按摩可以有利于填充物均匀分布；严重时可在注射区域内低剂量注射激素或软组织填充剂酶等方法治疗。

（2）丁达尔效应：注射透明质酸后，局部出现苍白、蓝色斑块，主要是由于注射层次过浅造成，可尝试局部透明质酸酶注射。

（3）局部结节：注射量过大，按摩可以有利于填充物均匀分布，严重者可尝试局部透明质酸酶注射。

（4）矫正异位：因瘢痕已经纤维化，较周围正常组织硬且致密，注射充填剂后，在正常组织中分布较多，瘢痕组织中分布较少，出现矫正异位的现象。因此，瘢痕组织注射时要评估瘢痕状态，要保证瘢痕组织中能够注射足够的填充剂，否则会加重瘢痕的凹陷。

3. 并发症

（1）常见并发症：出血、青紫、感染、肿胀、硬结等。肿胀淤青 3 ~ 7 天内多会消失，术后 24 小时冰敷可以减轻不适。除硬结可持续 2 ~ 4 周，其余不良反应均在 1 ~ 2 周内自行消失。

（2）少见并发症

1）异物肉芽肿：发生率为 0.02% ~ 1%，持久型填充剂发生率高于短效型填充剂，主要是异物引起的一种过敏反应，病理改变显示结核样结节，主要由上皮样细胞构成，部分可见巨细胞和干酪样坏死，未见恶变报道。严重者需要局部注射皮质类固醇进行治疗。深部肉芽肿可采用手术治疗，完整切除病灶，术后感染极少发生。注意需要与异物反应区分，后者主要多是单发，也可多发，主要由丝线、尼龙线等异物进入引起，病理改变可见巨噬细胞和异物巨细胞包绕，淋巴细胞和浆细胞浸润。

2）非结核性分枝杆菌感染（non-tuberculous mycobacterium，NTM）：是指除了结核和麻风以外的分枝杆菌，致病菌有上百种，当皮肤屏障破坏时，NTM 可以侵入皮肤、皮下组织，引发丘疹、脓疱、脓肿、炎性结节甚至窦道等，经久不愈。这种细菌致病力较弱，但一旦感染，不易治愈。

3）组织坏死：表现为局部皮肤发白、淤青，持续性疼痛或胀痛。尽管动脉压力相对较高，填充物被注射入动脉可能性较小，但仍有注射软组织填充物后引起相应部分组织坏死的报道，如眉间、鼻翼皮肤坏死，失明（无论注射部位在面部的任何部位，均有可能引起失明，其中部分面部为高危范围）甚至死亡。为降低注射造成动脉栓塞的风险，注射者须注意：①熟悉面部血管解剖，注意高风险部位；②使用小容量注射器（1 ~ 3ml），小于动脉压的低压力推注；③采用逆行线状注射法等；④注射前回抽；⑤注射量适中；⑥条件允许，使用钝性针头。一旦出现组织坏死迹象，立即停止注射，局部按摩、热敷、血管活性药物应用可增加血液供应、促进静脉回流，尽快注射透明质酸酶，加用改善微循环药物、高压氧和理疗，必要时加用抗感染治疗。

第二节 肉毒素注射术

一、适应证

根据肌紧张程度可将患者分为 3 组：动力型、运动功能亢进型和张力亢进型。

1. 动力型　情绪与表情一致，表达情绪时交流者的目光会准确偏向与之对应情绪的肌肉收缩处，静态时，治疗部位无明显皱纹。

2. 运动功能亢进型　情绪与表情不协调，肌肉收缩较情绪快而且强，表达情绪时交流者目光会被其不自主或不协调的肌肉收缩吸引。动态皱纹属于中等程度，静止状态无皱纹。

3. 张力亢进型　情绪与表情不协调，肌肉无法放松，同缺乏控制的运动功能亢进的患者相反，由于肌肉无法放松造成表情与情绪不协调甚至相反。需要抑制张力亢进，松弛肌肉。注射后患者往往会因效果不明显或肌肉收缩障碍而感到失望。在治疗过程中，张力亢进型患者会先转化为运动功能亢进型，最后才能转化为动力型。该类患者治疗有效期最短，治疗往往需要一年内多次，并需要辅助使用软组织填充物。

二、禁忌证

1. 体相障碍现象　是指将极小缺陷或无法被医生发现的缺陷或假象存在的缺陷理解成毁容的患者。因其无法理解注射治疗后的瘢痕，以及注射治疗无法达到其期望的效果，并不适合进行此项治疗。

2. 神经肌肉传递性疾病　如肌萎缩侧索硬化、重症肌无力、多发性硬化症、Lambert-Eaton 综合征。

3. 孕妇及哺乳期妇女　不推荐使用。

4. 使用可以引发相互作用的药物　如氨基糖苷类抗生素、环孢素、青霉素、硫酸镁、喹诺酮类等药物

5. 既往有肉毒素或肉毒素辅料过敏患者

三、肉毒毒素

肉毒毒素（BNT）是由厌氧的肉毒梭状芽孢杆菌产生的，能特异性阻断乙酰胆碱释放，并经过分离、纯化、稳定，最终可作为药物使用的物质。不同菌株的肉毒梭状芽孢杆菌可产生 7 种抗原特异性肉毒毒素，分别为 BNT-A、B、C、D、E、F 和 G。其中只有 A 型和 B 型可以作为药物使用，整形美容医学领域应用的肉毒毒素绝大部分为 A 型肉毒毒素。BNT 注射后弥散到人肌肉组织，选择性、不可逆地结合于神经肌肉和神经腺体的突触末端。通常在 48 小时后起效，数周达到峰值，作用持续时间从 2 周到数周。受损神经会伸出新的末梢，恢复递质传输功能，BNT 作用开始减退。

目前国家食品药品监督管理总局（CFDA）批准上市的有美国 Allergan 公司生产的 Botox A（保妥适）及中国兰州生物制品研究所生产的衡力 A 型肉毒毒素。

肉毒毒素的保存和配置：Botox A 和衡力 A 型肉毒毒素均须在冰箱内储存，使用时根据需要加入不同剂量生理盐水稀释。建议稀释后 6 小时内用完。

理想效果：术前需要评估，需阻滞哪些部分的肌肉，理想的治疗效果是目标肌肉功能的减退。

四、注射方法

标准法：采用 30G 针头将一定剂量的 BNT 垂直或倾斜注入皮下目标肌肉内。

五、肉毒毒素注射应用实例

肉毒毒素注射应用实例见表 20-1。

表 20-1　皱纹形成相关肌肉

皱纹	肌肉	运动	协同肌	拮抗肌
额纹	枕额肌	抬眉，引起水平皱纹	—	皱眉肌，降眉间肌，降眉肌
眉间纹	降眉肌	降眉内侧	皱眉肌	枕额肌
	皱眉肌	形成垂直皱纹	降眉肌	枕额肌
	降眉间肌	形成水平皱纹	降眉肌	枕额肌
鱼尾纹	眼轮匝肌	眶部：眼睑的闭合、鱼尾纹的形成	眼轮匝肌，降眉间肌 皱眉肌、眼轮匝肌 皱眉肌、降眉间肌	降眉间肌、皱眉肌、眼轮匝肌 额肌、提上睑肌（闭合眼睑）
砾石样下颌	颏肌	上提颏部组织（呈砾石样），颏唇沟及下唇底	提口角肌、颧大肌	降下唇肌、降口角肌

（一）额纹

1. 适应证

（1）运动功能亢进多能达到最佳效果。

（2）运动功能亢进型和张力亢进型患者，眉毛下垂难以避免，但程度轻微，治疗仍有价值。

（3）运动功能亢进型伴皮肤弹力纤维变形患者，眉下垂往往情况更为严重。

2. 注射方法

（1）标准法：前额治疗只需要 4 ~ 6 个注射点，沿前额正中水平排列。女性患者：最外侧注射点位于瞳孔中线。男性患者：最外侧注射点位于外眦线。

（2）高额头 / 额头无皱纹：高额头患者或希望达到额头无皱纹的患者，可以在第一行标准注射点上方，加一行注射点。

（3）联合治疗眉间纹：降低总剂量，以免表情僵硬。

标准法中最外侧的注射点决定了眉毛外侧抬高的幅度，其深度到达肌肉，不触及骨膜。

Botox A 剂量：每行总剂量 10 ~ 15U。

3. 并发症

（1）眉毛下垂：最常见并发症，大部分表情肌过度活跃及几乎所有表情肌过度紧张的患者均会发生。无纠正方法，但是是暂时作用。

（2）Mephisto 征：表情肌过度紧张患者，若治疗部位局限在双瞳孔中线之间，额肌外侧纤维的运动会在眉毛外上方形成更多的可见皱纹，称为 Mephisto 征。可以让患者尽力抬眉，在肌肉收缩最明显处进行补充注射，注射点应在眶上 1cm。注意，补充注射可能引起眉毛下垂。

（3）眉毛上方残余皱纹：部分患者前额治疗后，眉毛上方残余小的皱纹，可以用小剂量肉毒毒素（2 ~ 3U Botox A）补充注射，或透明质酸浅表注射。

（二）眉间纹

1. 适应证　动力型和运动功能亢进型患者是治疗最佳人群。

2. 注射方法　总剂量分为 3 ~ 5 个注射点，覆盖眉间区参与皱纹形成的 3 组肌肉。首先注射降眉间肌——眉毛与对侧内眦连线形成的交点处，双侧皱眉肌各注射 1 点——眶上缘内上方 0.5 ~ 1cm，眶上神经出口的延长线上，皱眉肌外侧部及部分额肌各注射 2 点——眶上方约 1cm。

注射到一定深度，不到骨膜。

Botox A 剂量：20 ~ 40U（总剂量）。

3. 并发症

（1）眼睑下垂：肉毒毒素弥漫到提上睑肌的结果，通常几周后缓解。

（2）眉间区变宽变平：尤其是张力亢进型患者。

（三）鱼尾纹

1. 类型

（1）鱼尾纹伴正常的眼轮匝肌外侧纤维：动力性皱纹局限在眶外侧缘。2 个注射点。

（2）鱼尾纹伴中等的眼轮匝肌外侧纤维：传统 3 点注射。

（3）鱼尾纹伴过量的眼轮匝肌外侧纤维：多注射点注射，但总量不增加太多。微量注射较好。

2. 注射方法　传统 3 点注射：注射呈弧线分布的 3 点，中间点在平外眦角并距离外眦角 1cm 的地方，距离中点上下约 1cm 内为另外 2 点。

鱼尾纹注射后，部分患者眼角运动减弱，皱鼻动作出现，鼻根处出现横纹即 Bunny 纹，常需在鼻背处对鼻横肌和降眉间肌注射。针尖呈 30° 刺入，避免触碰骨膜，注射点的位置不要距离鼻中线太远，否则可能阻断上唇鼻翼肌导致上唇下垂或不对称。鼻子双侧各 1 点，部分情况需要中间补打 1 点，2 点共 2 ~ 5U。治疗 Bunny 纹最容易出现的并发症是出血或水肿，还可能出现复视、上唇下垂、甚至言语和咀嚼障碍。

3. 并发症

（1）出血、淤青：鱼尾纹注射过深时出现，注射前后敷冰袋有助于减少发生概率和恢复。淤青可持续 7 ~ 15 天。

（2）上唇不对称、颊部下垂：鱼尾纹注射位置过深，BNT 注射入鱼尾纹下位的颧大肌处。正确的注射是皮内小剂量注射。

（四）砾石样下颌

1. 适应证　下唇向下拉时，下颌呈砾石样或浅凹样。主要是颏肌纤维插入局部真皮收缩引起。多数患者进行下面部除皱同时治疗颏肌，以提高治疗整体效果。

2. 注射方法　下颌上方 0.5 ~ 1cm，1 ~ 2 个注射点，Botox A 总量为 4 ~ 8U，浅表注射即可。

3. 并发症　注射点与下唇保持适当距离，几乎不会引起除了血肿以外的其他并发症。若与下唇距离过近，可能会累及降下唇肌，导致伴随下唇下垂的口部功能障碍。

（杨　杰）

参 考 文 献

Gerth DJ. 2015. Structural and volumetric changes in the aging face.Facial Plast Surg, 31（1）：3-9.

Karimi K and Adamson P. 2011. Patient analysis and selection in aging face surgery.Facial Plast Surg, 27（1）：p.5-15.

Kreimer S. 2014. Cosmetic procedures：the possibilities and pitfalls.Botox injections and skin procedures may help your bottom line，but use caution when adding them to your practice.Med Econ, 91（2）：61-64.

Rohrich RJ, Pessa JE. 2007. The fat compartments of the face：anatomy and clinical implications for cosmetic surgery.Plast Reconstr Surg, 119（7）：2219-2227；discussion 2228-2231.

Rosenfield LK, Kardassukis DG, Tsia KA, et al. 2014. The First Case Report of a Systemic Allergy to OnabotulinumtoxinA（Botox）in a Healthy Patient.Aesthet Surg J, 34（5）：766-768.

Putterman AM. 2014. Botox enhancing eyebrow elevation in external ophthalmoplegia ptosis.Ophthal Plast Reconstr Surg, 30（5）：444-445.

Wise JB, Greco T. 2006. Injectable treatments for the aging face.Facial Plast Surg, 22（2）：140-146.

Zoumalan，R.A.and W.J.Larrabee. 2011. Anatomic considerations in the aging face.Facial Plast Surg, 27（1）：16-22.

第二十一章　眼部美容整形

第一节　眼部的相关解剖

一、眉

眉毛位于眉弓处，呈内低外高状，分为眉头、眉体（眉腰）和眉尾（眉梢）。一般眉头较其他部分眉毛略宽、色泽略深一些。眉体位于眉毛中部，相对平直，较眉头窄。眉梢位于眉毛外上方，眉毛在此处略稀疏，色淡，向外逐渐变细，直至终止。眉毛有防止汗水流入眼内、表达感情的功能。

二、眼睑

眼睑分为上、下两部分。上睑较下睑宽大，由前向后依次为皮肤、皮下组织、肌层（眼轮匝肌，提上睑肌，米勒肌）眶隔、睑板和睑结膜。

睑缘有内、外两缘。内缘锐利，与眼球紧贴；外缘圆钝，有睫毛生长。两缘之间微凹，呈浅灰色，称为"灰线"。在灰线与内缘之间呈白色珠状，称为"白线"，为睑板腺的开口。

上下眼睑在内、外相接处分别为内眦、外眦。内眦圆钝，与眼球间有泪阜、半月皱襞相隔。外眦呈锐角，与眼球紧贴。

三、眶隔

眶隔是连接睑板与骨性眶部的菲薄又富有弹性的结缔组织，内有脂肪，还有血管、神经穿过。

四、眼部的部分肌肉

眼轮匝肌位于皮下与睑板、眶隔之间，起于内眦韧带，围绕睑板汇合于外眦韧带。收缩时睑裂闭合。

提上睑肌为菲薄的横纹肌，有提升上睑的作用，位于眶隔深面、米勒肌的浅面。

米勒肌位于提上睑肌和结膜之间，有提升上睑的作用。

第二节 重 睑 术

一、适应证

1. 心理健康者。
2. 单睑者。
3. 内翻倒睫。
4. 上睑皮肤松垂。
5. 两侧上睑重睑不对称或仅有单侧重睑。

二、禁忌证

1. 心理有障碍或要求不切合实际者。
2. 眼周有急慢性炎症或高血压、糖尿病未控制者。
3. 面瘫患者。
4. 上睑下垂者。
5. 上睑外翻者。
6. 突眼症者。
7. 眼裂狭小者。

三、术前准备

1. 避开月经期，出血时间长者可于术前 1 ~ 2 天内口服止血药。
2. 观察眼睛大小与形状，与受术者充分沟通。
3. 签署手术同意书，照相。
4. 部分术前要做心理测试。

四、手术要点、难点及对策

1. 压线法
（1）于上睑画出重睑线，一般宽 6 ~ 8mm。
（2）在重睑线上分别自皮肤进针，挂睑板后从皮肤另一处出针，同法缝合 4 ~ 5 针，暂不打结，将线两端分开排列。
（3）卷一细条凡士林纱布，将之置于每个缝线中央的皮肤上，每针缝线分别打结。

2. 埋线法

（1）同压线法。

（2）用6-0尼龙线自皮肤进针，挂睑板或眶隔后从另一处皮肤出针，再从这一皮肤原针孔进针，在皮下潜行后再从前方的另一处皮肤出针。行进方向自外眦向内眦。到达内眦后，折返向外眦，进出针方法同前。原缝线挂睑板的地方改行皮下，原在皮下的地方挂睑板。如此形成多个"8"字，至外眦后打结，线结埋入皮下。若埋入受阻，可在局部做一小切口（图21-1）。

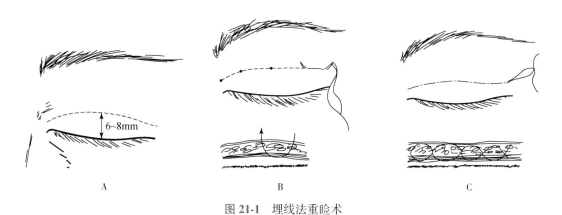

图 21-1 埋线法重睑术

A. 重睑线的设计；B. 自皮肤进针，挂睑板后从皮肤另一处出针；C. 形成多个"8"字，至外眦后打结

3. 切开法

（1）同压线法。

（2）沿切口线切开皮肤、皮下组织，切除宽约3mm的眼轮匝肌暴露睑板。术中应充分切除切口下唇的眼轮匝肌，以防术后切口下唇臃肿畸形。

（3）适当去除臃肿的眶隔脂肪。切勿去除过多，以防上睑凹陷，若有皮肤松弛应去除多余的皮肤。

（4）于切口下唇皮肤进针，挂睑板，自相应切口上唇皮肤出针间断对合缝合。打结不宜太紧，以防术后切口瘢痕明显。

五、术后监测与处理

术后24小时内局部冷敷，减少出血，2～3天常规换药观察切口情况，7天拆线。埋线法无需拆线。

六、术后常见并发症的预防与处理

1. 两侧不对称 表现为两侧的重睑线宽度、长度、形状等不对称。此并发症以预防为主。

防治：术前画线要两侧对称，切开皮肤时尽量准确，挂睑板缝合时的高度要尽量保持一致。术中发现两侧不对称，可以去除切口下唇过宽的那侧的一窄条皮肤或切除过窄那侧切口上唇的部分皮肤来调整宽度，还可通过切口缝线带睑板缝合的高度来调整重睑的宽度。手术完毕后让受术者用镜子观看手术效果，若不满意可以当时修改。

若术后发现重睑线不对称有必要调整时，可待 3 个月瘢痕软化后择期修改。

2.多重睑　顾名思义是指除重睑线外上睑还出现一条或多条皮肤皱褶。这种情况可能是切口上唇深面的眼轮匝肌切除过多所致；或因上睑皮下组织少，皮肤相对过多所致；或因重睑线外的地方有粘连所致。

防治：①切除过多皮肤时要足量。②术中切除眼轮匝肌时尽量与切口线平齐，不要切除过多。缝合时，先带一部分眼轮匝肌后再穿出切口上唇皮肤。③若上睑皮下组织较少者，最好选择埋线法重睑术。需要去皮肤者，可尽量去除切口下唇的眼轮匝肌，或将切口下唇的眼轮匝肌自下方向上方折叠转位，使缝合后这部分眼轮匝肌位于切口的上方。

七、临床效果评价

埋线法重睑术术后外观自然，消肿快，适宜于上眼皮薄的受术者；切开法重睑术适宜于所有要求重睑术的受术者，术后效果确切，消肿略慢。压线法重睑术目前临床上已很少应用。

第三节　内眦赘皮矫治术

内眦赘皮是位于内眦部遮盖泪阜的一部分弧形皮肤。正常情况下它只遮盖泪阜 1/3。若大于 1/3 则为异常。

一、适应证

1.适用于心理正常、要求合理的手术者。
2.有内眦赘皮者。

二、禁忌证

1.瘢痕体质者。
2.心理障碍或要求不切合实际者。
3.内眦有急慢性炎症或高血压、糖尿病未控制者。

三、术前准备

无需特殊准备。

四、手术要点、难点及对策

1. "Z"成形法

（1）以赘皮全长为"Z"中轴画线，在此线两端画出两臂，与轴等长。

（2）切开局部皮肤、皮下组织，充分分离后易位皮瓣。

（3）适当修整皮瓣后 7-0 尼龙线间断对合缝合。

2. "V-Y"成形术

（1）标记出新内眦点，此点为双眼平视时瞳孔中点与鼻中线连线的中点。

（2）在内眦处画出与上下睑缘平行的"Y"形切口线，其长轴位于内眦水平，末端是新内眦点。

（3）切开皮肤、皮下组织，充分分离。

（4）用 5-0 丝线缝合折叠内眦韧带，使切口几乎贴合。

（5）7-0 尼龙线间断对合缝合切口。

3. Mustard 内眦成形术

（1）分别标出内眦点 P 和新内眦点 P'，连接 PP'。在其中点两侧分别做两自内向外的斜行切口线，与 PP' 夹角为 60°，在切口末端各做与之等长且成 45° 的切口线。在 P' 点各画出与上下睑缘平行的等长切口线。切口线外观似相连的横行开口向眼裂侧的"Y"和横行开口朝鼻侧的"M"状。

（2）按切口线切开皮肤、皮下组织，充分分离并掀起皮瓣，用 5-0 丝线缝合折叠内眦韧带，使"V"瓣的尖端达到新内眦点。

（3）将其他的 4 个皮瓣修剪易位后，7-0 尼龙线间断对合缝合。

五、术后监测与处理

术后 3 天换药，7 天拆线。

六、术后常见并发症的预防与处理

1. 瘢痕增生 表现为局部红色瘢痕，高出皮面，质硬。一般半年后方软化，个别瘢痕体质者会逐渐增大。

防治：①手术切口缝合时尽量在无张力下进行，选用对机体刺激小的尼龙线缝合切口。②对于容易切口瘢痕增生者，术后可以局部外用曲安奈德湿敷 3 天，拆线后局部外用抑制瘢痕增生的药物。

2. 矫正不满意 表现为内眦赘皮矫枉过正或矫治不足。这与术前定新内眦点不正确有关。若术中发现矫正不到位，可重新定新内眦点矫正；若术后发现矫正不到位，则需 3 个月后再实施矫正术。

七、临床效果评价

根据内眦赘皮的轻重程度要选择不同的手术方式。轻者可选用"V-Y"成形；"Z"成形适合各类内眦赘皮；Mustarde 氏手术方式适合严重内眦赘皮伴有眼裂过小、内眦间距过宽者。

第四节　外眦开大术

一、适应证

1. 适用于心理正常、要求合理的手术者。
2. 眼裂小或外眦粘连者。

二、禁忌证

1. 眼周有急慢性感染或高血压、糖尿病尚未控制者。
2. 心理障碍或要求过高者。

三、术前准备

无需特殊准备。

四、手术要点、难点及对策

1. 于外眦角向外设计 3 ～ 5mm 水平切口线。外眦开大一般不超过 5mm，以防下睑结膜外露、下睑外翻。
2. 切开皮肤、皮下组织、部分外眦韧带和睑结膜。
3. 修剪后 5-0 丝线全层缝合。

五、术后监测与处理

术后一般无需特殊处理，7 天拆线。

六、术后常见并发症的预防与处理

1. 外眦开大过度　表现为外眦处睑结膜外翻、外眦圆钝，严重时溢泪。

预防：开大外眦时严格掌握开大程度为 3 ~ 5mm。术中发现开大过度时，可立即缝合，适当缩小。

2.外眦开大不足　表现为开大术后外眦无明显改善。多是由于外眦开大时切口不够长。或术后部分切口粘连所致。

预防：设计切口要足够长，术中发现开大不足时可延长切口线。缝合切口时用 5-0 丝线，术后经常睁眼，局部涂眼膏防止切口粘连。

七、临床效果评价

此方法简单易行，效果良好。

第五节　经结膜入路眼袋整形术

眼袋表现为下睑臃肿，呈袋状，给人以不精神、衰老的感觉。它多由下睑眶隔脂肪过多、眼轮匝肌松弛、下睑皮肤松弛所致。

一、适应证

1.适用于心理正常、要求合理的手术者。
2.眼袋明显不伴有皮肤松弛、眼轮匝肌松弛或睫毛外翻。
3.瘢痕体质的眼袋手术者。
4.眼袋明显但不愿做皮肤切口的手术者。

二、禁忌证

1.眼周有急慢性感染或高血压、糖尿病尚未控制者。
2.心理障碍或要求过高者。

三、术前准备

无需特殊准备。

四、手术要点、难点及对策

1.翻开下睑，暴露结膜下穹隆。在其中部做一小切口，向下分离至眶隔。
2.适度挤压并去除膨出的眶隔脂肪，止血。
3.对合结膜，包扎。

五、术后监测与处理

术区加压包扎，24 小时内冷敷。

六、术后常见并发症的预防与处理

1. 下睑凹陷　表现为下睑处凹陷，外显衰老。它是由于术中去除眶隔脂肪过多所致。一般手术去除眶隔脂肪时以膨出多少去除多少为度，不可在过度牵拉眶隔脂肪下切除之。若术中发现下睑凹陷，可将切除的眶隔脂肪适量回移至术区。若术后发现，则可行自体脂肪局部充填治疗。

2. 眼袋残留　表现为术后下睑仍然隆起。这是由于术中去除眶隔脂肪不足所致。若术中发现下睑仍隆起，就继续再去除部分眶隔脂肪；若术后方才发现，可择期再次手术。

第六节　经皮肤入路眼袋整形术

一、适应证

1. 适用于心理正常、要求合理的手术者。
2. 眼袋明显同时伴皮肤松弛、眼轮匝肌松弛或睫毛内翻者。

二、禁忌证

1. 眼周有急慢性感染或高血压、糖尿病尚未控制者。
2. 心理障碍或要求过高者。
3. 下睑退缩者。

三、术前准备

无需特殊准备。

四、手术要点、难点及对策

1. 于睫毛下方距睫毛 1mm 处画手术切口线，外侧段要与鱼尾纹一致。
2. 切开皮肤、皮下组织、眼轮匝肌，在眼轮匝肌深面分离，暴露眶隔。
3. 去除膨出的眶隔脂肪，去除量以眶隔膨出多少去除多少为度。
4. 止血，去除多余肌肉和皮肤，7-0 尼龙线间断对合缝合切口。

五、术后监测与处理

术后 24 小时内冷敷、轻压术区，减少出血。适当口服止血药、消肿药和抗生素。

六、术后常见并发症的预防与处理

眼袋整形术是眼部常见的手术之一，也是容易发生并发症的美容外科手术之一。临床上常见的眼袋整形术后并发症：①下睑外翻，睑球分离；②下睑退缩；③眶内出血、血肿形成；④术区感染；⑤复视；⑥角膜损伤；⑦下睑凹陷；⑧睫毛脱落；⑨切口瘢痕明显；⑩外眦部不平整，"猫耳"形成；⑪矫正不足，效果不理想；⑫双侧矫正不对称；⑬外眦角下垂。

1. 下睑外翻　眼袋术后并发下睑外翻的概率较大，其主要原因有三个方面。

（1）皮肤、眼轮匝肌等切除过量：显而易见下睑皮肤或眼轮匝肌切除过量，向下牵拉睑缘就导致下睑外翻。

（2）切口感染、瘢痕挛缩：切口感染可导致切口处瘢痕明显，甚至瘢痕增生。增生性瘢痕发生挛缩后可导致下睑外翻。

（3）术区血肿吸收后下睑瘢痕挛缩：血肿吸收后，局部代替以瘢痕。瘢痕挛缩后致下睑外翻。

预防：去除皮肤宁少勿多。外眦处眼轮匝肌固定于外眦韧带上。有下睑板松弛者，术中行睑板紧缩术。

治疗：一般轻度的下睑外翻可以在术后 3 个月恢复。在这期间可以叮嘱受术者白天用胶布的一端贴于下睑外侧部，另一端斜向外上牵拉贴于颧弓上方的颞部尽量对抗下睑外翻；晚间直接用胶布自下睑向上牵拉贴于眉上，使下睑贴附眼球，对抗外翻。

2. 下睑退缩　正常下睑睑缘位于角膜下缘或遮盖下方角膜 1mm 左右。下睑退缩是指没有外翻的下睑向下移位，睑缘退缩至角膜下方，巩膜外露。这种眼相看起来比较凶狠，给人以不善之感。其原因可能是以下几个方面。

（1）眶隔紧缩过量，导致下睑垂直方向张力过大，牵拉下睑下移。因术区血肿等导致瘢痕粘连、挛缩，牵拉下睑向下移位。

（2）眶隔脂肪去除过量，下睑失去脂肪的支撑导致下睑退缩。

（3）下睑皮肤、肌肉切除过多。

（4）术前存在下睑退缩或有退缩的倾向，如突眼者、下睑松弛者，尤其外眦韧带松弛者是高发人群。

一般单一因素很少导致下睑退缩，多数是综合因素所致。矫治下睑退缩只有再次手术治疗。其方法是在外眦原切口瘢痕处切开皮肤，分离出一条眼轮匝肌形成肌瓣，将其向上悬吊缝合于睑裂水平上方的外眦韧带上，使下睑恢复到正常位置。

3. 下睑凹陷　原因和治疗方法同经结膜入路眼袋整形术。

七、临床效果评价

经结膜入路眼袋整形术适用于年轻人，不伴有皮肤松弛者，皮肤上无切口瘢痕；经皮肤入路眼袋整形术适用于年龄大、伴有皮肤松弛的受术者,术中可以经此切口行面中部提升,但术后皮肤上留有切口瘢痕。

第七节 上睑下垂矫治术

上睑下垂系指提上睑肌(动眼神经支配)和 Müller's 平滑肌(颈交感神经支配)的功能不全或丧失,致上睑呈现部分或全部下垂,轻者遮盖部分瞳孔,严重者遮盖全部瞳孔。不但有碍美观,影响视力,甚至导致重度弱视。

上睑下垂可分为先天性和后天性。先天性上睑下垂是因为提上睑肌发育不全或缺损,或因支配提上睑肌的神经发育异常、功能障碍所致。后天性上睑下垂的原因有外伤性、神经源性、肌源性、老年性及机械性等。

一、适应证

1. 适用于心理正常、要求合理的手术者。
2. 有上睑下垂同时不伴有重症肌无力者。

二、禁忌证

1. 眼周有急慢性感染或高血压、糖尿病尚未控制者。
2. 心理障碍或要求过高者。
3. 重症肌无力患者。
4. Horner 综合征或下颌瞬目综合征所致的上睑下垂者。

三、术前准备

常规术前检查,测视力,准备眼药水和眼药膏。

四、手术要点、难点及对策

1. 提上睑肌缩短术
(1)在上睑适当高度设计重睑线(上睑下垂设计的重睑线要比常人略窄 1mm)。
(2)按切口线切开皮肤、皮下组织、眼轮匝肌,直至睑板。由睑板向上分离并暴露提上睑肌及其腱膜,将其与结合膜分离。向上分离的高度以每提升 1mm 上睑要缩短提上睑肌 4 ~ 6mm 为度。
(3)于睑板上方离断提上睑肌,向下牵拉,调整高度后(上睑缘位于角膜上缘)褥式缝合将提上睑肌固定至睑板。

（4）切除多余提上睑肌，按重睑法缝合切口。

2. 额肌瓣筋膜悬吊术

（1）设计重睑切口线。

（2）按切口线切开皮肤、皮下组织、眼轮匝肌，在眼轮匝肌深面向上分离，达眉弓水平转至皮下分离至眉上 1cm。

（3）在额肌与眼轮匝肌交界处横行离断二级筋膜，在其深面潜行分离。按设计宽度剪开额肌两侧，形成蒂在上的额肌筋膜瓣。

（4）止血，将额肌瓣向下牵拉，调整高度后（平视时，上睑遮盖角膜上缘 2mm 为佳）用 5-0 丝线将额肌筋膜瓣缝合固定在睑板上。

（5）切除多余额肌筋膜，按重睑法缝合切口。

3. 筋膜条悬吊术

（1）设计重睑线切口和眉上缘内外两处小切口。

（2）切开皮肤、皮下组织、眼轮匝肌，暴露睑板。

（3）于大腿外侧切取长 3 ~ 4cm、宽 1.5 ~ 2cm 阔筋膜备用。供区缝合后加压包扎。

（4）将备用筋膜条剪成"U"形，底部缝合固定在睑板，两臂通过皮下隧道分别穿行至眉上切口，调整高度（睁眼时上睑缘位于角膜上缘）后缝合固定。间断缝合皮肤。

五、术后监测与处理

术后会有眼睑闭合不全。为防止角膜干燥，需白天滴眼药水，睡时结膜囊涂眼药膏。

六、术后常见并发症的预防与处理

1. 两侧不对称　表现为重睑宽度不对称、睑裂大小不对称、两侧的弧度不对称等。

预防：手术时，尽量使双侧的手术方式一致，悬吊高度一致，必要时局部麻醉受术者可以在坐位状态下观察两眼的对称度。

处理：术中发现此并发症则应立即调整，术后发现者可于术后 7 天内或 3 个月后再行调整。

2. 睑缘成角畸形　表现为眼睑睑缘弧度不佳，睑缘成角。这是缝线挂睑板的高度不在同一水平所致。

预防：挂睑板的高度、深度尽量保持一致。

处理：术中发现后立即调整缝合线的高度、打结的紧张度等，直至正常。

3. 睫毛内翻畸形　表现为睫毛向内刺向眼球。这是由于缝线挂睑板时高度过低（靠近睫毛）所致。

防治：若术中发现此并发症应立即调整缝线高度直至正常；若术后发现可于术后 7 天内或 3 个月后再行调整。

4. 睫毛外翻畸形　表现为睫毛生长方向朝外，正面观时睑缘灰线明显可见。这是由于缝线挂睑板的高度过高所致。术后早期上睑水肿明显时可有轻度的睫毛外翻，随肿胀的消退这种睫毛外翻会逐渐恢复。

防治：术中缝线挂睑板时反复观察有无睫毛外翻，若有则立即纠正；若术后发现此现象，可择期手术矫正，重新调整缝线在睑板上的高度。

七、临床效果评价

提上睑肌缩短术后睁眼闭眼时上睑的运动方向和常人无异，轻度上睑下垂最好选取此法。

额肌瓣悬吊一般用于中、重度上睑下垂者。但这种手术后提升上睑的力学方向是垂直向上的，与常人的向上向后旋的力学方向有一定的差异，因而睁眼时外观有些异样。术后受术者闭眼不全，有上睑迟滞现象。睁眼时需上提额肌。

筋膜条悬吊术可用于任何程度的上睑下垂，但这种手术后睁眼时需抬额肌。现已少用此法。

第八节　眼睑外翻矫正术

眼睑外翻是睑缘向外翻转且离开眼球的异常状态，常导致睑裂闭合不全、溢泪、睑结膜干燥、肥厚、充血、角膜干燥、溃疡等。

按其发病原因分为3种：老年性睑外翻、麻痹性睑外翻和瘢痕性睑外翻。

下睑楔形切除术

一、适应证

老年性睑外翻。

二、禁忌证

年轻人睑外翻。

三、术前准备

无需特殊准备。

四、手术要点、难点及对策

老年性睑外翻手术目的是缩短眼睑横径，增强眼睑水平的张力。

1. 局部浸润麻醉，沿睑缘下 1mm 切开皮肤，至外眦切迹处转向外下，延伸约 1cm。

2. 皮下分离，复位睑缘。

3. 于睑缘中外 1/3 交界处切除一块基底朝向睑缘的楔形睑结膜睑板组织块。

4. 切除宽度以能使睑缘贴附眼球为度。舒展并切除多余皮肤，缝合皮肤。

5. 缝合睑板时要 2/3 板层间断缝合。为防止凹陷，睑缘缝合行褥式缝合。

五、术后监测与处理

术后 7 天拆线。

六、术后常见并发症的预防与处理

1. 切除不足　表现为术后下睑外翻未完全纠正。

防治：术中切除睑板后先缝合一针观察睑外翻纠正的程度是否到位，局部麻醉状态下必要时让受术者坐起后仔细观察效果，满意后再缝合切口。

2. 睑缘凹陷　表现为切口处睑缘较正常略低凹，不平整，主要是由于缝合睑缘时方法不正确所致。

防治：在缝合睑缘时要行褥式外翻缝合，使缝合后的睑缘略凸起一点为佳。术后发现睑缘凹陷明显时可再次手术切除凹陷后正确缝合。

七、临床效果评估

223

本手术对于下睑松弛导致的外翻畸形矫治效果良好。

"Z"成形法

一、适应证

与睑缘垂直的直线瘢痕所致轻度睑外翻。

二、禁忌证

片状瘢痕导致的睑外翻。

三、术前准备

无需特殊准备。

四、手术要点、难点及对策

1. 沿直线瘢痕纵轴画中轴线，在其两端各做一与其呈锐角的平行、等长斜线，夹角最好呈 60°。瘢痕长可设计多个"Z"。

2. 局部麻醉后，沿设计线切开或切除瘢痕皮肤、皮下组织，于皮下分离皮瓣。

3. 止血，易位皮瓣后间断对合缝合（图 21-2）。

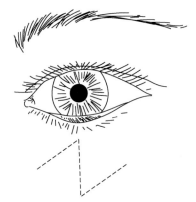

图 21-2　"Z" 成形术矫正眼睑外翻畸形

五、术后监测与处理

术后常规观察皮瓣血运，一般不用止血药。

六、术后常见并发症的预防与处理

1. 皮瓣缺血坏死

（1）原因：①由于术中皮瓣宽窄设计不当，长宽比例过大；②动作粗暴致组织损伤过多；③缝合过密；④术后局部温度过低，血管痉挛；⑤应用止血药。

（2）预防与处理：以上因素重在预防。一旦发现皮瓣供血不佳，尽快寻找原因，对症处理，如适当拆除缝线、局部加温、应用血管扩张药和抗血小板聚集的药。

2. 皮瓣回流不佳

（1）原因：①蒂部旋转度较大；②蒂部积血，影响静脉回流。

（2）预防与处理：重在预防。一旦发现静脉回流不畅，在尽快去除病因的前提下，可以采取拆除部分缝线，使皮瓣周边出血来改善血运；也可用 9 号针头刺扎皮瓣淤血区，或用稀释肝素挤压按摩皮瓣，直至皮瓣血运恢复。

七、临床效果评价

本手术方法只能解决小范围的下睑纵向瘢痕挛缩所导致的睑外翻。

"V-Y"成形术

一、适应证

局限性轻度下睑外翻。

二、禁忌证

范围较大的睑外翻。

三、术前准备

无需特殊准备。

四、手术要点、难点及对策

1. 沿瘢痕边缘设计"V"形切口线，皮瓣蒂部要稍宽于外翻睑缘长度。
2. 局部麻醉后沿设计线切开皮肤、皮下组织，根据具体情况切除或不切除瘢痕。
3. 潜行分离皮瓣，使睑板复位。
4. 止血，切口行"Y"形缝合（图21-3）。

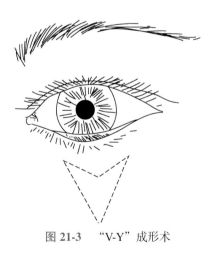

图 21-3　"V-Y"成形术

五、术后监测与处理

同"Z"成形术。

六、术后常见并发症的预防与处理

同"Z"成形术。

皮片移植法

一、适应证

大范围瘢痕性睑外翻。

二、禁忌证

无。

三、术前准备

术前 1 天清洁瘢痕区。

四、手术要点、难点及对策

1. 离开睫毛 2mm 皮肤（或瘢痕）处画切口线、切除瘢痕的范围线。若瘢痕范围较大，内侧切口线应高于内眦，外侧切口线应高于外眦水平线。

2. 麻醉后，按切口线切开皮肤（或瘢痕）、皮下组织、眼轮匝肌，彻底松解瘢痕，使睑缘复位，以眼睑与眼球贴拢为度。

3. 止血，测量创面大小，取创面大小印模。

4. 按印模大小于耳后（也可于锁骨上区、上臂内侧、大腿内侧等区域）切取相应大小全厚皮片。

5. 将修剪好的皮片移植于眼睑创面，打包加压包扎。

五、术后监测与处理

1. 观察受区固定是否牢靠，勿使皮片移位。
2. 密切观察受区有无感染。

六、术后常见并发症的预防与处理

1. 皮片坏死
（1）原因：①植皮区感染；②打包压力过大或过小；③植皮区血肿；④皮片固定不佳。

（2）预防与治疗：术中良好止血；打包时压力适度；固定皮片时缝合打包为佳，以免皮片移位。术前严格消毒皮肤，术后防止眼部分泌物流至术区导致感染。一旦发现皮片感染，尽早拆开包扎，给予局部换药处理。皮片坏死过多者可去除原移植的皮片重新移植新的整张皮肤治疗。

2. 睑外翻矫正不足

（1）原因：①术中瘢痕松解不彻底；②移植皮片面积不够大。

（2）预防与治疗：术中尽可能彻底松解瘢痕使睑缘复位，移植皮片时要略矫枉过正，特别是纵向上直径略大于受区直径。

3. 植皮区臃肿

（1）原因：①皮片过厚；②移植皮片面积过大。

（2）预防与治疗：植皮时皮片厚度尽量与下睑皮肤厚度相当，移植皮片矫正外翻畸形要适度，不要过度。

4. 移植皮片色素沉着

原因：移植皮片与周围皮肤有色差是正常的，若有明显的色素沉着可能是供区皮肤颜色较深。移植皮片为薄中厚皮片或韧厚皮片。

5. 受区皮肤成活不佳或有感染

七、临床效果评价

皮片移植治疗瘢痕性睑外翻效果好，并发症也不多。合理运用会达到良好的治疗效果。

上睑皮瓣转移术

一、适应证

轻中度下睑外翻同时有上睑皮肤松垂者。

二、禁忌证

上睑皮肤有瘢痕，无多余皮肤者。

三、术前准备

无需特殊准备。

四、手术要点、难点及对策

1. 于下睑缘下方 2 ~ 3mm 画出与其平行的切口线至外眦，或切除瘢痕的范围。切开皮肤，松解瘢痕，止血。

2. 于上睑设计与下睑创面大小相等的蒂在外眦的眼轮匝肌肌皮瓣。自眼轮匝肌深面掀起肌皮瓣，止血后，上睑供区对合缝合。

3. 将上睑肌皮瓣转移至下睑创面。

4. 间断缝合肌皮瓣（图 21-4）。

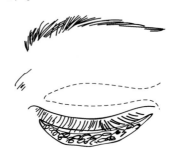

图 21-4　上睑皮瓣转移术

五、术后监测与处理

术后局部轻度加压包扎，不用止血药。

六、术后常见并发症的预防与处理

1. 皮瓣尖端坏死　手术时尽可能少损伤肌皮瓣组织，蒂部带足够宽的眼轮匝肌和皮肤；术后适度加压包扎。

2. 局部血肿形成　术中要牢靠止血，术后轻度加压包扎。

颞部皮瓣转移术

一、适应证

轻、中度上睑外翻。

二、禁忌证

颞区有瘢痕者。

三、手术前准备

无需特殊准备。

四、手术要点、难点及对策

1. 于上睑缘上方 2 ～ 3mm 画出与其平行的切口线，或切除瘢痕的范围。
2. 切开皮肤，松解瘢痕，止血。
3. 于颞部设计与上睑创面大小相等的蒂在外眦的皮瓣。自皮下层掀起皮瓣。止血后，供瓣区拉拢对合缝合。
4. 将颞部瓣转移至上睑创面。
5. 间断缝合皮瓣。

五、术后监测与处理

术后局部轻度加压包扎，不用止血药。

六、术后常见并发症的预防与处理

同上睑皮瓣转移术。

七、临床效果评估

本手术效果好，治疗上睑外翻时皮瓣旋转幅度不大，皮肤"猫耳"小。

颧部皮瓣转移术

一、适应证

轻、中度下睑外翻。

二、禁忌证

颧区有瘢痕者。

三、术前准备

无需特殊准备。

四、手术要点、难点及对策

1. 于下睑缘下方 2 ~ 3mm 画出与其平行的切口线，或切除瘢痕的范围。
2. 切开皮肤，松解瘢痕，止血。
3. 于颧部设计与下睑创面大小相等的蒂在外眦的皮瓣。自皮下层掀起皮瓣。止血后，供瓣区拉拢对合缝合。
4. 将颧部皮瓣转移至下睑创面。
5. 间断缝合皮瓣。

五、术后监测与处理

术后局部轻度加压包扎，不用止血药。

六、术后常见并发症的预防与处理

1. 皮瓣尖端坏死　手术时尽可能少损伤皮瓣组织，蒂部要足够宽；术后适度加压包扎。
2. 局部血肿形成　术中要牢靠止血，术后轻度加压包扎。

七、临床效果评价

以上三种皮瓣转移术中上睑皮瓣转移术适合于年龄略大、上睑皮肤松弛的下睑外翻者。术后下睑外翻已修复，上睑松垂也予以矫正，且供区瘢痕隐蔽。颞区皮瓣转移术适宜于上睑外翻者。颧部皮瓣转移术适宜于下睑外翻者，术后颧部留有瘢痕。

筋膜悬吊法

一、适应证

面神经麻痹后下睑外翻、老年性睑外翻。

二、禁忌证

周围性面瘫急性期、瘢痕性下睑外翻。

三、术前准备

术区皮肤消毒、无感染灶。

四、手术要点、难点及对策

1.用筋膜切取器在大腿外侧切取一条足够长的阔筋膜（约20cm×0.5cm）修剪后备用。

2.于受术者内、外眦上方和健侧眉头各做一5～8mm切口，在颞区发际内做长约4cm切口。于皮下、经下睑紧靠睫毛根部的眼轮匝肌深面潜行分离贯通各切口，形成隧道。

3.将备用筋膜条自一侧隧道口穿入另一侧穿出，贯穿整个隧道。

4.筋膜条一端与额肌缝合固定，另一端拉紧后与颞肌筋膜固定。做成矫正过枉，使下睑缘位于近瞳孔下缘水平。

5.缝合切口，颞侧切口处可适当切除一定宽度的皮肤。术区适度加压包扎。

五、术后监测与处理

术后观察切口出血情况。如有出血，可给予加压包扎。

六、术后常见并发症的预防与处理

1.术区血肿形成

（1）原因：多由于术中止血不彻底、受术者凝血功能不良所致。

（2）预防与处理：术前查出凝血时间，结果不正常者矫治正常后再手术。术中牢靠止血，术后术区加压包扎。

2.矫治不足

（1）原因：①术中矫治量估计不足。手术时受术者为仰卧位，无重力作用下下睑外翻有所改善。②术中矫正过枉不足。③固定筋膜条的缝线松脱。

（2）预防与处理：术中尽量矫正过枉。怀疑判断不准时，可让受术者坐位再观察。缝合筋膜条时用粗线牢靠缝合固定，之后筋膜条末端再折返缝合固定。

七、临床效果评价

筋膜条悬吊对于下睑松弛的外翻畸形矫正效果好，对于下睑皮肤量过少所致的睑外翻效果不佳。

第九节　下睑内翻矫正术

下睑内翻表现为下睑睫毛向内生长，刺向眼球，可由下睑皮肤臃肿堆积、眼轮匝肌痉挛或睑板、睑缘瘢痕所致。

皮肤、眼轮匝肌切除法

一、适应证

先天性下睑内翻、瘢痕性睑内翻。

二、禁忌证

无。

三、术前准备

眼部抗感染治疗，治疗结膜炎。

四、手术要点、难点及对策

1. 沿下睑倒睫毛下缘 2mm 画超过病变的切口线。
2. 切开皮肤，暴露眼轮匝肌。
3. 适量切除一条眼轮匝肌，适量去除下睑皮肤。
4. 缝合皮肤，必要时缝合皮肤带下睑睑板。

五、术后监测与处理

无需特殊监测与处理。

六、术后常见并发症的预防与处理

1. 矫治不足
（1）原因：切除眼轮匝肌的量不足，睑缘皮肤没有过度外翻。
（2）预防与处理：切除眼轮匝肌的上下径宽度要足够，缝合时尽量使睑缘皮肤略外翻，必要时带下睑睑板缝合，使睑缘轻微与眼球分离为度。
2. 下睑外翻
（1）原因：多由于切除的眼轮匝肌、皮肤量过多。
（2）预防与处理：术中切除皮肤、眼轮匝肌的量要适度。若是轻度睑外翻，早期可于外翻处用胶布向上牵拉处理，一般 3 个月后可恢复正常。若外翻严重，可做邻位皮瓣转移修复。

七、临床效果评价

本手术适宜于轻、中度的睑内翻修复。

"Z" 成 形 法

一、适应证

先天性下睑内翻、瘢痕性睑内翻。

二、禁忌证

无。

三、术前准备

眼部抗感染，治疗结膜炎。

四、手术要点、难点及对策

1.下睑设计轴为纵向的"Z"形狭长瓣，其中一个瓣包括下睑倒睫段睫毛和毛囊，另一瓣为下睑皮肤。

2.沿切口线切开，分离掀起皮瓣和睑缘组织瓣。

3.组织瓣易位后，间断对合缝合。

五、术后监测与处理

无需特殊监测和处理。

六、术后常见并发症的预防与处理

1.睫毛脱落　由于手术时切口深度不够，或过度钳夹损伤了睫毛毛囊。

预防与处理：切开睫毛周围组织时要足够深，刀口与睫毛生长方向平行，从睫毛毛囊深层掀起组织瓣。

2.睫毛错位　这种情况只发生在中段有倒睫者，由易位皮瓣所致，是这种手术方式的必然结果。

预防与处理：若这种睫毛错位不影响外观则无需治疗；若明显影响外观，待皮瓣成活后做适当修整。

七、临床效果评价

本手术方式可用于严重倒睫者。

睑板楔形切除法

一、适应证

上睑瘢痕性睑内翻。

二、禁忌证

无。

三、术前准备

无需特殊准备。

四、手术要点、难点及对策

1. 沿重睑线画切口线。切开皮肤，于切口上下唇皮下潜行分离，暴露眼轮匝肌。
2. 切除一条宽约 4mm 的眼轮匝肌，暴露睑板。
3. 在睑板浅面距其下缘 3mm 和 6mm 处切除一条与下缘平行的楔形睑板。勿切穿透睑板。
4. 经皮肤带睑板楔形切口下上缘间断对合缝合。

五、术后监测与处理

术后 3 天换药，7 天拆线。

六、术后常见并发症的预防与处理

无特殊并发症。

七、临床效果评价

此方法效果良好。

第十节 眼睑缺损整形术

双侧滑行复合组织瓣法

一、适应证

外伤或肿瘤切除、先天性眼睑全层缺损，缺损范围在 1/3 左右。

二、禁忌证

术区皮肤有感染灶。

三、术前准备

结膜囊滴抗生素眼药水。

四、手术要点、难点及对策

1. 沿灰线切开，将睑板分成前后两叶。
2. 切开外眦。
3. 修整切口缘的睑板前后叶，使之前后错开。
4. 在皮肤上做平行于睑缘的辅助切口。
5. 剪断外眦韧带上支并松解，缝合睑板后叶。
6. 缝合睑板前叶和睑缘（图 21-5）。

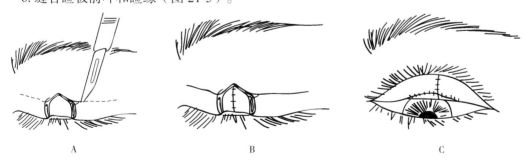

A   B   C

图 21-5 双侧滑行复合组织瓣修复眼睑缺损

A.在皮肤上做平行于睑缘的辅助切口；B.剪断外眦韧带上支并松解，缝合睑板后叶；C.缝合睑板前叶和睑缘

五、术后监测与处理

术后结膜囊内涂眼药膏。

235

六、术后常见并发症的预防与处理

无特殊并发症。

七、临床效果评价

此法仅适用眼睑缺损范围小者。

眼睑前叶皮肤缺损修复法

一、适应证

仅有睑板前叶组织缺损，且上睑皮肤较松弛者。

二、禁忌证

睑板全层缺损。

三、术前准备

无需特殊准备。

236

四、手术要点、难点及对策

1.将缺损处修剪成矩形。在缺损底部的两侧各做横行向内、外眦延伸的皮肤切口，在两侧各切除三角形皮肤一块。三角形的尖端向内、外眦，底边宽度是缺损的高度。

2.于皮下（或眼轮匝肌下）充分分离后，止血，将皮瓣向缺损缘牵拉后缝合（图21-6）。

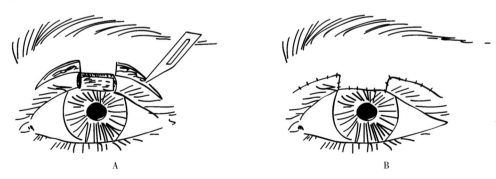

图 21-6　眼睑前叶皮肤缺损修复法

A.将缺损处修剪成矩形，两侧各切除三角形皮肤一块；B.将皮瓣向缺损缘牵拉后缝合

五、术后监测与处理

无需特殊监测和处理。

六、术后常见并发症的预防与处理

无特殊并发症。

七、临床效果评价

此方法效果好，术后上睑皮肤仅留有轻微瘢痕。

上睑缘及睑板部分缺损修复法

一、适应证

睑板小的缺损。

二、禁忌证

睑板较大缺损。

三、术前准备

术前 1 天眼部滴抗生素眼药水。

四、手术要点、难点及对策

1. 切除肿瘤后，自睑缘至创缘做横行剖开，使睑板分成前后叶。
2. 在睑板上做两侧的辅助切口，切除方形或楔形睑板组织块，形成一矩形睑板结膜瓣，其高度等于缺损部分的高度。分别在睑板结膜瓣的内外侧纵向离断睑板，使之成为 3 段。分离睑板结膜瓣上的眼轮匝肌，保留提上睑肌附着，将睑板结膜瓣向下牵拉到正常睑缘水平。
3. 将睑板结膜瓣拉到缺损部位，7-0 尼龙线缝合切口。
4. 眼睑皮肤面行辅助切口，做滑行皮瓣拉拢缝合。

五、术后监测与处理

白天眼部滴抗生素眼药水，睡前眼部涂眼药膏。

六、术后常见并发症的预防与处理

局部睫毛缺失：这是手术的必然结果。可于术后 3 个月行毛发种植睫毛再造术。

七、临床效果评价

此方法简单易行，但只适宜修复睑板的小缺损。术后有睫毛缺失。

旋转皮瓣法

一、适应证

上睑缺损在 40% 以内者。

二、禁忌证

上睑局部有炎症；缺损大于 40%。

三、术前准备

术前 1 天眼部滴抗生素眼药水。

四、手术要点、难点及对策

1. 画出肿瘤的切除范围，于外眦处画出弧形向下的切口线，直径约 2cm。
2. 按设计线切除肿瘤，掀起外眦处皮瓣，分离暴露外眦韧带上支并离断，将上睑外侧组织向内牵拉移位。
3. 剥离部分结膜，前移作为旋转皮瓣的衬里。
4. 成形外眦，缝合切口。

五、术后监测与处理

白天滴抗生素眼药水，夜间眼部涂眼药膏。

六、术后常见并发症的预防与处理

上睑近外眦有部分睫毛缺失：这是手术的必然结果。可于 3 个月后行自体毛发移植睫毛再造术。

七、临床效果评价

本手术方法术后上睑皮肤色泽好，上睑功能正常。不足之处是眼裂可能略有缩小，有部分睫毛缺失。

眼睑组织交叉瓣法

一、适应证

上睑全层小缺损，常规方法不易修复者。

二、禁忌证

结膜囊有炎症者。

三、术前准备

术前 1 天眼部滴抗生素眼药水。

四、手术要点、难点及对策

1. 切除肿瘤。于下睑偏外侧设计一蒂在内侧睑缘的楔形瓣，蒂的宽度大于 5mm，以保证将睑缘的环形动脉包括在瓣内。
2. 掀起全厚组织瓣，向上旋转至缺损处。
3. 将下睑瓣与缺损处缝合。供瓣区分层缝合。
4. 3 周后行二期断蒂手术。

五、术后监测与处理

术后注意眼部有无炎性反应，滴抗生素眼药水局部抗感染处理。

六、术后常见并发症的预防与处理

1. 眼裂缩小　这是手术的必然结果，可于日后行眼裂开大术。
2. 转移的组织瓣与受区不平整　这是术中缝合不佳所致。
预防与处理：在行组织瓣转移缝合时尽量缝合平整，减少瘢痕形成。
3. 组织瓣坏死　这是由于切取组织瓣时蒂部过窄所致。这种情况重在预防，尽量使蒂部保留的宽度大于 5mm。

七、临床效果评价

术后上下睑睫毛完整，没有缺失，但有眼裂缩小的可能。

改良桥式睑全厚组织瓣法

一、适应证

上睑大面积缺损，包括上睑全部缺失。

二、禁忌证

同眼睑组织交叉瓣法。

三、术前准备

同眼睑组织交叉瓣法。

四、手术要点、难点及对策

1. 距下睑缘 5mm 处设计与创面宽度近似的矩形瓣，长度视具体情况而定。
2. 按设计切口线切开下睑复合组织瓣全层，将此瓣从睑缘"桥"深面向上睑缺损处推移。分离此瓣远端的结膜，形成结膜瓣和肌皮瓣，将其与缺损缘的结膜缝合。
3. 将已制备的异体巩膜或自体耳软骨修整与上睑缺损缘两侧的睑板及提上睑肌固定。
4. 将肌皮瓣覆盖移植的巩膜（或软骨），分层缝合切口。
5. 于 6 ~ 8 周，在新上睑缘下 2mm 处断蒂，修整后形成新的眼裂。

五、术后监测与处理

术后 3 天换药，10 天拆线。

六、术后常见并发症的预防与处理

1. 新形成的睑缘无睫毛生长　这是此手术方式的必然结果。可以在新睑裂形成半年后行自体毛发移植睫毛再造术。
2. 新建睑缘不平整　不平整包括凹陷和外凸、臃肿畸形。这是由术中再造睑缘修整不佳所致。

预防与处理：在二期断蒂时要超出新睑缘 2mm，留有充分修整的空间，以防局部凹陷畸形。新建睑缘臃肿、外凸是因为修减组织量过少所致。此并发症以预防为主，若过于畸形，可在术后 3 个月再次修整。

七、临床效果评价

此方法可用于大范围睑板缺失后再造，不足之处是手术需分两次实施。

眼睑复合组织游离移植法

一、适应证

上睑小的全层缺损。

二、禁忌证

无。

三、术前准备

同眼睑组织交叉瓣法。

四、手术要点、难点及对策

1. 在健侧上睑切取一块高度与缺损处相等、宽度为缺损处一半的组织块，备用。
2. 供区行"8"字缝合，皮肤间断对合缝合。
3. 将备用眼睑组织块移植于缺损处，缺损两侧创缘和组织块两侧缘分别行"8"字缝合。缝线分别从上睑缘穿出，然后经下睑缘自睫毛下方皮肤穿出，垫橡皮片后打结。上睑皮肤间断对合缝合。

五、术后监测与处理

眼部滴抗生素眼药水。供瓣区 10 ~ 14 天拆线，注意缺损侧结膜囊有无感染。

六、术后常见并发症的预防与处理

移植组织块坏死：游离移植组织块固定不佳、局部感染都可造成移植组织块坏死。术后早期要抗感染治疗。术中要牢靠地缝合，叮嘱受术者术后尽量少睁眼，以保证移植物的良好固定。

七、临床效果评价

本手术方式只限于小范围的上睑组织缺损，移植物的成活概率与手术者的技术、术后固定牢靠度有很大的关系。

第十一节　眉毛畸形整形

眉毛畸形可表现为过低、过高、错位畸形、眉毛稀疏等，可由先天畸形、外伤等所致。

"V-Y" 成形法

一、适应证

眉头轻度内移。

二、禁忌证

局部有慢性感染，对手术要求过高。

三、术前准备

无需特殊准备。

四、手术要点、难点及对策

1. 设计"V"形切口，"V"的开口朝向眉头。
2. 切开皮肤、皮下组织，于眉毛毛囊深层掀起皮瓣。
3. "Y"形缝合切口，使眉头与对侧对称。

五、术后监测与处理

无需特殊监测和处理。

六、术后常见并发症的预防与处理

1. 眉毛脱落　是分离皮瓣时损伤了毛囊所致。
预防与处理：在毛囊深面分离皮瓣，尽量勿钳夹皮瓣的深面。
2. 瘢痕明显　受术者是瘢痕体质；缝合时皮下未减张；切口感染。

预防与处理：缝合切口时皮下充分减张缝合；无菌操作，预防伤口感染；受术者若是瘢痕体质，可在术后立即用曲安奈德湿敷切口，连续 3 ~ 5 天。

七、临床效果评价

此手术方法对轻度眉毛内移有效。

"Y-V"成形法

一、适应证

眉间距宽、眉头部分缺损者。

二、禁忌证

局部有皮肤感染，对手术要求过高者。

三、术前准备

无需特殊准备。

四、手术要点、难点及对策

1. 在眉头内侧做横行"Y"字，"Y"开口朝向眉头侧。切开皮肤、皮下组织，充分分离。
2. 将眉毛向内推进，"V"形缝合。

五、术后监测与处理

术后 3 天换药，7 天拆线。

六、术后常见并发症的预防与处理

瘢痕明显：一般出现在瘢痕体质者，部分是因为局部感染、缝合不佳所致。

预防与处理：此现象重在预防。术前检查术区有无感染灶，若有应及时给予处理，待感染控制后再手术。术中要精致缝合，组织对位良好。对于瘢痕体质者，术后早期给予曲安奈德局部湿敷，术后 24 小时内行局部放疗。

七、临床效果评价

此手术方法简单易行，手术效果良好。

"Z"成形法

一、适应证

1. 眉头过低或过高者。
2. 外伤后眉毛错位。

二、禁忌证

1. 心理不正常,对手术要求过高者。
2. 术区有感染灶。

三、术前准备

无需特殊准备。

四、手术要点、难点及对策

1. 在术区设计"Z"字,一个瓣包括眉头(或瘢痕一侧眉毛错位区),另一个瓣为正常皮肤区(或瘢痕另一侧眉毛错位区)(图21-7)。
2. 切开皮肤、皮下组织,皮下分离掀起皮瓣。
3. 易位皮瓣后间断对合缝合(图21-8)。

244

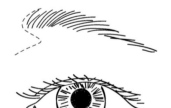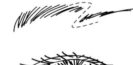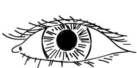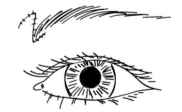

图 21-7 术区设计"Z"字   图 21-8 易位皮瓣后间断对合缝合

五、术后监测与处理

术后3天换药、观察切口情况,7天拆线。

六、术后常见并发症的预防与处理

同"V-Y"成形法。

七、临床效果评价

本手术方法简单易行，手术效果良好。

眉毛提升法

一、适应证

眉外侧或整侧眉毛下垂。

二、禁忌证

1. 瘢痕体质者。
2. 男性为相对性禁忌证。
3. 心态不佳，对手术要求过高者。

三、手术前准备

无需特殊准备。

四、手术要点、难点及对策

245

1. 根据眉毛下垂的部位和程度在眉上紧贴眉毛处画出一定宽度的皮肤切除范围线。眉尾下垂者的外侧皮肤切除范围略多些；眉头下垂者内侧皮肤切除范围略多些；整个眉下垂者皮肤切除范围为新月形。

2. 切开皮肤、皮下组织，去除皮肤。切开近眉毛上缘的皮肤时刀刃要略向额部倾斜，以免损伤毛囊。

3. 缝合时将皮下组织与骨膜固定，皮肤间断对合缝合（图 21-9）。

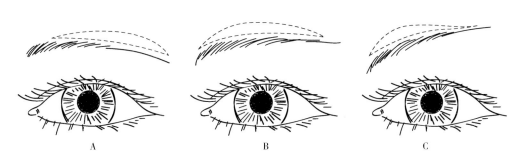

图 21-9　眉毛提升法

A.眉尾下垂；B.整个眉下垂；C.眉头下垂

五、术后监测与处理

术后 3 天换药、观察切口，7 天拆线。

六、术后常见并发症的预防与处理

1.眉上瘢痕明显、过宽　这种情况多是由于皮下减张不佳、术后瘢痕增生、切口离眉毛过远所致。

预防与处理：此并发症重在预防，必要时择期切除瘢痕。

2.眉毛外形不佳　多由于切除皮肤的宽度不好、固定点不佳所致。

预防与处理：术前设计切皮宽度时尽量准确，术中先固定几点，观察满意后再缝合皮肤。局部麻醉下，必要时可让受术者坐起，观察满意后再缝合皮肤。

七、临床效果评价

本手术方法简单易行，手术效果良好。

眉毛部分缺损自体毛发移植法

本部分内容见第三十二章毛发移植。

头皮游离移植术

一、适应证

眉毛部分或全部缺损。

二、禁忌证

1.术区有感染。

2.无足够毛发供区。

3.心态不正常，对手术效果要求过高。

三、术前准备

术前 1 天洗头，检查术区有无感染灶。

四、手术要点、难点及对策

1.以健侧眉毛为参照对称画出患侧眉毛形状，并用纸片或布片制备眉毛印模。若为双侧眉毛缺失，则对称画出再造眉形。

2.切开患侧皮肤或去除瘢痕组织，止血。

3.按眉毛印模大小在同侧耳后发鬓处切取全厚带头发的头皮复合组织，去除脂肪组织，备用。供瓣区直接拉拢对合缝合。

4.将备用的头皮复合组织瓣移植于受区，打包加压固定。

五、术后监测与处理

若无异常，原则上受区 3 周开包拆线观察移植组织瓣的成活情况。受区若怀疑出血、感染，可根据具体情况随时处理。供瓣区 14 天拆线。

六、术后常见并发症的预防与处理

1.移植组织瓣坏死　多由于受区血供差、打包的压力过大或过小、感染等。

2.组织瓣脂肪液化　切取的头皮组织瓣深面的脂肪去除不够彻底所致。

预防与处理：处理组织瓣时可在显微镜下尽量去除脂肪组织。

3.再造眉眉毛稀疏　多是手术时损伤了毛囊；组织瓣切取后放置时间过长。

预防与处理：切取头皮组织瓣时刀刃要与头发的生长方向一致，去除脂肪时尽量不要损伤毛囊。

4.再造眉眉形不佳　眉形不佳包括眉毛过宽或过窄，眉毛长短不佳，眉毛弧度不佳等。可能由于周围的瘢痕收缩所致，也可由于医生的美学水平不佳、操作有误所致。

预防与处理：这些并发症重在预防。头皮瓣深面的脂肪尽可能去除干净，以防脂肪液化。打包加压的时间以 3 周为佳，保证移植皮片的良好成活。

手术者要有良好的美学和审美修养，术前和受术者共同商量画出彼此满意的眉形。若术后效果已成事实，可以根据具体情况给予脱毛、拔除部分再造眉毛、自体单株毛发移植等手段来修改眉形。

七、临床效果评价

此方法实际应用较多，简单易行，术后效果好。但眉形的好坏与手术者的审美、技术有很大关系，且再造眉的毛发生长仍保持原头发不断生长的特点，因此术后需经常适度修剪再造眉毛。

头皮岛状瓣移植法

一、适应证

眉毛缺失且健侧眉毛浓密者，男性眉缺失者。

二、禁忌证

受区有感染灶，颞浅动脉分支受损。

三、术前准备

剃短发，洗头。

四、手术要点、难点及对策

1. 画出颞浅动脉走向，以颧弓上方为岛状瓣的旋转点设计足够的蒂长，远端画出眉形皮瓣。

2. 切除或松解眉部受区瘢痕，止血。

3. 按设计线切开皮瓣，分离皮瓣和蒂部血管。供瓣区止血后间断对合缝合。

4. 将形成的岛状皮瓣经皮下隧道转移至眉弓受区，间断缝合皮瓣。

五、术后监测与处理

术后常规用血管扩张药，密切观察皮瓣血运。

六、术后常见并发症的预防与处理

1. 动脉血管痉挛　是由于术中过度刺激血管、温度过低等原因所致。

预防与处理：术中操作要轻柔，尽量少牵拉刺激蒂部血管。分离蒂部血管时，可适当多带一些周围组织。发现有血管痉挛现象，可以用温热水热敷血管。术后病房温度低时，可用烤灯照射皮瓣，提高局部温度。

2. 血肿　因供瓣区至受区有一段皮下隧道是潜行分离的，可能是由于这个区域止血不彻底所致。

预防与处理：术中尽量牢靠止血，为防止血肿发生，常规在血管蒂部放置橡皮片引流。

七、临床效果评价

此手术方式的眉再造术后毛发生长好，保持原有头发的生长速度、色泽和密度。因而再造眉外观色泽较深，毛发生长很快，要经常修剪，较适合男性眉再造。

（冯晓玲）

参 考 文 献

李冬梅.2008.眼部整形美容手术图谱.北京：人民卫生出版社

宋建星，杨军，陈江萍.2015.眼睑整形美容外科学.杭州：浙江科学技术出版社

王炜.1999.整形外科学.杭州：浙江科学技术出版社

徐乃江.2007.眼整形美容手术.上海：上海科技教育出版社

朱洪荫.1986.中国医学百科全书-整形外科学.上海：上海科学技术出版社

第二十二章　鼻部整形与美容

鼻整形是一项具有悠久历史的外科手术，最早可追溯至大约 3000 年以前，从古印度的面颊部皮瓣鼻再造术至今，鼻整形术在基础理论和临床技术方面都有了长足的进步。其中鼻部修复重建手术因皮瓣和皮肤软组织扩张术的广泛应用，手术效果有了显著的改善，而鼻综合整形术的推广应用也使得传统的单纯隆鼻术逐渐被取代。本章节将重点介绍常见的鼻整形手术相关的技术要点及难点。

第一节　隆　鼻　术

一、适应证

1. 单纯鞍鼻畸形。
2. 鼻梁低平患者因美容需求而要求垫高鼻梁，且鼻部长度尚可者。

二、禁忌证

1. 鼻部皮肤有活动性感染灶。
2. 鼻尖皮肤过紧或有瘢痕存在影响鼻尖皮肤松动性。
3. 伴有歪鼻畸形。
4. 对假体材料有排异反应。
5. 要求不切实际或有精神方面异常者。

三、术前准备

1. 假体材料的选择　常用的隆鼻材料包括硅胶和膨体两种，都是十分安全的隆鼻材料。硅胶假体雕刻起来比较容易（图 22-1），且植入体内后会形成包膜，十分易于取出，因此被医生和患者广为接受，但部分患者在亮光下会出现透光现象，触及鼻背的假体时，可有晃动感。膨体因为多孔结构的特点，可发生组织内生和血管化，植入体内后可与深部的骨性结构形成粘连，因此不会出现透光和晃动等现象，但微孔结构可能会隐藏细菌，一旦感染则需要及时取出。

2. 麻醉　鼻部手术一般选用局部麻醉，可从鼻尖进针对鼻背、鼻翼和鼻小柱处进行浸润。鼻尖进针点痛感往往十分明显，可先行双侧眶下神经阻滞，这样可以显著减轻鼻尖和鼻翼的痛觉，再从鼻尖进针对鼻部皮肤进行浸润麻醉，患者的痛感可缓解很多。

3. 鼻根点的定位　鼻根点一般位于内眦连线与眉头间连线水平的中点处，睁眼时位于重睑缘水平（图 22-2），根据患者自身要求可适当调高或降低鼻根点，术前标记鼻根点水平对术中分离腔隙具有十分重要的参考意义。

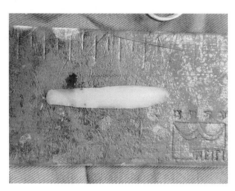

图 22-1　硅胶鼻假体

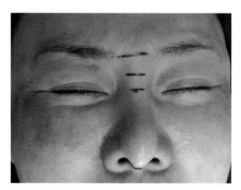

图 22-2　鼻根点的定位，中间的标记线为鼻根点位置所在

四、手术要点、难点及对策

1. 体位及切口　手术取仰卧位，选单侧鼻孔上内侧缘切口。传统的隆鼻术切口紧邻鼻孔边缘，分离起来比较容易，但缝合后容易造成鼻孔的轻度变形。为了避免这一情况的出现，选择鼻孔缘切口的时候，将切口向前庭内移至距鼻孔边缘 2mm 处，该水平大约位于鼻翼软骨边缘，这样既不会损伤鼻翼软骨，也可以避免术后鼻孔的变形。

2. 分离腔隙　从单侧鼻孔切开前庭处的皮肤后，用剪刀沿鼻翼软骨、鼻背软骨膜和鼻骨骨膜表面钝性分离至鼻根点水平，并略超过鼻根点。腔隙的分离应广泛且充分，除鼻背外，鼻尖和鼻翼两侧也应充分分离，应保证腔隙的对称性，最后沿鼻翼软骨内侧脚之间钝性分离形成一腔隙以容纳假体的鼻小柱部分。假体应植入鼻背筋膜深面，因此鼻背腔隙的分离不宜过浅，当假体位于鼻背筋膜浅面时，无法得到有效的固定，会出现十分明显的晃动。当腔隙分离不够充分时，假体的活动度十分有限，当腔隙稍有不正时，就很容易出现假体的歪斜，而且这种歪斜很难在早期通过手法进行矫正。足够宽松的腔隙允许假体有充分的活动度，便于术中和术后调整假体的位置，多余的腔隙会自行愈合，最终不会影响假体的活动度。

3. 雕刻假体　各种型号的假体都需要根据患者自身的情况进行雕刻，方可植入腔隙内以获得满意的手术效果。假体雕刻可参考鼻根点与鼻尖连线下方所缺损的鼻背组织量，对于女性可适当降低假体高度以形成鼻背的曲线。假体的雕刻要充分考虑到其与鼻背的贴合度，以免后期出现变形。假体雕刻包括长度、宽度、高度和鼻小柱段的修整，假体的前后两个面都可以修剪，鼻小柱段不宜过长过宽，否则容易从鼻中隔黏膜段穿出，也会增加鼻尖的张力，导致鼻尖皮肤发红，严重者甚至破溃并出现假体外露，假体外露也与假体的鼻尖部过高及假体过长有关，因此，鼻尖处假体材料对鼻尖的张力一定要适度，如果张力较高，则需要从假体长度、鼻尖假体高度及鼻小柱假体长度等方面进行调整。假体雕刻过程中一定要注意无菌操作，尤其是膨体，植入前还可使用抗生素盐水浸泡等方法处理膨体，以降低膨体感染的风险。

4. 植入假体　先将雕刻好的假体从鼻孔内植入剥离后的鼻背腔隙内，然后将鼻小柱段假体植入鼻翼软骨内侧脚之间的间隙，调整假体位置直至假体居中并达到预期的手术效果为止。根据具体情况可进一步分离手术腔隙或者修剪假体形状，尤其要注意假体位置是否居中，以及鼻尖皮肤张力是否合适。

5. 缝合及固定　鼻腔前庭皮肤的缝合可使用 6-0 可吸收线，以减轻术后拆线的痛苦，术侧鼻腔干棉球填塞 1 天以吸收切口处的渗血渗液，鼻背皮肤以胶布固定，避免假体的晃动移位，同时也可以起到加压包扎减轻术后肿胀的作用。

五、术后监测与处理

鼻腔填塞的棉球可在 24 小时之内拔出，吸收线缝合的切口不必拆线，鼻背固定的胶布可于 1 周后拆除。如果发现假体有偏斜移位，2 周之内可以通过手法进行矫正。因为有假体植入，可以术后预防性口服抗生素。

六、术后常见并发症的预防与处理

1. 假体歪斜　是隆鼻术后最常见的并发症，预防假体歪斜出现的关键在于术中腔隙的分离，在保证腔隙正直对称的前提下，务必广泛且充分剥离，这样假体早期才能有充分的活动度，便于术中和术后调整假体位置。腔隙的不对称最常见于鼻尖和鼻翼部位，往往位于切口侧的腔隙较为充分，但对侧鼻翼处的剥离却不一定够，这样可能会造成鼻尖部假体的偏斜，进而导致整个假体的歪斜，另外，骨性鼻背和软骨性鼻背交界处的剥离不充分也是导致假体歪斜的一个常见原因。假体歪斜出现后应及早发现，如果剥离腔隙足够充分，在术后 2 周之内歪斜的假体可通过手法复位或者持续外固定的方式进行矫正，大多效果十分理想。如果腔隙分离过小或者假体歪斜发现较晚，需要在术后 3 ~ 6 个月以后通过手术来矫正。

2. 假体活动度过大　也称为假体晃动，一般见于假体放置层次过浅，当假体位于鼻背筋膜浅面时，皮下组织松动性较大，无法有效固定假体的位置，当手触摸假体时可感觉到明显的晃动感。术中剥离腔隙时，务必紧贴鼻背的软骨膜和骨膜表面，使得腔隙位于鼻背筋膜深面。假体活动度过大在术后早期没有太好的方法可以处理，应于术后 3 ~ 6 个月后将假体取出并重新分离腔隙，将假体植入鼻背筋膜深面，或者取出假体暂不植入，待原有腔隙闭合之后 3 ~ 6 个月，再次分离深面的腔隙并二期植入假体。该并发症一般不会影响术后鼻部的形态，如果患者可以接受时，可不必进一步矫正。

3. 假体外露　常见于鼻尖和鼻小柱等部位，可从皮肤或者是黏膜穿出，与外露部位皮肤和黏膜的张力有关。避免假体外露的最好方法是将假体修剪至合理的大小，以减轻所在部位的皮肤张力。当出现局部皮肤发红或者变薄等情况时，宜尽早对假体进行修剪和调整，早发现早处理是避免皮肤黏膜破溃及假体外露的重点。一旦假体外露发生，需要尽早取出假体，并对破溃处的皮肤黏膜进行清创缝合，如果有明显的感染，还需要对腔隙进行冲洗并使用抗生素治疗。

4. 假体移位　常见于硅胶假体，因为重力或外力的作用，假体可能发生向下方的移位，造成鼻尖张力增加及鼻部外形的改变。避免假体的移位可以通过将假体边缘修剪出倒刺或者在假体上打孔等方法，但这样也会给后期假体的取出带来困难。

5. 感染　隆鼻术后感染是较为严重的并发症，鼻部皮肤的感染灶是最常见的导致隆鼻术后感染的原因，除此之外还与术中无菌操作有关，膨体因其特有的多孔结构，其感染概率较硅胶略高。少数硅胶假体的感染可以通过抗生素得到控制，如果没有明显的化脓性感染，将硅胶假体取出消毒，并反复冲洗假体所在的腔隙后有可能保住植入的假体，如果有明显的化脓性感染，则需要取出假体，反复冲洗术腔，假体不宜再次植入。膨体的感染一般很难保住假体，且后期手术也不宜再次植入膨体材料。隆鼻术后感染在假体取出后，感染多可得到及时有效的控制。

6. 外形不佳　最常见的情况为鼻梁过高，多因假体过厚所导致。鼻背线条僵直没有弧度是女性隆鼻术后外形不佳的常见情况之一。上述情况都可以通过再次修剪假体以达到满意的效果。鼻梁高度不足的情况较为少见，置换假体是唯一有效的矫正方法。

第二节　鼻翼缩小术

一、适应证

1. 鼻翼宽大。
2. 鼻翼增厚。
3. 双侧鼻翼不对称。

二、禁忌证

1. 反复多次鼻翼手术后。
2. 后期有综合鼻整形计划的患者。
3. 要求不切实际或有精神方面异常者。

三、术前准备

术前设计：鼻翼缩小术包括鼻翼外侧切口（外切法）和鼻翼内侧切口（内切法）两种术式。

外切法一般适合于鼻翼向外膨隆较为明显的患者，手术方式为切除鼻翼外侧位于鼻翼沟附近的新月形皮肤组织，新月形切除组织的下缘位于鼻翼侧距鼻翼沟约 1mm 距离，而其上缘则根据所需要切除的组织量而定，切除的长度不应超过鼻翼沟。内切法适用于鼻翼基底增厚伴鼻孔宽大，且鼻翼向外侧膨隆较轻的患者，切口的设计一般为菱形，其中一半位于鼻翼基底处，另一半位于鼻前庭侧皮肤上，设计时不宜紧贴鼻翼基底，应将鼻翼基底位于鼻孔外侧处留下 1 个蒂位于内侧的三角形组织瓣，以避免术后出现鼻孔形状的不规则。

麻醉：鼻翼缩小术一般选用局部浸润麻醉，也可行双侧眶下神经阻滞麻醉。

四、手术要点、难点及对策

1. 体位及切口　手术取仰卧位，切口在术前预先设计，如果是外切法则为新月形切口，如果是内切法一般为菱形切口。

2. 切除鼻翼组织　根据术前设计的切口线，切开相应部位的皮肤至皮下组织层。外切法切除新月形鼻翼组织时，应距离鼻翼沟 1mm 左右的距离，这样便于切口的缝合，切除组织后可通过旋转的方式调整鼻翼的位置，在缩小鼻翼的同时可矫正鼻翼上缩或者鼻翼下垂的问题。内切法切除菱形鼻翼及前庭皮肤组织的同时可以达到缩小鼻孔的目的，前庭侧皮肤切除后也可以将鼻翼向内侧牵拉，达到缩小鼻翼的作用，但其作用较外切法十分有限。

3. 塑形与切口的缝合　通过对鼻翼组织瓣进行旋转可达到矫正鼻翼上缩和下垂的效果，向下方旋转鼻翼组织瓣可降低鼻翼，矫正鼻翼的上缩，反之，上方旋转鼻翼组织瓣可以抬高鼻翼位置从而达到矫正鼻翼下垂的目的。

4. 缝合及固定　鼻翼外切口的缝合可采用分层缝合，而鼻翼内切口一般直接对合缝合即可。外切法切口无菌敷料覆盖即可，内切法可在双侧鼻腔填塞干棉球 1 天以吸收切口处的渗血、渗液。

五、术后监测与处理

鼻腔填塞的棉球可在 24 小时之内拔出，术后应及时清洗伤口处的血痂和油性分泌物，吸收线缝合的切口不必拆线，外缝线一般于术后 5 ～ 7 天拆除。

六、术后常见并发症的预防与处理

1. 瘢痕增生　一般见于外切法鼻翼缩小术后，鼻翼外侧油脂分泌较为旺盛，瘢痕增生较其他部位明显，通过使用抑制瘢痕增生类药物可以有效缓解瘢痕增生，消除后的瘢痕一般不会太明显，如果遗留较为明显的术后瘢痕，可以通过激光或者手术的方式进一步治疗。

2. 双侧鼻翼不对称　切口设计不对称是导致这一情况的最常见原因，因此，正确的术前设计尤为重要，术中调整也具有十分重要的意义，尤其是当术前本身就存在双侧不对称情况时，术中观察可避免术后不对称的出现。另外，通过旋转来调整鼻翼位置时，也容易造成鼻翼位置的不对称。鼻翼不对称可以通过再次手术来调整并达到满意的效果。

3.鼻孔变形　鼻翼缩小本身就会对鼻孔的形状造成一定程度的影响，但鼻孔的形状一般都应该在可以接受的范围之内，不会有严重的变形。当切除组织过多时，无论外切法还是内切法都会造成显著的鼻孔变形，鼻翼组织的切除量一般不宜超过5mm，否则造成鼻孔变形的概率将会大大增加。内切法切口的设计不应紧贴鼻孔基底，应在基底处留下一个内侧瓣，以避免鼻孔出现严重的变形。

第三节　驼峰鼻矫正术

一、适应证

1.先天性发育过度造成的鼻背驼峰样隆起。
2.外伤后骨折错位愈合或骨质增生导致的鼻背驼峰样隆起。

二、禁忌证

1.伴活动性感染者。
2.要求不切实际或有精神方面异常者。

三、术前准备

除必要的常规检查外，医生应对患者进行仔细的测量。先在鼻根至鼻尖顶部下方2mm处画一条连线，连线前份即为手术需要切除的骨性及软骨性组织，再推动鼻尖使鼻唇角达到90°～100°，将其与静止鼻尖位之间的差距标明，即为将要缩短的鼻尖长度，也就是将要切除的中隔软骨前端的量。手术前务必与患者共同商讨设计手术方案，首先展示患者的侧位像，并与患者沟通和交代设计的原理，意见达成统一后将设计线标于鼻背相应部位。

麻醉：驼峰鼻矫正一般建议于全麻下进行，程度较轻的驼峰鼻也可以在局部浸润麻醉下进行。

四、手术要点、难点及对策

1.体位及切口　手术取仰卧位。可采用闭合切口或开放切口。闭合切口为单侧鼻孔切口，与隆鼻术切口相同，也可采用双侧软骨间切口结合鼻中隔贯穿切口。开放切口为经鼻小柱下段及两侧的鼻翼软骨缘切口。

2.剥离　沿切口处软骨表面用剪刀钝性分离，将鼻背所有可动部分与固定部分潜行分离，即将鼻翼软骨、侧鼻软骨、中隔软骨上端与其表面的皮肤分离，然后用骨膜剥离器将鼻骨与其表面的骨膜、肌肉及皮肤分离，并与其深面的黏膜分离。前面分离范围：上端分离至鼻根部，两侧分离至上颌骨额突。

3. 截除驼峰　用骨凿将术前标记的突起的鼻骨、侧鼻软骨截除，然后用骨锉将截面锉平，如果是很轻度的驼峰，可直接用骨锉锉平，也可以用骨剪剪除驼峰。

4. 缩窄鼻背　用骨膜剥离器将上颌骨额突与其表面的骨膜等组织分离，然后用电动或气动来复锯或骨凿在鼻面交界处将上颌骨额突锯断，同时横行截断鼻骨上方组织。应尽可能截在上颌骨额突起始部位，以防止台阶形成。若台阶形成，可部分截骨消除台阶，然后用双手拇指将上颌骨额突推向中线。如果患者的鼻基底不宽，也可以采用 Skoog 法将截除的驼峰表层片切除后重新利用回填至鼻背，或植入薄层硅胶鼻假体以塑造鼻背形态。

5. 修整鼻下部畸形　如果同时伴有鼻下部过长，可解剖出侧鼻软骨的下端，适当地切除一部分。若有鼻尖下垂，可在鼻翼软骨内侧脚的后方将鼻中隔软骨游离端分离出来后，适当切除鼻中隔前角，然后缝合切缘两侧的鼻小柱和鼻中隔。合并有鼻翼过宽者，可将鼻翼软骨的上缘和外侧缘切除一部分。若鼻尖过低，可用被截除的鼻骨或软骨充填支撑。

6. 切口缝合与固定　鼻腔内的切口一般采用 6-0 的可吸收线间断缝合，鼻小柱皮肤的缝合应分层缝合，外层用 6-0 或 7-0 的不可吸收线缝合。术后固定在驼峰鼻的治疗过程中十分重要，固定的原则是鼻内鼻外均匀加压，以保持其设计的良好外形，防止继发畸形的产生。

五、术后监测与处理

术后应及时清洗伤口处的血痂和油性分泌物，吸收线缝合的切口不必拆线，外缝线一般于术后 5 ~ 7 天拆除。

鼻整形手术除了外科手术后的一些常规处理外，非常重要的一点就是术后局部固定。正确的固定可以保持手术预期的效果，否则将影响手术效果或出现继发畸形。涉及鼻部骨性组织的整形手术，术后固定尤为重要。其固定原则是鼻内鼻外均匀加压，以保持其设计的良好外形，防止继发畸形的产生。中隔部的手术应在两侧鼻腔内均匀堵塞加压。固定的方法很多，外鼻可用纱布卷、硅胶片、胶布、印模胶或石膏绷带等固定或者贯穿缝合法固定。鼻腔内可填塞碘仿纱条或者橡皮管、塑料管等以均匀抵御外部压力。外鼻固定一般维持 10 天，内鼻固定的留置时间一般以 5 ~ 7 天较为合适。

六、术后常见并发症的预防与处理

1. 血肿　截骨后骨折端的出血及黏膜破裂后的出血都容易导致血肿的形成，并造成比较严重的肿胀和淤青，术中彻底止血和术后的加压包扎、固定是避免血肿的有效手段。出血不容易止血的时候，压迫止血或者术后放置引流管可以起到比较有效的作用。截骨术后的血肿一般不需特殊处理，大多可以自行吸收，如果可以触及明显的波动感时，可以将液化的血肿抽吸出来，以减轻局部肿胀并加快恢复。

2. 骨折段可触及　截骨术后较为常见，尤其是当驼峰鼻较严重的时候，单纯截除驼峰后鼻骨远端会有成角的突起，可用骨锉磨除或者斜行截除三角形骨块即可解决这一问题。截除驼峰后鼻骨的间隙如果太宽，则可同时行外侧截骨，将鼻骨内推以达到缩窄鼻背宽度的目的，也可以消除这一现象。

3. 复发　轻度驼峰鼻畸形用骨锉磨除后有复发的可能，血肿机化后也可能造成局部组织的增生，截骨后的骨碎片残留在术腔也可能导致局部的隆起。因此术中及时清除骨碎片、彻底止血，以及适当过度磨除驼峰的骨组织和软骨组织可避免复发。

第四节　鼻骨截骨术

一、适应证

1. 缩窄过宽的骨性鼻背。
2. 增宽过窄的骨性鼻背。
3. 矫正和调整鼻骨的偏曲和变形。
4. 关闭医源性（驼峰鼻矫正术后）的鼻骨顶板开放畸形。

二、禁忌证

1. 鼻骨过短的患者，远端边缘位于内眦水平下 1mm 以内。
2. 鼻骨过薄的老年患者。
3. 戴较重眼镜的患者或者皮肤较厚的患者。
4. 要求不切实际或有精神方面异常者。

三、术前准备

除必要的常规检查外，医生应对患者进行仔细的测量。对鼻背的准确测量与分析是鼻骨截骨术的重要基础。骨性鼻背的最大宽度相当于内眦间距的 80%，首先从内眦到鼻翼沟画一条垂直线，确定骨性鼻背的最宽点。理想情况下骨性鼻背两侧的基底应该位于垂线的内侧 2 ～ 4mm，当骨性鼻背的基底超过垂线以外，则鼻背偏宽，骨性鼻背的基底可以帮助确定截骨的类型和技术。从侧面看鼻根部在角膜平面前方 9 ～ 14mm，或者接近上睑睑板上缘或重睑皱襞的位置，鼻根部是骨性鼻背最窄的部分。对于每个患者都必须仔细评估软骨部分的鼻拱结构，因为鼻骨与侧鼻软骨在键石区紧密结合，在截骨过程中将骨片向内推移的过程中同时也会移动软骨。在鼻阀过窄或鼻中隔与侧鼻软骨角度过小的患者中，截骨内推可能减少鼻阀的横截面并损害气道。

麻醉：鼻骨截骨术一般建议于全麻下进行。

四、手术要点、难点及对策

1. 体位及切口　手术取仰卧位。可采用闭合切口或开放切口。闭合切口为单侧鼻孔切口，与隆鼻术切口相同，也可采用双侧软骨间切口结合鼻中隔贯穿切口。开放切口为经鼻小柱下段及两侧的鼻翼软骨缘切口。经前庭或鼻外侧皮肤的小切口经皮截骨术的手术切口一般位于梨状孔边缘的鼻骨下端。

2. 剥离　沿切口处软骨表面用剪刀钝性分离，将鼻背所有可动部分与固定部分潜行分离，即将鼻翼软骨、侧鼻软骨、中隔软骨上端与其表面的皮肤分离，然后用骨膜剥离器将鼻骨与其表面的骨膜、肌肉及皮肤分离，并与其深面的黏膜分离。前面分离范围：上端分离至鼻根部，两侧分离至上颌骨额突。经皮截骨时通过小切口于骨膜下分离后，形成一位于截骨线表面的隧道即可。

3. 截除术的类别　鼻骨截骨术根据截骨类型分为外侧、内侧、横向或联合截骨术，按照截骨水平分为低 – 高、高 – 低和双平面截骨术，根据手术入路分为外入路和内入路截骨术。

4. 外侧截骨　外侧截骨的主要目的是将鼻骨向内推，以达到缩窄骨性鼻背宽度的效果。外侧截骨沿鼻骨与上颌骨额突交界处的骨质厚度过渡带来进行，从鼻骨下缘至内眦水平，在鼻骨下缘处应留下一小的三角形骨块，因为下鼻甲有部分附着于该部位，如果截断后可能导致内鼻阀的狭窄进而影响鼻腔通气功能，上方不应超过内眦水平，且截骨线不能太靠外，这样有损伤泪道和内眦韧带附着点的潜在风险。外侧截骨后鼻骨上端可通过手法压迫的方式形成青枝骨折，使得截断的鼻骨能够拥有充分的活动度，可以达到内推的效果。

5. 内侧截骨　内侧截骨的目的是为了分离鼻骨与骨性鼻中隔，内侧截骨的截骨线可以为直线或者斜线，按部位可以分为旁正中截骨和上内或上外斜线截骨。最常用的为旁正中截骨，这样可以切除鼻骨内侧的楔形骨片以达到鼻骨内推的效果，内侧截骨也常常与外侧截骨联合应用。当骨性鼻背过宽、鼻骨偏斜或骨性鼻背过窄需要使用撑开移植物加宽时，需要行内侧截骨。这样可以在可控范围内使鼻骨向内侧或外侧移位，以避免青枝骨折引起的骨性缩窄和骨性穹隆塌陷等风险。内侧截骨也通常用于驼峰截除术后或者外侧截骨之前，以确保骨性鼻穹隆的稳定性。内侧截骨线的上方不应超过内眦连线水平，高位内侧截骨与外侧截骨联合后，会导致上段鼻骨进入外侧，出现鼻骨尾侧端内移时上部过度突出，即所谓的跷跷板畸形。

6. 截骨水平　低 – 高水平截骨一般用于移动中等宽度的骨性鼻背宽度或关闭较小的顶板开放畸形，从梨状孔的低位开始，截骨线沿上颌骨额突骨质厚度过渡带走行，向头侧的内眦间连线延伸，终止于鼻背的内侧处，截骨线呈"C"形，外侧截骨顶端常见数毫米连接的完整鼻骨可通过手指压力向内侧形成青枝骨折，如果鼻骨较厚可向上斜行截骨将鼻骨连接部位缩窄至足以通过指压完成骨质松动的程度。低 – 低水平截骨可使得更多的顶板骨质松动，以矫正骨性鼻背过宽或较大的顶板开放畸形，截骨线应保持在鼻骨过渡带的低位，从梨状孔到鼻背直至接近内眦间连线处，如果需要松动的骨质范围较大时，可在低 – 低水平的外侧截骨术后联合使用内侧截骨术。双平面截骨对于纠正因上颌骨额突过度突出或鼻骨不对称导致的鼻侧壁重度不对称十分有效，该截骨为低 – 低水平的外侧截骨联合更靠近内侧的鼻上颌缝水平的平行外侧截骨，其中偏内侧的平行截骨需要先完成，双平面截骨所形成的两个骨片可以根据需要的骨性基底宽度而重新定位、矫正和移动。

五、术后监测与处理

术后应及时清洗伤口处的血痂和油性分泌物，吸收线缝合的切口不必拆线，外缝线一般于术后 5 ~ 7 天拆除。

鼻骨截骨术除了外科手术后的一些常规处理外，非常重要的一点就是术后局部固定，这和驼峰鼻矫正术后的处理基本一致。涉及鼻部骨性组织的整形手术，术后固定尤为重要。其固定原则是鼻内鼻外均匀加压，以保持其设计的良好外形，防止继发畸形的产生。固定的方法很多，外鼻可用纱布卷、硅胶片、胶布、印模胶或石膏绷带等固定或者贯穿缝合法固定，鼻夹板的应用目前十分广泛，因为其良好的服贴性和可塑性，可作为鼻部外固定的最佳选项。鼻腔内可填塞碘仿纱条或者橡皮管、塑料管等以均匀抵御外部压力，鼻中隔夹板填塞固定可以不影响鼻腔通气功能，因此是较合适的鼻腔内固定材料。外鼻固定一般维持 10 天，内鼻固定的留置时间一般以 5 ~ 7 天较为合适。

六、术后常见并发症的预防与处理

1. 血肿　截骨后骨折端的出血及黏膜破裂后的出血都容易导致血肿的形成，并造成比较严重的肿胀和淤青，术中彻底止血和术后的加压包扎、固定是避免血肿的有效手段。出血不容易止血的时候，压迫止血或者术后放置引流液可以起到比较有效的作用。截骨术后的血肿一般不需特殊处理，大多可以自行吸收，如果可以触及明显的波动感时，可以将液化的血肿抽吸出来，以减轻局部肿胀并加快恢复。

2. 跷跷板畸形　内侧截骨线过高，超过内眦连线水平后容易导致上端过多的鼻骨被动员，当向内推鼻骨时，使得上端骨片翘起，形成该畸形。为了避免跷跷板畸形的形成，内侧截骨时一定不要超过内眦间连线，已经形成的翘起可通过磨除或截除的方式来矫正。

3. 气道功能受限　外侧截骨时截骨线的起点应比梨状孔最靠后的点略偏上，以保留 1 个小的三角形骨片，也称为 Webster 三角，该三角是上颌骨额突接近内鼻阀的部位，如果截骨从低位开始，补全骨质可能使下鼻甲前末端内移并阻塞气道。

4. 溢泪　外侧截骨时如果头侧延伸超过内眦韧带，可能破坏泪道，导致溢泪，因此外侧截骨时不宜过于高或过于偏向外侧。

5. 其他并发症　较为罕见的并发症还包括鼻囊肿形成、嗅觉丧失等，这些与医源性损伤相关，手术中应轻柔操作，减少对周围组织的创伤。

第五节　额部扩张皮瓣法鼻再造术

一、适应证

1. 先天性鼻畸形中鼻部组织缺损严重的情况。
2. 动物咬伤或外伤后引起的鼻缺损。

3. 鼻部皮肤良性肿瘤切除术后缺损较大者。

4. 鼻部皮肤恶性肿瘤行根治手术后的鼻缺损，且远期无复发迹象者。

二、禁忌证

1. 额部有外伤史，眶上血管和滑车上血管已经损伤者。

2. 鼻部创面尚未愈合或有活动性感染者。

3. 恶性肿瘤切除术后复发者。

4. 婴幼儿或老年患者、有长期吸烟史的患者。

5. 要求不切实际或有精神方面异常者。

三、术前准备

除必要的常规检查外，该手术还有一些特殊的术前准备工作需要完成。

1. 额部血管探查　额部皮瓣的血供主要依靠滑车上动脉或眶上动脉，术前应确认这些血管的完整性，常用的方法为手测法和超声多普勒血管探测法，这些血管相对比较表浅，手测法一般可以触及动脉的搏动。超声多普勒除了可以探测到血管血流信号之外，还可以标记血管的走行，在扩张器埋置前可以客观确认血管的完整性，在二期手术时可标记血管的走行。额部皮瓣的血供仅依靠单侧的血管蒂即可，探明有完整的血管存在后即可考虑实施手术计划（图22-3）。

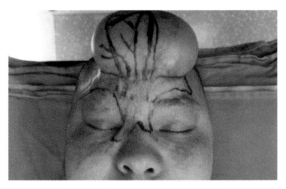

图 22-3　额部血管走行的标记

2. 扩张器埋置术术前准备　根据额部血管分布情况，设计扩张器埋置的范围，额部发际较低的患者，扩张器可能需要部分埋置带毛发的头皮下方，扩张器一般埋置额部正中。扩张器的类型以圆柱形扩张器为首选，容积可为 150 ~ 200ml，通常为横行埋置。

3. 全鼻再造术术前准备　额部发际线较低的患者，扩张器位于带毛囊的头皮下方，扩张期间可通过激光或 IPL（强脉冲光）技术脱除部分毛发，以减少再造鼻所需额部皮瓣远端的毛发。额部皮瓣设计前可通过透光试验标记出扩张后额部血管的走行情况。

4. 麻醉　额部扩张器埋置术可在局麻下实施，双侧眶上神经阻滞也可以起到很好的麻醉效果。二期的全鼻再造术一般建议于全麻下进行。

四、手术要点、难点及对策

1. 一期额部扩张器埋置术　手术取仰卧位，一般选用发际线内的横行或纵行小切口。以眉弓上缘为参考线，根据所选扩张器的形状，标记出扩张器埋置所需剥离的范围，剥离范围应超过扩张器外缘 1cm 的距离，切口的设计可以距离靠近发际线一侧的剥离范围 1 ~ 2cm 距离。肾上腺素盐水浸润切口和剥离范围皮下后，切开头皮至帽状腱膜深面，沿该层面钝性分离直至达到所标记的剥离范围。植入扩张器之前应检查扩张器是否有渗漏，植入扩张器后分层缝合切口即可。额部帽状腱膜下一般很少出血，根据情况决定是否放置负压引流管，扩张器注射壶可采用内置或外置的形式。

2. 扩张器注水　扩张器注水的周期为每 3 ~ 4 天 1 次，为了便于患者集中注水，可每周固定两天的时间注水。首次注水的时间可以是术后即刻，也可以在术后 1 周左右开始，手术注水量根据皮肤的张力情况来定，一般不宜超过扩张器额定容积的 20%，后期注水的量则可逐渐减少，每次注水量的确定需要根据皮肤的张力情况来定，如果皮肤张力过大可能影响血供时，可以将注水间隔时间延长或者抽出部分扩张器内的水，以免导致不可逆的皮肤坏死和扩张器外露。大多患者注水 10 次左右即可达到所需的皮肤量，有效的测量可以更准确地确定扩张量是否充分，尤其是所需要的皮瓣长度，一定要足够达到鼻尖的位置方可。扩张器注水完成后，一般应将扩张器继续放置 1 ~ 3 个月的时间，如果条件允许的话，放置的时间越长越好。在注水和扩张器留置期间，需要保护扩张囊免遭锐器的损伤。

3. 额部皮瓣的设计　额部皮肤扩张完成后，即可行二期的鼻再造术。术前的透光试验可以十分清晰地标记出额部血管的走行。选择一侧血管作为皮瓣蒂部，如果患者发际线过低，可以通过斜行设计皮瓣的方式来增加皮瓣的长度，并减少额部毛发转移至鼻尖的可能。鼻再造的额部皮瓣设计为三叶形，远端最宽处为 6 ~ 7.5cm，三个小叶的宽度约为 2cm，长度约为 1.5cm，整个皮瓣的长度则需要根据血管穿出部位来定，以该点为旋转点，皮瓣远端需要足够达到再造鼻的最远端，即鼻小柱的基底。

4. 鼻腔衬里的重建　体表良性肿瘤切除术后如果未涉及鼻腔内部的皮肤和黏膜组织，原有鼻腔的衬里可维持不变，如果鼻部为全层缺损或者肿瘤侵犯到鼻腔内，则需要切除部分鼻腔衬里组织。新的鼻腔衬里一般通过局部翻转皮瓣来重建，陈旧的鼻缺损其缺损边缘上方的鼻背皮肤，以及外侧的鼻唇沟和面部皮肤向下方或者内侧翻转，并对合缝合后可以形成新的鼻腔衬里。当周边的皮肤翻转不能完全重建鼻腔衬里时，可以使用鼻唇沟皮瓣结合局部翻转皮瓣来形成充足的新的鼻腔衬里。扩张的额部皮瓣远端可以多包含部分皮肤，当衬里不够时，将皮瓣远端向内翻转也可以参与鼻腔衬里的重建。

5. 鼻部支撑结构重建　仅仅只有皮肤缺损的鼻再造术不需要进行鼻部支撑结构的重建，但大部分外伤性鼻畸形及恶性肿瘤切除后的鼻缺损都存在支撑结构的缺损。肋软骨支架是全鼻再造术最佳的支撑材料，鼻尖、鼻翼及鼻背的骨性和软骨性支撑都可以通过肋软骨雕刻后来实现，对于鼻翼软骨缺损不严重的患者，也可以使用硅胶或者膨体的假体来达到鼻背和鼻尖支撑的效果。

6. 皮瓣转移与鼻部结构成形　按照术前设计线切开皮瓣，取出扩张器，将皮瓣向下方旋转至已经准备好衬里和支撑结构的受区，3 个叶状小瓣折叠缝合后分别形成双侧的鼻翼和鼻小柱，与衬里的边缘缝合固定，鼻部形态即已形成（图 22-4）。皮瓣蒂部可以为皮肤蒂或单纯的皮下组织血管蒂，前者需要在3～4周后再次断蒂修整，后者则可一次成型，为了保证皮瓣的血供，带皮肤的血管蒂更为安全，后期修整也可以进一步改善再造鼻的外形。额部供区可直接在无张力的情况下对合缝合。因为再造鼻后期会有一定程度的缩小，因此皮瓣设计和衬里及支撑物的制备方面一定要偏大一些，否则后期鼻部外形会显得过小。

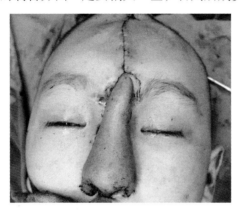

图 22-4　全鼻再造术后即刻

7.再造鼻的后期修整　二期再造成形后的鼻部结构基本已经形成，除了需要断蒂之外，常见的需要修整的情况包括鼻孔缩窄后的再次开大术、术后瘢痕的改形术、鼻尖结构的调整术等。如果皮瓣设计时包含了部分带毛发的头皮，后期还需要行激光或 IPL 脱毛。

五、术后监测与处理

术后皮瓣血运的观察十分重要，扩张后的皮瓣静脉淤血的情况较多，如果皮瓣颜色青紫发暗，可考虑拆除部分远端缝线，皮瓣淤积的血液流出后大多可以缓解。蒂部受压是导致皮瓣血运不佳的常见原因，因此蒂部的包扎不宜过紧，在包扎额部供区时，不能压迫得太低，否则容易压迫皮瓣蒂部。用药方面应避免使用止血药，按照显微外科的常规术后用药防止血管痉挛或静脉回流障碍。

术后应及时清洗伤口处的血痂和油性分泌物，吸收线缝合的切口不必拆线，外缝线一般于术后5～7天拆除。

皮瓣成活后如果需要断蒂，一般建议在术后3～4周后进行，亦可以等术后3～6个月瘢痕软化后与瘢痕的修整同时进行。如果供区张力偏大时，可以将断开的蒂部皮肤回纳至额部供区，以改善额部因张力所导致的明显瘢痕。

鼻尖和鼻小柱的毛发与皮瓣远端包含有带毛发的头皮有关，可以通过激光或 IPL 技术脱除多余的毛发。

六、术后常见并发症的预防与处理

1.皮瓣坏死　术前血管探查可以十分有效地避免皮瓣坏死的出现，术中分离皮瓣的时候，尤其注意保护蒂部的血管，当到达接近血管穿出点的位置后，可以进入深层的骨膜下进行分离，这样就不会损伤到皮瓣的血管了。皮瓣设计的长度不够会导致蒂部张力过大，这样也会产生血运障碍，远端伤口的缝合不宜过密，以便于淤积的血液从创缘渗出。包扎导致的蒂部受压也是皮瓣血运障碍的一个重要原因。避免皮瓣血运障碍所导致的皮瓣坏死最有效的原则就是早发现早处理，松开受压的蒂部，拆除远端过紧的风险，合理使用抗凝血药物等方法都能及时改善皮瓣的血运障碍。

2. 鼻孔缩窄　由于瘢痕挛缩，很容易导致鼻孔缩窄，预防鼻孔缩窄的方法主要是持续佩戴鼻腔支撑物，一般为橡胶管，佩戴时间不应少于 3 个月，如果鼻孔缩窄已经出现，可以通过手术方式再次开大鼻孔，术后依然需要佩戴鼻腔支撑物，这样才能有效避免鼻孔的再次缩窄。

3. 鼻部形态不佳　再造鼻形态不佳常见于支撑结构强度不够的患者，往往需要再次手术添加支撑结构，常用的支撑结构可以为肋软骨或硅胶和膨体等假体材料。如果皮瓣设计过小，再造鼻在恢复一段时间后会较术后有一定程度的缩小，这种情况应在二期手术的皮瓣设计过程中充分考虑到，将皮瓣和支撑结构设计得稍微偏大一些，就可以避免后期缩小后鼻部大小与面部不协调的问题。

第六节　综合鼻整形术

一、适应证

1. 鼻背低平伴鼻尖圆钝。
2. 典型的蒜头鼻畸形。
3. 短鼻畸形。
4. 需要对鼻尖部进行长度、高度和旋转度调整的患者。

二、禁忌证

1. 鼻部皮肤有活动性感染灶。
2. 鼻尖皮肤过紧或有瘢痕存在影响鼻尖皮肤松动性。
3. 伴有歪鼻畸形。
4. 对假体材料有排异反应。
5. 要求不切实际或有精神方面异常者。

三、术前准备

1. 自体软骨的选择　综合鼻整形的特点就是最大可能地利用自体软骨来达到改善复杂的鼻部形态不佳的目的。常用的自体软骨包括耳软骨、鼻中隔软骨和肋软骨。耳软骨为弹性软骨，一般用于改善局部的弧线和平滑度，在一定程度上起到充填和抬高的效果，但支撑的力度十分有限。鼻中隔软骨是最佳的鼻尖部支撑材料，其具有直、薄和硬三个特点，用于鼻尖支撑移植时可以在不增加局部组织厚度的情况下，获得足够强度的支撑力，而且鼻中隔软骨的获取量较为充足，切取也很方便。肋软骨是人体内量最为充足的可用于移植的软骨，通常切取一根肋软骨即可满足鼻背、鼻尖和鼻翼的软骨支撑条件，但因为有弯曲变形的可能，在作为鼻背充填物时有一定的不足，肋软骨的正确雕刻可以显著降低其术后变形的概率（图 22-5）。

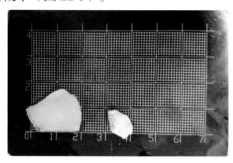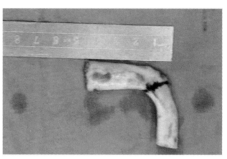

图 22-5　鼻中隔软骨（左图左侧）、耳软骨（左图右侧）和肋软骨（右）

2. 假体材料的选择　除使用肋软骨之外，其他软骨都无法完全满足鼻背充填的需要，因此，综合鼻整形中也需要用到假体材料。综合鼻整形使用的假体与隆鼻的材料相同，包括硅胶和膨体两种，都是十分安全的隆鼻材料。硅胶假体雕刻起来比较容易，且植入体内后会形成包膜，十分易于取出，因此被医生和患者所广为接受，但部分患者在亮光下会出现透光现象，触及鼻背的假体时，可有晃动感。膨体因为多孔结构的特点，可发生组织内生和血管化，植入体内后可与深部的骨性结构形成粘连，因此不会出现透光和晃动等现象，但微孔结构可能会隐藏细菌，一旦感染则需要及时取出。

3. 鼻根点的定位　鼻根点一般位于内眦连线与眉头间连线水平的中点处，睁眼时位于重睑缘水平，根据患者自身要求可适当调高或降低鼻根点，术前标记鼻根点水平对术中分离腔隙具有十分重要的参考意义。

4. 鼻部形态的综合测量与评价　综合鼻整形需要对鼻部结构进行全方位的评估与调整，因此术前应该通过摄像、电脑和测量技术对鼻部的一些关键美学指标进行评价。其中，鼻唇角、鼻额角、鼻尖表现点、鼻尖高度及鼻尖旋转度等测量对手术的设计十分重要。电脑模拟效果图也可以达到与患者之间深入和形象地沟通的效果。

5. 麻醉　综合鼻整形手术可在全麻或局麻下进行。局麻可从鼻尖进针对鼻背、鼻翼和鼻小柱处进行浸润。鼻尖进针点痛感往往十分明显，可先行双侧眶下神经阻滞，这样可以显著减轻鼻尖和鼻翼的痛觉，再从鼻尖进针对鼻部皮肤进行浸润麻醉，患者的痛感可缓解很多。需要切取鼻中隔软骨时，可在鼻腔使用麻黄碱和丁卡因纱条填塞数分钟，以减少术中的出血及局麻时的疼痛感。

四、手术要点、难点及对策

1. 体位及切口　手术取仰卧位，一般选用开放切口，切口线经鼻小柱下段并呈倒三角

263

形或阶梯形，然后沿鼻小柱两侧上行后与双侧鼻翼软骨缘切口连接汇合（图 22-6）。在鼻小柱两侧的鼻孔缘切开时，将切口向前庭内移至距鼻孔边缘 2mm 处，该水平大约位于鼻翼软骨边缘，这样既不会损伤鼻翼软骨，也可以避免术后鼻孔的变形。

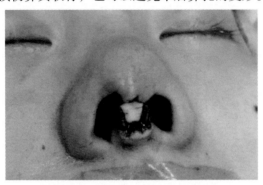

图 22-6　经鼻小柱的开放型切口

2. 分离腔隙　沿设计的切口切开皮肤，用眼科剪从鼻小柱两侧切口处穿过后，离断鼻小柱皮肤。用剪刀沿鼻翼软骨、鼻背软骨膜和鼻骨骨膜表面钝性分离至鼻根点水平，并略超过鼻根点。腔隙的分离应广泛且充分，除鼻背外，鼻尖和鼻翼两侧也应充分分离，应保证腔隙的对称性。充分松解鼻翼软骨与侧鼻软骨和鼻翼外侧的粘连，使鼻翼软骨能够充分向下方旋转。假体应植入鼻背筋膜深面，因此鼻背腔隙的分离不宜过浅，当假体位于鼻背筋膜浅面时，无法得到有效的固定，会出现十分明显的晃动。当腔隙分离不够充分时，假体的活动度十分有限，当腔隙稍有不正时，就很容易出现假体的歪斜，而且这种歪斜很难在早期通过手法进行矫正。足够宽松的腔隙允许假体有充分的活动度，便于术中和术后调整假体的位置，多余的腔隙会自行愈合，最终不会影响假体的活动度。

3. 鼻中隔软骨的切取　沿双侧鼻翼软骨内侧脚之间分离至鼻中隔软骨游离缘（图 22-7），切开软骨膜至鼻中隔软骨深面，将鼻中隔两侧的黏骨膜充分分离，在鼻中隔的游离缘和鼻背侧各留下一段宽 1.5cm 的软骨，形成一"L"形支架，将该支架后方的鼻中隔软骨切取后备用。

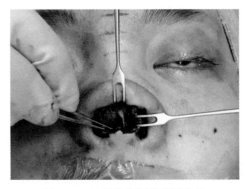

图 22-7　显露鼻中隔软骨游离缘

4. 耳软骨的切取　可使用耳后切口或者位于耳甲腔的耳前切口，切开皮肤及软骨膜，钝性分离耳甲腔软骨，根据所需要的量切取合适大小的耳甲腔软骨备用。

5.肋软骨的切取 肋软骨中比较适合用于综合鼻整形的为第6、7肋软骨，其长度足够，且一般都比较直，便于术中雕刻，而且术后变形概率相对较低。沿所选定的肋软骨表面切开皮肤，并逐层分离至软骨表面，切开软骨膜，分离软骨后将两端离断，切取的软骨放置在生理盐水或湿纱布中备用（图22-8）。

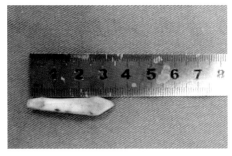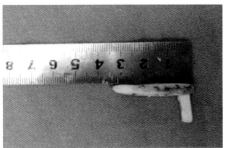

图22-8 肋软骨雕刻的鼻支架

6.假体的雕刻 综合鼻整形所使用的假体一般不需要鼻小柱段，也就是俗称的柳叶形假体。各种型号的假体都需要根据患者自身的情况进行雕刻，方可植入腔隙内以获得满意的手术效果。假体雕刻可参考鼻根点与鼻尖连线下方所缺损的鼻背组织量，对于女性可适当降低假体高度以形成鼻背的曲线。假体的雕刻要充分考虑到其与鼻背的贴合度，以免后期出现变形。假体雕刻包括长度、宽度、高度的修整，假体的前后两个面都可以修剪，因为鼻尖都是通过软骨来塑形，鼻尖处假体材料一般都比较薄，贴附于软骨塑形完成后的鼻尖即可。假体雕刻过程中一定要注意无菌操作，尤其是膨体，植入前还可使用抗生素盐水浸泡等方法处理膨体，以降低膨体感染的风险。

7.鼻延长和鼻尖成形 将切取的鼻中隔软骨切开成三个条状移植物（图22-9），其中两个呈夹板状与鼻中隔剩余的"L"形支架的前角缝合固定，固定的角度以达到新的鼻尖所需的高度和长度为要求，将第三段软骨条固定于前两个夹板状软骨的前端，并垂直于面部，以形成一三角形支撑架，垂直放置的软骨条的下端游离缘放置在鼻翼软骨内侧脚之间的软组织腔隙内，不用缝合固定于前鼻棘（图22-10）。将充分松解后的双侧鼻翼软骨的穹隆部与三角形软骨支撑架的最高点缝合固定，形成新的鼻尖部软骨穹隆。使用肋软骨的患者，同样可以从肋软骨中切取相同的三个软骨条，以同样的方式实现鼻部的延长和鼻尖的成形。

8.植入鼻背移植物 先将雕刻好的假体或肋软骨鼻背移植物植入剥离后的鼻背腔隙

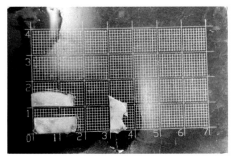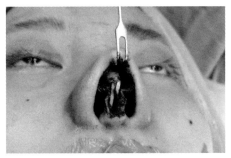

图22-9 将鼻中隔软骨分离成三段　　**图22-10** 鼻中隔软骨在鼻尖成形中的应用

内，调整假体或肋软骨的位置直至居中并达到预期的手术效果为止。根据具体情况可进一步分离手术腔隙或者修剪假体形状，尤其要注意假体位置是否居中，以及鼻尖皮肤张力是否合适。

9. 缝合及固定 鼻小柱倒三角切口处皮下以 6-0 可吸收线皮内缝合一针后用 6-0 或 7-0 不可吸收线缝合，鼻腔前庭皮肤的缝合可使用 6-0 可吸收线，取鼻中隔的患者双侧鼻腔填塞或以鼻中隔夹板固定，鼻背皮肤以胶布固定，避免假体的晃动移位，同时也可以起到加压包扎减轻术后肿胀的作用。

五、术后监测与处理

鼻腔填塞可在 3 ~ 5 天后拔出，吸收线缝合的切口不必拆线，鼻小柱表面缝线 1 周后拆除，鼻背固定的胶布可于 1 周后拆除。如果发现假体有偏斜移位，2 周之内可以通过手法进行矫正。因为有假体植入，可以术后预防性口服抗生素。

六、术后常见并发症的预防与处理

1. 鼻中隔血肿 鼻中隔血肿在鼻中隔软骨切取术后相对较为常见，如果不及时处理可能会形成鼻中隔脓肿甚至穿孔，发现鼻中隔血肿后应及时进行抽吸，术后的填塞压迫十分重要，一般经过 3 ~ 5 天的充分压迫，鼻中隔血肿是可以得到有效避免的。另外，术后放置负压引流管也可以避免鼻中隔血肿的发生。

2. 鼻头软组织增生 鼻头积血是导致鼻头软组织增生的主要原因，血肿机化后鼻头皮肤厚度明显增加，鼻尖塑形后的效果被增厚的皮肤所掩盖，无法达到满意的效果。充分引流是避免鼻头软组织增生的最有效方法，如果已经出现了软组织增生，一般 2 年之内可以有显著的改善，之后可以考虑通过手术对增厚的软组织进行修薄处理。

3. 鼻尖偏斜 鼻尖皮肤过紧压迫下方的软骨支撑物时可能导致鼻尖偏斜，充分剥离和松解鼻尖和鼻背的皮肤可以获得充足的额外皮肤，如果有充足的软骨移植物时，可以加固原有的支架，以增加其机械强度，避免鼻尖的偏斜。双侧鼻翼软骨缝合固定时一定要对称，否则双侧张力不对称时也会导致鼻尖的偏斜。鼻尖偏斜最好在术中仔细观察并及时处理，如果术后出现鼻尖偏斜，处理起来就要麻烦很多，只能通过松解原有的软骨支架并重新进行加固和塑形方可达到效果，而且往往效果不甚理想。

4. 肋软骨弯曲变形 肋软骨用作鼻背移植物时，有弯曲变形的风险，术中雕刻肋软骨时，应尽可能以其纵轴为中心，两边对称雕刻，可尽早将软骨雕刻好后放置在盐水中观察一段时间，如果有变形可即刻进行修复。弯曲侧内的辅助切口松解也可以改善软骨的弯曲畸形。如果术后出现肋软骨弯曲，可以在术后 3 个月以后将软骨取出进行修整，一般很少出现再次变形的情况。

5. 假体相关并发症 包括假体歪斜、假体活动度过大、假体移位和感染，其预防和处理与隆鼻术相同。

（郭　科）

266

参 考 文 献

李战强 .2009. 达拉斯鼻整形术 . 北京：人民卫生出版社

王炜 .1999. 整形外科学 . 杭州：浙江科学技术出版社

张涤生，辛时林，易传勋，等 .2001. 整形外科手术图谱 . 武汉：湖北科学技术出版社

朱洪荫 .1986. 中国医学百科全书 – 整形外科学 . 上海：上海科学技术出版社

第二十三章　耳郭整形与美容

第一节　耳郭应用解剖

一、大体解剖

耳郭位于头颅两侧，左右对称，上端大致与眉上边缘的水平线平齐，下端达鼻底水平线，耳轮及耳屏构成的平面与颅侧壁成30°角。

耳郭分前外侧和后内侧两面，两侧面皮肤中间夹以薄而富有弹性的软骨支架，前外侧皮肤菲薄，皮下组织少，与软骨膜紧密粘连；后内侧皮肤稍厚，与软骨之间有少量皮下组织相隔，较为松动。耳郭软骨由黄色弹性纤维软骨板组成，表面不平，形状与耳郭相似，仅耳垂处无软骨。

耳郭主要由耳轮、对耳轮、耳甲腔、耳垂、耳屏及对耳屏等主要结构构成。耳郭卷曲的游离缘为耳轮，其前端向下后走行，终止于外耳道口上方的耳轮脚。耳轮前方有一与其大致平行走行的隆起，即为对耳轮，对耳轮向上前分成两叉，分别为对耳轮上脚及对耳轮下脚，两脚之间的凹陷称三角窝。耳舟为耳轮与对耳轮及其上脚之间的舟状凹陷。对耳轮前下方较大的凹陷称耳甲，耳甲被耳轮脚分为上、下两部分，上部为耳甲艇，下部为耳甲腔。耳甲腔前面一孔洞为外耳道口，后者前外方有一小三角形的突起称耳屏，在对耳轮的前下端与耳屏相对处有一隆起称对耳屏，耳屏与对耳屏之间的凹陷称屏间切迹。耳垂在耳郭的最下端，后下部分为耳轮的延续部，其内无软骨组织，主要由致密脂肪组织构成。耳郭各部的名称如图23-1所示。

二、耳郭的血管分布

耳郭的血供丰富，颞浅动脉分出3～4分支供应其前面、耳屏及外耳道的外侧部；耳后动脉和枕后动脉发出数支分布于耳郭后内侧面，耳后动脉的部分分支穿过耳轮、三角窝及耳甲艇等处的软骨进入并分布于耳郭的前面（图23-2）。

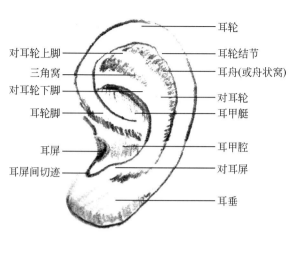

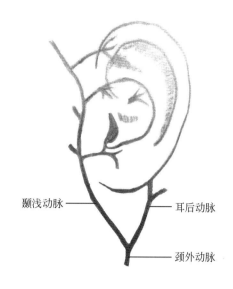

图 23-1　耳郭的大体解剖

图 23-2　耳郭的动脉

（图 23-1 标注）
耳轮
对耳轮上脚
耳轮结节
三角窝
耳舟(或舟状窝)
对耳轮下脚
对耳轮
耳轮脚
耳甲艇
耳屏
耳甲腔
耳屏间切迹
对耳屏
耳垂

（图 23-2 标注）
颞浅动脉
耳后动脉
颈外动脉

三、耳郭的神经分布

耳郭的神经丰富，来自颈丛的耳大神经是耳郭的主要感觉神经，从胸锁乳突肌后缘中点穿入皮下浅层，沿颈侧部上行，在耳垂高度发出耳前支和耳后支，分别主要分布于耳郭的前外面和后内面区域。来自三叉神经下颌支的耳颞神经、枕小神经分支、面神经耳支和迷走神经耳支也分布于耳郭部分区域（图 23-3）。

269

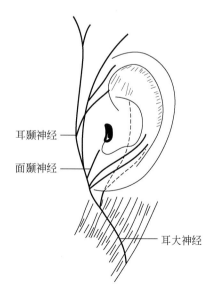

（图 23-3 标注）
耳颞神经
面颞神经
耳大神经

图 23-3　耳郭的神经分布

四、耳郭的淋巴分布

耳郭的淋巴呈网状分布，主要汇集于其周围的淋巴结，耳郭前外面的淋巴管汇入耳前淋巴结和腮腺淋巴结，耳郭后内面的淋巴结多汇入耳后淋巴结。

第二节　先天性耳郭畸形

一、招风耳

招风耳又称隆突耳，是一种常见的耳郭畸形，多由胚胎期耳轮形成不全或耳甲软骨过度发育所致，双侧多见，但两侧畸形程度往往不一。正常耳郭的耳甲与耳舟成90°，而招风耳的夹角多大于90°，通常为150°以上（图23-4），重者耳甲与耳舟之间的夹角完全消失（180°），对耳轮及其上下脚亦完全消失，整个耳郭自耳甲至耳轮为一平板，且与颅侧壁成直角。极其严重者，耳轮缘亦无卷曲，形成茶碟样结构，称贝壳耳。

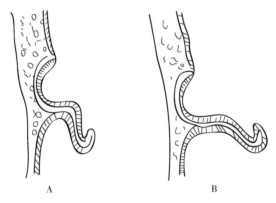

A　　　　　　　　　　　B

图 23-4　耳舟与耳甲的角度
A. 正常耳郭；B. 招风耳

（一）手术适应证

年龄大于6岁的儿童及成人。

（二）手术禁忌证

年龄小于6岁者；全身有器官功能不全者；局部皮肤感染者。

（三）术前准备

术前常规检查，排除器官疾病及凝血功能障碍，双侧颞部耳周常规备皮，剃头发宽度3～4cm。拟全麻下手术者，需术前常规禁饮食。

（四）手术要点、难点及对策

矫正招风耳的原则是设法重新形成对耳轮及其上脚，减少耳甲壁的宽度，使得耳轮至乳突的距离小于2cm，如果存在过于前倾的耳垂则需同时矫正。招风耳整形的手术一方面是降低耳甲壁的高度；另一方面是形成对耳轮的折叠隆起。前者主要是通过切除耳甲壁的部分软骨实现，后者主要通过改变耳郭对耳轮相应位置软骨的前外侧表面或改变其后内侧表面，使其形成折叠，方法较多。

1. Mustarde 法

（1）手术要点：在耳郭后内面做顺耳郭长轴的切口；皮下分离，暴露耳软骨；在耳郭软骨背面做纵向褥式缝合，形成对耳轮；切除多余皮肤，缝合切口。

（2）难点及对策：难点是双侧的对称性往往难以完全一致，不管单侧还是双侧招风耳畸形，术前均应消毒双耳，术中做褥式缝合时，可参照正常侧或两侧相互对照，以免形成新的不对称。

2. Stentrom 法

（1）手术要点：软骨膜对维持软骨的形状非常重要，如果切开软骨膜及部分表层软骨，被切开侧软骨的表面张力就会自然释放，软骨随之向未切开的一侧弯曲。根据这一原理，采用特殊器械，经耳后内侧面耳轮尾部的皮肤小切口，进入对耳轮相应的软骨表面进行划痕，使软骨自然向背侧弯曲形成对耳轮，故该法亦被称为软骨前外侧面划痕法。

（2）难点及对策：划痕的深度和范围难以精确把握，一般遵循越严重划痕越深范围越广的原则，但一般不要穿透软骨全层。术前需预先设计对耳轮的走行及宽度，术中根据设计线的弧度采用相应的器械进行划痕。

3. Converse 法

（1）手术要点：将耳郭向颅侧壁轻压折叠以显现对耳轮及其上脚的轮廓，用亚甲蓝标出。然后用带亚甲蓝的针头沿折叠耳郭轮廓刺入、穿透耳郭全层以在软骨上形成标记，在耳郭后内面两排亚甲蓝标记中央切口，并向两侧分离显露软骨上的标记点。沿软骨标记点做两条切口，上方分开，下方逐渐靠拢，保持前面软骨膜完整，两侧切口间的软骨用细丝线做内翻缝合成管状，形成对耳轮及上脚。如存在耳甲壁过宽则同时在耳甲软骨的游离缘切除一椭圆形软骨片，拉拢缝合两外侧软骨游离缘，并固定上述软骨管数针。切除耳后内侧切口两侧多余皮肤，缝合皮肤（图23-5）。术后用凡士林纱条填塞耳郭凹陷部分，用棉垫及绷带加压包扎。

271

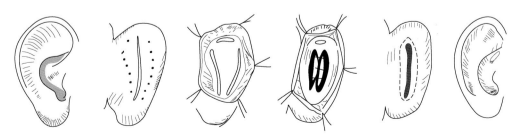

图 23-5　Converse 法招风耳整形术

（2）难点及对策：难点是双侧的对称性往往难以完全一致，术中参照对侧进行调整；软骨管的两端容易出现切迹，缝合软骨管时需要平缓过渡，靠近两端可以不予缝合。

4. 改良的 Converse 法

（1）手术要点：即切开软骨时，仅切开靠近耳轮的一侧标志线，严重者在软骨的前外侧表面划痕后，将耳轮软骨游离缘向后折叠缝合于另一侧标志线，以形成对耳轮，切除部分多余皮肤后缝合即可。

（2）难点及对策：软骨管缝合时容易出现对耳轮平直，术中需边缝合边调整，使得形成的对耳轮按设计线的弧度走行。

（五）术后监测与处理

术后主要监测术区的疼痛感，如胀痛明显，则发生局部血肿的可能性大；术后 3 天如无其他症状，出现发热，则高度怀疑术区感染。

（六）术后常见并发症的预防与处理

1. 血肿　术中需彻底止血，避免活动性出血，预防血肿形成。如出现血肿，需提前打开包扎，清除血肿，彻底止血，放置细引流管后重新缝合，根据引流物的多少及性质拔除引流管。

2. 感染　术前术区必须确保无感染病灶，术中严格无菌操作，术后如发现可疑感染，应打开外包扎敷料，观察创口有无明显红肿及脓性分泌物，必要时取分泌物做培养，拆除部分缝线，彻底清创、换药，延期缝合。

3. 双侧不对称　术中需实时与正常侧或对侧对比，发现不对称及时调整。术后一般轻微的不对称，可不予特殊处理，如出现明显不对称，则需要再次手术调整。

4. 复发　Mustarde 法如褥式缝合不牢靠，Stentrom 法划痕不精确均可能导致矫正不足或复发，如出现复发，需再次手术，采用不同的方法进行矫治。

（七）临床效果评价

Mustarde 法适用于耳郭软骨比较菲薄的儿童，容易弯曲成形，对于软骨较厚的患者则不适用。其优点是软骨未被切开，如果效果不理想，可以采用其他术式再次修整；缺点是易复发。Stentrom 法手术切口小，操作时间短，而且因为未完全切透软骨，如果效果不佳，可以再次修整。Converse 法效果可靠，但如外形欠佳，再次修复难度较大。

二、杯状耳

杯状耳又称垂耳、卷曲耳或环缩耳，是介于招风耳和先天性小耳畸形综合征之间的先天性耳郭畸形，双侧多见，部分患者有家族遗传史。

杯状耳的主要特征是耳郭卷曲，轻者仅有耳轮的向前折叠，重者整个耳郭上部下垂，盖住外耳道口。此外，杯状耳的耳郭前倾，耳舟、三角窝多狭窄而不显，耳郭的长度变短，位置较常人低。根据畸形程度可分为三型：

Ⅰ型最轻，仅上部耳轮较宽并向下方呈锐角弯曲。

Ⅱ型耳轮缘弯向耳甲艇，对耳轮和对耳轮后脚发育不良或后脚不存在。

Ⅲ型畸形最严重，整个耳郭卷缩呈小管状，耳舟和对耳轮形态消失。

（一）手术适应证

一般 6 岁后即可进行矫正手术，双侧同时完成，以免影响容貌及听力。

（二）手术禁忌证

年龄小于 6 岁者；全身有器官功能不全者；局部皮肤感染者。

（三）术前准备

术前常规检查，排除器官疾病及凝血功能障碍，双侧颞部耳周常规备皮，剃头发宽度 3 ~ 4cm。拟全麻下手术者，需术前常规禁饮食。

（四）手术要点、难点及对策

杯状耳的治疗首先应矫正卷曲的耳郭上部；耳郭长度的不足，可通过耳轮脚的 "V-Y" 推行来弥补；耳舟及三角窝的狭小，可通过对侧耳郭全层复合组织游离移植加以矫正。若为重度杯状耳畸形，则需行部分耳再造。杯状耳畸形的矫正方法较多，如软骨瓣法、耳轮脚 "V-Y" 推进法、Barsky 法及 Musgrave 法等。

1. 耳轮脚 "V-Y" 推进法

（1）手术要点： "V" 形切开耳轮脚部的皮肤及皮下组织，并剪断耳轮脚软骨，将耳轮脚向后上方推进， "Y" 形缝合切口。

（2）难点及对策：软骨与皮肤等软组织的活动性不同，在切开软骨并推进后，软骨局部会出现不平整的情况，需做修整后缝合软骨及皮肤。

2. 软骨瓣法

（1）手术要点：耳郭后距耳轮缘 1cm 处做与耳轮边缘平行的切口，在耳软骨膜表面潜行分离，使卷曲于耳轮的皮肤脱套，向耳轮脚方向切开分离耳轮软骨折叠部，形成蒂在耳轮脚的软骨瓣。将耳轮软骨上部做放射状切开，旋转软骨瓣至耳郭边缘并与放射状的软骨缝合，脱套皮肤做 "Z" 成形或邻位皮瓣转移，缝合切口。

（2）难点及对策：软骨瓣的长度如不足以覆盖放射状的软骨区，则需要另取耳甲软骨缝合于放射状软骨外缘，如对耳轮上脚不明显需做软骨管缝合。软骨前外侧表面皮肤若行多个 "Z" 字改形，可能影响血运，而且瘢痕较为明显，故应尽量采用舒平后的原耳郭皮肤覆盖，耳后创面另做皮瓣转移修复。

3. Barsky 法

（1）手术要点：在耳郭上前部做纵向切口，全层切开耳郭，在耳后设计并形成一舌状皮瓣。按招风耳手术原则形成对耳轮，并切取一耳甲软骨块，修整并嵌入耳郭上部的缺口中，转移舌形皮瓣包绕软骨条，修复耳郭残余创面。

（2）难点及对策：嵌入的软骨与两侧切口缘软骨之间的缝合要求对合整齐，必要时需另取一长条软骨固定于耳轮缘软骨背面起加固作用，舌形皮瓣的长宽比要合适，以免出现因皮瓣坏死而导致软骨的外露。

4. Musgrave 法

（1）手术要点：在耳后做切口，剥离耳郭上半部软骨，使得上部皮肤脱套，在暴露的软骨上做多个与耳轮垂直的放射状切口，松解软骨；切取一条耳甲软骨，移植固定于切开的软骨边缘，作为耳轮的支架，缝合皮肤切口，固定耳轮缘，塑形。

（2）难点及对策：如耳郭软骨向下悬垂折叠较为明显，则需做对耳轮软骨管缝合以直立软骨支架。皮肤不足时需做局部皮瓣转移修复。

5. 耳甲软骨移植耳轮分期延长法

（1）手术要点：全层切开卷曲处耳郭，复位，测定耳郭楔形缺损的面积，于耳甲处切取长度稍长于缺损区耳轮的弧形软骨条，在与耳轮缺损相应的乳突区做与缺损面积相当的三角形皮瓣，将耳后内侧切口边缘分别与乳突区供瓣区切口缘皮肤缝合。将软骨条移植于耳轮缺损处，两端分别与耳轮软骨缝合连接，乳突区皮瓣向前推行并覆盖于移植的软骨表面，修复耳郭前方皮肤缺损。至少3周后行二期手术：于耳轮与乳突粘连区后方头皮上做"V"形切口，形成三角形皮瓣，将之向耳后折叠，缝合覆盖耳后创面。乳突供瓣区做皮瓣转移或植皮修复。该法与分期法耳郭部分缺损的修复方法相似。

（2）难点及对策：乳突区皮肤带有毛发，皮瓣设计时应尽量避开有毛发区。此外，该区域头皮厚度明显大于耳郭皮肤，易形成局部的臃肿，必要时需再次手术行皮瓣的修薄。

6. Tanzer 法杯状耳整形术

（1）手术要点：在耳郭后内侧面，距离耳轮缘至少1cm处做一与耳轮上缘平行的切口，切开皮肤，暴露卷曲变形的软骨，然后自两侧弧形掀起两软骨瓣，适当地放置于耳舟软骨的后外侧，用细丝线间断缝合数针固定（图23-6），如形成的耳轮缘卷曲不明显，可采用划痕法使其卷曲。

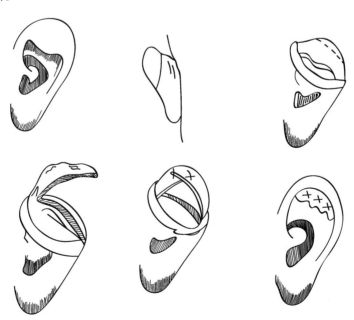

图 23-6 Tanzer 法杯状耳整形术

（2）难点及对策：该方法无法形成明显的对耳轮上脚，必要时可取带有一定弧度的耳甲软骨缝合于相应位置以再造对耳轮上脚。

（五）术后监测与处理

因各种手术均进行了软骨成形，所以术后要有良好的固定塑形。常规使用抗生素 3～5 天，拆线宜于术后 2 周进行。术后 3 天应无其他症状，出现发热，则高度怀疑术区感染。

（六）术后常见并发症的预防与处理

1. 感染　术前术区必须确保无感染病灶，术中严格无菌操作，术后如发现可疑感染，应打开外包扎敷料，观察创口有无明显红肿及脓性分泌物，必要时取分泌物做培养，拆除部分缝线，彻底清创、换药、延期缝合。

2. 双侧不对称　术前需参照正常耳郭做耳模，术中参照耳模的大小及形状进行设计及调整。术后一般轻微的不对称，可不予特殊处理，如出现明显不对称，则需要再次手术调整。

（七）临床效果评价

杯状耳的矫正方法较多，应根据不同的病变程度选择相应的手术方法："V-Y"成形法适用于Ⅰ型杯状耳，仅仅有耳轮缘紧缩者，多与其他方法配合使用；软骨瓣法及 Tanzer 法适用于Ⅰ型杯状耳，耳轮缘轻度紧缩并耳郭上部耳软骨自行折叠者；Barsky 法适用于Ⅰ型杯状耳，耳轮缘紧缩者；Musgrave 法与复合组织瓣法适用于Ⅱ型杯状耳耳轮和耳舟均有不同程度的缺失或畸形者；耳甲软骨移植耳轮分期延长法适用于Ⅲ型杯状耳耳郭周缘紧缩较明显且组织缺损较多者。

275

三、隐耳

隐耳又称埋没耳、袋状耳，是较为少见的耳郭先天性发育畸形。有学者认为它是耳上肌纤维的异常使对耳轮和对耳轮脚间的颞部固定所致，另有学者认为隐耳与耳横肌、耳斜肌缩短附着异常有关。

它主要表现为耳郭上半部埋入颞部头皮下，颅耳沟消失，用手指提起埋入部分，常可出现正常的耳郭外形，放松时又缩回原位。轻者仅耳郭上部皮肤短缺，耳软骨的发育基本不受影响；重者不仅皮肤严重短缺，耳郭上部的软骨也明显发育不良，表现为耳轮部向前卷曲，舟状窝变形，对耳轮亦常屈曲变形等。

隐耳畸形在日本和中国等亚洲人群中常见，在欧美地区则较为罕见。畸形以男性居多，男女比例约为 2：1，右侧多于左侧，左右比例约 1：2，双侧畸形者约占总数的 40%。

（一）手术适应证

手术适合 1 岁以后或非手术方法无法矫正的患者。该畸形的患者淋浴时污水易流入耳道内，给患者生活带来很大的不便，宜及早治疗。

（二）手术禁忌证

年龄小于1岁者；全身有器官功能不全者；局部皮肤感染者。

（三）术前准备

术前常规检查，排除器官疾病及凝血功能障碍，双侧颞部耳周常规备皮，剃头发宽度3～4cm。拟全麻下手术者，需术前常规禁饮食。

（四）手术要点、难点及对策

隐耳畸形矫正的关键是解决耳郭上部的皮肤量的不足，手术的主要目的是将皮肤切开，把埋没的耳郭软骨充分显露出来，同时松解软骨与周围组织的粘连，如支架整体下坠则需要松解支架深面后上提、缝合、固定支架深面与颞区骨膜，如同时存在软骨发育不良或畸形，可以采用相应方法矫正。手术方法有以下几种。

1. 皮片移植法

（1）手术要点：沿耳轮软骨轮廓外约0.5cm处切开，掀起软骨形成正常的颅耳沟，耳郭背面及颅侧壁植皮修复。

（2）难点及对策：应保留软骨表面适量的软组织，以利皮片成活，植皮的量要充足，以免因后期的皮片挛缩，造成颅耳沟浅显及畸形。

2. "V-Y"推进皮瓣法

（1）手术要点：以隐耳的耳轮为基部的倒"V"形切口，形成皮瓣，"V"形切口行"Y"缝合，将皮瓣向下后方推行缝合形成颅耳沟（图23-7）。如有耳肌明显缩短者，应同时行肌肉的离断和松解。

276

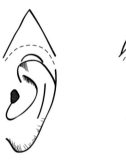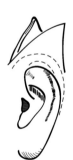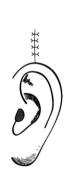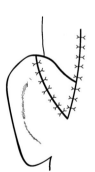

图 23-7 "V-Y"推进皮瓣法隐耳整形术

（2）难点及对策：供瓣区头皮较紧，缝合时张力较大，需行皮下分离松解后缝合，易残留明显瘢痕且伴有秃发。皮瓣的远端较皮下组织肥厚且带有毛发，在不影响皮瓣血运的情况下，可适当修薄皮瓣，同时破坏毛囊，亦可待后期修薄及脱毛。

3. 三叶瓣法

（1）手术要点：在耳轮的上、后缘分别做三个相邻的倒"V"形切口，形成皮瓣后，向下后部折叠缝合封闭耳郭后创面，颅侧壁创面头皮分离后拉拢缝合，剩余创面植皮修复。

（2）难点及对策：该法术前需做精细的测量，确定三个皮瓣的宽度及长度，同时耳后残留的创面边缘不齐，需做局部的调整，以保证发际缘的平整后，再游离植皮。

（五）术后监测与处理

因该手术需做耳后支架深面的广泛分离及松解，术后应监测术区的疼痛感，如胀痛明显，则发生局部血肿的可能性大，应及时清除血肿。术后可使用抗生素 3 ~ 5 天，预防感染。局部皮瓣转移者伤口 7 天拆线，如加用植皮者术后 14 天拆线。

（六）术后常见并发症的预防与处理

1. 感染 术前术区必须确保无感染病灶，术中严格无菌操作，术后如发现可疑感染，应彻底清创、换药、延期缝合。

2. 双侧不对称 术中上提固定耳郭支架时应参照正常侧耳郭或对侧耳郭进行调整，以免两侧高度不一。术后如因皮片挛缩而出现明显不对称，则需要再次手术调整。

（七）临床效果评价

植皮法较为简单，操作方便，适合于耳郭上部皮肤松弛度差的患者，宜中厚或全厚皮片移植，以免后期因皮片挛缩而造成新的畸形；皮瓣法适用于耳郭上部皮肤松弛，且发际线较高的患者，设计较为复杂，存在皮瓣部分坏死的可能，而且耳后皮瓣臃肿及毛发残留往往也需要进一步的处理。

第三节 先天性小耳畸形

先天性小耳畸形，是耳郭的先天性发育不良，伴有外耳道闭锁、中耳畸形及颌面部畸形。国外文献报道其发病率为 1/20 000 ~ 1/2000，一般认为在 1/7000 左右，在我国有报道称该病发病率约 1/3500。男性多于女性，比例约为 2：1，右侧多见，左右比例 1：2，双侧发病者约占全部患者的 10%。

小耳畸形综合征根据耳郭发育情况可分为三度。

Ⅰ度：耳郭各部分机构尚可辨认，有狭小的耳甲腔及外耳道口，只是轮廓较小，耳道常为盲端。

Ⅱ度：耳郭大部分结构无法辨认，残耳不规则状，为花生状、舟状或腊肠状，外耳道闭锁。

Ⅲ度：残耳仅为小的皮赘或呈小丘状，或仅为异位的耳垂。

耳郭完全没有发育，局部没有任何痕迹的称为无耳症，极为罕见，有学者将之分为Ⅳ度。

多数小耳畸形综合征患者均无法发现特殊的致病因子，一般认为怀孕初期病毒感染、先兆流产等母体因素是小耳畸形的发生原因之一，亦有报道称妇女妊娠初期服用沙利度胺等镇静剂及中草药，可导致孩子出现耳颌畸形。动物实验证明某些化学药物可以导致耳郭的畸形。遗传因素在耳郭畸形的发生中也不可忽略，有学者发现耳郭畸形存在家族性遗传情况，在所有 39 名亲属中，有 19 位患有不同程度的小耳畸形综合征。此外，父子、母子、姐弟同患该病的情况亦不少见。

一、手术适应证

手术时机的选择尤为重要，需要从心理和生理上综合考虑：一般孩子上学后，畸形的耳郭，会引起同伴的嘲笑，容易影响孩子正常的心理发育。所以，从心理方面考虑，手术越早越好，至少应该在学龄前。生理上，3岁儿童的耳郭已经达到其成人后的85%，儿童期耳郭生长迅速，成人时则较为缓慢，10岁以后耳郭的宽度几乎不再增加，耳郭的长度在5～10岁时仅比成人小数毫米，主要为软骨部分较小，耳垂则与成人相近，在此期间进行耳郭的再造，成年后再造耳与正常侧耳郭比较接近，不会出现明显的不对称。从肋软骨的发育上看，一般认为6岁左右儿童的肋软骨已经足够用于雕刻耳支架。国外著名的耳再造专家Tanzer和Brent也认为耳再造的年龄以6岁左右为宜。

对于年龄超过25岁以上的患者，选择自体肋软骨耳郭再造，则需考虑肋软骨是否钙化，如果钙化严重，会给支架的塑形造成很大的麻烦，而且再造的耳郭容易出现耳轮断裂等情况，术前应常规做肋骨的CT，了解肋软骨钙化情况，测量未钙化的软骨长度，以判断能否切取自体软骨行耳郭再造。

二、手术禁忌证

年龄低于6岁时应慎行手术；年龄大于25岁软骨钙化严重者不适合自体肋软骨支架耳郭再造；胸廓存在明显的畸形，切取软骨可能造成畸形进一步加重的患者尽量不切取自体软骨。重要器官脏器功能不全者，不宜手术。

三、术前准备

男性患者术前最好剃除全部头发，女性则需剃除发际线以上约10cm范围的头发。

术前用透明胶片描下健侧耳郭的性状及大小，将它翻转后即成再造耳的模型。双侧小耳畸形患者，男性以其父的耳郭为准，女性以其母的耳郭为准。

再造耳的定位，往往以常用的平行四边形来确定，即上端与眉水平平齐，下方与鼻底在同一水平，长轴与鼻梁平行。但临床上发现许多人的耳郭长轴与鼻梁并不平行，故多以健侧外眦至耳轮脚的距离确定患侧耳轮脚的位置，该点与耳屏的连线为再造耳郭的长轴，目测患侧耳垂的位置，如果与健侧等高，则将耳垂最低点确定为再造耳最低点，再以模型确定出再造耳郭的最上点。如耳垂位置异常，可予一期扩张器埋植的同时行耳垂的移位。

儿童患者宜在全麻下进行手术，成年患者可在局麻下完成，亦可在耳部术区采用局部麻醉，而在取软骨的供区采用连续硬膜外麻醉。

良好的支架是再造耳外形美观与否的关键，异体或异种软骨均曾被用于耳再造，但终因吸收率高及效果不确定等因素而被弃用。固体硅橡胶，因其不变形、富有弹性等而被使用过，但术后支架的外露及脱出，限制了其广泛的应用。应用自体肋软骨作为再造耳的支架是目前公认的最可靠的方法，Tanzer和Brent耳再造成功的关键之一就是坚持使用自体肋软骨，且已取得良好的效果。近年来，形态稳定美观、可"血管化"的Medpor支架的使用有增加的趋势，然而，其存在术后易外露及在处理上的困难等弊病，有待临床上进一步的观察，目前仅作为软骨已经完全钙化的年长患者的替代选择。

四、手术要点、难点及对策

耳郭再造的方法较多，主要可分为非扩张法和扩张法两类。非扩张法根据手术的次数可分为分期手术法和一期手术法；而扩张法根据扩张器的大小及是否需要植皮，可分为部分扩张法及全扩张法等。在皮肤软组织扩张器未在临床广泛运用之前，非扩张法应用较多，Tenzer 和 Brent 等报道的耳再造手术方法是分期手术法的代表；扩张法中以庄洪兴的部分扩张法最为常用。双扩张器重叠扩张法是全扩张法中有代表性的一种。

（一）非扩张法

1. 一期手术法

（1）手术要点

1）取材：在右侧胸壁第 6、7、8 肋软骨联合处表面皮肤上做梭形切口，切取 40 ~ 50cm² 的皮肤，修成全厚或厚中厚皮片备用。切开肌肉，暴露肋软骨膜，切取大小合适的软骨，一般 6 ~ 9 岁儿童取 3 根肋软骨，身高在 1.2m 以上儿童可取 2 根，成年后肋软骨较粗大者，则可仅取 1 根。应尽量保持联合部的完整性，取毕分层缝合软骨膜、肌肉，切口缘皮下适当分离松解后缝合即可。

2）软骨支架的雕刻：按术前准备的耳膜雕刻并拼接耳支架，选取一弧度与模型的耳轮弧度相近的大软骨块作为基座，在舟状窝处雕刻去除一软骨片以加深舟状窝，在对耳轮下脚处另取一软骨块雕刻后缝合于基座相应位置以作为对耳轮下脚。以一浮肋适当修整后，缝合于基座及对耳轮下脚边缘以作为耳轮（如果仅取一根较大肋软骨，可将其外缘部分切取一条长度与耳轮相当的软骨条以作为耳轮之用），再将剩余软骨中部分垫于基座下面以增加支架高度，部分修成细条状，缝合于耳轮相应部位以突出对耳轮（图 23-8）。

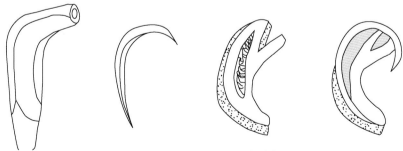

图 23-8　一根肋软骨雕刻耳郭支架

3）耳垂移位及耳屏再造：在残耳垂上部保留部分带软骨的组织用于再造耳屏，将耳垂全层切开，形成蒂在下方的耳垂瓣，如果耳垂位置过高或过低，可根据情况，采用"V-Y"推进法上移或下移残耳耳垂。将其前后剖开备用。

4）皮瓣及筋膜瓣的制作：根据耳膜的大小，在残耳上部后方设计一蒂在残耳上部的皮瓣，自耳垂后侧切口最底端向后做一直线，轻度下斜，其长度比耳膜宽 1 ~ 2cm，再自直线最远端，反折约 90° 向上，行走 3 ~ 4cm 后向前弧形弯曲，达耳上点处。切开皮肤达毛囊底面，在该层内分离，掀起皮瓣。在头皮上做长约 2cm 的辅助切口，相同层次分离暴露筋膜，再做一形状与皮瓣相似，但周边比皮瓣大约 2cm 的筋膜瓣切口，在浅深筋膜之间掀起筋膜瓣，两瓣共蒂。将皮瓣下边缘与耳垂瓣前侧上边缘缝合。

5）支架固定及包裹：将雕刻好的支架置于皮瓣和筋膜瓣之间，以丝线或钢丝固定支架于相应位置，在支架表面放一引流管，以筋膜瓣包裹支架达耳轮缘，支架前侧以皮瓣覆盖，筋膜背面及部分颅侧壁创面以皮片游离移植，打包包扎。

6）术后处理：将引流管接负压装置，保持引流通畅，一般 5 天后可拔除引流管，常规应用抗生素 3 ~ 5 天，术后 10 ~ 12 天可去除外包扎敷料，拆除缝线。

（2）难点及对策：保证皮瓣及筋膜瓣的血运是手术的难点，术中解剖层次要清晰，采用电凝仪器止血时，操作要精细，切忌破坏主要供血动脉。动作要轻柔，避免粗暴操作，各皮瓣之间的吻合口要对合整齐。

耳郭支架的雕刻需要长期的训练方可达到理想的水平，要求术者要有一定的艺术素养及雕刻技巧。

无菌操作是保证手术成功的关键，术前应保证术区无明显感染病灶，术中严格无菌操作，所使用一次性消毒用品可采用活力碘或乙醇浸泡消毒等方法进一步消毒处理，术后可常规使用抗生素 3 ~ 5 天，引流管应及时拔除。

2. 分期手术法

（1）手术要点

1）Fukuda 二期法：第一期同一期法切取软骨雕刻成支架后埋入耳后乳突区皮下，同时行耳垂复位，耳屏、耳甲腔再造；6 ~ 8 个月后掀起软骨支架，耳后及乳突区植皮即完成耳郭再造。

2）Tanzer 四期法：第一期采用"Z"字改形，将耳垂向后横向移位；第二期切取软骨，雕刻成支架，并将雕刻好的软骨支架埋植于耳后乳突区皮下；第三期再掀起软骨支架及其底面的部分筋膜组织，筋膜面及乳突区创面游离植皮；第四期再造耳屏及耳甲腔成形。各期相隔在 1 个月以上（图 23-9）。

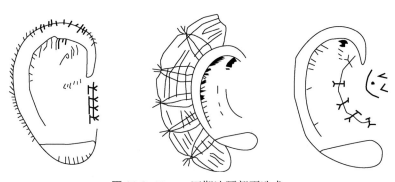

图 23-9 Tanzer 四期法耳郭再造术

3）Brent 四期法：第一期完成耳再造的主要步骤，从侧胸壁切取软骨，雕刻成支架，在乳突区皮下剥离，形成腔隙，植入雕刻好的软骨支架；第二期行耳垂移位并与再造耳连接成形；第三期利用健侧耳甲软骨再造耳屏，耳甲腔成形；最后再从支架底部的筋膜底面掀起耳郭，耳后及乳突区游离植皮（图 23-10）。

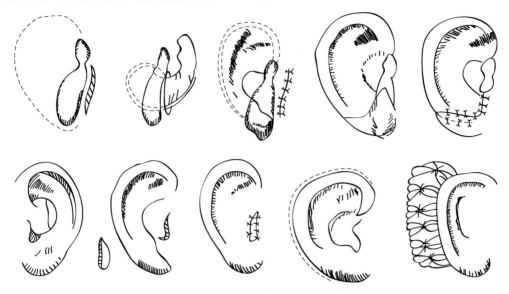

图 23-10 Brent 四期法耳郭再造术

（2）难点及对策：同一期法。

（二）扩张法耳再造术

1. 部分扩张法

（1）手术要点

1）扩张器的选择与植入：残耳组织量较多的患者，一般选择 50ml 扩张器，残耳较小的可选择 70ml 扩张器，因耳郭带有一定的弧度，所以扩张器以肾形为主。在残耳后侧用亚甲蓝画出扩张器植入区，前侧紧邻残耳后边缘，底部达耳垂最低点水平下 1 ~ 2cm，植入区的边缘要比扩张器底盘边缘宽约 0.5cm，形状亦为肾形。再在植入区后边缘后约 1cm 处，做与后边缘平行、长 4 ~ 6cm 的弧形切口线。在切口线处切开头皮达毛囊深面，在该层分离，形成皮下腔隙，止血，植入肾形扩张器一个，放引流管一根后，分层缝合切口。覆盖凡士林单层纱布，再用棉花及纱布外敷包扎即可。根据引流物的情况，一般 3 天后，引流物明显减少，颜色由红变黄变淡后，即可拔除引流管，继续加压包扎至术后 7 天拆线为止。拆线后第 3 天可开始向扩张器注水，首次可注水 10 ~ 20ml，以后每隔 2 ~ 3 天注水一次，每次注水 5 ~ 7ml，1 个月左右可以完成注水扩张。扩张完成后至少原位维持 1 个月，然后再准备行二期耳再造。

2）皮瓣形成，扩张器取出，软骨支架植入耳郭再造术：肋软骨的切取同非扩张法，皮肤要比非扩张法明显减少，一般仅需 30 ~ 40cm^2，将其修成全厚或中厚皮片备用；做耳垂转位，将其前后面剖开备用；切开皮肤达扩张器包膜浅层，在该层内分离皮瓣达蒂部，再切开并去除包膜，取出扩张器，同一期法制作蒂在前方的筋膜瓣。软骨支架的雕刻塑形固定后以筋膜瓣包裹，耳后残留创面游离植皮，打包包扎；术后第 10 天即可拆线。因扩张后皮瓣菲薄、易回缩等，为防止支架的外露，在设计时，皮瓣要较一期法宽松，足以包裹整个耳轮至对耳轮后沟处，且缝合后无明显的张力，包扎时内层应垫有足够厚度的棉花，以防支架表面的皮瓣受压坏死。

3）耳局部修整术：术后至少半年，根据患者的需要行耳甲腔加深与耳屏的成形，完成耳再造的全部步骤。

（2）难点及对策：扩张器埋置时解剖层次要清晰，一般在颞浅筋膜或耳后乳突区筋膜表面分离，止血要彻底，特别是靠近枕部的头皮下分离时容易出血，要重点处理，以免出现血肿。扩张器取出时，要在扩张器包膜表面做剥离，操作要精细，以免伤及扩张皮瓣的血运。支架的雕刻同一期法。

2. 全扩张法　部分扩张法虽可解决再造耳上部存在毛发的弊病，减少取皮量，但术中仍需要切取 30 ~ 40cm² 的皮肤，术后可因皮肤坏死出现支架外露及感染，皮片的后期挛缩可导致再造耳变形，供区切口瘢痕明显等。为解决皮肤量的不足，有学者提出埋植双扩张器的全扩张法耳再造术。

（1）手术要点

1）扩张器的选择与植入：选择 50ml 及 70ml 扩张器各一个，在残耳后乳突区用亚甲蓝画出双扩张器植入区设计线。上部扩张区上达对侧耳最高点上约 2cm 处，前侧达残耳前侧垂直线；下部扩张器区下达残耳最低点下方 2 ~ 3cm 处，斜向后上。在离上部扩张区设计线后约 1.0 cm 头皮内，做与设计线后缘平行的弧形切口，切开皮肤，在皮下层内分离，形成上下相通的腔隙，止血。先植入下方较大扩张器，展平；再植入上方扩张器，双扩张器交界处可有部分重叠，放引流管 1 根后，分层缝合切口，包扎。术后 3 天根据情况拔除引流管。

2）皮瓣形成，扩张器取出，软骨支架植入耳郭再造术：耳再造时，耳垂的处理、上部扩张器表面皮瓣及筋膜瓣的处理同部分扩张法，在做上部扩张器表面切口的同时，在下部扩张器表面做"L"形切口，形成蒂在耳垂后下方的下部扩张皮瓣。切取软骨雕刻成支架后固定，以筋膜瓣包裹支架达耳轮，以上部扩张皮瓣覆盖支架达对耳轮后沟，下部扩张皮瓣向后上推进缝合，覆盖筋膜表面创面及部分颅侧壁创面，包扎即可（图 23-11），术后处理同单扩张器全扩张法。

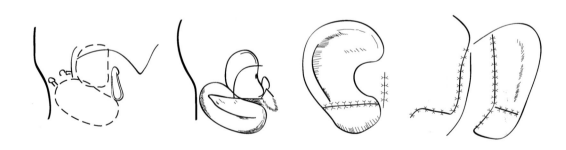

图 23-11　双扩张器全扩张法耳再造术

（2）难点及对策：与部分扩张法相似，在设计下部皮瓣的时候需注意皮瓣的长宽比例，如长宽比超过常规要求，可将皮瓣远端修薄成全厚或厚中厚皮片后，打包包扎，以免出现远端的坏死。

五、术后监测与处理

术后注意观察引流物的量及性状，如引流物颜色较深且量较多，则可能存在活动性的出血，要及时处理重新止血；扩张器埋置术后不仅要观察引流物的性状及数量，还要观察扩张器周围皮下有无明显肿胀，患者有无术区肿胀感，因为引流管如果被血凝块堵塞后，虽然引流量较少，但仍不能排除局部的血肿，而局部的肿胀感及扩张器周围肿胀则是血肿的信号之一。二期术后引流物一般为较清亮的淡黄色，如出现混浊或脓性样，要高度怀疑感染的可能，手术 3 天后，在无其他症状的情况下如果出现体温突然升高，血常规显示白细胞明显升高，应怀疑感染的可能性。

六、术后常见并发症的预防与处理

1.感染　移植的软骨支架感染是耳再造的最严重并发症，一旦发生将非常难以处理，并可导致软骨的吸收，支架变形。严格无菌操作是预防感染的关键，术前应保证术区皮肤无感染病灶，若存在应先处理后方可手术；如扩张器破溃、外露及感染，则感染的机会将大大增加，可将扩张器取出，将扩张皮肤舒平，并折叠缝合于头皮下，3 个月后再考虑行耳再造；术中严格无菌操作原则，所有相关物品均应严格消毒；术后放置引流管，也是预防感染的措施之一，常规使用抗生素可在一定程度上预防感染。一旦发生感染，通畅的引流是控制感染的关键，可于低位拆除部分缝线，扩大创口，以抗生素盐水冲洗，创口内放置引流条，每天更换，至分泌物基本正常，肉芽生长良好后，可考虑修复创面，同时行三期修整。如皮肤已成活或采用全扩张法，可将支架取出，进行浸泡处理后重新固定，再造耳上、下各放置一根引流管，上部引流管接抗生素生理盐水，下部引流管接引流袋，持续冲洗 5 ~ 7 天，根据引流物情况，拔除引流。

2.支架外露　软骨支架的外露是耳再造的另一常见并发症，多发生于耳后筋膜表面的植皮区及耳轮缘。发生在植皮区的外露，多因筋膜瓣的血运欠佳，导致皮片发生坏死后出现，预防的关键是制作筋膜瓣时解剖层次清晰，勿伤及筋膜的主要供血血管。耳轮缘的外露，多因包扎过紧引起，故包扎时再造耳表面应垫以足够厚度的柔软棉花。当然，减少皮瓣张力，良好的切口缘对合缝合也是防止皮片与皮瓣接合部裂开的必要措施。米粒大小的外露，一般可以自愈，保持清洁干燥即可。较大的外露往往难以愈合，如果是采用扩张法耳再造，因为皮瓣的回缩，裂口有逐渐增大的趋势，应及早处理，以免引起感染，一般需采用带颞浅动脉或其分支的筋膜瓣覆盖外露支架，再在筋膜面游离植皮，以封闭创面。

3.胸膜损伤　如术中操作粗暴，软骨膜剥离不够充分，软骨一端断开后，过度牵扯软骨，则可能撕破胸膜，导致气胸的发生。一旦出现，应立即以圆针缝合胸膜裂口，必要时需行胸腔闭式引流。

4.缝线或钢丝外露　缝线的外露多出现在耳轮缘，及时去除即可。钢丝的外露多出现在再造耳背侧，多因钢丝结隐藏不佳引起，支架塑形时应尽可能将钢丝结置于背侧，且将其塞入软骨接缝内，一旦外露，可予剪断后拔除，一般不会影响支架的稳定性。

5.扩张器外露、感染　在采用扩张法的耳再造中可见，耳后乳突区皮肤菲薄，若存在扩张器某个部位折叠成角，则易刺破皮肤，导致外露。手术时，腔隙分离足够宽大，扩张器可在其中充分展平，是预防扩张器成角的关键，一旦出现成角，应抽出部分生理盐水，适当按摩，以舒平扩张器，改变成角的位置。如破溃发生在扩张器的周边，抽出大部生理盐水后，带创面底部组织缝合裂口缘，愈合后可继续扩张；如破溃发生在中央部位，则多需取出扩张器，如无感染迹象，可按非扩张法进行耳郭再造；如存在明显的感染，则需3～6个月后再次放置扩张器或直接行耳再造。扩张器的外露、注水时未严格无菌操作、扩张器表面皮肤的疖肿等均可导致感染，发生后，应于扩张器下部离扩张器最低点下约1cm处，做一小切口，用止血钳形成皮下隧道并与放置扩张器的腔隙相通，向腔内插入细导管，以抗生素盐水反复冲洗，再接负压引流，感染控制后，可继续扩张。如无法控制，则需取出扩张器，3～6个月后再次扩张。

6.再造耳郭上的毛发及其处理　非扩张法耳再造时，由于皮肤量的不足，用于覆盖支架的皮瓣往往需要带有一块长有毛发的头皮，耳再造完成后耳郭上部不同程度地带有毛发。而且因为部分小耳畸形患者的发际线较正常侧低，即使采用扩张法也难以保证再造耳上不带有毛发。术前应对乳突区的皮肤有充分的评估，如发际线较低，在一期法术前或分期法及扩张法手术的过程中，使用强脉冲光进行脱除，一般需要3～5次，每次间隔30～45天，通常采用扩张法的耳再造术在一期手术前进行一次脱毛，在扩张的过程中进行2～3次脱毛，至二期再造时基本可将多余的头发去除。在耳再造的过程中，如果设计的皮瓣带有毛发，可将皮瓣底面的毛囊剪除破坏。如果还残留有毛发，可三期再造耳修整时，再次剪除或拔除，亦可让患者在院外采用拔毛镊自行拔除再造耳上的毛发。如仅在再造耳郭背面长有毛发，亦可在再造后与三期修整期间采用光子脱毛机器进行脱毛。

七、临床效果评价

非扩张法的缺点是皮肤量不足，多需要移植40～50cm^{2}的皮肤，供区瘢痕明显，再造耳臃肿，再造耳易因皮片的挛缩而变形。部分扩张法，扩张后皮肤菲薄，再造耳的细微结构较为明晰，需要植皮的面积明显减少，但美中不足的是皮肤量仍不足，需要取皮游离移植。无需植皮的全扩张法把一个扩张器放置于残耳上部后方无发区，扩张后用于覆盖支架前侧，另一扩张器置于残耳后下方无发区，扩张后用于覆盖支架后方，可克服再造耳上长有毛发的缺点，整个过程无需植皮，供区切口瘢痕细小，亦无因皮片挛缩而导致支架变形的可能。但操作复杂，费时，耳后存在手术切口痕迹，部分患者存在皮瓣坏死的情况等。

第四节　耳垂畸形矫正术

耳垂位于耳郭的下部，内无软骨，根据形状大致可分为圆形、扁形和三角形三类。它可与屏间切迹下方的面部皮肤完全游离、部分粘连，甚至完全粘连。其大小及形态种族间差异较大，一般认为只要不影响佩戴耳饰，即为正常耳垂。由于耳垂本身属于部分游离的组织，容易受伤，加上佩戴耳饰后的外伤，容易造成耳垂的缺损或耳垂裂。

一、耳垂裂

（一）手术适应证

外伤引起的急性耳垂裂伤，或陈旧性获得性耳垂裂患者。

（二）手术禁忌证

全身有重要脏器功能不全者，局部污染严重无法行一期修复者。

（三）术前准备

急性期需术前清除颞部耳周皮肤血痂及异物，剪除部分毛发。拟全麻下手术者，需术前禁饮食或上胃管。

（四）手术要点、难点及对策

切开裂缘形成新鲜创面后直接拉拢缝合，为防止术后直线瘢痕挛缩导致耳垂变形，可将裂缘锯齿状切开，交叉对位拉拢缝合。对于要求保留耳垂穿孔者，可从一侧边缘掀起皮瓣卷曲成耳垂孔再缝合其余创面。缝合时应用"Z"字形缝合，以免形成直线瘢痕。

（五）术后监测与处理

术后主要监测皮瓣的血运等。

（六）术后常见并发症的预防与处理

常规长宽比例设计，皮瓣坏死非常少见，如出现部分坏死，则需要清创后，另行皮瓣转移或植皮以修复创面。耳垂变形多为切口直线瘢痕挛缩引起，设计时切口缘可设计为锯齿状，以免挛缩。瘢痕疙瘩也是可能的并发症之一，术后有条件者，可考虑做局部的放疗。

（七）临床效果评价

术前进行精确的设计，术中尽量避免直线切口，耳垂裂的修复效果往往较为满意，如修复后的耳垂欠丰满，可在术后 3 个月考虑行局部的脂肪颗粒注射。

二、耳垂缺损

（一）手术适应证

获得性耳垂裂患者。

（二）手术禁忌证

局部皮肤存在感染病灶；全身有重要脏器功能不全者。

（三）术前准备

颞部耳周备皮，剃头发宽度 3 ~ 4cm。拟全麻下手术者，需术前禁饮食或上胃管。

（四）手术要点、难点及对策

1. 折叠皮瓣法　在耳后乳突区设计一个双叶皮瓣，每叶均要比健侧耳垂稍大，后叶略大于前叶，切开皮肤，掀起皮瓣，将其折叠形成耳垂，切除原耳垂缺损下部边缘的瘢痕组织，创缘与再造耳垂上缘对位缝合，乳突区创面直接拉拢缝合或植皮修复（图 23-12）。

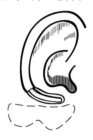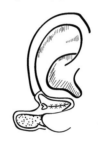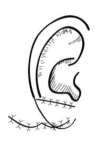

图 23-12　折叠皮瓣法

2. 易位皮瓣法　在乳突区设计一个略宽于缺损耳垂的皮瓣，切开皮肤形成皮瓣，将其上缘与缺损部的边缘缝合，供瓣区拉拢缝合。3 周后皮瓣断蒂，并将其下缘向上翻转形成耳垂。

3. Brent 法耳垂再造术　参照健侧大小及形态，在患侧耳后乳突区设计一"鱼尾"形分叉皮瓣；将皮瓣向上方掀起，相互折叠形成耳垂；乳突区创面可直接拉拢缝合，耳后创面植皮修复。

4. Zenteno Alanis 法耳垂再造术　按健侧大小和形状，在相当于耳垂位置的下方，设计蒂在上方的纵向皮瓣，切开皮肤及皮下组织形成皮瓣，将皮瓣向前上方旋转形成耳垂，乳突区创面可直接拉拢缝合（图 23-13）。

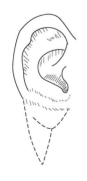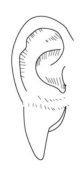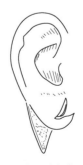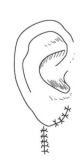

图 23-13　Zenteno Alanis 法耳垂再造术

5. 皮片皮瓣法　在乳突区或缺损耳垂后的瘢痕部位设计皮瓣，皮瓣大于缺损约 1/3，切开组织形成蒂在前方的皮瓣，将皮瓣的上缘与缺损创面前缘缝合，皮瓣背侧及供瓣区植皮修复。

6.皮肤扩张法耳垂再造　参照皮肤扩张法耳郭缺损修复术,在耳后乳突区放置扩张器,扩张器放置的位置稍低,以耳后无发区为主,7 天后定期注水,扩张满意后取出扩张器,利用扩张的皮瓣进行耳垂再造,必要时需取软骨作为耳垂内支撑。供瓣区可直接拉拢缝合。

（五）术后监测与处理

术后主要监测体温及皮瓣的血运等。采用扩张法耳垂再造者,术后应密切观察引流物的量及性状,询问患者术区有无明显肿胀及疼痛,观察扩张区周围皮下有无淤血及肿胀。

（六）术后常见并发症的预防与处理

1.皮瓣部分坏死　常规长宽比例设计,皮瓣坏死非常少见,如出现部分坏死,则需要清创后,另行皮瓣转移或植皮以修复创面。

2.耳垂变形　多为切口直线瘢痕挛缩引起,设计时切口缘可设计为锯齿状,以免挛缩。必要时需置入软骨材料以起到内支撑的作用。

3.瘢痕疙瘩　对于身体其他部位存在瘢痕疙瘩的患者,术后可能出现瘢痕疙瘩,应提前与患者沟通,术后可考虑做局部的放疗。

（七）临床效果评价

术前进行精确的设计,术中尽量避免直线切口,耳垂缺损的修复效果往往较为满意,如修复后的耳垂欠丰满,可在术后 3 个月后考虑行局部的脂肪颗粒注射。对于耳垂周围存在明显增生瘢痕的患者,宜考虑在面颈部埋置扩张器,再将耳周增生性瘢痕切除,同时行耳垂再造。

287

第五节　耳郭缺损修复术

耳郭位于头颅的两侧,一端固定,另一端游离,易受切割、撕裂及咬伤等损伤,造成耳郭部分缺损畸形。耳郭的任何部位均可受伤缺损,一般按受损的部位分为耳轮缺损、耳郭部分缺损及耳垂缺损等。

一、耳郭部分缺损的急诊处理

（一）适应证

一般伤后 4 ~ 6 小时以内,创面污染较轻、无其他器官严重受损时均可考虑行一期清创术。

（二）禁忌证

伤后时间过长;局部组织污染严重,清创缝合后感染概率较大者;全身有重要脏器受损,生命体征不稳定时暂不考虑清创。

（三）术前准备

颞部耳周备皮，剃头发宽度 3 ~ 4cm。清除耳周血痂及异物，并以生理盐水冲洗，如有组织脱落，宜用纱布包好，置于低温容器内，术前以活力碘等浸泡消毒。拟全麻下手术者，需术前禁饮食或上胃管。

（四）手术要点、难点及对策

1. 原位缝合　耳郭的撕裂往往与头皮撕裂伤同时存在，只要有少许的皮肤组织蒂，特别是耳后动脉主干仍保留时，观察皮瓣的血运，如血运较好，可行原位缝合。如撕裂的组织块远端皮下组织较肥厚，而血运欠佳，可考虑将远端皮下组织修薄，缝合后，打包包扎。缝合时应注意分别将软骨断端进行缝合，以免造成术后继发耳郭畸形。

2. 再植　对于无明显挫伤、切口缘较为整齐的完全离断的小块耳郭组织，在宽度不超过 1cm 的情况下，可行原位缝合再植，一般可成活。对于原位缝合难以成活的大块耳郭组织或整个耳郭的离断，如具备显微外科技术及条件，可行血管吻合，离断耳可望成活。

常规麻醉，彻底清洗断耳。双侧断面修剪整齐，软骨宜适当多剪除部分以减轻张力，在显微镜下寻找离断近、远端动、静脉及神经，近端血管适当游离一定长度并将断端修剪整齐，用显微血管夹暂时钳夹止血，以利于术中操作，血管断端于 10 倍显微镜下行显微缝合术。术后给予抗凝、抗炎、扩管及全身支持疗法。术后 3 天内给予敷料包扎，不宜加压，术后 4 天暴露术野，可采用白炽灯照射。

该手术尤其适用于耳郭外 1/3 及完全离断者。术中对于断端创面的软骨宜多剪除一些，以减轻缝合缘的张力，利于吻合血管的存活，保证血液供应。术后离断远端如有明显淤血肿胀者，不管是否进行静脉吻合，一定要做人工小切口。术后患耳不宜加压包扎，可用白炽灯理疗，以避免吻合的血管血栓形成。

3. 颞浅筋膜瓣覆盖软骨再植皮　清洗消毒后，剥除离断耳表面皮肤，将离断的软骨断端与残余耳软骨断端缝合，再在颞部做纵向辅助切口，长度略小于需要翻转的筋膜瓣的长度，切开皮肤，紧贴毛囊深面分离头皮与筋膜之间的粘连，达所需筋膜瓣外缘。切开颞浅筋膜瓣外上边缘，自筋膜瓣深面掀起，形成蒂在下方的筋膜瓣，再翻转并覆盖于离断软骨及部分残端软骨表面，筋膜瓣应覆盖至残端软骨外约 0.5cm 并缝合固定数针，筋膜深面采用剥除的皮肤修成中厚皮后回植打包包扎，如皮片不足可另取对侧耳后皮补充。

4. 乳突区皮瓣法　若乳突区皮肤完整，可去除离断耳郭后内侧皮肤及皮下组织，暴露软骨后内侧面，在软骨上开数个小孔，再将软骨及皮肤断端与残留耳郭断端缝合，于乳突区另设计一皮瓣，旋转并覆盖于离断耳后内侧创面，供瓣区切口两侧皮下分离松解后拉拢缝合，如张力过大可将剥除的皮肤修成中厚皮后游离植皮以封闭。

5. Converse 法　将离断耳软骨表面皮肤剥除后，缝合于残留耳郭的断端，再于耳后颅侧壁上做一切口，头皮下剥离形成腔隙，残留耳郭后内侧皮肤裂口与切口近耳颅沟一侧切口缘缝合成管状，将离断软骨端插入头皮下腔隙内，再将残留耳郭前外侧面裂口缘与头皮切口的另一侧缝合。3 个月后，在离断耳软骨外约 1cm 处做弧形切口，切开头皮，保留离断耳软骨底面部分软组织，掀起离断软骨及其表面的皮肤，剖开颅耳沟区皮管，展平皮肤，覆盖部分创面，残留创面以游离皮片移植，打包包扎（图23-14）。

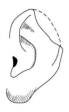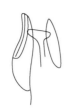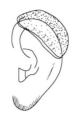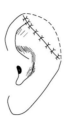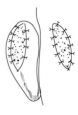

图23-14　Converse法耳郭部分缺损修复术

（五）术后监测与处理

术后主要观察离断组织的血运及其肿胀程度，如发现明显淤血肿胀，应在其远端周边做人工小切口或拆除部分缝合过密的缝线，同时以白炽灯适当烘烤，以减轻静脉淤血。同时监测体温，如伤后3天无明显原因出现发热，应怀疑局部感染的可能。如患者采用敷料包扎，应闻敷料周围的气味，如闻及腥臭味，则应及时打开敷料，观察创面是否存在明显的红肿及分泌物；如游离植皮打包后发现周围出现脓性分泌物，应及时去除包扎敷料，暴露创面，清除分泌物，进一步处理。

（六）术后常见并发症的预防与处理

1.感染　缝合后的软骨感染是严重并发症，一旦发生将非常难以处理，并可导致软骨的吸收、变形。彻底清创及严格无菌操作是预防感染的关键，术后放置引流，也是预防感染的措施之一，常规使用抗生素可在一定程度上预防感染。一旦发生感染，通畅的引流是控制感染的关键，可于低位拆除部分缝线，扩大创口，以过氧化氢溶液冲洗，至分泌物基本正常，肉芽生长良好后，可考虑修复创面。

2.组织坏死　组织坏死与撕裂的组织瓣的血运明显相关，如血运欠佳，或组织瓣长度过大，则远端可能出现部分坏死，术后组织肿胀，张力过大亦可能导致组织部分坏死。手术前应判断组织瓣的血运，如难以判断时可用温盐水纱布包裹组织瓣15分钟，再观察，若组织瓣边缘无明显渗血则可考虑去除部分，或修薄后打包。术后发现离断组织明显淤血肿胀，应及时处理，以利静脉回流。对已出现的组织坏死，应及时清除后，采用其他方法，修复创面。

3.耳郭变形　创伤导致的耳郭变形比较常见，它与受伤的程度及清创缝合软骨复位的好坏有关。手术时应尽量保留耳郭的软骨，消毒后，缝合于相应的位置再以带血运的组织瓣或皮瓣覆盖，软骨往往可以成活。如变形严重，则需要后期进一步手术修复。

（七）临床效果评价

耳郭损伤后的早期处理尤为重要，对于早期裂伤可一期清创缝合，带有一定宽度的蒂部的组织撕裂伤，经判断血运良好者可直接原位缝合，如血运欠佳，则应将其当作完全撕脱伤处理：将撕脱的组织软骨与皮肤剥开，软骨断端与耳郭相应断端缝接，再采用局部皮瓣或筋膜瓣转移覆盖软骨，剩余创面游离植皮封闭。对于切口较为整齐的耳郭大部分游离的切割伤，具备显微外科条件及技术的单位可急诊行血管显微吻合，但有一定的风险。对于早期无条件即刻修复的缺损，则需先把软骨埋置，后期再做修复。采用筋膜瓣或皮瓣覆盖回植的软骨，再于供区植皮的方法较为稳妥，组织成活率高，游离组织块的再植，要考虑组织块的宽度，超过一定的宽度，组织块难以完全成活。

二、耳郭部分缺损的后期修复

（一）适应证

耳郭损伤早期处理不及时，或条件不允许，未做特殊处理，损伤部位会遗留不同程度的缺损，应进行后期手术修复。

（二）禁忌证

局部组织存在感染病灶；全身有重要脏器功能不全者；年龄超过 25 岁，肋软骨明显钙化而拒绝采用人工材料的耳郭大部分缺损者。

（三）术前准备

颞部耳周备皮，剃头发宽度 3 ~ 4cm。拟全麻下手术者，需术前禁饮食或上胃管。

（四）手术要点、难点及对策

1. 耳轮缺损修复

（1）直接切开缝合法：适用于耳轮中上部较小（比正常侧小 0.5cm 以内）的缺损，切开缺损缘，适当修整部分软骨，分层缝合皮肤及软骨即可。

（2）皮肤软骨瓣双向推进法：适用于小于全耳轮 1/3 且位于耳郭上部的缺损的修复，切开并适当修整切口边缘，在耳郭前外侧面顺舟状窝走向作弧形切口达耳垂上部，切开皮肤及软骨，保留耳后皮肤完整，并于软骨背面剥离松解后缝合切口缘。如切口仍有张力，可"V"形切开耳轮脚前后皮肤与软骨，松解后再"Y"形缝合缺损缘以延长耳轮。

（3）耳后推进皮瓣法：在耳后内侧面设计一蒂在缺损缘的矩形皮瓣，在软骨膜表面掀起皮瓣，将其向前推行，蒂部近端两侧切口缘与缺损区前外侧边缘缝合达耳轮缘，取肋软骨片或对侧耳甲软骨，插入缺损缘两端皮下，并与缺损缘耳郭软骨缝合固定，适当折叠皮瓣，其远端两侧与缺损区后内侧两边缘缝合，耳后供瓣区残留创面行局部皮瓣转移修复或游离植皮封闭。

（4）耳郭复合组织游离移植法：适用于耳轮缺损较少，直接缝合后患侧耳郭明显较对侧小者。修剪缺损缘两侧，形成新鲜创缘，切取宽度为缺损宽度 1/2 的扇形对侧耳郭全层复合组织，嵌入缺损处，分层缝合软骨及皮肤，无需打包包扎，供区分层缝合即可。

（5）耳后皮管法：如缺损的为长条的耳轮皮肤，可考虑采用耳后皮管修复。第一期，在耳后乳突区无毛发位置形成皮管；3 周后皮管一端切断，并与耳轮缺损缘一端缝合；再经 3 周后，离断皮管的另一端，并与耳轮缺损缘缝合。这样修复的耳轮为半管状，较为逼真。

2. 耳郭部分缺损修复　以耳郭中部 1/3 的缺损最为常见，一般均需切取对侧耳甲软骨或肋软骨作为支撑，再进行皮瓣转移以覆盖支架。

（1）耳后推进皮瓣法：与耳后推进皮瓣法修复耳轮相似，只是所做皮瓣略大，残余创面多需游离植皮封闭，而且术后蒂部容易留有皮肤的皱褶，需后期修整。

（2）Converse 法：同急诊处理中的 Converse 法。不同之处是，如急诊处理时离断的软骨未能在局部预埋，或因感染被吸收，则需另取肋软骨修成片状或对侧耳甲软骨，插入并缝合于缺损缘两端的耳轮软骨上，软骨条两端插入的长度应足够，否则可能在连接处存在明显的切迹。

（3）皮肤扩张法：当缺损面积较大，乳突区皮肤不足时，可行部分扩张法耳再造术。一期扩张术参考部分扩张法全耳再造术。第二期参照全耳再造术切取肋软骨依缺损的大小雕刻具有三维立体结构的耳软骨支架。取出扩张器，形成一蒂在前的扩张皮瓣，剥离纤维包膜。将软骨支架固定于合适位置，并与缺损缘残留软骨缝合固定，以蒂在前侧的扩张皮瓣覆盖支架前外侧部达耳轮后内侧部，在剩余扩张区设计另一皮瓣以覆盖耳支架后内侧部及颅侧壁创面。若皮瓣无法完全覆盖支架，则需掀起耳后浅筋膜瓣翻转覆盖支架后内侧面，再另取皮片游离移植覆盖筋膜瓣背侧创面。

（4）颞浅动脉分支筋膜瓣转移及植皮法：乳突区及颈部皮肤均不可用，且颞浅动脉未受破坏时，可切取自体肋软骨，根据缺损的大小，雕刻成不规则状的支架，与缺损缘缝合固定，再做颞部的"T"形切口，切开皮肤，紧贴毛囊深面分离头皮与筋膜之间的粘连达所需筋膜瓣外缘。切开颞浅筋膜瓣外上边缘，自筋膜瓣深面掀起，形成蒂在下方的筋膜瓣，再翻转并覆盖于离断软骨及部分残端软骨表面，筋膜瓣应覆盖至残端软骨外约 0.5cm 并缝合固定数针，筋膜深面采用中厚皮片游离移植打包包扎。

（五）术后监测与处理

术后主要监测体温、敷料周围的气味及皮瓣的血运等，基本与早期处理相似。采用扩张法修复者，术后应密切观察引流物的量及性状，询问患者术区有无明显肿胀及疼痛，观察扩张区周围皮下有无淤血及肿胀。发现异常及时打开外包扎敷料，观察有无血肿的发生，若已有明显的血肿应及时清除，以免扩张皮瓣张力过大，出现表皮水疱，影响扩张的进行。

（六）术后常见并发症的预防与处理

1.感染　与早期处理相比，后期修复感染发生的概率明显减少，但是，感染一旦发生非常难以处理，且可导致软骨的吸收变形。术前要常规备皮，术中严格无菌操作，术后放置引流，常规使用抗生素可在一定程度上预防感染。一旦发生感染，应早期拆除部分缝线，扩大创口，以过氧化氢溶液冲洗，至分泌物基本正常，肉芽生长良好后，再修复创面。若扩张囊腔内出现脓性分泌物，应及时抽出大部分扩张器内注射的生理盐水，扩张囊腔内以大量庆大霉素生理盐水冲洗直至引流物清亮，连续约 1 周，可望控制感染，之后再注水维持皮肤张力。

2.组织坏死　皮瓣坏死与皮瓣的长宽比不合适及局部的瘢痕严重程度有关，设计时需严格把握皮瓣的长宽比，如瘢痕增生严重，皮瓣分离时更需要保护。对已出现的组织坏死，应及时清除后，采用其他方法修复创面。

3.耳郭外形不满意 移植的软骨条或支架与残留的耳软骨支架贴合不紧密，可出现软骨的成角畸形，缝合时要注意平缓过渡。采用推进皮瓣修复时，容易在蒂部形成皱褶，采用筋膜瓣包裹的支架再植皮者，耳郭比较臃肿，都需要再次手术予以修复。如因移植的皮片后期挛缩导致支架变形者，则需要后期进一步松解挛缩，再次植皮修复。

（七）临床效果评价

直接缝合法适合修复耳轮缺损较少的患者；皮肤软骨瓣双向推进法适用于小于全耳轮1/3且位于耳郭上部的缺损的修复；复合组织全层游离移植的宽度不能超过 1.5cm；耳后推进皮瓣法，须于伤后至少 3 个月以后，缺损缘血运重新建立以后方可进行；颞浅筋膜包裹适用于耳郭上部的缺损，如用于修复下部缺损，则要确保筋膜瓣良好的血运，而且术后患耳臃肿，需要再次修整；Converse 法则需要早期处理预埋软骨，如早期未能将脱落的软骨埋置于相应位置，晚期修复时可考虑先采用自体肋软骨或对侧耳甲软骨修复支架，再采用耳后推进皮瓣法覆盖软骨。

三、耳垂缺损修复

参照本章第四节耳垂畸形矫正术。

第六节　附耳及耳前瘘管

一、附耳

附耳又称副耳，为耳郭的赘生组织，多位于耳屏上下及前部，尚可出现于耳屏与口角的连线上，部分可见于耳轮脚前侧。它是第一鳃弓发育异常引起的，形状多样，多含有软骨组织。

（一）手术适应证

附耳手术如不合并耳郭畸形，其手术时机无明显限制，一般以 1 岁以后手术较好，因此时患儿耐受麻醉及手术的能力较前明显提高。

（二）手术禁忌证

全身有重要脏器不全者；存在呼吸道感染，不适宜麻醉的患者；局部存在感染性病灶者。

（三）术前准备

耳郭周围需剪除部分毛发以便术中消毒及手术。拟全麻下手术者，需术前禁饮食或上胃管。

（四）手术要点、难点及对策

附耳的治疗方法是切除包含软骨在内的多余组织，切口应与其所在位置的生理皱襞平行，如轮屏切迹处应与耳轮脚走行一致。如同时存在局部的凹陷畸形，可仅去除附耳的部分表皮，切断基底部软骨后，将附耳组织作为填充材料用于纠正凹陷畸形。小耳畸形患者，若同时伴有附耳者，前期应予保留，以便再造耳修整时，用于耳屏的再造或将其皮肤剥除后作为耳甲腔的创面覆盖材料。

（五）术后监测与处理

术后主要监测体温，观察患者术区有无血肿等。发现异常及时打开外包扎敷料，若已有明显的血肿应及时清除，以免影响切口愈合。

（六）术后常见并发症的预防与处理

局部血肿及切口愈合不良是附耳切除手术可能发生的并发症，一般术中确切止血，术后局部适当加压包扎多可避免。如出现血肿及切口愈合不良，应及时清除血肿，直接缝合或经换药后延期缝合。

（七）临床效果评价

单纯的附耳切除手术多较为简单。若同时存在耳屏或耳甲腔前壁的缺如或畸形，可对邻近的附耳进行合理的设计，利用附耳组织瓣进行耳甲腔前壁的修复及耳屏的再造。若同时存在局部的凹陷畸形，亦可将切除的附耳组织去除表皮后作为填充物，填充于凹陷区，以便废物利用，改善外形。

293

二、耳前瘘管

耳前瘘管是因第一、二腮弓的小丘状结节融合不全或第一腮裂闭合不全所致的先天性耳部疾病，多有家族遗传史，可一侧或两侧同时存在。

瘘口可位于耳前的不同部位，以耳屏上前方、接近耳轮脚的部位最为常见。瘘管经皮下向内下迂曲延伸，偶有分支。瘘管的盲端多止于耳郭软骨或外耳道软骨，有时可达腮腺筋膜、鼓室或咽腔。瘘口内常有少许乳酪样并带有异味的分泌物溢出，如瘘口狭小不畅，可导致慢性感染，有时可发生急性化脓性感染。

（一）手术适应证

瘘管切除的手术时机无明显年龄限制，1 岁以后多可手术，因此时患儿耐受麻醉及手术的能力较前明显提高。

（二）手术禁忌证

全身有重要脏器功能不全者；存在呼吸道感染，不适宜麻醉的患者；局部存在急性感染者。术前检查发现存在复杂性瘘管，或瘘管深邃而细长达咽旁组织间隙内，应慎行手术，或与耳科医师联合手术。

（三）术前准备

耳郭周围需剪除部分毛发以便术中消毒及手术。拟全麻下手术者，需术前禁饮食或上胃管。应行瘘管造影磁共振检查，以初步探明瘘管的长度及走行。

（四）手术要点、难点及对策

耳前瘘管的治疗是手术切除，先向瘘管内注入亚甲蓝或甲紫溶液，使管壁着色，确定走向，再于瘘口处顺皱襞线做梭形切口，分离瘘管周围包裹组织，不剥破管壁的前提下尽量完整切除瘘管。同时应注意保护深部的神经、血管和腮腺，以免损伤。

（五）术后监测与处理

术后主要监测体温，观察患者术区有无红、肿、热、痛等不适。发现体温升高及局部症状明显，应及时打开外包扎敷料，观察并处理，以免影响切口愈合。

（六）术后常见并发症的预防与处理

感染及囊肿是瘘管切除手术可能发生的并发症，一般术前需尽可能将瘘管清洗干净，术中剥除时如出现管壁穿孔，内容物污染创面，应及时清除污染物，采用过氧化氢溶液等清洗创面，术后可适当放置引流片或引流管。若感染已发生，则应拆除缝合线，行局部清创、换药，切口延期缝合。囊肿多因术中瘘管剥除时管壁的上皮细胞等残留引起，术中操作应仔细，以免出现组织残留，若发现局部囊肿出现则多需再次手术切除。

（七）临床效果评价

瘘管切除手术多较为简单。若同时存在复杂瘘管或深部瘘管则处理较为困难，且容易出现组织的残留，并导致切口愈合不良或囊肿的发生。术前应做充分的准备，必要时需与相关科室联合手术。

（刘嘉锋）

参 考 文 献

王炜 .1999. 整形外科学 . 杭州：浙江科学技术出版社
张涤生，辛时林，易传勋，等 .1994. 整形外科手术图谱 . 武汉：湖北科学技术出版社
朱洪荫 .1986. 中国医学百科全书 – 整形外科学 . 上海：上海科学技术出版社

第二十四章　面部皱纹的整形与美容

随年龄的增大、日晒、营养等影响，人们面部逐渐出现皱纹，显出衰老之势。面部皱纹的整形与美容可使这种衰老延缓或减轻。

第一节　面部皱纹的形成与分类

一、面部皱纹的形成

一般认为导致皮肤衰老有两个很重要的因素就是日光和遗传。遗传因素是导致皮肤细胞有秩序、有规律的老化，而日光中的紫外线导致皮肤中的弹力纤维变性、断裂，使皮肤失去了弹性，出现老化现象。皮肤衰老表现为皮肤干燥、粗糙，含水量下降，皮脂腺分泌减少，皮肤松弛下垂，皮肤厚度变薄。由于弹力纤维断裂，皮肤弹性下降，同时伴有色素沉着，可有毛细血管扩张等。

面部浅表肌肉腱膜系统（superficial musculoaponeurotic system，SMAS）是面部由头至颈部的皮下纤维肌肉腱膜结构。它的前面有细腻的皮下脂肪与皮肤相隔，深面借疏松结缔组织与深筋膜分开。从上至下有表浅的额肌、眼轮匝肌、腮腺咀肌筋膜、颈阔肌组成，浅表还与笑肌相连。手术时将此层收紧就可将皱纹舒平。

二、面部皱纹的分类

面部皱纹可分为以下几类。

1.体位性皱纹　顾名思义，它与人的体位有关，又称为自然性皱纹。一般出现在颈部，出生就会存在，与生理性皮纹一致。通常有 1 ~ 3 条，随着年龄增大，颈阔肌的长期收缩，颈部皱纹会逐渐加深。

2.动力性皱纹　动力性皱纹与面部表情肌的运动有关。它出现的部位和数目的多少个体差异很大，与每个人的表情运动和习惯有很大关系。动力性皱纹出现后是不会再消失的。以下属动力性皱纹：①额部皱纹；②鱼尾纹；③川字纹；④眼眶皱纹；⑤颊部皱纹；⑥唇部皱纹；⑦颌部皱纹；⑧鼻根部横行皱纹；⑨鼻小柱横行皱纹。

3. 重力性皱纹　重力性皱纹是由于衰老后皮肤、皮下组织及深面的软组织出现萎缩，皮肤松弛，加上重力作用所致。这些皱纹多出现在面部骨骼突出的部位，如眼眶部位，面下部位、颌部（双下巴）、颈部（火鸡颈）。

4. 混合性皱纹　混合性皱纹的产生是由多种原因造成的，机制较为复杂，如鼻唇沟处皱纹、口周皱纹。

第二节　面部皱纹的整形与美容（面部年轻化）

现代社会高速发展，人们由于年龄的增长、生活方式的改变、工作的压力等问题，出现面部松弛及皮肤皱襞，而又为了美丽容颜常驻，就出现了祛除皱纹的美容术——面部除皱术。面部除皱术又称面部提紧术，是将面部松弛的皮肤向后向上提紧，切除多余的皮肤，同时将面部深部筋膜层也拉紧，切口多选在发际内、耳旁或耳后隐蔽处，术后效果通常十分显著。以 SMAS 除皱术应用最为广泛。SMAS 除皱术也称 SMAS 平面下除皱术，其技术要点是把 SMAS- 皮肤瓣大范围整体剥离，在颧肌表面、鼻唇沟部位完全释放 SMAS，恢复各自的解剖学位置及其固有的解剖学关系，从而使面部的提升效果确切而持久。

一、适应证

除皱术主要适用于年龄在 35 ～ 75 岁，皮肤松弛、皱纹明显者。它要求身体健康，无重要器质性疾病，如心、肾、肝、脑等重要器官疾病，以及血液病、皮肤病等，无瘢痕体质倾向。

二、禁忌证

1. 难以控制的高血压　血压高于 24/15kPa（180/110mmHg）时不宜手术。因为严重持续性高血压，手术后易发生颅内出血、心肌梗死、脑梗死等。

2. 患有严重合并症者，不能耐受手术者　如慢性肾衰竭，严重心、肺功能不全等。

3. 特别肥胖、颈强直者　因体位限制，易导致局部或全身并发症。

4. 严重心理障碍者　无明确手术指征，受外界因素影响，强烈要求手术者。

5. 患有严重血液性疾病者　如血友病等。

6. 期望值过高者，多次手术效果不满意者。

三、术前准备

（一）术前检查

除一般手术的常规准备外，术前应戒烟，手术前 7 天停用血管扩张药及抗血小板聚集药，以减少术中出血。控制高血压（小于 140/90mmHg）、心率（60 ~ 80 次 / 分）等。年龄大于 60 岁或既往有心肺功能不全者，需评估心肺功能（超声心动图、肺功能等）。糖尿病患者应控制血糖接近正常水平。

（二）术区准备

检查术区有无皮肤破溃、感染。术前应清洁面部。用醋酸氯己定溶液清洗头发。

（三）手术用药

手术前（0.5 ~ 2 小时）预防性使用抗生素，如手术时间超过 3 小时，可追加一次。术中酌情使用止血药。术后常规镇痛治疗。

（四）手术麻醉

局部浸润麻醉或全身麻醉均可，全麻能确保呼吸道通畅和供氧，增加脑血流量，减少脑代谢，排除患者紧张焦虑的不利影响，且患者熟睡，有利于手术的顺利进行。

四、手术要点、难点及对策

（一）体位及切口设计

患者全麻后取仰卧位，碘伏洗头，乙醇消毒面部，常规铺手术巾。将术区头发编成小辫，便于手术操作。切口设计遵循安全、隐蔽的原则。通常将切口设计在发际线内 3 ~ 5cm 处。

（二）额部除皱术

1. 额部除皱的目的是为了消除或改善前额横纹、眉间及鼻根部的皮肤皱纹，矫正眉与上睑皮肤的松弛下垂，同时也可改善鱼尾纹。

2. 通常切口选择距发际线 3 ~ 5cm 的冠状切口，切口可根据需要向两侧颞部延伸。

3. 沿切口垂直切开头皮至帽状腱膜下疏松组织，额区沿骨膜浅层剥离，颞区在颞深筋膜表面剥离。颞区缺少皮下脂肪组织，此区若行皮下层除皱，应注意紧贴颞浅筋膜层剥离，以避免损伤浅层的毛囊而引起突发。当剥离至眶上缘 2cm 时，可切开骨膜，沿骨膜深面向下剥离，直至眶缘及鼻骨表面。当剥离范围满意时，可将前额皮瓣翻开，去除额部横纹明显处的部分额肌，同时注意避免过多去除组织，以免造成局部凹陷。同法行眉间肌处理。

4. 直视下彻底止血后，向上后方提拉头皮瓣，注意保持两侧眉的对称性。取三点定点固定头皮，去除多余的头皮，行帽状腱膜层减张缝合，间断缝合头皮，注意伤口对合良好，减轻伤口瘢痕。留置引流。

5. 温的无菌生理盐水彻底清洗伤口及头发，局部加压包扎术区。

（三）颞部除皱术

1. 颞部除皱是为了改善双侧鱼尾纹，矫正眼部外眦、眉梢及上睑外侧的下垂。有时对于面颊部的形态也有轻微的改善作用。

2. 切口的设计一般选择距发际线 3 ~ 5cm 处沿耳郭上极向上延伸。

3. 沿切口垂直切开头皮肤，在紧贴颞浅筋膜的浅面进行剥离，切勿过浅或者过深，因过浅容易损伤毛囊导致脱发，过深容易损伤血管神经。颞浅筋膜在颧弓水平接 SMAS，向上移行为帽状腱膜，其前下部接眼轮匝肌的外上缘，前上部接额肌的外侧缘，其后部接耳后肌及其腱膜，并通过耳后肌、帽状腱膜与枕肌相连续。当分离至眼轮匝肌外缘时（鱼尾纹重者，可酌情向前剥离），断开眼轮匝肌和真皮下的连接，然后在眼轮匝肌的外缘行扇形悬吊，以提高外侧上睑及外眦水平。悬吊时缝合切勿过深，以免损伤面神经的颞支。

4. 直视下彻底止血后，向上后方提拉头皮瓣，注意保持两侧眉尾及外眦的对称性。取三点定点固定头皮，去除多余的头皮，分层缝合伤口，注意伤口对合良好，减轻伤口瘢痕。留置引流。

5. 温的无菌生理盐水彻底清洗伤口及头发，局部加压包扎术区。

（四）面颈部除皱术

1. 颊部除皱的目的是为了改善颧颊部及颌颈部的松垂和皮肤皱纹，改善鱼尾纹，同时矫正鼻唇沟过深等。

2. 切口仍遵循隐蔽原则，通常切口设计在耳前，沿耳垂至耳后，可适当延伸至乳突后发际区。耳前切口可沿耳郭轮廓线，也可绕至耳屏后。

3. 沿设计线切开皮肤，沿皮下行潜行剥离。向上剥离至眼轮匝肌的外缘，向前至颧大肌的外缘，向下至鼻唇沟的外侧缘及颌下颈区。在剥离的时候应重点把握以下几个方面：首先，面神经的颞支在颧弓浅面的中后部分跨越颧弓，发出分支分别到达额肌及眼轮匝肌的深面，因此当剥离颧弓区时，应尽量紧贴颧弓表面进行，以免损伤面神经的分支。另外，腮腺区的 SMAS 层薄而致密，与深层的腮腺筋膜结合紧密，需锐性分离，分离时应尽可能保护腮腺筋膜，以免损伤腮腺组织造成腮腺瘘。最后还需要强调对颊脂垫的处理，颊脂垫在咬肌前缘，面神经的颊支走行于颊脂垫的浅面，此区 SMAS 层变薄，且解剖平面不规则，容易损伤面神经和血管。因此分离时应格外谨慎。面部除皱术不主张去除颊脂垫，因去除颊脂垫后面部更容易呈现老态，而是将脂肪重新定位。为了使面颊部得到充分的提升，通常情况下需把面部的诸多韧带离断，重新定位固定。这里需要特别注意的是颧弓韧带，它位于耳屏切迹前缘约 4cm 处颧大、小肌起始部的后方，起始于颧弓前端下缘，与颊部的真皮相连接。面神经的颞支发出分支穿过颧弓韧带的上方，面横动脉多经过颧弓韧带下方，因此操作时应格外细心。剥离至颌下颈区时，应将所有位于下颌内侧缘的下颌骨皮肤支持韧带全部离断。耳后乳突区缺乏皮下脂肪组织，皮肤和深部组织紧密相连，需锐性分离。当剥离至胸锁乳突区时，应注意勿损伤耳大神经。

4. 当分离完成后，应直视下彻底止血，尤其注意颧弓韧带、鼻唇沟等区域。通常选择在眼轮匝肌的外缘，鼻唇沟处，口角外侧及下颌缘等处选择 3 ~ 5 点，对 SMAS 层进行向外上方向折叠缝合固定，以实现深部组织的整体提升。同时注意保持双侧口角，鼻唇沟的对称性。去除少量多余皮肤，实现无张力缝合，间断缝合皮肤，注意伤口对合良好，减轻伤口瘢痕。留置引流。

5. 温的无菌生理盐水彻底清洗伤口及头发，局部加压包扎术区。

五、术后监测与处理

患者术后应严密观察引流液的情况，注意有无血肿形成。术后引流常规 48 小时内拔除。术后还应给予预防性抗生素治疗。术后 24 小时内停药，对于手术时间超过 3 小时者，可延长至 48 小时停药。术后早期，常规给予镇痛及恶心、呕吐等对症治疗。术后早期患者还应尽量减少头面部活动，包括咀嚼、大笑等。患者术后耳前切口拆线时间为 5 ~ 7 天，耳后切口为 9 ~ 10 天，头皮内可适当延长至 10 ~ 14 天。患者术后 6 周内避免剧烈活动。并于术后 1 个月、3 个月、6 个月及 12 个月返院复查。

六、术后常见并发症的预防与处理

除皱术因手术剥离的层次复杂，范围广泛，神经血管密集而可能出现多种并发症。一旦发生并发症，术者及主管医生应尽快做出准确的判断，并找出发生的原因，及时地采取有效的补救措施，将并发症的损害降到最小。

1. 血肿　血肿是除皱术最常见的并发症之一，并且多发生在术后 12 小时内。它多表现为局限在单侧的面颈部的持续性疼痛伴有加重的趋势。局部可见肿胀、皮肤发紫或者瘀斑等。一旦发现以上情况，应立即打开敷料，仔细检查伤口，判断出血的范围及出血量。如果发现出血量较大，出血速度较快，局部皮肤压力较高，有可能影响皮瓣血运，或者出现压迫症状导致患者呼吸困难，应立即行血肿清除术。如果血肿不是太大，也可以拆除数针缝线，将血凝块挤出，并放置引流条。对于小的血肿，可以在局部适当加压，防止继续渗出。导致血肿发生最常见的原因是术后血压增高，因此术后应尽量避免导致血压升高的可能诱因，如术后疼痛刺激、咳嗽、呕吐、情绪紧张等。引起血肿的另一个原因为患者的凝血功能异常，如术前服用阿司匹林等药物。此外，术中止血不彻底，也是导致术后血肿的常见原因。因此要求术中应做到细致操作，严密止血。

2. 神经损伤　除皱术最可能出现的神经损伤是面神经、耳大神经和眶上神经。其中面神经又属面神经的额支和下颌缘支最容易受损。不同的神经损伤后会出现相应的症状。因此根据患者的症状基本可以确定损伤的神经。当面神经的额支损伤后，患者会出现额纹及眉毛位置不对称，患者额纹小时眉下垂不能上抬等表现。面神经下颌缘支受损表现为口角偏斜，不能吹口哨等。耳大神经损伤可造成耳郭后方皮肤感觉异常。术者在术中应仔细操作，避免损伤神经，当发生神经损伤时，应尽量修复。对于大部分患者的神经损伤都是暂时性的。应与患者耐心解释，缓解患者的恐惧心理。同时还可服用营养神经的药物。一般在手术后数月即可恢复。

3. 皮肤坏死　除皱术中皮肤坏死较为少见，但一旦出现后果十分严重。发生皮肤坏死的原因较多，主要包括剥离时皮瓣过薄、皮肤张力过大、包扎时压力过大、血肿形成及感染等。当出现皮肤坏死时，应积极保护创面，防止创面扩大及感染。待创面愈合后再行二期修整。

4. 秃发　除皱术后头部切口瘢痕附近会有不同程度的秃发现象，多因分离皮瓣时损伤毛囊所致；也可因为切口张力过大，缝合过密所致。

5.瘢痕　除皱术后形成宽大明显的瘢痕多是因为皮瓣的血运不良和缝合时伤口张力过大。常见于颞部头皮区和耳后乳突区，因这两个区域常常是面部皮肤向上提紧时的承重部位。因此术中应注意皮下减张。对于增生性瘢痕，也可局部注射类固醇激素及祛瘢药物。

6.色素沉着　色素沉着多数是由于局部发生血肿、瘀斑之后，真皮内含铁血黄素沉积所致。一般 6 ～ 12 个月可自然消退。

七、临床效果评价

年龄带来的衰老是无法抗拒的，但不断发展的美容整形医学技术将能有效地改善面部的衰老。面颈部年轻化是目前较热门并富有挑战性的临床问题，无论手术还是非手术方法都在不断地更新、完善。随着除皱技术的进展，新的手术方法不断呈现。笔者认为，无论采用何种术式，其目的都是为了消除皱纹，改善皮肤松弛。手术方法要做到：切除已是多余的组织（皮肤与某个部位的 SMAS），提紧面部筋膜系统，悬吊要充分、可靠；提紧部分表情肌，切除易形成皱纹但不影响表情功能的部分表情肌。传统的多切口、多层次、多部位的创伤性除皱手术术后效果理想而持久。而小切口"微创"悬吊除皱术，术后效果往往维持时间较短。部分患者会出现术后颞区脱发，除常见的原因要避免外，笔者认为颞区应该在颞深筋膜层做钝性分离，将有效保护毛囊不被损伤。缝合头皮时应先行帽状腱膜与颞深筋膜的减张缝合，使头皮肤在无张力状态下对合。术后切口与术区包扎松紧适宜，时间不宜过长，以免人为造成皮瓣的供血不足而致脱发。总之，SMAS 筋膜下除皱术主要通过矫正面部老年性解剖学的改变，使面部获得自然、持久的年轻化效果。

300

第三节　面部皱纹的注射美容治疗

具体内容见第二十章微创美容外科学。

（王晓军　龙 飞）

参 考 文 献

王炜 .1999. 整形外科学 . 杭州：浙江科学技术出版社
张涤生 , 辛时林 , 易传勋 , 等 .2001. 整形外科手术图谱 . 武汉：湖北科学技术出版社
朱洪荫 .1986. 中国医学百科全书 – 整形外科学 . 上海：上海科学技术出版社

第二十五章　乳房整形与美容

第一节　乳房缩小整形术

乳房缩小整形术是在 20 世纪得以逐步完善、不断改进而发展起来的，最初阶段乳房缩小整形术是以缩小乳房体积为主要目的。随着解剖学研究的不断深入，乳房缩小整形术的安全性和术后效果也逐渐引起人们的重视。总体来说，乳房缩小整形术的目标应包括更高的手术安全性，更完美的乳房外形，更好的感觉和生理功能，尽可能小的手术瘢痕。

一、适应证

下垂过重的乳房会导致肩背痛、头痛、尺侧神经感觉异常，内衣压迫导致肩部皮肤下凹。乳房甚至会自发地疼痛。乳房下皱襞皮肤受慢性刺激被浸软（擦烂），并发生反复的真菌感染和乳腺炎、脊柱偏曲（脊柱侧凸或脊柱后凸），生理活动会受到限制。并因穿衣形象难看及运动受限，导致患者自信心的丧失和抑郁。尽管乳房缩小整形术本身还不够完善，但手术带来的身体上的协调足以弥补手术造成的皮肤瘢痕、感觉减退、生理功能减退等不良后果。

因此，由于一侧或双侧乳房肥大、过重，并有乳房明显下垂的患者，不论在任何年龄段，如果患者身体状况良好，手术动机正确，没有下述明显的手术禁忌证者均可行乳房缩小整形术。

二、禁忌证

1. 身体主要脏器如心、肝、肾和全身系统性病变未能控制者，如高血压、糖尿病、急慢性肾功能不全、心功能不全等。
2. 凝血功能障碍，有血栓病史者。
3. 手术动机不纯或有精神疾病患者。
4. 乳房有性质不明的肿块者。
5. 妊娠或哺乳期妇女。
6. 过度肥胖者。

乳房疼痛、硬结、周期性疼痛、乳癌家族史不是手术禁忌证。

三、术前准备

详细询问病史，尽可能获得所有患者术前的乳房 X 线照片，排除乳房可疑结节。获取患者的术前照片并术前常规标记皮肤切口，记录乳房各个参数，尽可能地标记腺体切除范围。

糖尿病和高血压患者术前应控制好病情。超重患者建议在术前进行减肥至术后可以维持的体重，术后则不要再过度减肥，容易导致乳房下垂。此外，肥胖症患者并发症的发生率较高，如伤口裂开、感染、深静脉血栓等。

术前需告知吸烟患者在术后发生皮瓣坏死可能性较高，要求至少在术前 30 天开始戒烟，不戒烟者不可手术。建议患者在术前 2 周停用影响伤口愈合和血液凝固的药物（如阿司匹林和其他前列腺素抑制剂）。

患者的选择是获得医生、患者均满意的手术效果最重要的条件之一，因此，在术前一定要进行详细的病史询问，排除手术禁忌证，选择具有充分手术适应证的患者，避免术后各种难以避免的并发症的出现，以求得到更好的手术效果。

麻醉一般选择全身麻醉，根据手术方式、患者情况及手术医生的熟练程度，选择备血。

四、手术要点、难点及对策

从乳房的美学意义上讲，乳房缩小整形术至少要达到三个目的：①术后良好的乳房突出度。②手术效果保持时间较久，无继发下垂的发生。③缩小乳房下皱襞瘢痕的长度。许多乳房缩小术及乳房悬吊术可以达到乳房良好的突出度，有些技术也能保持较持久的效果，但如何在不牺牲乳房良好的突出和持久的效果为代价的前提下，尽量减少或消除乳房下皱襞瘢痕的长度则一直是整形外科医生追求的目标。近年来许多学者提出了形状各异的非倒"T"形切口技术，目的就是将手术瘢痕最小化，以避免传统的倒"T"形切口较明显的手术瘢痕。

（一）垂直乳房缩小整形术

垂直乳房缩小整形术可以将最小的瘢痕和满意的乳房形状完美地结合在一起，从而被广泛应用。本部分以垂直双蒂乳房缩小成形术为例。

1.术前标记 站立位画线，并根据患者的体型和个人愿望调整和确定各经线的长度。标出胸骨中线、乳房下皱襞和乳房中轴线，乳房中轴线距胸骨中线的距离通常为 10 ～ 12 cm，主要用于确定皮肤切除区外侧垂直线时的参考。定位新乳头的位置并定点 n。乳头的位置，距胸骨切迹中点 19 ～ 21cm。以该点为中心，以 2.5cm 为半径设计圆圈，定为乳晕区。设计乳房外侧及内侧皮瓣，从 n 点向外下方、内下方分别设计点 1 及 m，连接点 nl 及 nm，其形成的夹角为 60°～ 130°，且 nl=nm=8.0 ～ 8.5cm，然后分别弧形连接 1 点、m 点与乳房下皱襞外侧点及内侧点，即完成皮瓣的设计。将乳房分别推向外侧和内侧标出皮肤切除区的内、外侧垂直线。做上述标志时，应将乳房向上推以保证术后乳房呈锥形而非扁平状。

上述标记完成后也就确定了乳房上部去表皮的范围和下部皮肤乳腺切除的范围，但腺体切除的量和部位并不与标志线完全相当。

2. 局部浸润麻醉　患者麻醉后取平卧位，于真皮组织蒂的真皮内及其余区域乳房皮下注射含 1 ：200 000 肾上腺素的生理盐水，这样可大大减少术中出血量，避免输血。

3. 真皮组织蒂去表皮　在新乳晕下方设计宽 6.0 ~ 7.0cm，直至乳房下皱襞的矩形区域，在标记范围内去表皮，形成垂直双蒂的乳头、乳晕皮瓣。为保护真皮组织瓣上乳头、乳晕的血供，应注意避免表皮去除过深，同时也要防止真皮下方修剪过度致其血供被破坏。对超大的乳房或严重的乳房下垂，如乳头、乳晕达脐孔甚至耻骨者，即便应用这种垂直双蒂乳头、乳晕移植，也难保其转移后的血供。这时只能考虑乳头、乳晕复合组织的游离移植。移植时，应按照复合组织游离移植的原则，术中既要保留部分乳头皮下组织以维持移植后乳头形态，又不能携带过多，否则会增加游离组织血供的负担，导致移植组织存活不良。术后注意良好加压、制动，防止皮下积血。

4. 皮肤、腺体切除及缝合　按照上述设计线切除乳房下方及两侧的皮肤及包括真皮蒂下方的乳腺组织。在剩余乳房内、外侧皮瓣浅筋膜层下适当分离，使其便于旋转移植、缝合及乳房组织的处理。将保留的乳腺组织在胸肌筋膜表面适当分离，做下垂乳腺的正位悬吊，并固定于胸肌筋膜的表面。对合剩余乳腺组织的边缘，重塑半球形乳腺形态。

5. 关闭创口　于筋膜层、皮下层及皮肤组织层分层缝合。

6. 包扎　留置负压引流，以松软棉垫大纱等外辅料覆盖，多头胸带加压包扎定型。

7. 术后处理　术后第 5 天拔除引流，加压敷料包扎以向上支撑乳房。术后第 7 天首次更换敷料。垂直切口会有较多皱褶。术后 2 周拆线，继续昼夜佩戴支持胸罩 2 个月。

8. 临床效果评价　Lejour 认为该方法有以下优点：①适用范围广，可适用于所有类型的乳房肥大患者。②术前标记较灵活，从而在各种大小的肥大乳房中均比较安全，乳房体积越大，上蒂的宽度越宽。③依靠腺体的重新塑形来再现乳房外形，不只是依靠皮肤来支持乳房。④因腺体固定可靠，术后效果持久。⑤术后并发症较少。⑥瘢痕较短。⑦手术较简单易行，容易掌握。

为了进一步增加手术的美容效果和术后效果的持久性，许多研究者对此又进行了多种改良，如真皮悬吊技术、垂直切口末端的荷包缝合技术等，但 Hall-Findlay 认为该项技术的最主要问题在于上蒂技术所固有的几个主要问题仍然没有解决：①上蒂的可塑形性较差。②上蒂过长时难以保证乳头乳晕复合体的血供。③该项技术难以用于切除量较大的乳房缩小整形术。因此 Hall-Findlay 改用内侧蒂或外侧蒂，不进行脂肪抽吸、腺体固定和皮肤的剥离。但内侧蒂仍不能保证乳头乳晕的优势神经——第 4 肋间神经外侧皮支不受损伤。Greuse 等研究发现，内侧蒂乳房缩小整形术术后乳头乳晕复合体的触觉只有 55% 可恢复术前水平，乳头乳晕的两点辨别觉的恢复率也仅为 25% 和 32.5%；术后乳房外形极不规则，往往需要较长的恢复时间。由于皮肤的张力、乳腺实质的重新分布，以及重力作用均对乳房的形状产生影响，因此靠自然恢复有很大的不确定性，术后容易出现乳头乳晕位置太高，乳头至乳房下皱襞距离太长，乳房下极形态不佳等并发症。因此该术式一般只适用于切除小于400g 的肥大乳房，对于切除量较大的乳房缩小整形术仍需积累更多的经验。

（二）双环形切口真皮乳罩技术乳房缩小整形术

乳房缩小整形术的主要目的：满意的乳房突出度，持久的效果，最不明显的瘢痕，最少的并发症，保持乳头、乳晕复合体的成活和原有感觉。乳房缩小整形术虽有多种术式，但尚无一种术式能够完全达到上述要求。孙家明、乔群等在解剖学基础上提出了改良的双环形切口真皮乳罩技术乳房缩小整形术，取得了较好的效果。

1.术前标记　于站立位沿锁骨中点向下经乳头延伸至乳房下皱襞为乳房经线即锁乳线，自胸骨外侧缘第 4 肋间开始弧形向外经原乳头中点（O）至腋前线与第 4 肋间相交处为乳房纬线，亦即第 4 肋间神经外侧皮支和前皮支的体表投影。于乳房下皱襞中点在乳房前面锁乳线上的投影点上 2cm 定点 A 为新乳晕的上缘。此点距锁骨中点的距离为 18～22 cm。在两侧乳房下皱襞位置不对称时应使两侧锁骨中点距 A 点的距离相等。于乳房下皱襞中点沿锁乳线向上 5～7 cm 为 B 点。自胸骨中线沿乳房纬线向外 9 cm 为 C 点。测量 OC 的距离，继续沿乳房纬线向外定出 D 点，使 OD=（OC–2）cm，目的是减少最后缝合时乳晕外侧缘切口的张力。弧形连接 A、B、C、D 四点，或为圆形或为椭圆形。张开乳晕，以 O 点为圆心，画直径为 4cm 的圆为新乳晕的大小（图 25-1，图 25-2）。

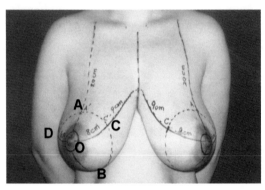

图 25-1　术前设计正位

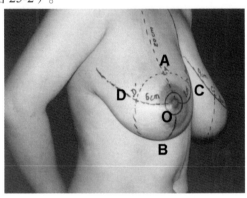

图 25-2　术前设计斜位

2.真皮帽形成　于全乳房皮下注射含 1∶20 万肾上腺素生理盐水，以减少术中出血和有利于剥离平面的完整。去除新乳晕外缘与 A、B、D、C 连线间的表皮，形成真皮帽（图 25-3）。

3.腺体切除　沿真皮外缘切开至乳腺包膜，沿此平面向内、上、外 3 个方向剥离至腺体边缘。于乳腺上部设计"W"形腺体切除范围（图 25-4）。

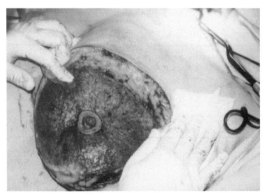

图 25-3　真皮帽形成

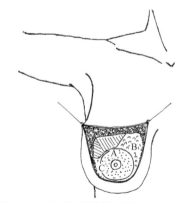

图 25-4　"W"形腺体切除和 A、B、C
三个腺体瓣

外侧最低点不应超过乳头水平。如为巨大乳房可增加内侧乳腺组织切除的量。亚甲蓝标记后，垂直于胸壁切除标记范围的腺体，注意保留腺体后疏松结缔组织。

4. 腺体旋转固定　剩余乳腺组织自内向外形成 A、B、C 三个乳腺组织瓣与基底相连。A 瓣位置不动，将 B、C 两瓣向内上方旋转，塑形腺体使乳房呈圆锥形（图 25-5）。

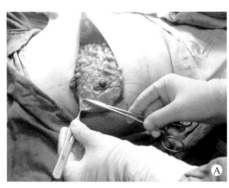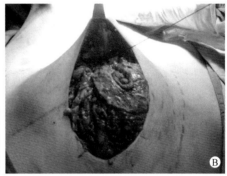

图 25-5　腺体旋转固定

剥离乳房下极皮肤至乳房下皱襞。将真皮边缘向外围牵拉，固定于胸肌筋膜上。调整乳头乳晕的位置，使其位于第 4 肋间距胸骨中线 9 ~ 11 cm 处，距颈静脉切迹 15 ~ 17cm（图 25-6）。

5. 切除多余皮囊组织、缝合　将皮肤囊袋各个方向的皮缘向乳头方向牵拉，使其到达乳晕边缘的张力大致相等，标出多余的皮肤并予以切除。生理盐水冲洗创腔，3-0 单丝尼龙线荷包缝合外环、收紧，使与新乳晕的大小相当，打结收紧均匀分布皮肤囊袋皮缘皱襞。然后分层缝合皮缘，使其对合良好（图 25-7）。

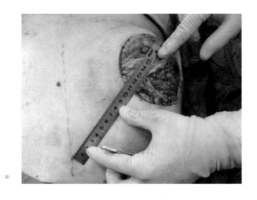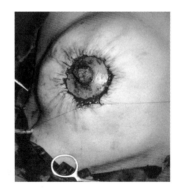

图 25-6　测量乳头位置　　　　　　图 25-7　收拢荷包

（三）术后常见并发症的预防与处理

1. 血肿　血肿的发生主要是由于术中止血不确切。一方面，因为术中应用含肾上腺素生理盐水对乳房皮下注射，虽然能减少术中出血，有利于操作，但术后肾上腺素闭塞的小血管容易反弹性开放，从而导致血肿的发生；另一方面，由于术中止血不严密导致血肿。

预防措施：注意在关闭切口前进行彻底的止血；在乳腺包膜外层次分离乳房瓣和乳腺，分离层次不均容易伤及血管，引起术后出血；术后包扎时应该达到一定压力，起到压迫止血的作用（图 25-8）。

2. 切口愈合不良　主要表现为拆线后切口即刻裂开，或拆线后短期内切口瘢痕破溃裂开（图 25-9）。原因为荷包收拢程度不够，导致乳晕边缘与周围皮肤缝合张力较大，或缝合乳晕与周边皮肤时遗留了死腔。对于个别患者，也存在对缝线过敏的现象，表现为瘢痕部位多发的破溃。术前设计时应注意：① OD<OC；② A 点宁低勿高；③ 保留皮肤量充足；④ 外环为圆形、横椭圆或纵椭圆，切忌为橄榄形、菱形或不规则形。对于较小的切口愈合不良，可换药后自行愈合，对于宽度大于 0.3cm 的裂口则建议二次缝合。

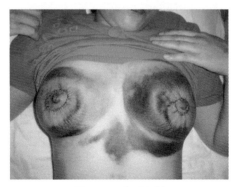

图 25-8　皮下血肿

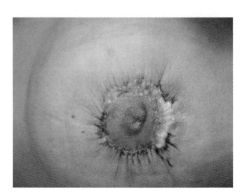

图 25-9　切口愈合不良

3. 乳晕不圆　出现乳晕不圆的主要原因是术前设计错误，或收拢荷包时未调节各个方向上张力使之均等。术前设计时应在各个方向上留够皮肤，收拢荷包时对各个方向上的松紧程度进行检查及反复调节（图 25-10）。

4. 乳头乳晕感觉减退或消失　主要表现为乳头乳晕对触觉、压觉不敏感。可能是术中牵拉神经，或神经受损导致。大部分患者在术后 1 年内能恢复乳头乳晕的感觉。为了避免神经损伤，在巨型乳房、要求切除较多的乳腺组织时，外侧腺体的切除也不宜超过左乳 4 点钟和右乳 8 点钟的位置，可增加乳房内侧切除范围，使保留的腺体大部分位于下外侧。这样就以牺牲第 3 ~ 5 肋间神经前皮支可能进入腺体的乳腺深支（我们未发现这些分支）为代价，而最大限度地保护了第 4 肋间神经的外侧皮支。

5. 瘢痕　少数患者术后 1 年内出现明显的瘢痕增生（图 25-11），部分患者伴有乳晕增

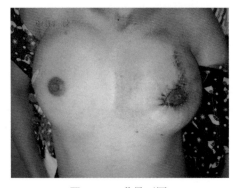

图 25-10　乳晕不圆

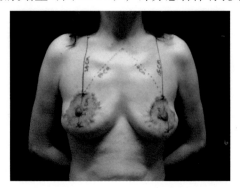

图 25-11　切口瘢痕增生

大。其主要原因：①腺体固定不牢；②真皮帽不足；③保留皮肤量不够；④荷包缝合线打结不紧、过浅外露，人为去除、切割真皮失去作用，缝线过细活动断裂；⑤应用可吸收缝线维持时间过短。对于切口愈合良好，乳晕大小正常的瘢痕增生患者，推荐接受 6 ~ 8 个月的硅酮凝胶抗瘢痕增生治疗，大部分病例的瘢痕能得到有效抑制。乳晕增大伴瘢痕增生的患者，多是由于荷包缝合线断裂，乳房皮肤回缩牵拉乳晕所致，这种患者应切除瘢痕后，再次行荷包缝合收拢皮肤。

6. 继发腺体下垂　少部分患者术后 2 年内出现继发下垂（图 25-12），主要表现为乳头乳晕位置降低，乳房下极膨出，原因为腺体固定不牢和乳房再次增大。应再次乳房缩小，行乳晕缩小、"W"形腺体切除和腺体旋转固定。

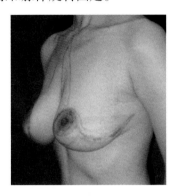

图 25-12　继发腺体下垂

五、乳房缩小整形术术后的并发症与处理

尽管乳房缩小整形术有较高的满意率，但仍有许多不应出现的问题。乳房的性学意义这一特性决定了这一手术结果的不同满意度。有些问题可能较为轻微，如线结反应，但有些并发症可能较为严重，甚至难以原谅，如乳头乳晕坏死。本节将对这些并发症发生的原因及预防做一描述。

（一）术后即时并发症的预防与处理

1. 乳头乳晕血运障碍　如果术中检查乳头乳晕的血供是正常的，而术后逐渐出现乳头乳晕肿胀、水疱、淤血和变蓝，则表明有发生乳头乳晕坏死的可能。其主要是由静脉回流欠佳所致，应去除几针缝线减张。如果仍不能改变乳头的颜色，应返回手术室，去除可能存在的蒂部扭转或乳头乳晕下方的血肿。如效果不明显，仍有静脉淤血，可应用水蛭。国外有较多成功的例子。但水蛭携带有嗜水气单胞菌，有可能引起感染，可预防性地应用四环素或其他敏感抗生素。该细菌对青霉素和氨苄西林耐药。

2. 血肿、血清肿　任何手术都有发生血清肿的可能，乳房缩小手术后虽较少见，但一旦发生则较为明显。大多发生于剥离范围较广的术式。Perpere 等曾报告一例 38 岁妇女术后 2 小时出现严重出血，但没有发现任何特殊原因，最终诊断为副肾反跳。Strombeck 回顾 671 例患者，报告血肿的发生率为 2.7%；Mckissock 报告为 2.21%（360 例，平均切除腺体量为 724g）。血肿大多在术后 24 小时内出现，而血清肿可能延续到术后 9 天都有可能出现。其可能的原因包括自主和不自主的活动增加、服用阿司匹林或其他不可知的凝血异常。一旦出现血肿、血清肿，在它未造成压力增加，引起皮肤坏死、体液过多丢失，以及可能影响乳头乳晕成活之前，应尽快予以引流、止血。如果出现血肿，即使排出也会增加感染的可能性，因此应加用或延长抗生素的应用时间。

（二）术后早期并发症的预防与处理

1. 切口愈合不良　在倒"T"形切口手术后，如果缝线拆除太早（12 ~ 14 天以前），其倒"T"形切口的交界处较易发生切口裂开。因此缝线不宜拆除过早，必要时拆除缝线后可应用减张胶布和创口胶保持创口接合。如手术中创口缝合太紧，患者有时可能会有切口突然崩开的感觉。如切口已分开应立即缝合，否则可能会产生明显瘢痕。

2. 感染　乳房缩小整形术后发生感染的机会较少，但并不是没有。如果患者出现发热和切口出现红肿，应静脉内应用抗生素。一般不主张预防性应用抗生素。多数情况下致病微生物为金黄色葡萄球菌，但 Ransjo 在 25 例乳房随时中采集的标本做细菌培养显示主要是表皮葡萄球菌和厌氧性痤疮丙酸杆菌。它们大多是乳腺导管内的正常菌群。Roud 和 Bostwick 曾报告一例术后 4 天出现坏疽性脓皮病的患者，术后早期尽管曾应用头孢氨苄，但仍出现发热。细菌培养阴性，组织切片显示为非特异性感染，最后经局部清创、静脉内应用球蛋白和泼尼松而痊愈。

3. 隐性乳腺癌　如果在术前检查中并没有发现有乳腺癌，患者也没有乳腺癌家族史，而于术中或术后病理检查中发现有一恶性肿瘤，这对患者来讲应该是幸运的。此时应让患者找乳腺外科医生、肿瘤学家、病理学家等会诊。大多数应行乳房切除再行乳房重建。如果是手术中发现乳腺组织内有肿瘤存在，在不能完全确定属良性肿瘤的情况下，应行快速冷冻检查，如为恶性，应立即结束乳房缩小手术而改行乳房切除术。有时对此情况术前并未通知患者，这将是医生比较难以决断的事情。因此术前仔细检查是非常必要的。假如遇到上述情况，在患者麻醉的情况下，应通知患者家属，并应与普外科医生会诊决定手术方案，因为在大多数医院，乳腺癌并不是整形外科医生的治疗范围。

4. Mondor 氏病　Mondor 氏病是一种良性、自限性胸前静脉的表浅血栓性静脉炎，可于术后 3 ~ 7 周发生。一般表现为可以看到的垂直可触及的皮下索条，位于乳房下区，当患者双上肢上举使皮肤紧张时表现更为明显，有时伴有压痛。随时间延长，静脉内血栓胶原化后症状即消失，不需进行任何治疗。但有时因疼痛或美容问题而需去除栓塞的静脉。

5. 全身性并发症　乳房缩小整形术与其他外科手术一样，术后可能会出现一些内科和外科问题，如肺不张和肺炎、尿路感染、心肌梗死或缺血、深静脉炎和肺梗死等。这要求整形外科医生应具有多学科的基本知识和扎实的临床基本技能，才能做到早期预防和及时治疗。

（三）晚期并发症的预防与处理

1. 严重的切口瘢痕　虽然切口瘢痕不可避免，但有些人瘢痕较为严重（图 25-13）。瘢痕的轻重程度受很多因素的影响，这在大多数整形外科书籍中已有说明，在此不再赘述。

乳房缩小整形术后瘢痕较易增生的部位大多位于乳房下皱襞的两端和乳晕周围。在年轻人，如出现乳晕部分坏死，乳晕周围瘢痕将更为明显，且易于出现增生、变厚。

在倒"T"形切口的中间交界处有时切口愈合不良而出现二期愈合，但通常不会出现增生，也易于被乳房所遮盖。

出现增生性瘢痕可行曲安西龙药物注射治疗。伴有痒、痛的增生性瘢痕是曲安西龙注射的最好适应证，也通常能得到很好的缓解。瘢痕再修整不适用于没有感染而一期愈合的年轻患者。一般主张在 9 ~ 12 个月前不应做瘢痕修整，即使需要修整，也应在局麻下做小范围的修整而不应在此时期做范围较广的手术。如果因其他问题需要再次手术可同时修整再次手术范围内的瘢痕。

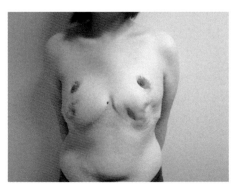

图 25-13　切口增生及凹陷性瘢痕

2.乳房形态不佳或不对称　评价乳房的形态需要等待足够的时间，通常为 18 个月甚至更长。如需手术修整，通常需去除部分组织。通常在局麻下手术，可通过吸脂术也可行手术切除。一般情况下，如果属形态问题，大多均可通过吸脂手术处理。

3.脂肪坏死　如果所保留的乳腺组织有部分超出蒂部血管所供应的范围，则这部分就有可能发生液化坏死，也可发生于过度剥离而不平整的皮下脂肪，如不处理可形成无菌脓肿甚至形成硬块。到此阶段，尽管原病理检查正常，但持续几个月的硬块都应进行组织学检查以明确诊断。应时刻牢记，任何时候、任何情况下乳房都有发生乳腺癌的可能。

Strombeck 曾报告在肥胖患者，切除乳腺组织在 1000g 以上时有 10% 的患者发生脂肪坏死。如伴有切口愈合不良，可自切口进行引流，否则很难自行吸收。如果蒂部出现坏死液化多伴有切口愈合不良，多需清创以缩短患者恢复时间，待二期再行乳房不规则的修整。

4.乳头乳晕坏死和切口不愈合　判断乳头乳晕完全坏死多在术后 10 天。此时保守治疗有时已难以得到改善，需清创处理。如果同时伴有蒂部坏死往往需几个月方可恢复。过早清创有时难以保证正常组织不被破坏，大多依靠自行坏死脱落。局部可应用湿性敷料湿敷，通常患者经常湿敷和自来水淋浴可帮助清洁创口而促进基底肉芽组织的生长。坏死组织脱落干净后可先行创面拉拢缝合或待肉芽组织生长填满创腔后后再行创面植皮。

如乳头乳晕均已完全坏死缺如，则需重建。各种乳房再造手术中关于乳头乳晕再造的手术方法均适用于此。如已行局部植皮，可在此基础上利用各种方法行乳头重建。否则需先切除局部瘢痕再行全厚植皮，供区可选自股上内侧，以后再行乳头重建。文身将有助于更好地协调局部的颜色与对侧相近。

5. 乳头内陷　乳房缩小手术本身就可能造成乳头内陷，如果患者术前就存在乳头内陷，术后更不可避免。能通过手术本身纠正原已存在的乳头内陷的手术方法还没有报道。有些手术方法本身就有造成乳头内陷的可能性，如 Mckissock 的垂直双蒂技术，由于上部蒂较宽，随乳房下垂蒂的牵拉作用而造成乳晕回缩。可于上外侧围绕乳晕做切口减轻这一牵拉作用而纠正。除此之外，一旦乳头内陷已成定式，则需用其他技术纠正乳头内陷。这将在有关章节中予以详细描述。

6. 乳头乳晕突出　有时乳房缩小术后乳头乳晕过大而突出。有时术中既已出现，有时可于乳头乳晕下方去除过度的脂肪或腺体予以纠正，但最好不要予以修整，否则可能影响乳头乳晕的血运。术后 6 ~ 8 个月，如一侧较另侧乳晕小，可通过增加其周围锁孔的直径而改善；如一侧较另侧大，可去除一侧过多的乳晕，如同时伴有乳头突出可用不可吸收尼龙线于乳头乳晕深面向深部组织牵拉缝合以纠正较为严重的乳头突出。

7. 乳晕会聚　如果乳头乳晕太向内并相互向内指向称乳头乳晕会聚。这是一种较难处理的畸形。可于乳头乳晕外侧做半环形皮肤切除纠正。如果乳头乳晕距离胸骨中线太近，内侧存在皮肤组织量不足则难以处理。有人曾描述于乳头乳晕下方做一弧形皮瓣纠正，但难以达到非常满意的效果。也可做一单纯的真皮脂肪瓣充填于内侧改变一下乳头的指向而改善。

8. 乳头乳晕位置太高　乳头位置太高是最具挑战性也是最难处理的一种并发症。可于乳房下皱襞上缘切除一弧形皮肤腺体组织，将皮肤向下牵拉、腺体上推而纠正。如位置太高、又不想在乳房上部留下瘢痕则是比较可能的。可于乳晕上方埋置一肾形扩张器行皮肤扩张，二期取出扩张器时，可于乳晕下方去除一弧形皮肤，降低乳晕位置，上部创面用扩张的皮肤覆盖。

9. 乳头乳晕位置过低　乳头乳晕位置较低往往对患者影响不大，但有时也是令人不满意的一个因素。如不严重，可于乳晕上方做一半月形皮肤切除足以解决问题。如需提高太多，可做"Z"成形术，单侧手术时，一定注意"Z"形臂的长度和角度以与对侧对称。

10. 不能哺乳　初期乳头本身的因素如乳头内陷，乳房缩小术后不能哺乳大多是单纯真皮瓣作蒂的手术。因此如果患者有术后哺乳的要求，应尽量选用腺体蒂或真皮腺体蒂手术以保证剩余腺体乳腺管与乳头的连续性。另外产后鼓励母亲哺乳婴儿，增强哺乳信心亦至关重要。

11. 溢乳　已有人报道乳房缩小术后出现溢乳的情况，分析其原因有以下几项。①泌乳素，属紧张激素，术后分泌增加；②如果患者在服用某些激素类药物，中断后反跳现象可引起孕激素减少，泌乳释放因子增加；③吸吮反射可引起泌乳素增加，乳房缩小手术以蒂携带乳头乳晕时可能有类似作用；④手术给患者造成的精神压力可造成血中激素水平升高，激活泌乳素受体；⑤泌乳素受体过度敏感。很明显，所有上述这些完全是一种猜测。治疗可选用溴隐停、催乳素抑制剂等药物，以减少泌乳的产生。

12. 肥大复发　乳房肥大的复发并不常见，但在青少年乳房肥大复发则经常发生。这是一种特发性乳房肥大，表现为无明显诱因自行复发，或者有对激素刺激的反应如怀孕等乳房继续增大。有时可施行激素治疗，如孕激素将有助于抑制其生长，但有可能对患者的将来造成不良影响。皮下乳房切除加假体植入可能对这种持续快速生长的乳房是唯一有效的治疗方法。如患者不同意全部切除，术前应向患者或其父母说明复发的可能性非常大。

13.囊肿 这一并发症应该可以避免，但在临床上并不少见。如果手术采用真皮蒂，去表皮时应非常仔细，必要时应用放大镜检查以保证表皮已完全去除。虽然许多剩余的表皮可以消失，但有些可能会形成令人烦恼的囊肿而反复感染。必要时需行囊肿摘除，但有复发的可能。也可行局部全层切除，不需皮瓣转移或皮肤移植而可直接关闭切口。

14.乳房疼痛 如果患者有持久的乳房疼痛，通常对手术结果极不满意。但幸运的是，患者常见的感觉方面的问题不是疼痛而是麻木。疼痛感多属思想压力太大所致。如果患者术后诉说因乳房疼痛而不敢让其丈夫碰自己的乳房而影响性生活或工作时，应劝其去找心理医生咨询。

六、临床效果评价

（一）乳房缩小整形术后的哺乳

乳房的哺乳功能有赖于乳腺正常解剖和生理功能的存在，即保证乳腺小叶、乳腺管与乳头的连续性；吸乳头可通过神经反射刺激垂体催乳激素和缩宫素的分泌，因此保证乳头乳晕感觉对于乳房缩小整形术后的哺乳同等重要。

很明显游离乳头乳晕移植术后哺乳几乎是不可能的。其他几项技术行乳房缩小术后的哺乳问题文献报告不多，大多数只是对其偶有评论或根本没有提及。近10年来随着人们对母乳喂养优点的认识程度不断加深，乳房缩小整形术后是否能够哺乳也逐渐引起了人们广泛的关注。

大多数患者在行有蒂乳房缩小术后再进行哺乳是可能的。健康教育专家和专科医生应该在术前和患者讨论这些问题，并建议患者术后哺乳。在全世界的研究中，目前还没有反对乳房缩小术后进行哺乳的证据。但是，我们仍需要一个由很多研究中心发起的大样本调查研究，带来更让大家信服的证据。

目前的研究还没有表明哪一种手术方法更有利于术后乳汁的分泌和排出，比较一致的意见是要保证乳头尽可能与保留的乳腺组织相连。真皮腺体蒂或单纯腺体蒂携带乳头乳晕的巨乳缩小整形术可以达到此目的。因此在行腺体切除时，应注意手术技巧以保证术后乳汁的顺利排出。

在询证医学的今天，对乳房缩小术后哺乳情况的研究是一个很难的问题。其存在两个主要问题：第一，由于方式方法，社会经济和技术水平的多样性，要求大量患者满足统计学的要求比较困难。第二，没有哺乳的原因多种多样，目前没有统一的处理标准，尤其是对照组的处理更难。此外，还存在其他问题，如对成功哺乳的定义、哺乳时间、是否使用母乳替代品，以及中断哺乳的原因等都没有统一的标准。

影响乳房缩小整形术后能否哺乳的因素很多，手术方法只是其中的一个方面。有研究表明，妊娠分娩后树立哺乳的信心在其中占有非常重要的比重，此外婴儿对乳头吸吮的刺激是刺激乳汁分泌的有利因素。因此乳房缩小整形术前，应告诉和暗示患者手术对乳房的哺乳功能没有或很少产生影响。

311

（二）乳房缩小整形术对患者生活质量的影响

乳房不仅是哺乳器官，还是女性性器官之一。乳房性功能的维持有赖于其良好的感觉及美观的外形。巨乳症时由于乳房体积的增大伴下垂，不仅使其失去公认的美学形态，而且由于神经纤维受牵拉使其敏感性明显下降。临床上，除引起明显的躯体症状外，还对患者的心理造成明显影响。早在 20 多年前 Coin 等就指出巨乳除影响患者对着装的选择和患者体象外，对两性关系也有明显影响。Blomgvist 等基于一项 49 例行巨乳缩小整形术患者术前术后各项生理和心理指标的统计学分析也显示巨乳缩小整形术可明显改善患者的工作能力和性生活质量。最近 Shakespeare 和 Postle 对 60 例乳房过大患者于术后 2 年进行随访研究发现，巨乳缩小不仅使其躯体症状得到缓解，身体活动较前增加，健康状况得到改善，而且增进了与配偶之间的关系，改善了性生活质量。但所有这些均有赖于成功的手术效果——良好的外形、乳房感觉特别是乳头乳晕复合体的感觉的存在，或恢复正常或超过术前。

1. 乳房缩小整形术对乳房感觉的影响　目前关于乳房缩小整形术后乳头乳晕及乳房皮肤感觉改变的研究为数不多，并且缺乏综合各种术式的大样本的长期对照研究。Greuse 用 Lejour 氏法（上真皮腺体蒂法）对 50 例乳房肥大患者行乳房缩小整形术。对其中 40 例患者分别于术后 3 个月、6 个月和 1 年随访。结果发现：术后 3 个月，乳头乳晕和乳房皮肤的触压觉、温度觉和震动觉敏感性显著降低。术后 6 个月，上述感觉改善，但乳头乳晕各种感觉、乳房下象限皮肤的触压觉和温度觉，以及乳房上象限皮肤的温度觉的敏感性仍显著低于术前；与此相反，乳房上象限皮肤的触压觉敏感性显著高于术前。术后 1 年，无一例发生乳头乳晕或乳房皮肤感觉丧失。乳房各部位的触压觉敏感性与术前相比无显著性差异，而在切除组织量大于 500g 的患者中乳房上象限皮肤的触压觉敏感性较术前显著性改善。在切除组织量小于 500g 的患者中，乳房各部位的温度觉和震动觉敏感性与术前相比无显著性差异；在切除组织量大于 500g 的患者中，乳头乳晕温度觉、乳头乳晕和乳房下象限皮肤震动觉的敏感性显著性低于术前。Temple 对 52 例患者行下蒂法乳房缩小术，术后随访 45 例患者后发现术后 2 周乳房各部位的触压觉敏感性显著高于术前，术后 6 周乳房各部位的触压觉敏感性显著高于术后 2 周，但达不到正常乳房的敏感水平。Wechselberger 对 15 例患者行下蒂法乳房缩小整形术，发现切除组织量对术后乳房感觉无影响。术后 6 个月除乳房下象限皮肤触压觉敏感性略降低外，乳头乳晕及乳房其他象限的皮肤触压觉敏感性提高。乳房下象限皮肤触压觉敏感性降低是因为术中用乳房下内侧、下外侧的皮肤重建乳房下象限。切除组织量小于 400g 的一组中，65% 的患者术后保留了温度感觉；切除组织量大于 400g 的一组中，85% 的患者术后保留了温度感觉。Slezak 对 13 例患者行乳头游离移植法和 Mckissock 双垂直蒂法乳房缩小术。术后 6 ~ 12 个月随访发现乳房触压觉和震动觉敏感性与术前相比无改变或有所提高，但仍显著性低于正常女性乳房。行乳头游离移植法的患者术后早期乳晕就有感觉，敏感性随着时间逐渐提高。两种术式术后的乳房触压觉和震动觉敏感性无显著性差异，都以乳晕周围皮肤最敏感。术前乳房感觉敏感性低的患者术后显著性提高，术前乳房感觉敏感性高的患者术后有所下降。Gonzalez 对 43 例患者行中央腺体蒂法和保留乳房下外侧的下蒂法乳房缩小术。术后 17 周随访发现乳房感觉敏感性与术前相比无显著差异，两种术式术后的乳房感觉敏感性也无显著性差异。切除组织量超过 550g 的患者术后乳晕感觉敏感性显著低于切除组织量少于 550g 的患者，两组患者术后乳头感觉敏感性无显著性差异。

2. 影响乳房缩小整形术术后皮肤感觉的因素

（1）术式选择：Sarhadi 发现的第 4 肋间神经外侧皮支深支的存在及其走行。Wuringer 发现的乳房提升韧带系统中，水平纤维隔中包含血管和第 4 肋间神经外侧皮支的深支，并且该系统中的纤维组织易于塑形。这些都为下蒂法乳房缩小整形术提供了理论基础。下蒂法乳房缩小整形术可将第 4 肋间神经外侧皮支的深支保留于下真皮腺体蒂中。术中应适当于外侧加大蒂的宽度，减少乳房下外侧到腋区的剥离以保证腺体与胸肌筋膜紧密连在一起，从而有助于术后保留乳头乳晕的感觉。但需切除的组织量较大时，术中操作时很难达到上述要求。Jaspas 在解剖研究中发现虽然第 4 肋间神经的前皮支和外侧皮支在乳头乳晕的神经支配中无显著性差异，但前皮支的作用更大一些。因此他建议术中将乳头乳晕移于上内侧蒂中，切除乳房下外侧的组织。Sarhadi 解剖发现第 2 ~ 5 肋间神经的前皮支发出分支支配乳头，有助于理解上内侧蒂法乳房缩小术后高比例患者仍能保留乳头乳晕的感觉。他还发现神经越接近乳晕越表浅，由于乳晕无皮下脂肪，神经位于皮下层。因此术中对蒂去表皮时应特别谨慎，以免损伤到达乳头乳晕的神经。许多医师批评采用上蒂法乳房缩小整形术，这是因为术中将乳头乳晕保留于上真皮腺体蒂中而切除乳房下象限组织，术后由乳房上象限内侧和外侧保留的第 4 肋间神经的前皮支和外侧皮支支配乳头乳晕。而对于体积较大的乳房，必须将乳头乳晕缩小、折叠，这将增加损伤乳头乳晕的神经支配的危险。Ahamed 通过对 17 例老年巨乳患者行乳头游离移植法乳房缩小整形术，对 21 例年轻的乳房肥大症患者行下蒂法乳房缩小整形术，手术 1 年后随访发现两组患者的乳晕触压觉敏感性无显著性差异，行下蒂法的患者乳头触压觉敏感性显著高于行乳头游离移植法的患者。两组患者大部分术后保留了未受损的乳头勃起功能。因此，对于伴乳房下垂的巨乳患者和老年乳房肥大症患者来说，乳头游离移植法乳房缩小整形术是下蒂法乳房缩小整形术的一种安全的替代术式。因为术中将乳头乳晕移植于有锁骨上神经和上位肋间神经良好支配的真皮床上。Hamdi 对 20 例行下蒂法和 18 例行上蒂法乳房缩小整形术的患者进行术前、术后乳房触压觉的对比研究。术前两组患者乳房各部位的触压觉无显著性差异。术后 3 个月，两组患者乳房各部位的感觉敏感性都下降。术后 6 个月，无一例患者乳房感觉缺失。但两组患者相比较，术后 3 个月，行上蒂法手术的患者乳房上、外侧象限的触压觉敏感性显著性高于行下蒂法手术的患者；行下蒂法手术的患者乳晕上象限触压觉敏感性显著性低于行上蒂法手术的患者；术后 3 个月和 6 个月，行上蒂法手术的患者乳晕下象限触压觉敏感性显著低于行下蒂法手术的患者。

（2）术中切除的组织量：Greuse 认为切除的腺体组织量是影响术后乳房感觉恢复的重要因素。巨乳患者需切除的腺体组织量增多，切断神经、损伤术后乳头乳晕感觉的危险性增加。Gonzalez 认为加大切除的组织量将增加损伤第 4 肋间神经的危险。Wechselberg 则认为术中切除的组织量对术后乳头乳晕和乳房皮肤的触压觉无影响。Temple 也认为术中切除的组织量及蒂的长度与术后乳房感觉改变无关。

（3）术后的恢复时间：Greuse 研究发现术后 6 ~ 12 个月乳房感觉仍逐渐提高，所以他认为术后乳房感觉的恢复至少需要 1 年的时间。在 Contiss 的研究中，术后 6 个月所有的受术乳房感觉丧失，术后 2 年 65% 的受术乳房感觉才恢复。Hamdi 认为术后至少需 6 个月的时间，乳房感觉才能最终恢复。因此，术后时间不同，患者的乳房感觉恢复也不同。

第二节 隆 乳 术

隆乳术（augmentation mammaplasty）是指通过植入乳房假体或移植自身组织，使乳房体积增大、形态丰满匀称，改善女性体型、恢复女性特有的曲线美。丰满的乳房是女性妩媚的象征，乳房扁平或过小，使胸部外观平坦，失去女性所特有的曲线美及其魅力，可给女性的心理造成不良的影响。在西方，扁平胸的女性几乎无法进行社交生活。在我国，由于受到西方生活方式的影响，青年女性不再为乳房的增大而感到羞耻，相反，把乳房丰满健美当作女性青春的象征并引以为傲。随着科学技术的进步、生活水平及社会文明程度的提高，要求进行隆乳术的人在逐渐增多，而且患者是来自社会的各个阶层。

近年来，随着乳房假体材料的更新及隆乳手术技术的发展，假体隆乳术在乳房整形外科中很快发展，但隆乳术不是简单地使乳房增大隆起，术者需要具有一定的美学知识，根据患者的具体情况选择合适种类与大小的隆乳材料，通过手术增大两侧乳房形成富于美感、质地柔软的乳房。但是，随着经验的增多，大多数乳房美容外科医生逐渐意识到，隆乳技术的掌握难度似乎比想象中难得多，因为隆乳患者术前表现出的乳房形态千变万化，各不相同，因此，取得良好的手术效果所需的技术也各不相同。

一、隆乳术的适应证

1.原发性乳腺发育不良。
2.青春发育期前由于乳腺组织病变（如感染、外伤）导致的乳房发育不良或不发育。
3.妊娠哺乳后乳房萎缩。
4.体重骤减后体型消瘦、乳房萎缩。
5.保留乳头乳晕的单纯乳腺切除术后或改良根治术保留胸大肌的早期乳癌术后要求隆乳。
6.乳房两侧大小不对称，可用隆乳术矫正者。
7.乳房形态不良与身体整体形态不相称者。
8.乳房轻度下垂者。
9.乳房下垂矫正时还有增大乳房体积的愿望者。

二、隆乳术的禁忌证

1.乳房组织炎症或手术切口附近有明显感染病灶，须待炎症完全控制以后才可手术。
2.身体其他部位有感染病灶。
3.合并其他器官疾病不能耐受手术者。例如，因心、肝、肾、肺等疾病不能耐受手术。
4.合并其他系统疾病不适合手术者。例如，合并免疫系统疾病者为隆乳手术的绝对禁忌证。
5.要求隆乳术者心理准备不足，或有不切实际的要求，对手术期望过高者。

6.中重度乳房下垂，此时若单纯行隆乳手术，可能加重下垂，需行乳房下垂矫正术。

7.瘢痕体质者。

8.患有精神分裂症或精神异常者。

9.患有免疫系统或造血系统疾病，存在出凝血功能障碍者。

10.乳腺癌术后有复发或转移倾向者。

三、术前准备

1.一般术前准备

2.行乳腺影像学检查　本人及其家属的乳腺良性及恶性疾病史，以及患者有无恶性肿瘤史。

3.外观评估　进行 2D 或 3D 摄影，评估两侧乳房体积、锁乳距、乳头间距等指标。

4.隆乳术式选择　自体脂肪注射隆乳和假体置入隆乳。

5.假体

（1）假体类型：硅凝胶假体的术后形态和手感最为真实自然，但其需要的切口长度较长。同时，很多女性对硅胶对人体健康的潜在危险仍然心存疑虑。随着双层外壳的第三代硅凝胶假体面世，以及高黏度硅凝胶填充物的应用，该问题已经越来越少见。盐水填充假体可通过一个相对较小的切口置入，可在术中调整填充量，因而更易矫正乳房不对称畸形。盐水假体相对价廉，动感更为真实。由于存在自发性渗漏，盐水假体更容易出现皱褶畸形。疑有瘢痕体质者或受术者对较长切口有疑虑，并感到讨厌者应选用充注式盐水假体为好。

（2）假体形状：选择假体形状，即选择假体是圆形还是解剖型。圆形假体有两个参数：基底径和突度。假体一般有低、中、高三种突度。这种突度的差异对假体的外观影响很大，合理选择突度可获得更好的美容效果。

解剖型假体有三个参数，即基底径、高度及突度。其高度有低高、中高、全高三种，突度有低突、中突、全突，国外尚有超突假体可以选择。由于该种假体能维持自身形态，不依乳房软组织结构施加的压力而改变，因而置入解剖型假体后，假体形态在很大程度上决定乳房形态。与圆形硅凝胶假体相比，挑选解剖型假体的要求更高。因而，为适应不同的患者，解剖型假体可供选择的型号更多，包括假体的高度、突度、基底径及内容物黏滞度的不同等。

（3）假体体积：考虑到决定假体体积的关键因素，即充分填充乳房腔穴。影响填充体积的三个关键参数为乳房基底径、乳房皮肤向前牵拉度、现有腺体量占最佳牵拉腔穴的比例。乳房皮肤的牵拉度是最重要也是最容易被忽略的参数，它决定了达到最佳隆乳结果的足够填充量。若填充不够，上极凹陷或平坦。当过大的体积被植入未生育或相对较紧的腔穴，以达到特殊的效果，机械性力量牵拉使皮肤和皮下组织变薄、萎缩，压迫腺体、皮下组织甚至胸廓，假以时日，会造成上述组织萎缩。隆乳术中的填充规律是下极首先填充，直至达到牵拉极限，然后是上极。填充量不足将导致上极平坦。

（4）假体选择：目前临床上应用的假体选择方法主要包括以下几种。

1）公式计算法：手术医生通过将需要手术患者的乳房、胸廓及部分体型数据进行体表测量，并将测得的结果代入乳房假体选择公式或选择图表中，求出所需乳房假体的容积。

2）TEPID 假体选择系统，见表 25-1。

表 25-1 TEPID 法乳房假体选择法（Tebbetts，2001）

乳房测量（cm）		假体体积								
基底径	基底径（cm）	10.5	11.0	11.5	12.0	12.5	13.0	14.0	14.5	15.0
	假体体积（ml）	200	250	300	300	325	350	375	375	400
APSS	APSS < 2.0，−30ml									
STPTUP	APSS > 3.0，+30ml									
STPTIMF	APSS > 4.0，+60ml									
A/N：IMFmaxstr	IMF > 9.5，+30ml									
PCSEF%	PCSEF < 20%，+30ml									
	PCSEF > 80%，−30ml									
IDFDD										
患者要求，调整假体体积										
根据假体体积，确定最佳下皱襞水平										
最佳乳房体积		200	250	300	300	325	350	375	400	
A：IMF（cm）		5.0	5.0	5.5	6.0	6.0	6.5	7.0	7.0	
N：IMF（cm）		7.0	7.0	7.5	8.0	8.0	8.5	9.0	9.5	

注：APSS：anterior pull skin strech，皮肤向前牵拉度；maxstr：maximum strech，皮肤最大牵拉度；STPTUP：soft-tissue pinch thickness of the upper pole，上极皮肤掐捏厚度；STPTIMF：soft-tissue pinch thickness at the inframammary fold，下皱襞皮肤掐捏厚度；A/N：IMFmaxstr：distance from areola and/or nipple to inframammary fold measured under maximal strech，最大牵拉下乳晕或乳头至下皱襞距离；PCSEF%：parenchyma contribution to stretched envelope fill percent，腺体对乳房的填充比例；IDFDD：implant dimensions and filler distribution dynamics，假体直径与填充动力学；IMF：乳房下皱襞。

参数测量：①乳腺基底径；②乳房皮肤向前牵拉度；③乳房上极皮肤掐捏厚度；④乳房下皱襞处组织掐捏厚度；⑤乳头至乳房下皱襞最大牵拉长度。术者需同时明确现有腺体量占乳房腔穴最佳填充量的百分比，且要考虑到软组织 - 假体动力学因素。腺体基底径测量从乳房内侧开始突起点至乳房外侧的直线距离，这一测量的目的是确保腺体有确实的软组织覆盖。为确保软组织覆盖，选择假体直径时，宁可比基底径短 0.5cm，也不要长 0.5cm。乳房皮肤向前牵拉度是测量乳晕处皮肤最大可向前牵拉的长度。

3）假体选择：①根据患者腺体基底径，初步确定假体体积。例如，基底径为 10.5cm，初步确定体积为 200ml，依次类推。②根据皮肤松紧度调整假体体积。乳房皮肤向前牵拉度 < 2.0cm（皮肤非常紧），上述体积减 30ml；如果乳房皮肤向前牵拉度 > 3.0cm（皮肤中度松弛），上述体积加 30ml；如果乳房皮肤向前牵拉度 > 4.0cm（皮肤非常松弛），上述体积加60ml。③如果乳头至乳房下皱襞最大牵拉长度>9.5cm，额外再加30ml（这意味着乳房下极存在非常多的多余皮肤，如重度腺性下垂患者，需要更多的填充量）。④如果判断现有腺体对乳房腔穴的填充少于20%，加30ml（实际上术前基本无腺体存在），如果现有腺体对乳房腔穴的填充多于80%，减30ml（腔穴术前已经基本被腺体填充）。⑤腺体参数及填充分布动力学是可变的体积，对于不同的形状和填充材料，术者可以通过增加或减少来补偿特殊的假体参数和填充动力学。如果填充材料无黏滞性，应充分填充，防止腺体直立放置时上极空虚，减去30ml，因为植入体在较少体积时，会保证上极的更多填充。⑥此时确定根据测量结果得到的新的假体体积。⑦根据患者要求和术者意见，再次修正体积。⑧确定最佳乳房下皱襞位置。检索与乳房体积对应的最大牵拉下的最佳乳头 - 下皱襞距离或乳晕 - 下皱襞距离。若测量值>此值，保留原有下皱襞位置。若测量值<此值，标记最大牵拉下的最佳乳头 - 下皱襞距离或乳晕 - 下皱襞距离，记住必须在最大牵拉下。乳头 - 下皱襞距离或乳晕 - 下皱襞距离都是准确的，但乳晕过大的患者，乳头 - 下皱襞距离更为准确。⑨根据临床特点调整新下皱襞位置。例如，胸大肌下隆乳，若胸肌起点留在乳房下皱襞，额外的压力经常使假体下极不能置于腔穴的最下方。此时，依据假体突度和外壳特点，可将下皱襞向下移0.5～1cm来弥补。⑩若上极软组织厚度小于2cm，考虑假体置于胸大肌下或双平面，来获得最佳软组织覆盖。⑪如果下极软组织掐捏厚度小于0.4cm，考虑将胸大肌起点留在乳房下皱襞不予分离，而将下皱襞额外下移0.5cm，以弥补下极肌肉的额外压力。

6. 切口选择

（1）腋窝切口：可以分为有腋窝皱襞切口与腋前壁切口两种切口，腋前壁切口因其方向与皮肤纹理垂直，术后瘢痕较为明显，且位置较不隐蔽，现已基本不使用。目前所说的"腋窝切口"通常是"腋窝皱襞切口"的简称。

腋窝横皱襞切口位置隐蔽，术后瘢痕不明显，且不在乳房部位，因而通常不被认为是乳房手术的瘢痕，因而最受我国患者的欢迎。为避免术后出现明显瘢痕，切口设计应当与腋窝横皱襞平行，切口线向前不可超过胸大肌外侧缘。术者通过腋窝切口容易解剖胸大肌外缘，分离胸大肌后或乳腺后的间隙。同时经该切口分离腔穴时不损伤乳腺组织，因而术后包膜挛缩及乳头乳晕感觉障碍的可能性较小。其缺点在于该切口由于距离乳房较远，对腔穴的分离有时不够准确，难以对胸大肌内下方的起点进行充分剥离，所形成的腔穴上大下小，术后假体位置高，乳沟不明显，乳房形态不满意。即使采取间断断离胸大肌内下方起点的方式，仍然存在假体向外上方移位的可能性。经此切口，放置盐水填充假体很容易；放置大体积硅凝胶假体，毛面假体及解剖型假体时，切口长度要求较长，导致假体破裂的可能性较大。有些患者的术后瘢痕也很明显，穿着无袖衣服时难以遮挡。经腋窝切口隆乳因分离范围较大，多需选用全身麻醉、连续高位硬膜外麻醉或肋间神经阻滞结合局部浸润麻醉。

经腋窝切口分离腔穴可在盲视或直视两种方法下进行。盲视手术时，切开皮肤和皮下组织后，分离至胸大肌外侧缘，进入胸大肌后或乳腺后间隙，在剥离腔穴时，穿支血管及影响乳房形状的胸大肌附着点纤维被简单撕脱，直至形成形状和体积满意的腔穴。这一方法操作简单，不需要特殊的设备和手术器械，其缺点在于盲视下腔穴分离可能不够准确，因而术后乳房形状不对称、移位的可能性较大，同时由于止血困难造成术后出血的可能性加大。即便如此，很多医生仍然可以成功地使用这种方法进行隆乳手术。为提高这种方法的可控性，内镜辅助手术技术被引入隆乳手术。腔穴分离完毕后，置入隆乳手术专用内镜，进行止血及胸大肌起点的剥离，准确完成腔穴的分离和下皱襞的下移。将内镜技术与腋窝切口结合，是将直接剥离腔穴和远位隐蔽瘢痕的优点相结合。其缺点是需要额外的手术器械，以及需要掌握内镜操作技术；另外，即使是在内镜辅助下，止血操作仍然比较困难。尽管在技术上应用这种入路进行腺体后隆乳是可行的，但实际上很困难，因而很多医生仅在肌肉下层次应用这种技术。另外，需向患者指出，如果术后出现了包膜挛缩或假体移位，仍然需要附加乳晕切口或下皱襞切口进行矫正。

（2）乳房下皱襞切口：是最早应用的隆乳术切口。目前，经乳房下皱襞入路的肌肉下隆乳术是目前美国应用最多的隆乳术式。在简单的光源拉钩的帮助下，不需要特殊的手术器械，经下皱襞切口可直视下进行各种腔穴的分离，可保证妥善的止血。假体置入和位置调整可简便进行，若置入解剖型假体，更可精确调整位置。由于该切口距胸大肌内下方起点距离较近，因而既可对腔穴内下方进行较充分的剥离，又可避免对腔穴外上方的过度剥离，因而术后假体较少向外上方移位，乳沟形态也比较明显。经该切口可以较顺利进入胸大肌后间隙而不易损伤乳腺组织及重要的血管神经，安全性较高。

其缺点在于乳房下方遗留手术瘢痕，尤其在东方女性该切口瘢痕较西方白种人女性明显，因而许多未婚女性不愿选择该切口。切口的长度取决于假体的类型和体积。如果放置较大体积的硅凝胶假体，长度可能需要达 4.5cm。虽然有学者报道乳房下皱襞切口可以缩短为 2.0cm，但实际工作中自小切口放入假体，尤其是体积较大的毛面硅凝胶假体是非常困难的，若强行植入假体易引起假体破裂，放置过程引起的切口边缘损伤也会导致术后瘢痕明显。肌肉下隆乳时，需解剖分离胸大肌外缘。直视下使用电刀将胸大肌从胸壁分离，形成肌肉下腔穴。此时，应注意保留胸小肌的附着点，识别穿支血管并电凝止血。光源拉钩很有帮助。术中需将分离的胸大肌下缘或乳腺下极重新缝合，因而术后乳房外下方的曲线可能显得较为生硬。如果胸大肌下缘或乳腺下极缝合不确实，假体因重力作用下垂易使损伤的组织突出皮下而形成"假体疝"。该切口对于乳房下皱襞发育良好的患者比较理想，可以很好地掩盖瘢痕，特别是当假体放置在稍高于乳房下皱襞的位置时。但如果患者乳房下皱襞缺乏完整性，这种切口就不理想。对于乳房扁平、无下垂的患者来说，通常术中需要降低乳房下皱襞，这时切口需设计于原乳房下皱襞下约 1.0cm 处，这使术后瘢痕位于或稍高于新的乳房下皱襞，可使瘢痕最为隐蔽，尤其是乳房体积足够大而下极超过下皱襞时。此时只有患者卧位或双臂抬高过头时，瘢痕才会显露。

（3）乳晕周围切口：乳晕切口设计在乳晕色素皮肤与正常皮肤交界处，因乳晕部的肤色深暗，且有结节状的乳晕皮脂腺伪装，故此切口瘢痕较不明显，同时该切口瘢痕只有在隐私的场合下才会显露。当患者乳房体积很小，几乎没有下皱襞时，即使隆乳术后腺体组织亦不能遮蔽下皱襞的瘢痕。对于这些患者，与其在下皱襞遗留显著的瘢痕，不如将瘢痕留在乳晕，这样更不明显。术中手术视野暴露充分，无论是腺体后还是胸大肌后层次，经此切口均可准确地腔穴分离及止血。对于愿意接受乳房表面瘢痕的患者，该入路能准确地放置假体，特别是在乳房下极，当需要降低乳房下皱襞或重建乳房支持韧带时，使用该切口能清楚地暴露乳房下极的韧带；同时可方便地切除假体周围包膜，并可将位置较高的假体调整到合适位置，因而是假体置换手术及调整手术最常用的切口。矫正桶状乳房畸形及需降低下皱襞时，乳晕切口效果最好。通常切口沿着下半乳晕与皮肤交界处，但若希望提高乳头位置，可经乳晕上缘切口，同时切除部分新月形皮肤，还可矫正轻度乳房下垂。经该切口，需要分离乳腺组织才能到达乳腺后或胸大肌后层次，如果选择胸大肌后隆乳，还需要斜行分开胸大肌纤维并分离胸大肌后组织。经乳晕切口向下分离比经下皱襞切口本身直接分离更能准确地分离和定位下皱襞，可将全部下皱襞区域准确分离而不受在此做切口的影响。因此，可以精确地保留或者重新定位下移下皱襞。

与下皱襞切口一样，乳晕切口可以准确地放置或者调整假体。但是，若切口长度太短，这些操作都会受到影响。根据圆周率，可以从理论上推算乳晕切口长度（表25-2）。但在实际操作中，乳晕皮肤及周围软组织弹性同样会影响假体的置入。通过小的切口放置任何体积的盐水假体没有任何问题。但是，当乳晕直径小于4cm时，经此切口放置体积较大的硅凝胶假体，尤其是毛面假体，是非常困难的。当试图通过有限的切口填塞或挤压置入假体时，置入过程导致假体破裂的可能性加大。因此，只有当患者乳晕直径足够大时才应考虑应用乳晕切口。

表 25-2　乳晕直径与乳晕切口长度

乳晕直径 r（cm）	切口长度（cm）
3.0	4.7
3.5	5.5
4.0	6.3
4.5	7.1
5.0	7.9

经此切口，可由两种路径到达腺体下，并分离腔穴：

1）最为直接的方法是切开腺体，直接到达腺体后层次（图25-14）。通过这种方法，任何腔穴均可分离。除了到达腺体方便外，这一方法还有很多优点。纵行切开腺体组织后，由紧密、整体的腺体带来的收缩力可被部分释放，因此可放置更大的假体。这一方法最主要的缺点是切开过程可能释放出乳腺导管里的细菌，这些细菌进入腔穴后，可能导致临床感染，造成假体置入失败；亦有可能引起亚临床感染，导致生物膜形成，从而出现不同程度的包膜挛缩。有学者研究认为，输乳管内常驻菌群引起的亚临床感染可能是导致假体包膜挛缩的原因。同时切开可引起乳腺管的阻塞，造成患者哺乳困难，也可能损害乳头、乳晕区感觉。1990年，宋儒耀教授采用改进的乳晕切口置入硅凝胶假体，不切开输乳管及腺体，在乳腺小叶及输乳管间分离，但仍有乳腺组织损伤及感染的可能。

2）另一种方法是保留腺体完整性，沿腺体表面向下分离，到达下皱襞水平后，沿腺体下层次分离出置入腔穴（图25-15）。同样的，可以在置入假体，关闭切口时使腺体下极离开下皱襞来增加腔穴容积。如果皮肤弹性足够好，这一方法可以扩大腔穴容积，置入更大的假体，又不会因腔穴收缩带来额外的张力。如果将腺体上移以容纳更大的假体，在腺体下极、假体之间必须保持平滑的表面以防止下极出现畸形。这一方法的缺点在于分离更为复杂，对于腺体筋膜的确认要准确。同时视野暴露较其他方法局限，假体置入也更加困难。理论上也存在影响乳头乳晕敏感性的可能。尽管文献显示乳晕切口对乳头乳晕敏感性的影响并不比下皱襞切口大，但是若患者对乳头乳晕敏感性极为在意，最好还是选择远离乳头乳晕的切口，以防止术中分离腺体或形成腔穴时对神经的牵拉。

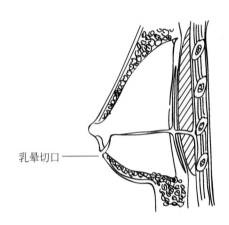

图 25-14　经乳晕切口，直接切开腺体，
进入乳腺后层次

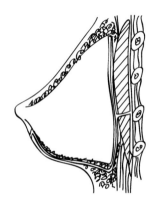

图 25-15　经乳晕切口，沿腺体表
面分离，进入乳腺后层次

7. 层次的选择　置入层次的选择对术后乳房外观具有重要的影响，这是术前设计的重要组成部分。选择假体置入层次必须考虑几个重要因素，最重要的一点是该层次必须能够提供充分的、长期的软组织覆盖。若层次选择不当，因为假体对软组织的影响发生缓慢但渐进性加重，某些严重的表现可能许多年后才能表现出来。假体腔穴有以下几种：

（1）全肌肉后（complete subpectoral）：前锯肌和胸大肌后。在隆乳术发展的最初阶段，假体被直接放置于乳腺后层次，但是很快发现，术后包膜挛缩非常常见，分析原因可能是乳腺导管里的细菌导致假体周围空间的细菌感染。因此，人们尝试将乳房假体与乳腺组织隔离起来，将细菌污染降到最小，因此发展了全肌肉后腔穴技术。解剖研究发现胸大肌深面与胸小肌间为潜在性间隙，内为疏松结缔组织，该间隙多无重要神经、血管走行（但约27%的人在此腔穴有穿过胸小肌分布于胸大肌的胸外侧神经、血管）。术中分离胸大肌后间隙，内侧至胸骨边缘，下部保留胸大肌沿着乳房下皱襞处的起点，外侧掀起胸大肌纤维及前距肌筋膜（图 25-16）。因胸大肌外侧缘与前距肌筋膜连续，假体与腺体被完全隔离开。理论上，在假体与乳腺导管里的细菌之间设置屏障会防止或减少随后的包膜挛缩。同时，保持胸大肌下部肌肉纤维的完整性被认为可以对乳房下极提供强有力的支持，防止假体疝出。同时，由于假体周围被一层肌肉覆盖，假体上部或上内侧的假体轮廓相对柔和，因而乳房形状更加自然。

虽然存在上述优点，但全肌肉后层次隆乳术后疼痛较为明显，腔穴分离时出血较多，术后难以出现较深且外形良好的下皱襞。其最大的缺点在于术后假体的位置容易偏上方。这是因为很多受术者胸大肌起点高于乳房下皱襞（图 25-17），将假体置于全肌肉下层次时，由于胸大肌下极纤维未被剥离，假体位置很高，结果是乳房轮廓显现为乳房上极饱满，而乳腺像是从乳房下极滑上去。这种假体与乳房位置的不匹配在术中较难发现。因为平卧位时，腺体组织位置上移，肌肉下放置的假体可能看起来与腺体组织非常匹配。当患者处于站立位时，位置异常的乳房假体才变得明显。因此术中放置假体后必须将患者乳房位置抬高至80°~90°，观察假体与腺体的关系，精确地调整假体的位置。全肌肉后腔穴的另一个局限是肌肉后层次内腔穴的容量受限制。胸大肌和前锯肌在舒张状态时紧贴胸壁，在保持其肌肉周围与胸壁完整性不变的情况下，肌肉可被抬起的程度十分有限。因此，体积较大的假体在腔穴内可能受到限制。假体被挤压后影响乳房形态，尤其是其下极扁平而上极过度饱满。因此目前此术式通常用于乳腺切除术后的再造手术，在隆乳手术中应用很少。

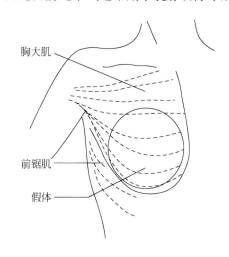

图 25-16　全肌肉后层次（全肌肉后层次时，假体中心、上部、内侧位于胸大肌下，外侧位于前距肌和筋膜下）

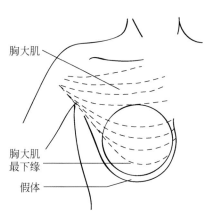

图 25-17　某些患者胸大肌起点处纤维高于乳房下皱襞数厘米，此时若假体置于全肌肉后层次，而不离断胸大肌纤维，会导致隆乳术后假体位置过高

（2）部分胸大肌后（partial subpectoral）：胸大肌下，其起点附着于肋骨上保持完整。为了避免全肌肉后层次的明显缺点，部分肌肉后层次被发展起来。将胸大肌沿其外侧缘掀起，分离胸大肌下腔穴，保留前踞肌筋膜，掀起胸大肌内下方起点处的纤维，将其与下皱襞离断。首先，因胸大肌起点处的纤维被分离，腔穴的张力被明显降低。全肌肉后层次时，宽阔而扁平的胸大肌限制腔穴的充分扩展，因而不能很好地容纳假体。部分肌肉后层次时，腔穴容积更大，压力更小，软组织/假体顺应性更好，因而术后乳房的形态、手感更好。再次，沿着乳房下皱襞离断胸大肌纤维后，假体位置可以放置的足够低，保证新的下皱襞处于正确的解剖位置。

因患者腺体在胸壁的位置各不相同，胸大肌起点在胸壁也不同，假体被肌肉覆盖的部分因人而异。但是，这一腔穴的最终效果是因假体上极有肌肉的覆盖而导致乳房上极手感柔软，且假体位置足够低而导致乳房下极形态丰满。假体被触及及假体中上部出现皱襞（盐水填充假体）的可能性较小。同时，因为软组织覆盖的增加，重度包膜挛缩的发生率较低。与乳腺下分离相比，胸大肌下分离伤及乳头乳晕感觉的可能性较小。支配乳头的外侧皮支走行于胸肌筋膜内，胸肌下分离时不会触及。胸肌后腔穴剥离简单，直视和盲视下均可进行。

尽管部分肌肉下层次解决了全肌肉下层次的部分问题，其本身也存在很多缺点。分离腔穴时，需注意双侧胸大肌附着点离断的对称性以保证术后双侧乳房形状的对称性。同时，因肌肉纤维被离断，部分假体与腺体直接接触，从理论上来说腔穴里可能被细菌污染，因而可能导致包膜挛缩率的增高。尽管存在这种可能，然而很多研究证实部分肌肉下层次的包膜挛缩率要低于全肌肉下层次。这种理论与临床观察的不一致说明包膜挛缩是多因素问题，至今仍未被完全研究。因此，部分肌肉下层次的优点十分明显，至今仍是绝大多数整形外科医生的标准隆乳方法。

不管是部分肌肉下还是全肌肉下，肌肉组织仍然具有其收缩能力。因此，乳房假体在胸大肌收缩时受到挤压。这种肌肉运动会将假体向上、外方挤压，造成乳房的轮廓畸形，这在患者将手放置在髋部并向内推时最为明显。有时畸形明显，透过紧身衣即可发现。

国内学者研究的结果表明，乳房发育不良的中国女性平均属瘦长型体型，表现为乳房体积较小，乳腺组织与皮下脂肪组织少且胸大肌的发育较薄弱，若在乳腺下置入假体，由于假体表面缺乏充足的组织覆盖，形态不自然且易触到假体边缘，手感不良，因而胸大肌后放置乳房假体后乳房的形态与手感要好于放置乳腺后。

（3）乳腺后（subglandular）：腺体和胸肌筋膜之间。乳腺后层次手术操作简单，经下皱襞或乳晕切口，腔穴可容易分离，出血量较少（图 25-18）。腺体位于胸肌筋膜以上，腺体和胸壁皮下脂肪以下（图 25-19）。经腺体后层，腔穴分离准确度容易掌握，因而术后双侧对称性更好。乳腺后腔穴可置入任何形状的假体，同时由于腺体的直接暴露，可通过释放腺体的张力来改善乳房的外形。将假体置于肌肉上，术后因肌肉的挤压和收缩导致假体变形的可能性减少，最多仅在胸大肌收缩时由于包膜与肌肉粘连而有轻微的形状改变。术后患者乳房外观更为自然，恢复时间缩短，疼痛感减少。因无肌肉组织限制假体突度的提高，乳腺后层次置入假体后，可以矫正轻度乳房下垂，乳腺下层次通常适用于具有一定腺体量或轻度乳房下垂的患者，因此项技术可使乳房突度增加。热衷于体育锻炼的患者，亦应选择腺体下层次，因放置于肌肉下在胸大肌收缩时，可能导致假体变形或移位。

其最主要的缺点在于包膜挛缩率高于肌肉后层次。同时若患者乳腺组织不能提供良好的软组织覆盖，术后效果可能不佳。由于腔穴内上方没有胸大肌覆盖，在体型消瘦或乳腺组织量很少的患者，因没有足够腺体覆盖假体，假体边缘被看见或触及的可能性加大。患者乳腺上极软组织厚度小于 2.0cm，或者存在桶状乳房畸形，需要更多乳房下极组织量时，不建议应用乳腺后层次。包膜挛缩的可能性增大、假体皱褶出现及假体可被触及是影响腺体下层次应用的主要原因。

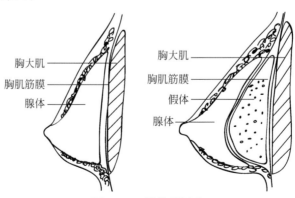

胸大肌　胸肌筋膜　腺体　　胸大肌　胸肌筋膜　假体　腺体

图 25-18　腺体后层次

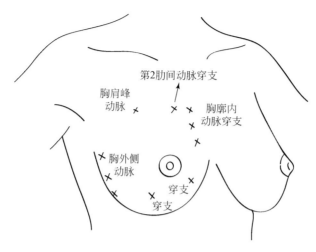

图 25-19 经腺体后分离，通常需离断的血管

（4）双平面（dual plane）：2001 年 John B. Tebbetts 阐述了双平面层次的概念，假体可同时位于肌肉后（假体覆盖最好）及乳腺后（假体与乳腺贴合最好）。该腔穴内置入假体后，假体上部位于肌肉后，下部位于乳腺后，因而命名为双平面。这种层次可同时获得两种层次的优点，而将其各自的缺点降至最低。通过将肌肉与其上的腺体分离，肌肉会逐步上升，因此肌肉部分减少，而腺体部分增加。肌肉后腔穴一个突出优点在于沿着胸骨边缘，以及对假体上部分的良好软组织覆盖，腺体后层次的主要优点在于对假体下极的良好覆盖，双平面层次也保留了这种优点。该技术改善了假体 – 软组织关系，通过调整胸大肌、腺体与假体的位置，来优化假体 – 软组织动力学，尤其适用于腺体活动度高、腺性下垂及下极短缩的患者。根据 John B. Tebbetts 的理论，可将双平面层次隆乳分为 3 种。

1）Ⅰ型双平面：完全分离胸大肌位于乳房下皱襞的起点，直至乳房下皱襞的内侧，不进行乳腺后层次的分离。

它适用于以下情况：①所有乳腺组织位于乳房下皱襞以上；②腺体与肌肉之间附着紧密；③乳晕 – 乳房下皱襞牵拉距离在 4.0 ~ 6.0 cm。该型双平面技术的目的在于尽量减少腺体 – 肌肉之间的分离，分离胸大肌下缘的起点，保证下皱襞的准确性，同时最大程度地保证假体表面的肌肉覆盖。

2）Ⅱ型双平面：完全分离胸大肌位于乳房下皱襞的起点，直至乳房下皱襞的内侧，分离乳腺后层次直至乳晕的下缘。

它适用于以下情况：①大部分腺体位于乳房下皱襞以上；②腺体与肌肉之间附着疏松（与胸大肌前表面相比，腺体组织的活动性明显加大）；③乳晕 – 乳房下皱襞牵拉距离在 5.5 ~ 6.5cm。该型双平面的目的在于进行腺体 – 肌肉之间的适度分离，使肌肉向上收缩，减少隆乳术后活动性增高的腺体组织从胸大肌滑落，造成"双泡畸形"的风险。

3）Ⅲ型双平面：完全分离胸大肌位于乳房下皱襞的起点，直至乳房下皱襞的内侧，分离乳腺后层次直至乳晕的上缘。

它适用于以下情况：①腺性下垂或真性下垂，站立位时 ≥ 1/3 的腺体位于乳房下皱襞以下；②腺体与肌肉之间附着非常疏松（腺体极易从胸大肌表面滑落）；③乳晕 – 乳房下皱襞牵拉距离在 7.0 ~ 8.0 cm；④各种程度的乳房下极紧缩，包括桶状乳房畸形。该型双平面的目的在于尽量增加腺性下垂和乳房下极紧缩患者的胸大肌下缘的游离度，并将腺体从胸大肌上游离，以便使胸大肌下缘尽量上移。

但是必须注意，任何一型双平面的胸骨内侧肌纤维均需保持完整，以避免胸大肌过度向上移位，从而出现可见的胸大肌束及假体边缘。在乳房下极紧缩和腺性下垂患者，为矫正原有乳房畸形，假体必须最大程度地贴合并避免受到肌肉收缩的影响。在各种程度的腺性下垂的患者，腺体-肌肉交界处必须进行分离，防止腺体从肌肉上滑落，形成"双泡畸形"。在乳房下极紧缩患者，假体必须与腺体尽量多地接触，以最大程度地扩张乳房下极皮肤。

（5）筋膜下（subfascial）：胸大肌筋膜和胸大肌肌肉之间。为了减少传统的部分肌肉下层次术后乳房假体容易向外上方移位，以及肌肉收缩导致假体变形的缺点，而保留其术后乳房内上极轮廓饱满的优点，筋膜下层次被发展起来。术中腺体下极被沿着胸肌筋膜掀起。这一层次并不容易分离，因为腺体纤维隔附着于胸大肌纤维，而许多穿支血管走行于这些纤维隔内。除了这些部位，筋膜的掀起非常容易，出血也容易控制。尽管厚度很薄，这层筋膜在理论上仍然可以包裹假体，使假体边缘轮廓更为柔和，并减少假体触及的可能性。

由于筋膜下层次仅比经典的乳腺下层次多 0.5 ~ 1.0mm 覆盖，部分学者认为这种层次仅仅是乳腺下层次的亚型或改进，而不能说是一种独立的层次。因此，筋膜下层次并未受到广泛关注，因缺乏满意的长期数据而应用较少。应用筋膜下层次的一个令人意想不到的优点是这种层次分离的准确度更容易控制。将筋膜连同腺体组织一起向内侧分离时，辨认和保留胸廓内动脉穿支更容易，而这一穿支给乳房提供了非常丰富的血供。另一个理论上的优点是筋膜使乳房下极形态更好。乳房下极腔穴的压力减少，而上极因为筋膜的存在提供轻度的圈合力，上下的张力不同，因而上极饱满度减弱而下极的突度更大。但是，这种腔穴是否真地能塑造乳房的形状，长期改善乳房的形态，仍然需要进一步的研究。

四、手术要点、难点及对策

1. 腋窝切口隆乳术（transaxillary augmentation）

（1）术前设计：术者取站立位或坐位，标记手术切口（腋毛区范围内，与腋窝横皱襞平行）、乳房下皱襞（图 25-20）、中线及剥离范围。剥离的下界应达乳房下皱襞以下 1.5 ~ 2.0cm，内界是胸骨旁线，外界是腋前线，上界不超过第 2 肋间（图 25-21）。切口长度取决于是开放性手术还是内镜辅助手术。

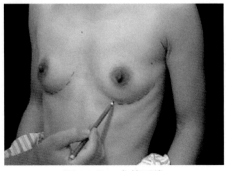

图 25-20　术前画线

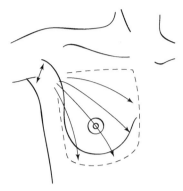

图 25-21　腋窝切口隆乳剥离范围

（2）开放式手术步骤

1）切口切开：沿腋窝横皱襞切口线切开皮肤、皮下组织，电凝止血（分离过程中可以发现 1 ~ 2 条浅静脉）。注意腋窝顶部的皮下组织脂肪垫分离时勿过深，以免暴露并损伤腋窝腋鞘的重要神经血管。

2）胸大肌后间隙剥离：用双手示指向腋前线方向钝性分离显露胸大肌外缘后方筋膜，钝性打开该筋膜时应紧贴胸大肌后边缘进行，能够迅速寻找到位于胸大肌与胸小肌间的胸大肌后间隙，用手指在胸大肌下做潜行分离，分离时需注意胸大肌下的胸外侧血管神经束，术者用特制的乳房剥离子（"L"形或"U"形剥离子）按已设计的剥离范围在胸肌下剥离（图25-22），重点剥离胸大肌后间隙内下方、外下方的胸肌附着点，胸大肌后间隙外方剥离时需术者双手配合以免过多剥离导致假体向外方移位。为了避免术后假体的位置可能上移，在经腋窝横皱襞切口剥离胸大肌后间隙上方时适当保留部分胸肌纤维的附着点（即第 2、3 肋软骨区域），剥离胸大肌后间隙时不需止血，也不需填塞纱布止血（切勿遗留棉纱头在腔隙内）。剥离结束后，应用生理盐水和抗生素溶液冲洗腔穴，并彻底止血。有报道三联抗生素液——杆菌肽、头孢唑啉钠及庆大霉素冲洗在减少细菌菌落进而减少包膜挛缩方面最为有效。但 2000 年食品和药物管理局（FDA）认定隆乳术冲洗中禁用杆菌肽，因其与假体接触后，可在假体外壳中繁殖。

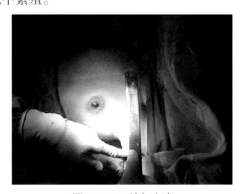

图 25-22　剥离腔隙

3）假体置入与位置调整：手术前需要仔细检查假体的质量，对于已经消毒完好的假体在手术中取出时也应仔细检查。方法：将乳房假体放在手上，仔细观察囊膜是否有擦伤、划痕。从不同角度、方向进行适力挤压，使硅凝胶冲击囊壁各个部位，仔细观察囊膜是否厚薄均匀，是否有薄弱点。特别要注意底部的工艺封口是否都粘贴均匀、无渗漏与裂痕。需要指出的是有时候乳房假体在放入的时候容易破裂，因而为了防止手术中假体放置过程中可能破裂带来的尴尬局面，隆乳手术前应有消毒好的备用假体。用表面光滑的"S"形拉钩置入剥离的腔穴内并将胸大肌拉起，尽可能暴露胸大肌与胸小肌之间的腔隙，通过手法将乳房假体由切口送入分离腔内。理论上将体积较大的假体通过小切口送入胸大肌后间隙有一定的困难，但硅凝胶的流动性和硅胶囊的伸缩弹性能够帮助术者将假体通过狭小的切口送入宽大的胸大肌后腔隙，这个过程的操作需要术者与助手的配合，如果操作配合不得当将会耗费时间，甚至导致假体的破裂。正确的置入假体的方法：先将假体部分置入腔穴内，术者的一只手挡住假体，另一只手不断推挤假体内的硅凝胶，使之置入分离腔的假体一端，反复推挤至假体全部进入分离腔隙（图 25-23）。若操作熟练，该过程会很顺利，但若切口过小而导致多次置入不成功时可适当延长切口。

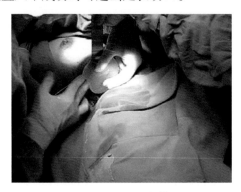

图 25-23　置入假体

　　如果患者要求很小的手术切口，医生可以采用充注式假体（生理盐水），并将充注式假体囊卷成卷状，通过小切口送入分离腔内，经过连接导管注入一定量的生理盐水。假体置入后应注意用手指推挤假体使其到分离腔穴的最下端。

　　假体置入后需要观察隆乳术后乳房的形态，将受术者抬高至 90°，观察两侧隆乳后乳房的形态、位置与对称情况，若有边缘凹陷，应检查该部有无纤维索牵拉，可在假体下用手指或器械进一步扩大分离。如乳房形态不对称，应进一步分离、调整。

　　4）切口缝合、引流与包扎：自腋窝横皱襞切口放入引流管，然后分层缝合两处切口，为减少瘢痕增生，用可吸收线皮内缝合切口，术后观察引流量。

　　手术完毕，可在乳房周围特别是乳房上缘及腋窝处放置大量松软敷料，用胸带适当加压包扎胸部。

　　（3）内镜下经腋窝入路胸肌后隆乳术：尽管经腋窝入路的隆乳术已开展多年，但该入路很难精确地把假体放置到乳房的下极。此入路的主要优点是乳房表面没有瘢痕，避免了切断乳腺导管并减少了神经损伤的可能；其唯一的缺点是有极小的损伤肋间壁神经的可能。正如内镜辅助手术技术已经使许多传统的外科手术发生了变革一样，内镜下允许通过腋下把假体在乳房下极放置到更准确的位置，并更好地保留了乳房下皱襞。术中麻醉完成后，用传统术式分离至胸大肌外侧缘，将内镜经胸大肌外侧缘的胸肌后间隙置入，在直视条件下剥离。其头端指向乳房下皱襞内缘。经内镜首先看到的是疏松结缔组织。内镜放置正确后，用内镜电刀切开胸大肌下疏松结缔组织，注意勿穿透胸壁。胸大肌的松解从内缘开始，其体表投影约位于乳房下皱襞体表标记线的最内侧。一定不能向内侧过度离断胸大肌，也不能在体表标记线向内侧松解胸大肌。沿胸大肌的内侧标记点向外沿术前标记线剥离。如果出现出血，而不能用内镜电凝装置止血时，需要改做乳晕周围切口直接进入术区。内镜下隆乳术通常在全麻下进行，因为需要钝性剥离及锐性剥离胸大肌起始点。要使假体放置到准确位置，并乳房左右对称，术前标记很重要。

　　与传统经腋窝隆乳术一样，满足一些患者要求切口远离乳房的优点。内镜的应用不仅可以缩短切口长度，同时使腔穴和胸大肌附着点的分离更为准确。因为腔穴分离的不准确，假体移位在开放式手术时更为常见。

　　2. 乳房下皱襞切口隆乳术（inframammary augmentation）

　　（1）手术设计：术前术者取立位或坐位标记。新的切口线应当与新的乳房下皱襞平行。若患者乳房体积过小，需要降低乳房下皱襞，则需先从乳房中点画出与假体半径重合的曲线，然后以此线为基准线，根据患者乳房皮肤弹性、假体体积、假体突度等进行调整。切口呈弧形，1/3 位于锁骨中线以内，2/3 位于锁骨中线以外，长度以假体类型和大小而定，两侧对称，若假体为充注式盐水假体，切口长度 1cm 即可；若为硅凝胶假体，切口长度 3 ~ 4cm。手术剥离的范围，当以假体置入后在胸壁的边缘为界（图 25-24）。

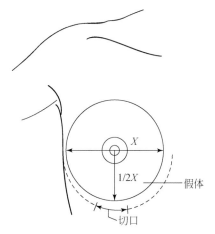

图 25-24　下皱襞切口设计

　　（2）手术步骤

　　1）患者体位：患者取平卧位，双上肢外展 70°，固定于手托板。

　　2）麻醉方法：可选用全身麻醉、高位硬膜外麻醉或肋间神经阻滞结合局部浸润麻醉，具体方法见腋窝隆乳术。

　　3）腔穴分离：沿设计的切口切开皮肤、皮下组织，深达肌肉筋膜，该处筋膜覆盖部分腹外斜肌和前锯肌。用手指深入深筋膜下向上做钝性分离，显露胸大肌外下缘，经此进入胸大肌后间隙；或沿胸肌筋膜表面分离进入乳腺后间隙（图 25-25）。手指可触及的部位可用手指进行钝性分离，手指不能触及的部位可用乳房剥离铲分离。仔细检查腔穴内有无活动性出血，并彻底止血。注意不要在腔穴填塞纱布以免棉纤维滞留在腔穴内。

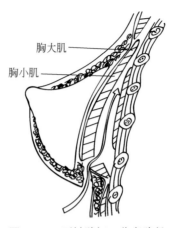

图 25-25　下皱襞切口分离路径

4）假体置入及位置调整：同腋窝切口隆乳术。

5）切口缝合及放置引流：缝合时应非常小心，避免缝针刺破假体。可采取假体置入前于组织断端两侧分别缝线，假体置入后将两侧缝线打结后的方法，避免缝针刺破假体。确实的分层缝合以免形成"假体疝"。根据术中出血情况，必要时放置引流管。

6）术后包扎和术后处理：同腋窝切口隆乳术。

3. 乳晕切口隆乳术（periareolar augmentation）

（1）手术设计：术前术者取立位或坐位标记。切口设计在乳晕下方或上方，位于乳晕和皮肤的交界处，切口长 3.0 ～ 4.0cm，呈半圆形（图 25-26）。如果切口太小而假体置入困难时，可以切除乳晕旁一块半月形皮肤，使切口扩大。术中一般剥离范围：上界为第 2 肋间，下界为第 6 肋间，内界为胸骨旁线，外界为腋前线。

328

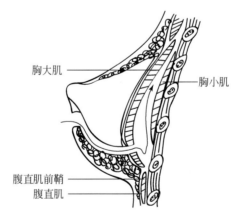

图 25-26　经乳晕切口分离路径

（2）手术步骤

1）患者体位麻醉同前。

2）腔穴分离：根据手术操作是否损伤乳房腺体组织，手术分为损伤腺体组织的隆乳术与不损伤腺体组织的隆乳术。损伤腺体组织的方法由于有较多的缺点，如切断腺体与部分输乳管，容易导致伤口感染与腺体的阻塞，甚至影响乳头的感觉，对于年轻未婚的女性是不合适的。

A. 腺体组织损伤的乳晕切口隆乳术：按设计切口切开皮肤、皮下组织，暴露白色的乳腺包膜，放射性切开乳腺包膜和乳腺组织直达深处的胸肌筋膜。如为乳腺后隆乳，沿该层次剥离腔穴。如为胸大肌后隆乳，则依据胸大肌肌纤维走行方向切开筋膜，钝性分离胸大肌至胸大肌后间隙。按术前设计的剥离范围在胸大肌后间隙逐步分离。钝性或锐性剥离均可，剥离的次序分别向上方、内上方、内侧、内下方、下方、外下方，尤其注意将内下方的胸大肌和腹直肌的附着点掀起，当分离腔隙足够大并无纤维条索阻碍时，用拉钩牵开皮肤、腺体及胸肌纤维切口，充分显露剥离出的腔隙，在直视下用双极电凝彻底止血。

B. 不损伤腺体组织的乳晕切口隆乳术：按设计分离乳腺与皮下脂肪组织，范围为乳房的外下象限区域，逐步显露胸大肌肌膜，如果假体置入的层次为乳腺下，则沿胸大肌肌膜浅层分离至乳腺下；如果假体置入层次为胸大肌下，则需要沿胸大肌筋膜寻找胸大肌的外缘，沿外缘用示指寻找胸大肌后间隙并按术前设计的剥离范围在胸大肌后间隙逐步分离。注意将内下方的胸大肌和腹直肌的附着点掀起，充分显露剥离出的腔隙，在直视下用双极电凝彻底止血。

3）假体置入及位置调整：同腋窝切口隆乳术。

4）切口缝合及放置引流：按下列先后顺序妥善缝合各层组织：肌肉（肌肉后层次时）、筋膜、腺体、皮肤，必要时放置引流管。

5）术后包扎和术后处理：同腋窝切口隆乳术。

4. 经脐切口隆乳术（transumbilical breast augmentation，TUBA）

（1）手术设计：术前术者取立位或坐位，用甲紫在胸部皮肤上标出手术切口、剥离范围和 Trocar 路径。切口设计在脐部上方，术中一般剥离范围：上界为第 2 肋间，下界为第 6 肋间，内界为胸骨旁线，外界为腋前线。Trocar 路径为经切口至两侧乳头的连线。

（2）手术步骤

1）患者体位：患者取平卧位，双上肢外展 70°，固定于手托板。

2）麻醉方法：全身麻醉。

3）腔穴分离：经由 Trocar 路径剥离至设计范围。

4）假体置入及位置调整：置入假体后，将患者调整至坐位，观察其乳房假体置入后位置、大小、形态是否合适并分离调整至满意为止。

5）切口缝合及放置引流管：同腋窝切口隆乳术。

6）术后包扎和术后处理：同腋窝切口隆乳术。

五、术后监测与处理

术后监测与处理是成功的隆乳手术不可缺少的重要组成部分，直接决定手术效果。妥善的术后处理可以保证手术效果的长久性，降低再次手术率，它包括以下几方面。

（一）术后敷料固定

1. 术后 2 ~ 3 天更换敷料，考虑拔出引流管，换药时注意检查乳房假体位置有无变化，如有上移，可向下推至正确位置并加压包扎固定。

2. 术后 5 ～ 7 天拆除皮肤缝线，并外贴免缝胶布以防止切口裂开和瘢痕增宽。并建议患者应用抗瘢痕药物预防瘢痕增生。

3. 根据假体置入层次和腔穴剥离情况灵活选择术后固定方式。如为肌肉下层次，可于乳房上缘佩戴自制的宽弹力胶带压迫 3 ～ 4 周，以防假体上移，同时若术中无下极的过度剥离，不建议过早佩戴钢托文胸，以防假体上移。如为乳腺下层次，则可早期佩戴钢托文胸，防止假体向下移位。

4. 如为肌肉下隆乳，建议患者术后至少 2 个月内避免锻炼及举重物。

（二）术后引流观察

1. 如放置引流管，术后应详细记录每日引流液的量及性状。

2. 引流量小于 20ml/24h，同时较为清亮时即可拔除，若引流液为血性，即使量较少，也应保留。

（三）术后按摩

1. 为预防假体包膜挛缩的发生，手术后一般 4 ～ 7 天开始按摩双侧隆乳（双手对假体的挤压），按摩由外向内由下向上进行，2 次 / 日，叮嘱患者坚持半年。

2. 毛面假体可以不进行按摩，但光面假体一定要进行按摩。

（四）术后乳腺检查

对于隆乳术后患者，常规的监测乳腺癌的乳腺超声检查更不可缺少。要试着鼓励患者积极地看待这一问题，将隆乳手术作为一个机会，更加认真地关注乳房健康和癌症监测，以期尽早发现乳房疾病。

六、术后常见并发症的预防与处理

1. 血肿 乳房假体隆乳术后血肿发生率为 3% ～ 4%。大的或急性出血表现为单侧乳房进行性疼痛、胀大和乳房皮肤瘀斑，出血量大时甚至可以出现失血性休克、张力性水疱等表现（图 25-27）。如果术后受术者主诉乳房区剧痛、胀感，引流液色深，浓稠似血液，引流量大，尤其负压引流观察时引流量较多且不随及时更换而减少时需要拆开胸带检查。如发现乳房不是术毕的柔软状态，而是肿胀、张力大，应考虑有血肿存在。小的或者慢性出血表现为术后 1 ～ 2 周内引流管内持续引出浓稠血液，但患者无疼痛，乳房无胀痛感。

血肿的形成通常有以下原因：①剥离层次错误：正常情况下剥离的层次是胸大肌下与乳腺下，因间隙内无重大血管剥离时出血较少。若剥离腔穴离开了胸大肌下间隙而进入胸小肌下间隙，损伤胸大肌内与胸小肌内的血管，可出现急性血肿。②剥离技术粗暴：盲视下使用锐器剥离腔穴或动作粗暴极易损伤血管（如损伤了肋间动脉穿支）。③术中止血不彻底：术中虽见有出血，但因切口小，暴露不好，未能彻底止血。④患者凝血功能异常：尤其一些凝血因子的异常而导致不能够止血。

大的或急性血肿必须急诊手术处理，通常术中可以发现活动性出血血管，应当妥善止血，彻底冲洗腔穴，清除血凝块后再放置假体。小的慢性出血可以不予处理，但要警惕包膜挛缩的风险增大。若患者出血量大，术中发现剥离腔内广泛渗血，但未能发现明确出血点，应警惕患者存在不易纠正的凝血功能障碍，建议术区填塞明胶海绵，甚至填塞宫纱，严密加压包扎，放弃行假体隆乳术。

预防血肿发生对于缓解术后不适感，减少包膜挛缩及减少血液丧失十分重要。术前必须详细询问患者是否存在影响出凝血功能的血液系统疾病，或者是否服用影响凝血系统的药物。不应在月经期间手术。手术前应行血细胞及出、凝血时间的检测，排除有血液疾病的可能。必要时术前 2 日应用维生素 K（10mg/d）。术中剥离层次要掌握准确，尽量不要偏离。剥离时尽量不使用锐器，避免暴力导致过多的组织损伤。剥离时动作不能过猛，既要用力又要动作轻巧，循序渐进。术中止血要彻底，尽可能避免盲视下的剥离。假体置入前应用生理盐水冲洗腔穴。术后常规放置负压引流管，通过观察出血情况判断是否有血肿。

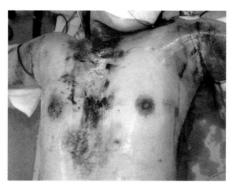

图 25-27　广泛皮下血肿

331

2.血清肿或持续性血清样引流　血清肿是指组织中血清的肿瘤样积聚，当血清从破裂的小血管渗漏出来，浆液积聚在剥离腔穴中即形成血清肿。血清肿通常范围较小，程度较轻。但是，血清肿为细菌的良好培养基，因而包膜周围的炎性反应加重，进而导致包膜挛缩的可能性增大，并常常导致引流量的慢性增多。

回顾性研究曾发现，血清肿可引起炎性反应，并可进一步引发持续性血清肿的形成。腔穴中毛面假体的移动可能引发慢性组织刺激和炎性反应，继而导致血清肿形成。此后更换为光面假体常可解决问题。如果腔穴中本来为光面假体，那么可能是过度增生的肉芽组织引起这一问题，重新探查伤口并刮除肉芽组织通常有效。如果血清肿持续存在，可在超声引导下穿刺引流或放置引流管。

3.感染　感染是硅胶乳房假体隆乳术后的严重并发症之一。大多数研究发现，隆乳术后感染发生率为 2%～2.5%。感染通常由乳腺组织内常驻菌群造成，可引起较严重的全身症状，感染后假体的包膜增厚，其包膜挛缩率也明显升高。Brand 的临床调查研究认为乳房假体置入后感染的发生与假体置入的途径和假体位置无明显的关系，光滑面、粗糙面和聚氨酯面假体的感染率分别为 0.06%、0.16% 和 0.12%，而将这些假体用于乳房再造术后的感染率分别为 0.6%、0.4% 和 0.3%，因而隆乳术后的感染率低于乳房再造术。国内学者陈小光对 697 例硅凝胶隆乳术后的患者进行调查，共 8 例患者有急性、亚急性和慢性感染，感染率为 1.29%。研究表明与乳房假体感染有关的微生物有金黄色葡萄球菌、表皮葡萄球菌、A 型和 B 型链球菌、肠杆菌属、克雷伯菌属、假单胞菌属和分枝杆菌属等。这些细菌有些是条件致病菌，有些是非条件致病菌。表皮葡萄球菌（条件致病菌）是最常见的菌种，因而假体感染多为机会性感染。

手术技术及患者身体状况是导致感染最重要的因素。其他相关因素包括假体污染，盐水假体内填充盐水污染，手术本身或手术室无菌条件不合格，患者皮肤或乳腺导管内感染，远位感染细菌感染假体。远期感染通常由于继发性菌血症或乳房附近侵入性操作引起。感染可以表现为浅部伤口感染或腔穴内的深部脓肿。其通常表现为假体隆乳者手术后数周、数月或多年后乳房区出现疼痛、跳痛，检查局部皮肤发红、乳房肿胀，体温升高达 38℃以上，实验室检查白细胞总数和分类增高。感染最严重的并发症之一是中毒性休克综合征，1995 年曾报道 1 例隆乳术后以严重的全身症状为主要症状，而几乎没有乳房感染的临床迹象。金黄色葡萄球菌释放出的内毒素即会导致严重的循环衰竭。

隆乳术后感染通常由以下原因造成：①术者操作无菌观念差，乳房假体或切口遭到污染；②术前乳房假体的消毒不严格，手术室器具及手术室空气消毒不彻底；③患者的身体虚弱，免疫功能低下，手术后有血肿、皮肤坏死或切口裂开等并发症发生；④乳房附近侵入性操作。

预防感染是控制感染的关键。术前应挑选质量合格、消毒严格的假体；若自行消毒假体，假体必须采取高压灭菌消毒，不可使用消毒液浸泡消毒；严格掌握隆乳手术适应证，严禁乳房邻近组织有炎症时仍然开展手术。术中严格无菌操作；严格手术室、手术者的无菌观念与无菌操作。术中应用无接触技术放置假体，手术止血要彻底，防止血肿、皮肤坏死等并发症发生。术中常规应用抗生素生理盐水冲洗腔穴、浸泡假体。手术前、后常规使用抗生素，切开皮肤前静脉应用抗生素。推荐应用广谱的头孢类抗生素，术后继续应用 3 ~ 7 天是必要的。

感染直接导致乳房假体的取出，或是因为假体从裂开的伤口内脱出，或是由于必须取出以治疗感染。只有一小部分发生感染的病例有可能挽救假体。若出现伤口延期愈合、伤口红肿、有分泌物等情况，必须在抗生素治疗开始时进行细菌培养。通常应该口服头孢二代抗生素。大多数伤口感染为表浅性感染，口服抗生素后，皮肤及软组织可以获得二期愈合。但是，若患者对抗生素反应不好，出现症状加剧，如疼痛、触痛、波动感、蜂窝织炎，必须进行再次手术探查，打开腔穴，取出假体，彻底冲洗并进行腔穴清创术。开始时应静脉应用广谱抗生素，伤口拭子细菌培养和药敏结果出来以后，应改为口服敏感抗生素。乳房假体取出后，腔穴彻底冲洗，通过放置引流管并术后给予大量抗生素控制感染。至少 3 个月后方可考虑再次置入假体。

4. 假体移位或形态不佳（malposition）　假体隆乳术常见的问题是假体移位和形态不佳，这是导致再手术的第二个常见原因，仅次于包膜挛缩。腔穴分离不足、分离过度、胸大肌起点剥离不足是导致假体移位的典型原因。由于腔穴剥离的相对盲目性，经腋窝切口和经脐切口隆乳术后假体移位发生率较高。置入体积较大的假体时，若未能充分降低下皱襞，或者胸大肌起点未能充分松解，术后假体会向上移位。其治疗方法包括包膜切开术，充分分离腔穴或者离断肌肉起点。相反的，腔穴和下皱襞的过度分离会导致假体向下移位并导致双泡畸形。其处理方法包括包膜折叠术及下皱襞重建术。

（1）乳房位置过高：这是隆乳术后最为多见的形态不良，由于经过腋窝切口隆乳手术操作时剥离不当，特别是在胸肌下附着点及下外侧胸肌筋膜分离不充分造成的。乳房下缘范围不够大而外上方过宽，加之手术后胸大肌的收缩作用，便逐渐将乳房假体挤向外上方，隆乳术后乳房失去了水滴形态。

（2）乳房分别向外侧张开，两乳头距离过宽：是因为胸大肌在胸骨边缘附着紧密或术者担心损伤胸廓内动脉穿支而分离不充分，另外有时候由于麻醉不充分，受术者呼痛，影响了胸大肌在胸骨边缘内侧的剥离。

（3）乳房外下部凹陷或内下部凹陷，致使乳房上宽下窄，形状偏长：是内外下部剥离不够所致。故剥离时必须充分，确实可靠。必要时可用锐性方法剥离，以保证乳房基底为圆形。

（4）假体向下移动下垂，皮下甚至能够触及假体，形成双乳房形态：手术剥离时乳房下皱襞下剥离过度，由于皮下大范围剥离使假体穿出胸大肌下腔穴而突入皮下。

（5）双乳贯通畸形：是指双侧乳房腔穴贯通的畸形。其可能的原因为腔穴内侧剥离过度，因而组织强度变弱，导致假体向内侧移位。

另外术后早期过度撞击乳房局部也可致假体位置移动，导致手术后乳房形态的异常。

纠正这些问题通常需要采取一系列办法：取出假体，切开包膜、切除包膜、改变乳房下皱襞或改变假体层次。如果假体位置移动，早期可以经过外部加压包扎等治疗。不能改善者只有再次手术，取出乳房假体，重新剥离腔穴。也可不取出乳房假体进行剥离，但应仔细操作，防止损坏乳房假体。两种不易纠正的畸形是已存在的乳房下垂和双泡畸形。乳房下垂的最佳治疗是重新认识乳头与乳房下皱襞的关系，并把假体置于乳腺下方。当有多余皮肤时。乳房悬吊和隆乳可同时进行。双泡畸形是由于乳房下皱襞的扭曲或断裂造成的，经常发生于试图矫正桶状乳房畸形，也可发生于乳房下皱襞较高的胸大肌下隆乳或乳房下韧带的断裂和假体从下方置入。手术纠正包括各种下皱襞重建，胸大肌松解或换成较小的假体。避免术后效果不佳需要在术前特别注意观察乳房的解剖，因为即使最小的乳房下皱襞或乳头位置的差异在隆乳术后都会引人注目。在使用硅凝胶假体的时代，用类固醇行假体内灌注（凝胶－盐水假体）或者注入乳腺组织腔隙中时，类固醇导致乳房软组织和皮肤萎缩。这种情况下患者出现皮肤条纹，皮肤变薄，可看到假体边缘或表面，假体错位和露出。治疗通常包括去除假体或重新把假体置于胸大肌下，但严重病例可能需要转移皮瓣覆盖。双乳贯通畸形的治疗包括腔穴外侧的包膜切开术，以及内侧的包膜组织与深面组织缝合术。术后需持续压迫中线处至少1周。

其预防措施主要包括以下几种：术前设计画线要对称准确。经腋窝切口的手术操作，应特别注意胸肌下附着点与下外侧胸肌筋膜分离，皮下范围的剥离不要过度，胸骨旁及内外侧部的分离可反复多次进行。假体置入后，应将患者置于坐位，在乳房上极轻轻推压乳房假体，然后仔细观察隆乳术后乳房形态，若有些部位凹陷或膨隆时，则应用示指或剥离子剥离，调整乳房的形态直至满意为止。为了防止剥离不充分带来假体位置异常，笔者认为如在无特殊剥离器械时，手术切口宜选取乳晕、乳房下皱襞切口，以方便剥离。术后固定包扎时，应特别注意在乳房假体上外方放置足够的棉垫或纱布敷料。打开胸带后，如发现乳房假体上移，应适当向下推挤复位。考虑到上臂的活动、胸大肌收缩，应立即在假体上方胸部用带尼龙搭扣较宽的松紧带固定7～10天，同时嘱患者在2～3周内限制上肢剧

333

烈活动。

5.气胸或脓胸（pneumothorax or pyothorax） 这是十分少见的并发症。由于手术剥离时操作粗野，使壁层胸膜破裂造成气胸、血气胸或脓胸等并发症。局麻下进行隆乳手术时必须非常小心。任何乳房周围锐性缝针的操作均可能刺入胸膜腔，导致气胸或者张力性气胸。肌肉后放置假体时，肋间血管出血用电凝止血时，容易损伤胸膜腔。这可能导致胸膜出现小孔，若术中能够及时发现，术者可以先放置胸腔闭式引流管，再置入假体。若为全麻手术，此时麻醉师应膨胀肺部。如果是局麻手术，术者应指导患者进行深呼吸，然后拔除引流管，假体的压迫作用会使胸膜的小破孔获得很好的愈合。全麻手术本身可引起气胸，尤其是患者存在肺气泡时，如果怀疑出现气胸，应首先进行胸部 X 线检查。肺压缩小于 15% 的气胸可以观察，进行性气胸或者肺压缩大于 15% 时，应放置胸腔闭式引流管。

预防方法是分离胸肌时，注意操作的力度，避免在肋骨表面或肋间分离胸肌，以免进入胸腔。另外对于体形消瘦的患者要特别注意，因为剥离时易损伤胸膜。

6.乳头乳晕区感觉障碍（alterations in breast sensation） 乳房的感觉神经支配非常容易受影响。因为其感觉神经支配来源少。其感觉主要靠第 4 肋间神经（有时为第 5 肋间神经）前外侧支支配。另外，第 4、5 肋间神经内侧支也支配乳房的感觉。乳房下皱襞和乳晕周围切口也容易导致这些肋间神经的损伤，特别是在胸大肌外缘以外的区域。症状表现是隆乳后乳头乳晕区感觉减退或消失，严重者乳头不能勃起。而经腋下放置会加重肋间臂神经（第 2 肋间神经），因其通常在切口的后方横过腋窝。根据神经损伤的程度，会导致不同程度的感觉减退或感觉过敏。肋间臂神经的损伤会导致腋窝和上臂后内侧感觉丧失。绝大多数感觉改变为暂时性的，随着时间推移可消失。

治疗与预防：神经损伤不完全者，术后感觉可逐渐恢复正常。有个别受术者术后有乳头乳晕区感觉过敏、触痛，此亦为神经受损的表现，一般可以术后 1 个月内恢复。预防注意分离乳房外侧腔穴时勿过大，操作轻柔避免暴力。另外在隆乳术后硬化的包膜切开术时，注意乳房外侧部包膜用手指顺包膜裂隙轻推分离，避免锐性切割误致神经完全损伤。

7.包膜挛缩（capsular contracture） 乳房假体临床使用 30 年来虽然没有发现一些严重的问题，但对人体来说乳房假体仍是一种异物，置入体内后会激发机体的组织反应形成纤维组织包裹。如果这种纤维囊发生挛缩使假体紧缩在一个变小的囊腔内，乳房变硬手感不好。纤维组织包裹异物是机体的正常反应愈合过程而不是并发症，然而临床上却直接影响到隆乳手术的效果。包膜挛缩和假体变硬变形是任何类型假体隆乳术后最常见并发症，也是导致再手术的最常见原因。国外报道根据评估方法和医生临床经验不同，其发生率为 50% 或更多，而假体置入 10 年后，严重包膜挛缩（Baker Ⅲ级和Ⅳ级）的发生率大约为 20%。通常情况下机体对异物产生的包膜一般在 3 周内形成，包膜的挛缩一般发生在 3 个月 ~ 1 年。乳房包膜纤维囊挛缩率各家报道不一，国外报道高达 20% ~ 40%，国内报道纤维囊挛缩率在 4% ~ 10%，大大低于国外报道，这种差别可能与种族有关。纤维囊挛缩乳房硬化发生的时间也不尽相同。Baker 总结分析 1282 例受术者，纤维囊挛缩发生在术后 6 个月以内者为 62%，6 ~ 9 个月内者为 30%，发生在 1 年以后者为 8%。笔者总结 570 例中国妇女受术者，其挛缩发生时间均在术后 6 个月以内，一般半年以后就稳定了，以后很少再发生纤维囊挛缩。

Baker 提出的包膜挛缩分级，近来进行了修改，加入了用假体行乳房再造术的效果评价，被广泛用来评价隆乳术后临床所见的坚硬程度（表25-3）。这一分类是主观的，但可以区分出理想和不理想的结果。正如Caffee指出的，所有的盐水假体都有可能被摸到，包括那些临床上完全没有挛缩迹象的患者。乳房变硬曾经被归咎于旧类型的圆形假体常量注水，但后来的新型解剖形假体仍然有乳房变硬现象的出现。腔穴内的物理应力是导致乳房变硬的因素。

表25-3　Baker包膜挛缩分级

Ⅰ级	乳房在置入乳房假体后质感柔软，手不能触及假体
Ⅱ级	稍稍能触及植入的乳房假体，但乳房没有畸形，受术者无任何不适。包膜轻度收缩
Ⅲ级	乳房触及中等硬度，受术者感觉有疼痛，压之不适。包膜中度收缩
Ⅳ级	视诊时可看出乳房呈球形变形，触乳房坚硬，包膜明显收缩

Dow Corning公司设计的第一代假体为滑面、泪滴形硅凝胶假体，其背面有尼龙补片。这种假体的挛缩率高达40%。然而尼龙补片很快被去除，因为当时人们认为它可导致包膜挛缩。但是，去除尼龙补片后包膜挛缩率仍然很高。之后，薄外壳和低黏度硅凝胶被用来减轻挛缩，但是这一改进显著增加了硅胶渗漏率和假体破裂率，却没能达到降低包膜挛缩率的目的。因此，到19世纪70年代，很多医生不应用滑面假体。

随后研究重点集中于将假体从乳腺后改为腺体后。早期的临床试验包括腺体后置入假体，进行移位锻炼及假体按摩，改善了包膜挛缩，这促使人们将假体置于肌肉下。因为胸大肌的收缩可对假体起到按摩作用，并因此限制包膜形成，这大大降低了包膜挛缩率。因此人们认为降低包膜挛缩的关键在于保持假体在腔穴内的活动性。实际上，假体按摩和移位锻炼目前仍建议于光面假体隆乳术后使用。这可以使包膜更为柔软，假体活动性更好，因而包膜挛缩的可能性减小。聚氨酯涂布硅凝胶假体于19世纪60年代首次进入临床。聚氨酯成分可以在假体表面呈放射状分布，因而可以影响包膜形成过程中胶原的方向，减少假体包膜的挛缩，保持假体的柔软。因此，假体可以在一个固定的腔穴内保持稳定。由于包膜挛缩率剧降至3%左右，这种假体在19世纪80年代十分流行，直至1991年因为担心聚氨酯降解产物的危害，制造商才宣布停用。随后的改进是将硅凝胶假体外壳改建为毛面。毛面可以使假体表面与包膜贴合更为紧密，因而包膜厚度更薄、更柔软。毛面，与高黏滞度假体，双层保护外壳共同使假体不易渗漏和破裂，同时包膜挛缩率也极低。1992年美国FDA禁用硅凝胶假体后，盐水假体重新流行。尽管盐水假体的包膜挛缩率大大降低，但是假体皱褶、假体可触及等因素迫使很多术者只能将盐水假体置于肌肉后。因此，乳房假体的选择和放置层次历来受到包膜挛缩的影响。绝大多数统计数据显示与老一代硅凝胶假体相比，盐水假体的包膜挛缩率要低，这些老一代假体要么不是毛面假体要么内容物不是高黏滞度凝胶，因而包膜挛缩率很高。现有的证据表明新一代硅凝胶假体即使放置于腺体下包膜挛缩率也很低。

最先报道使用聚氨酯包被的假体可以增加柔软度，以及降低纤维包膜形成率，但通过长期随访却并未得到证实，可能是因为聚氨酯降解并且消失了。改变假体表面的物理特征，把它做成毛面来模仿聚氨酯包被，试图使纤维组织长入假体表面。到目前为止，关于光滑的还是毛面的假体能影响包膜形成率一直存在争议。然而已被普遍承认的是，假体放置到胸大肌后及使用盐水假体可以很大程度地减少包膜挛缩的发生。但是为何发生这种情况，原因还不明了。不论是光滑的还是毛面的假体，放置到胸大肌后包膜发生率都会下降。动物实验一致认为把毛面假体置入后，包膜挛缩的发生率和包膜的厚度都增加了（而不是减少了），这进一步增加了该问题的争议。难得一致的观点是强调全身使用和局部灌注抗生素是预防和减少包膜挛缩的主要方法。有人试图使用手术方法干预，如包膜切开术和包膜切除术，但并没有证据表明这些方法能够避免包膜挛缩复发。闭合式包膜切开术，被公认为是导致硅凝胶假体破裂的原因，同样对盐水假体的患者也是不可取的。FDA 特别建议不要施行闭合式包膜切开术，但是并不是所有的外科医生都同意。纤维包膜内可以发生钙化，使其硬度增加，而且影响乳房 X 线检查的结果。但是大多数放射科医师都可以正确区分乳癌的恶性钙化和假体周围瘢痕组织的良性钙化。钙化可以发生在硅凝胶及盐水假体的囊周组织内。

这种继发性纤维囊挛缩的原因至今仍不清楚，免疫学方面研究表明包膜组织中的免疫反应只有细胞免疫，可能没有体液免疫参加。有学者对挛缩纤维囊壁进行生化检测发现其胶原含量大大超过未挛缩的纤维囊，光学检查可见较厚胶原纤维位于囊内层。因此多数学者认为纤维囊挛缩类似瘢痕组织收缩或认为是肌成纤维细胞的作用。关于乳房假体包膜的显微结构研究显示假体包膜有较厚的致密排列的纤维结构，有的包膜结构显松散，裂隙较多，包膜层有血管增生现象。电镜观察结果示包膜的层状结构为束状排列的、粗大的胶原纤维，其胶原含量明显增加。研究表明乳房假体包膜收缩是肌成纤维细胞的作用，而正常条件下假体包膜的胶原纤维不含收缩蛋白因而不具收缩功能。肌成纤维细胞一般情况下存在于瘢痕组织中，对伤口收缩及愈合有促进作用，什么原因使包膜中的肌成纤维细胞增多尚属未知，外在因素减少包膜中肌成纤维细胞数量能够降低包膜挛缩的发生率。临床多年的经验表明下列因素可能与纤维囊挛缩的发生有关：①血肿或感染，手术后血肿的形成，血肿机化并纤维化；②乳房假体表面吸附有尘埃、棉纱及滑石粉等；③手术操作粗暴，组织损伤重；④剥离腔隙空间过小，张力过大；⑤硅凝胶分子穿过有弹性的假体外层囊壁渗出至组织中；⑥患者体质个体差异，对异物的反应较重及遗传性的包膜形成倾向等；⑦细菌感染或污染，有人在包膜腔内发现表皮葡萄球菌，该菌虽不能致感染症状，但能致包膜收缩；⑧迟发性乳房假体周围小血管破裂等有关；⑨自身免疫 - 结缔组织病。在细胞水平，由异物刺激引发的异常成纤维细胞增生，以及无处不在的表皮葡萄球菌仍然是纤维包膜挛缩最普遍的解释。关于包膜挛缩的形成机制，迄今为止有两种主要的理论：增生性瘢痕和亚临床感染。包膜挛缩实际上是假体周围瘢痕的过度增生。任何异物反应都会导致不同程度的瘢痕形成，也包括假体的周围。假体周围瘢痕的收缩（包膜挛缩）造成假体变形和不舒适感。这与瘢痕过度增生过程有相似之处，可称其为"过度愈合"。通常包膜挛缩通过触诊即可诊断出来，尽管压平式眼压测量法、乳房顺应性测量、超声或 MRI 也可诊断，尤其是在临床研究中，但是 Baker 分级法仍然是最常用的包膜挛缩评价分级系统。Baker Ⅲ及Ⅳ级包膜挛缩通常需要手术介入来矫正乳房变形及缓解不适感。

尽管毛面假体可以防止假体旋转，设计各种型号毛面的主要目的在于模仿聚氨酯泡沫胶对于包膜挛缩的作用。自从毛面假体应用以来，毛面假体究竟是否真的可以降低包膜挛缩率还未肯定。尽管两种毛面之间的区别已经阐明，很多设计很好的临床研究发现，两种毛面均可以降低包膜挛缩率，但是，也有很多研究表明两种毛面没有包膜挛缩率降低作用。为了阐明硅凝胶假体的毛面可以防止包膜挛缩，很多作用机制必须说到：包膜组织长入毛面的小缝隙里后，出现裂孔，因此可以限制包膜的收缩。事实上，长入带以外的胶原层呈层分布，就像其他假体一样，因而这种假说有疑问。聚氨酯泡沫胶可以降低包膜组织的炎性反应，因而可以降低包膜挛缩。但是毛面假体周围却未能发现其可降低炎症反应。客观来说，从目前证据来看，很难得出毛面可以降低包膜挛缩率的结论。

有学者研究认为包膜挛缩与假体的类型、假体置入的层次均有关系，如早期海绵状假体硬化率达100%，背面有织物的假体70%，后来的光滑表面假体55%，盐水充注式假体35%，近年来研制的聚氨酯粗糙面假体、双层囊假体、低渗出型光滑表面假体的硬化率在10%左右。另外假体的硬化率取决于假体置放部位，胸大肌下置入假体均比乳腺下或皮下置入假体硬化率低。

包膜挛缩的预防应注意以下方面：①术前：选择优质合适的乳房假体，假体须反复清洗后消毒，手术中取假体时尽量缩短空气中暴露时间，尽量避免与纱布等带棉纤维的物品接触。②术中：手术人员应将手套滑石粉冲洗干净；隆乳假体置入层次尽可能选择胸大肌下；手术中操作应轻柔细致，防止创伤过大与血肿形成，手术后放置引流管；严格无菌操作及必要的抗感染措施以防术后感染；防止异物（纱布纤维）等遗留于切口内；手术中假体置入前先将假体浸泡在抗生素与激素液体中再置入；手术剥离腔穴应足够大，以减少张力。③术后：手术3天后即可开始按摩双侧乳房，挤压假体，一般每天2～3次，每次5分钟左右，应坚持3个月以上，按摩的结果使容纳假体的组织腔穴大于假体并对抗假体纤维包膜的挛缩；患者口服治疗瘢痕的一些药物（如积雪苷片）半年以上。

其治疗方式主要有以下几种。

（1）闭合式包膜切开术：是治疗严重包膜挛缩的常用方法，术中用手挤压乳房直至听见或触及包膜被撕裂。但是，假体破裂、血肿、硅凝胶渗漏或不全包膜破裂的可能性较大。这些并发症导致这一术式基本废弃，并被FDA建议禁止使用。但是，很多术者仍然认为这一术式对于早期包膜挛缩患者有其意义。

（2）开放式包膜切开术：打开假体腔穴并进行再次手术。划开包膜，以释放包膜挛缩对假体的收缩作用。可以环形或十字交叉式切开包膜。开放式包膜切开术适用于早期包膜挛缩、双侧不对称，或组织厚度薄，包膜切除术后可能造成皮肤破损或组织血运障碍的患者。

（3）开放式部分或全部包膜切除术：适用于厚度较厚的纤维包膜、钙化严重的包膜或合并硅胶肉芽肿的患者。包膜全切术后事实上是再造了全新的假体置入腔穴，通常需要置入新的假体。更换假体置入腔穴是矫正包膜挛缩的常用方法。腺体后放置的假体改为肌肉后放置，反之亦然，以提供足够的软组织覆盖。少数情况下，也可在包膜前或后再造新的腔穴。

8. 假体破裂（implant rupture）　硅胶假体的破裂引发了许多关于健康方面的关注，使人们考虑游离硅胶对于邻近的乳房实质和软组织的影响。硅凝胶在乳房沿导管内的扩散乃至扩散至更远的区域如手臂和腹股沟处都曾有报道。假体周围纤维组织中存在的巨噬细胞是主要负责吞噬硅胶小滴的细胞。此外，硅凝胶周围组织里可发现T淋巴细胞和B淋巴细胞，但是没有抗体沉积，这些发现很重要，因为自身免疫反应被认为是游离硅胶与纤维囊间相互作用的结果。以往的数据显示假体在置入后8～12年假体的破损率为63%～100%，因渗漏的游离硅胶对人体健康可能有危害，因而许多专家建议假体置入后 8 ～ 10 年应该预防性取出。现有数据显示最新代假体破裂率很低，远低于以往的假体。Heden 研究发现麦格 410 解剖型假体（美国 Inamed 公司）置入 6 年后破裂率为 1%。包膜切除术和假体取出术被推荐为有症状、伴有或不伴有假体破裂患者的可能的治疗方法。包膜切除术的并发症包括血肿、疼痛、外形畸形、囊肿形成及硅胶膜残留。遗留的硅凝胶会干扰乳房 X 线成像结果，因为它具有不透 X 线的物理特性。通过对一批要求取出假体的患者的研究后发现，因为害怕硅胶对健康不利影响促使她们要求取出假体比其他任何原因所占比例都大，包括假体完全破裂。74% 的患者在取出原来的假体时由于美容方面的原因愿意接受以盐水假体替代，但对于有全身症状的多愿意取出而不放任何替代物。风湿学家报道高达 36% 的有症状患者取出假体后临床症状逐渐好转，平均随访时间为 22 个月，尽管大多数整形外科医师都愿意为想取出假体的患者取出假体，无论是否有症状，但是对于是否应该同时行包膜切除术还远未达成共识。

乳房假体置入体内后经过较长时间可能发生硅胶囊的老化，从而出现假体内容物的渗漏，有时候一定的外力作用也会导致假体的破裂。假体破裂有以下原因：假体的质量问题，术者术前尤其注意检查假体底盘与假体结合处是否有问题；手术中损伤，尤其术者缝合不慎刺伤假体；假体的包囊切除过程中可能引起假体破裂；其他诱因，如假体纤维包囊钙化并且与假体囊壁持续摩擦损伤假体，如果有外力的作用也会增加破裂的可能性。盐水假体填充不足，低于制造商规定的最低值时，假体皱褶更多，寿命缩短。

假体破裂可以分为囊外破裂和囊内破裂。囊外破裂是指假体和包膜都发生破裂后，硅凝胶渗漏到周围组织中。囊内破裂是指假体发生破裂而包膜保持完整，硅凝胶局限于包膜内。第二代光面假体常常为囊外破裂，而新一代假体其硅凝胶凝滞度更高，通常表现为囊内破裂。囊内破裂可以无症状。盐水假体破裂表现为乳房扁平，硅凝胶假体破裂表现为疼痛，乳房畸形，也可毫无症状。假体破裂的诊断目前主要依据病史、临床表现与超声检查。Cohen 提出下列标准：①假体置入超过 12 年，胸部创伤史；②临床表现是乳房胀痛变硬、乳头移位、乳房变形或变小等乳房外形的变化；③假体邻近出现结节包块；④乳腺成像阳性。

及时发现假体破裂对于手术治疗和患者康复十分重要。假体破裂的诊断必须进行详尽的病史询问和体格检查。乳腺的影像学检查对明确诊断非常重要，诊断假体破裂有很多特异性征象。乳腺的影像学检查有乳腺 X 线成像、超声波及 MRI 等方法。MRI 检查的敏感性和特异性均最高，但有其局限和禁忌证。例如，体内不能有金属置入物，患者不能有幽闭恐怖症，还有费用高昂和患者体重限制等。CT 检查是很好的替代物，但是存在患者 X 线暴露的风险。考虑到 FDA 建议患者规律进行监测，不能不考虑积累射线暴露的风险。B 超具有无损伤与快捷经济等优点，可用于隆乳术后随访及疑有假体破裂后的首选检查。但其受术者技术和经验影响很大，包膜外破裂诊断的特异性不高。乳腺 X 线检查对于发现包膜外破裂和渗漏非常有效。三种方法诊断的阳性率：乳房的 X 线成像敏感度为 23%，特异性为 98%；超声的敏感度为 59%，特异性为 79%；MRI 的敏感度为 95%，特异性为 93%。高度怀疑假体破裂后需要行 MRI 明确诊断。

假体破裂一经诊断明确应手术取出假体，是否更换假体应在医生的帮助下由患者自行选择。假体破裂的预防办法：选用优质的假体，术前、术中对乳房假体的质量检查必须仔细，尤其注意假体底盘与假体结合处是否有问题，有无裂痕及渗漏，如发现假体有薄弱点则应弃用；假体在术前清洗、消毒及术中使用时切忌与锐器（如手术器械、刀、剪、缝合针等）接触，以防不慎损伤或致暗伤；术中置入乳房假体时，动作轻柔，切忌暴力；缝合切口时，应以钝器拦开乳房假体直视下准确缝合；定期进行监测，FDA建议在置入的前3年，每2年进行MRI检查。也有学者建议假体置入后8~10年应该预防性取出，以免假体破裂。

9. 乳头退缩　乳头退缩由乳晕下到筋膜组织的纤维条索收缩形成，常发生于乳晕切口隆乳术后。若为肌肉后隆乳，将其层次改为腺体后，常可治疗这种畸形。切开或切除乳晕下条索的方法术后容易复发。

10. 腋窝条索　发生于经腋窝切口隆乳术后患者。Maximovich报道说内镜检查显示这种条索起源于淋巴组织。条索连接腋窝浅静脉和上臂中部，表现与浅表性静脉炎类似，又名Mondor病。以往从未见浅表淋巴管管径大到可以形成可看见或者可触及的皮下组织条索的报道。Mondor病（浅表乳房静脉炎，硬化性乳房浅静脉炎）为闭塞性胸腹壁浅静脉炎，通常伴有胸部创伤史。浅表静脉炎症通常从上腹部或疑似创伤区域至腋窝，病变跨越前胸壁和乳房。其通常表现为皮肤红线，而不是深筋膜病变，患者轻度或无任何不适。病变不需任何治疗，通常在3~6周内消失。轻度止痛药和热疗常可缓解不适症状，因而不需要进行类固醇注射和手术切除。也可进行手法治疗，术者一手稳定腋窝条索上臂端，另一手大拇指反复按压条索，类似"挤奶"动作，可牵拉条索并缓解症状。

11. 钙化　长时间的包膜挛缩均会导致钙化形成。当纤维包膜发生钙化后，包膜挛缩的表现加重。钙化也可伴有假体固定现象的出现。超声检查可判断钙化的性质为良性还是恶性。如果钙化范围较广，出现包膜挛缩症状，应行包膜切除术，包膜切开术通常效果不佳。否则，残留的钙化包膜可能会被触及。

12. 慢性疼痛　慢性疼痛的原因可能有隆乳术后包膜挛缩、神经受压、神经瘤，或者肌肉下放置假体。如果存在第4肋间神经受压，疼痛的性质可能为锐痛或烧灼样疼痛，起自乳房外侧，向乳头乳晕放射。第4肋间神经区域阻滞可以缓解症状但是通常需要行神经松解术。肌肉后隆乳可能出现迟发性疼痛（数年后），有报道146例胸大肌及前锯肌下置入假体者，有8例出现迟发性疼痛。

13. 双泡畸形　双泡畸形通常出现于肌肉下放置假体且下移下皱襞时。下皱襞处皮肤与深筋膜之间的粘连未能充分松解，导致了双泡外观的形成。术中应充分松解下皱襞处筋膜与皮肤之间的韧带，可能需要用手指分离或切开这些纤维组织，也可能需要将放置层次由肌肉下改为乳腺下。也有研究者应用Gore-Tex或自体脂肪填充双泡之间的凹陷畸形。

14. 哺乳问题　曾有报道隆乳术后无法分泌足够乳汁进行母乳喂养。泌乳不足的原因可能有乳腺组织发育不良、乳晕切口手术、乳腺导管阻塞、乳头感觉度减低、产后饮食不足等，因此不能简单判断是隆乳手术影响哺乳。

15. 晚期出血　已经有数例关于隆乳术后晚期出血的报道。出血原因有以下几种：聚氨酯涂层引发的慢性炎症反应，炎性肉芽肿内有丰富的血管新生，盐水假体内的皮质类固醇，也有些与患者血液系统疾病有关。

16. 切口瘢痕明显　隆乳术后瘢痕应该尽可能隐蔽，如隐藏在脐周和腋窝。腋窝瘢痕可能出现增生，而变得非常明显。乳房下皱襞瘢痕应该与下皱襞位置非常接近，一般在1cm以内，而不是恰好位于下皱襞位置，因为文胸的不断摩擦会造成瘢痕的刺激，从而引发瘢痕的增生。如果切口明显高于乳房下皱襞，即使置入体积很大的假体，瘢痕也会非常明显。

乳晕切口瘢痕愈合后可能出现局部凹陷。原因可能与手术技术有关。术中切开皮肤后，某些术者为防止损伤乳腺导管，斜行向乳晕下分离乳腺组织。这在切口缝合以后，可能在切口下遗留潜在的腔隙，因为皮下脂肪可能不能完全填充皮肤下的空间。正确的做法应该是垂直切开乳腺组织并分离形成乳腺下或肌肉下腔穴。切开乳腺组织会损伤一些小的乳腺导管，但不会伤及大的导管。没有证据证明小导管损伤直接引起感染。

17.胸大肌痉挛　胸肌下隆乳术后可能发生自发性胸大肌痉挛。这种肌肉痉挛与胸外侧神经部分切除、开放式包膜切开术、胸大肌转位术等均无关，而可能与胸大肌受假体的机械刺激有关。

18.坏死　组织坏死的原因包括乳腺癌放疗、糖尿病控制不佳、延误诊治的血肿、吸烟、感染、术中止血时电凝距离皮肤太近等。放疗导致受治疗区域的血供减少，因而乳房整形术后发生并发症，如感染和坏死的可能性增大。

19.神经损伤　腋窝切口位置隐蔽，是乳房美容手术中可以代替下皱襞、乳晕及脐部切口的良好切口。腋窝切口的隆乳除了常规隆乳手术的风险之外，神经损伤，包括运动神经及感觉神经的损伤风险加大。因而术者必须非常熟悉腋窝的解剖，术中严格防止损伤神经。不仅第4肋间神经损伤会出现相关症状，其他胸壁神经的损伤也会出现慢性疼痛症状。臂丛神经、肋间神经均可能损伤而出现相应症状。

20.皮肤皱褶　应用盐水假体时，经常发生皮肤皱褶现象。这在毛面假体时更为常见，更换为盐水假体常可解决这一问题。

七、临床效果评价

隆乳手术是整形外科最为常见的手术之一，但是隆乳术后的效果评价一直缺乏客观的依据。传统的评价标准依赖于患者和医生的主观感觉和某些测量指标。最主要的标准有"视"和"触"两方面。从视觉方面，应观察以下指标。

首先，双侧乳房形态是否对称，是否位于胸壁的美学位置上。美观的乳房应双侧位置对称，上界位于胸壁第2肋间，下界（乳房下皱襞）位于第6肋间，内侧界位于胸骨旁线，外侧界位于腋中线。当隆乳术后的乳房位置偏离以上位置，会造成各种乳房畸形。双侧乳房位置过高，最常见于胸肌后层次放置假体时，由于胸大肌起点离断不彻底，肌肉的收缩挤压作用使假体位置上移，此时双侧乳房下极空虚，上极饱满，假体位于腋窝水平的胸大肌下方，呈男性胸部外观。双侧乳房位置过低时，乳头乳晕不是位于乳房的最突出点，而是位于其上方，双侧乳房假体疝出至乳房下皱襞以下，此时常可触及假体边缘，最常见于乳房下皱襞区域剥离过度时，聚丙烯酰胺水凝胶取出术后隆乳时，由于注射物对周围组织的侵袭，也常常出现乳房假体下移的情况。双侧乳房位置偏向内侧时，虽乳沟较为明显，但由于乳头不位于乳房的中心，并不美观，严重时甚至可以形成贯通乳畸形，使得双侧假体腔穴相连相通。双乳位置偏向内侧最多见于为形成乳沟而反复进行腔穴内侧剥离，此时矫正十分困难，单纯应用包膜缝合技术矫正时，术后容易复发。有学者报道结合应用脱细胞异体真皮及包膜缝合技术，可以取得较好的疗效。双侧乳房位置偏向外侧时，乳沟不明显，多见于内侧腔穴剥离不充分时，其矫正应充分剥离内侧腔穴，并缝合外侧包膜。

其次，双侧乳头乳晕位置是否对称，是否位于乳房的最突出点。乳头乳晕如位置、大小不对称，即使乳房形态对称，从视觉上也会造成双侧乳房的不对称。因此，患者术前如有乳头乳晕位置或大小的不对称，应明确向患者指出，可能会影响手术效果，并建议患者予以矫正。

最后，双侧乳房轮廓是否饱满，其丰满度与受术者身材是否协调，乳房线条是否流畅，乳房上极与胸廓是否过度平滑，是否存在台阶样畸形，乳房表面是否存在"水波样"或"双泡"畸形。

从触觉方面，良好的隆乳术后效果应是乳房触感柔软，从各个方向均触不到假体边缘。术后包膜挛缩，会导致各种不同程度的假体变硬。患者胸壁软组织薄弱，或腔穴剥离过度，会导致假体边缘可触及。

除以上评价标准外，还可以进行乳房相关径线的测量，如胸围、胸乳距、锁乳距、乳房内径、外径、下径、基底径及突度的测量，通过术前术后相关径线的数值比较来评价手术效果。但是这种测量，存在较大的测量误差。还可以通过患者文胸罩杯的变化，如"A杯"变"C杯"等评价术后效果，但是不同厂家的罩杯也存在差异，因此这种方法也不够客观。2D照片可以用于某些径线测量和对称性判定，但是在广度和深度方面的测量则受限制。某些研究还以受术者朋友或亲属的观点来判定手术成功与否，但是这些评价结果并不能客观地记录患者乳房的形态学变化。

考虑到乳房形态的3D属性，客观的、最佳的隆乳术后评价工具应评估乳房多个参数，包括形状、体积和轮廓。近年来，随着3D成像技术的发展，有的学者应用3D成像技术记录、分析受术者乳房在隆乳术前、术后的形态学变化，并进行分析。3D成像分析技术同样可以作为现有的假体选择系统，如TEPID系统、High Five系统和BodyLogic系统。TEPID系统基于患者软组织特点（T）、假体腔穴（E）、腺体（P）、假体（I）和组织动力学（D）五个参数挑选假体。High Five系统则关注以下五个参数，假体覆盖/腔穴选择、假体体积、假体形状、乳房下皱襞位置和切口选择。BodyLogic系统，由Mentor公司发明，包括基底径、突度和体积的测量和选择。尽管这些系统可以简单、实用地评估乳房术前形态，但是并不能全面、客观地评价乳房。随着人体数据库的发展和完善，3D成像技术还可以用于预测手术效果，评价各种手术方法的效果差异等，因此在乳房美容与重建手术方面，具有广阔的应用前景。

第三节　乳房再造

乳房是女性身体的重要部分，是女性第二性征的标志性器官。它不仅有泌乳哺育功能，还是体现女性体态完美、曲线魅力所必不可少的，也是绘画、诗歌等多种艺术形式表现和赞美的对象，是女性的象征，具有泌乳、美容、艺术、心理等多方面的特性。乳房缺失影响女性的体态完美（图25-28），对患者的身心造成严重的影响，甚至影响到周围的人际关系和家庭的稳定，给社交、工作和生活带来许多不便。随着乳腺癌治疗的进展，对乳房及胸部组织的手术切除呈缩小趋势，对于早期的乳腺癌患者保乳治疗已得到普遍接受，但对部分多发性或中晚期的患者仍然需接受乳房改良根治术或乳房根治术。对于因肿瘤切除后的乳房缺损或变形、放射线照射后的萎缩及先天性畸形等，为解除患者的精神痛苦，提高生存质量出发，以整容为目的，需要进行乳房再造手术。

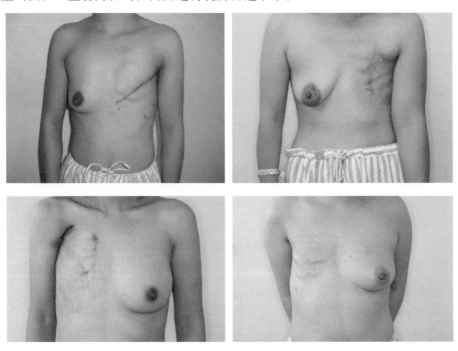

图 25-28　乳房切除带来的乳房缺损畸形

乳房再造术（breast reconstruction）是指利用自体组织移植或乳房假体重建因患乳房疾病或乳房切除术后引起的胸壁畸形和乳房缺损。最常见的乳房缺损见于乳腺癌切除术后。目前，乳房再造的手术方法有乳房假体置入和自体组织移植两大类。在乳房再造史上有几个具有广泛影响的事件，一是保留皮肤的改良根治手术的开展，二是 1992 年美国 FDA 限制临床使用硅凝胶乳房假体进行隆乳手术，三是保乳治疗的推广应用。保留皮肤的改良根治手术保留了乳房的大部分皮肤，由于保留的是胸部原有的皮肤，皮肤的质地、颜色、感觉等得到极大的提高，改善了乳房再造的效果，促进了即时乳房再造的开展。1992 年美国 FDA 限制使用硅凝胶乳房假体进行隆胸手术，虽然可以用于乳房再造，但已引起大众对硅凝胶乳房假体的普遍担忧，后来美国已经部分解除了硅凝胶乳房假体进行隆胸手术的限制，欧盟、中国等则没有对硅凝胶乳房假体进行限制，这一事件促进了应用自体组织移植再造乳房成为主流。保乳治疗的开展并不意味着乳房再造术的消失。保乳治疗是指肿块切除或乳房象限切除辅助以放疗或化疗，治疗的前提是按时定期随访，保乳失败时能够及时手术根治，适用于及时发现早期乳腺癌的患者，在欧美等国家保乳治疗占到乳癌治疗的 40% ~ 50%。对于肿瘤多发性、中晚期的患者，以及由于路途等原因不能定期随访、对肿瘤不能完全切除严重恐惧的患者，改良根治手术仍是主要的治疗手段。对于象限切除后导致两侧乳房不对称、部分患者放疗后乳腺组织萎缩，以及肿瘤切除后的乳房局部变形，部分乳房再造手术应运而生。

一、乳腺癌术后即时乳房再造

乳房是女性身体的重要部分，是女性第二性征的标志性器官。乳房再造手术可以恢复女性乳房的形态，增进患者的身心健康，提高生存质量。乳房再造时机分为即时乳房再造和后期乳房再造。对早期发现的乳腺癌，在乳腺癌根治手术的同时进行乳房再造，手术安全可行，在并发症、癌症复发率及死亡率等方面与单纯乳癌根治术相比并无差异，即时乳房再造的优点是患者只需一次手术，接受一次麻醉，而且术后没有乳房变形的体验，精神上遭受的痛苦少，经济上和后期再造相比也具有明显的优势。

乳腺癌治疗术后即时乳房再造由乳腺癌切除和乳房再造两部分组成，需要乳腺外科医师和整形科医师的合作。手术可以分切除组和再造组两组同时进行，也可以两组先后进行。关于即时乳房再造手术，要重视肿瘤学上的安全和美容形态的满意两方面的因素。肿瘤外科在行乳腺癌根治时，重点考虑肿瘤切除的彻底性，手术后的综合治疗和定期随访，及时发现肿瘤复发等，防止因顾虑美容整形效果，造成手术不彻底，手术过程中要重视无瘤原则，防止因手术不当操作导致肿瘤种植播散。整形科重点考虑再造乳房的形态美容效果，增强皮瓣的血液供应，减少供瓣区并发症。

另外，随着对乳腺癌高危因素的认识和基因检测技术的进步，双侧或单侧预防性乳房切除的病例开始增加，对有家族乳腺癌史，或一侧乳腺癌，同时有 *BRCA1* 或 *BRCA2* 基因变异者现在临床上推荐进行预防性皮下乳房切除手术。这类患者需要预防性切除的同时进行乳房再造手术。

（一）即时乳房再造

1. 适应证与禁忌证　适用于有再造要求，原位癌或 1、2 期的早期乳腺癌，无严重心肺疾患、糖尿病等一般手术禁忌证的患者。

2. 再造方法　即时乳房再造的方法和二期乳房再造相同。每种再造方法各有优缺点，依据患者的情况和手术者的经验加以选择。再造的方法有扩张器假体置入、扩大背阔肌肌皮瓣、TRAM 皮瓣等方法，对于乳房中等大小的东方女性来说，扩大背阔肌肌皮瓣是良好的方法之一。应用自体组织移植进行乳房再造时，多选用腹直肌肌皮瓣或扩大背阔肌肌皮瓣。

由于改良根治手术保留完整的胸大肌，不破坏腋前襞形态，锁骨下区不需要充填，因此组织需要量相对不大，切除皮瓣血供欠佳的Ⅳ区和部分Ⅲ区的单蒂 TRAM 皮瓣可以满足再造要求。术中发现静脉回流障碍，皮瓣淤血，有紫斑，单纯附加吻合一条静脉即可。扩大背阔肌肌皮瓣供区严重并发症较 TRAM 皮瓣轻而少，组织量充分，尤其适合于中、小乳房的再造，对于东方女性是良好的手术方法。

乳房塑形时，患者取半卧位，将皮瓣上端固定于锁骨下。由于腋前襞的形态得以保留，皮瓣不需固定于上臂内侧。皮瓣量较少时，可以不塑造尾叶。乳房下皱襞剥离时，应与健侧对称，缝合固定形成新的乳房下皱襞。

3. 术后处理

（1）术后患者取"折刀位"，减小腹壁张力。

（2）腹部用腹带加压包扎，胸部上端近腋窝处用棉垫衬垫，用胸带适当压力包扎，使腋窝皮瓣与基底贴附。

（3）TRAM 皮瓣带蒂转移时，剑突部位防止压迫蒂部，造成皮瓣血运障碍。采用雾化吸入和祛痰药，通便措施防止便秘，避免腹压过度增高。

（4）全身应用抗生素。开始时进流质饮食，以后根据食欲逐渐增加。

（5）术后上肢短时间内制动，可以减少血肿或血清肿的形成。待渗出停止，伤口基本愈合后，加强上肢功能锻炼。也有人主张上肢不应制动，鼓励早期活动。另外防止血清肿形成的重要措施是术后缝合腋窝皮下筋膜层，然后缝合真皮皮肤。发现局部皮下积液，应穿刺抽吸后，重新加压包扎。

（6）负压吸引要确实。引流量少于 15ml/24h 后，拔除负压引流管。术后引流量较多时，引流管应放置较长时间，有报道术后放置 30 天者。

（7）若切口皮肤坏死，一般不应过早剪除坏死组织，防止伤口裂开，减少感染机会。切口边缘小部分皮肤坏死，可于伤口愈合后自行脱落。

4. 并发症

（1）血肿和皮下积液：是乳腺癌术后最常见的并发症。切口内血肿形成多因术中止血不彻底所致。术中彻底止血是预防血肿的关键。切口内留置负压引流管和局部可靠的加压包扎，有利于防止术后切口内血肿形成。血肿较大时，应及时开放伤口，清除淤血，重新止血，防止造成感染。

皮下积液呈淡黄色，是血清渗出和淋巴渗出的混合成分。多因皮瓣固定不佳或引流不畅所致。术中缝合腋窝皮下筋膜，腋窝加压包扎，术后保持通畅的持续负压引流是预防皮下积液的关键。皮下积液常见于腋窝部和切口的下端。放置负压引流管时，应防止漏气，于皮瓣的最低点引出。发现皮下积液时，量少者可穿刺加压包扎，量多者应戳孔重新放置负压引流管，或拆除数针缝线扩开切口引流，局部加压包扎。

（2）腋静脉损伤和静脉炎：静脉损伤发生在解剖腋静脉周围脂肪组织时，多因解剖不清或切断腋静脉分支时，过于靠近腋静脉而致。腋静脉损伤后，先用纱布压迫，切忌慌忙用止血钳钳夹，加重损伤。腋静脉轻微裂伤时，压迫一定时间后出血即止，裂伤较大时应缝合修补。

腋静脉炎多发生于静脉外膜剥脱后，术中避免静脉外膜剥脱过度是预防的关键。

（3）皮瓣边缘坏死：是术后的常见并发症。多因皮瓣分离过薄和皮肤缝合张力过大所致。提高皮瓣分离技术，保留皮下约 5mm 厚的脂肪层，以及皮肤缺损过多时植皮是预防的关键。

（4）肋间臂神经和胸长神经损伤：肋间臂神经损伤后引起腋窝后外侧及上臂内侧麻木、感觉减退，重点在于预防。损伤后周围皮神经可部分代偿，但需要较长一段时间。

胸长神经损伤后导致前锯肌瘫痪，形成"翼状肩"畸形。"翼状肩"畸形多为暂时性，一般在 1～6 个月后消失。

（5）患肢上举受限：是手术后的常见并发症。多因手术后皮下瘢痕挛缩或上肢制动时间过长所致。预防和治疗的关键是术后早期进行功能锻炼。常用的锻炼方法如下：患手爬墙锻炼；患者面向墙壁站立，患手沿墙壁向上爬行摸高，记录每天所达到的高度；患肢外展锻炼；手指并拢，用力外展抬高患肢，用手绕过枕后部做触摸对侧耳郭的动作，反复锻炼到能够触摸到对侧的耳郭为止。

（6）放射性溃疡：随着放射治疗方法的进展，放射性溃疡的发生率已显著降低，放射性溃疡可累及皮肤、皮下组织。治疗应切除病变组织，用带蒂皮瓣覆盖胸壁缺损。常用的皮瓣有下腹直肌肌皮瓣、背阔肌肌皮瓣和对侧乳房瓣。

（7）患肢慢性淋巴水肿：是乳腺癌手术后最难以治疗的并发症。一般认为淋巴水肿的发生与腋窝淋巴清扫的范围和放射治疗有关。淋巴清扫的越彻底越容易发生，放射治疗会增加淋巴水肿的发生概率，但即便是同一手术者，采用同样的手术方式，少数患肢仍有可能发生淋巴水肿。现在认为上肢淋巴水肿患者，其患肢淋巴系统本身原有发育不良，或存在某种缺陷。

（二）保留皮肤乳腺癌改良根治术后即时乳房再造

1. 手术适应证　主要适用于有乳房再造要求，无一般手术禁忌证的早期乳腺癌，包括0期、1期、2期、2a期肿瘤。

2. 切口设计　离开乳晕边缘5mm标记乳晕周围圆形切口，如有乳晕周围活检切口，应将活检切口包括在内，可以根据肿块的位置将切口向乳房外侧或内侧延伸，呈"乒乓球拍"形。如肿块位置浅表时，应切除部分肿块表面的皮肤。腋窝淋巴结清扫需另外做腋窝切口，肿块位于外上象限时，腋窝淋巴结清扫也可以通过"乒乓球拍"形切口进行。有肿块活检切口时，可以将活检切口带进"乒乓球拍"，也可以另外做切口将其切除。

对于乳房巨大、下垂的患者，在切除乳房的同时需要进行乳房整形，缩减多余的乳房皮肤，特别是健侧也需要整形者，以达到两侧对称。依据垂直瘢痕乳房缩小的方法，采用乳房下方皮肤部分切除的切口，可以缩减乳房的皮肤；对于特别巨大的乳房，需要缩减纵、横两个方向的皮肤时，则建议分次手术，首先采用垂直切口缩减横向的皮肤，进行乳房重建，半年后再行纵向皮肤的缩减，在乳房下皱襞做切口，切除再造乳房的猫耳。分次切除的优点与垂直乳房缩小手术的特点一样，可以减少乳房下皱襞切口的长度，减少瘢痕的形成。

3. 手术操作

（1）乳腺切除和腋窝淋巴结清扫：手术在全麻下进行，首先剥离乳房皮瓣，分离至乳房下皱襞，皮下切除乳腺组织，继而清扫腋窝淋巴结。乳腺切除时应注意两个问题，一是保证皮瓣血供，二是保持胸背血管完整。皮瓣剥离时要求既要切除所有的乳腺组织，又要有一定的厚度，避免电刀过度损伤组织，保持皮瓣的血供良好。保持胸背血管完整可以为乳房再造过程中必要时的血管吻合做准备，增加手术的安全性。腋窝淋巴结清扫参照乳腺癌改良根治手术。

（2）即时乳房再造：保留皮肤乳腺癌根治术后即时乳房再造，可以选用下腹直肌肌皮瓣或扩大背阔肌肌皮瓣等方法。保留皮肤的乳腺癌根治术后即时乳房再造，所需皮肤组织仅限于乳头乳晕部分，由于二期局部皮瓣乳头再造时乳晕圆形皮肤有所牵拉而变形，需要做部分调整，因此乳房体即时再造时乳晕部皮肤应较对侧稍大一些，二期乳头再造时调整到与健侧对称。

1）TRAM皮瓣乳房再造：保留皮肤的乳腺癌根治术在改良根治术的基础上，保留了胸大肌和乳房皮肤，乳房再造只需要重建乳腺体，和乳腺癌根治术后相比，所需组织量不大，以腹壁上血管为蒂的TRAM皮瓣去除Ⅳ区和部分Ⅲ区组织，可以满足乳房再造的需要，是一种有效可行的手术方法。腹部切口缝合后，术中检查皮瓣血供，有皮肤花斑静脉淤血迹象时，应吻合腹壁下血管和胸背血管，增加手术安全性，一般吻合一条静脉已足够。

TRAM 皮瓣乳房再造时，患者取仰卧位，以对侧腹直肌为蒂，切取 TRAM 皮瓣，经皮下隧道，转移到胸部，关闭腹部切口。切取 TRAM 皮瓣应注意以下几点：①采用肌肉内分离技术（intra-muscular dissection），找到腹壁下血管后，于肌肉的后面确认血管的走行，分开腹直肌，最小限度地将肌肉带进皮瓣。②为了准备必要时血管吻合，腹壁下血管分离至股动静脉，尽可能长地采取备用。③清醒前吸痰，及时拔除气管插管，防止呼吸道刺激引起呛咳，导致腹直肌缝合处崩裂。④引流管应经过下腹部正中引出，该部位易于积液，形成血清肿，伤口延迟愈合。⑤注重腹部外形的修复，采用加深脐部，形成上腹部正中凹陷，突出腹直肌轮廓等措施，模拟年轻女性的腹部形态。

2）扩大背阔肌肌皮瓣乳房再造：患者取侧卧位完成乳房切除、腋窝淋巴结清扫和乳房再造。于背部胸罩覆盖部位做新月形切口，向头侧弯曲，皮瓣宽约 7cm，切取背阔肌肌皮瓣及其周围的脂肪组织，游离保护胸背动脉的前锯肌支，经皮下隧道转移到胸部。术后肩臀部垫枕，防止受压供区皮瓣坏死，麻醉恢复后鼓励早期活动。应用扩大背阔肌肌皮瓣乳房再造一般不需要使用乳房假体。

联合应用乳房假体乳房再造时，肌肉部分应尽可能覆盖乳房假体，特别在乳晕切口周围，防止术后原有乳房皮肤边缘部分坏死时假体外露。有肌肉覆盖时可以清除坏死组织，重新拉拢缝合，或创面换药愈合。

3）乳房塑形：乳房塑形的关键是保持与健侧对称的乳房下皱襞，如果乳腺切除时乳房下皱襞被剥离，应将皮肤与底部组织缝合固定形成乳房下皱襞。固定乳房下皱襞时应保持乳晕到皱襞的距离与健侧相等，否则，易导致乳头位置偏位或乳房下半部分不够丰满。乳房塑形时将皮瓣的上端和外侧缝合固定于前胸部腔隙的上缘与外上方，保留乳晕部位皮肤，去除表皮，皮瓣折叠塑形，缝合创缘（图 25-29，图 25-30）。

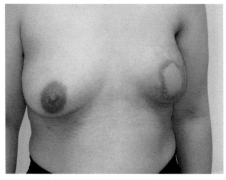

图 25-29　左侧保留皮肤改良根治术后即时乳房再造塑形

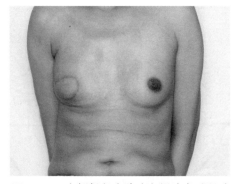

图 25-30　右侧保留皮肤改良根治术后即时乳房再造塑形

（3）乳头再造及辅助操作：术后 3 个月，皮瓣肿胀消退稳定后，应用局部星状皮瓣进行乳头乳晕再造，以后文身着色，完成乳房再造的整个过程（图 25-31）。如有局部不对称者，需要用注射器法脂肪抽吸术加以调整。保留皮肤的改良根治术后即时乳房再造，乳头乳晕的位置得以限定，个别情况下乳头乳晕的再造可以提前到乳腺体再造术后 2 周左右进行。

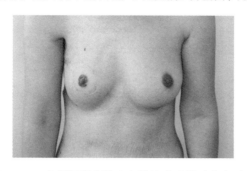

图 25-31 右侧保留皮肤改良根治术后即时乳房再造

（4）感觉恢复：保留皮肤乳腺癌改良根治即时乳房再造后，由于皮瓣与基底广泛剥离，原有乳房皮肤感觉一过性消失，术后 2 周触觉首先开始恢复，术后 4 周开始有痛觉，半年后除两点辨别觉稍差外，感觉已基本上恢复到与健侧相同水平。而乳头乳晕皮肤半年后则仅能恢复轻微的触痛觉。

4. 并发症　保留皮肤的乳腺癌改良根治术常见的并发症是原有的胸部皮肤部分坏死，主要由于皮肤剥离时过薄，或电刀引起的皮肤组织损伤所致。Slavin 报道一组 51 例资料中发生率高达 21.6%，而在 Hidalgo 的一组 28 例资料中发生率为 0，在笔者的一组病例中有一例患者胸部皮肤术后淤血发红，仅 1.5cm 长的切缘皮肤部分坏死，保守治疗后痊愈。

腋窝积液常由于术中止血不彻底，或引流不通畅。发生腋窝积液时应调整或更换负压引流管，确保引流通畅，防止漏气，局部加压包扎。有一例患者术后引流 12 天，伤口愈合。胸骨旁局部小的积液可以穿刺抽吸，加压包扎。应用假体乳房再造时，要防止穿破假体。

（三）保留乳头乳晕的乳腺癌改良根治术与即时乳房再造

1. 手术适应证　适用于有乳房再造要求，远离乳头乳晕，无一般手术禁忌证的早期乳腺癌患者；不适合晚期肿瘤患者。

2. 腋下纵行切口乳腺癌切除术后扩大背阔肌肌皮瓣乳房再造手术

（1）切口设计：于腋窝下腋中线做纵向切口，长 10 ~ 15cm，上肢下垂时切口完全被掩盖，胸前与背后部不遗留手术瘢痕。切口靠近腋前襞，上肢摆动时容易显露切口瘢痕。

（2）手术操作

1）乳腺切除和腋窝淋巴结清扫：患者取侧卧位，手术在全麻下进行。首先剥离乳房皮瓣，分离至乳房下皱襞，皮下切除乳腺组织，继而清扫腋窝淋巴结。皮下注射含少许肾上腺素的生理盐水进行垂直分离有助于手术操作。乳腺切除时要求既要切除所有的乳腺组织，又要保持一定的皮瓣厚度，避免电刀的过度组织损伤，保持皮瓣的血供良好。保持胸背血管完整是应用背阔肌肌皮瓣乳房再造的前提。经同一切口完成腋窝淋巴结清扫。肿瘤靠近乳房皮肤时切除肿块表面 3cm 宽的皮肤，创缘直接缝合。

2）扩大背阔肌肌皮瓣乳房再造：经腋下垂直切口用硬膜外麻醉穿刺针皮下注射含少许肾上腺素的生理盐水，然后剥离背部皮瓣，切取背阔肌肌皮瓣及其周围的脂肪组织，游离保护胸背动脉的前锯肌支，经皮下隧道转移到胸部，供区放置负压引流管。应用扩大背阔肌肌皮瓣乳房再造不需要使用乳房假体（图 25-32，图 25-33）。

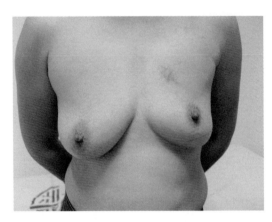

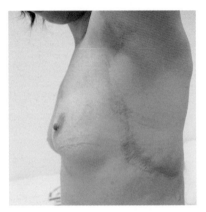

图 25-32　保留乳头乳晕改良根治术扩大背阔肌即时乳房再造术后

图 25-33　保留乳头乳晕改良根治术扩大背阔肌即时乳房再造侧胸壁切口

　　3）乳房塑形：乳房塑形的关键是保持与健侧对称的乳房下皱襞，如果乳腺切除时乳房下皱襞被剥离，应将皮肤与底部组织缝合固定形成乳房下皱襞。固定乳房下皱襞时应保持乳晕到皱襞的距离与健侧相等，否则，易导致乳头位置偏移或乳房下半部分不够丰满。乳房塑形时将肌皮瓣肌肉面折叠缝合，形成乳房体，缝合固定乳腺体外侧缘，防止术后组织向外侧移位。塑形完成后，沿乳房下皱襞放置负压引流管，腋窝淋巴结清扫部位常规放置负压引流，用胸带适度加压保扎。

　　3.乳房切口改良根治术后即时乳房再造　腋下纵向切口联合扩大背阔肌肌皮瓣即时乳房再造有明显的优点，但采用 TRAM 皮瓣或乳房假体再造时，该切口并不适合。文献报道的切口有乳房下皱襞切口、"U"形切口、乳晕周围切口等，其中以乳房切口显露良好。瘢痕不明显，再造效果好。

　　保留乳头乳晕和乳房皮肤的改良根治手术的乳房切口大致分为三类，一是乳晕周围切口，如果乳晕周径偏小，必要时切口可以根据肿瘤的位置向内侧或外侧，乃至下方延长，便于显露；二是乳房侧方切口、乳房上方的朗格线切口或乳房外侧弧线切口，这些切口均位于乳头以外的乳房表面，依据乳房皮肤的静态张力线，有利于减少瘢痕的形成；三是乳房下方的切口，该切口对乳房巨大、下垂的患者尤为有用，可以切除乳房的同时，缩减乳房的皮肤，对乳房进行塑形，特别是健侧乳房需要同时整形者。

　　经上述切口行乳腺切除和腋窝淋巴结清扫，乳头底部需要保留一定厚度的组织，防止乳头坏死，必要时腋窝可以另做皮肤切口，利于腋窝淋巴结的清扫。再造的方法酌情采用假体一期置入、扩张器＋假体的方法或 TRAM 等其他方法。

　　4.并发症　保留乳头乳晕的乳腺癌改良根治术常见的并发症是乳头乳晕部分或全部坏死，主要由于皮肤剥离时过薄，或电刀引起的皮肤组织损伤所致（图 25-34）。

　　腋窝积液常由于术中止血不彻底，或引流不通畅。发生腋窝积液时应调整或更换负压引流管，确保引流通畅，防止漏气，局部加压包扎。

　　乳房再造的并发症见本章后续相应再造方法内容。

348

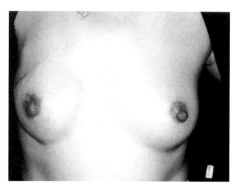

图 25-34　保留乳头乳晕的乳腺癌改良根治术乳房再造常见的并发症是乳头乳晕部分坏死

二、后期乳房再造术

（一）TRAM 皮瓣乳房再造术

1. 病例选择　一侧腹壁上血管为蒂的 TRAM 皮瓣的安全供血范围约为皮瓣的 60%，即第Ⅰ、Ⅱ区和部分Ⅲ区。有下腹部正中瘢痕的患者，蒂部对侧的血液供应受到影响，阑尾切口瘢痕不影响皮瓣血供，腹直肌横断切口瘢痕则不能行带蒂转移。因此，保留胸大肌的乳腺癌改良根治术后、除阑尾切口外，无其他腹部瘢痕的患者是单蒂 TRAM 皮瓣的良好适应证。

乳腺癌根治术后或扩大根治术后，组织需要量大，单蒂 TRAM 皮瓣组织量不足，以及有下腹部正中瘢痕的病例，单蒂 TRAM 对侧的血供受到影响，应选择双蒂 TRAM、垂直腹直肌肌皮瓣（VRAM）或附加血管吻合（super-charge）、TRAM 游离移植（free-TRAM）等术式。以附加血管吻合的手术方式为首选。

2. 手术设计　术前站立位做出标记线：①前胸部组织缺损的范围，大范围的组织缺损需要从锁骨下开始充填；②与健侧对称的乳房下皱襞；③剑突正中点；④阴毛上部正中点。TRAM 皮瓣的设计首先确定皮瓣的上缘，由于脐部周围的血管穿支最为粗大和丰富，TRAM 皮瓣的上缘位于脐上 0.5 ~ 1cm；下缘通过阴阜的稍上方，要考虑到供瓣区能够直接缝合，特别是对年轻患者，腹部皮肤本来紧张，缺少松垂，皮瓣的下缘要适度上移，防止供瓣区伤口裂开或皮肤部分坏死，阴毛内的切口容易导致上腹部围裙样皮瓣正中部分坏死。皮瓣呈纺锤形，范围限制在两侧髂前上棘内，即限制在腹壁下血管和腹壁浅血管供血的范围内，超出该范围，会将旋髂浅血管的供血区域带进皮瓣，成为皮瓣部分坏死的原因。皮瓣转移时为了减少蒂部的扭曲，一般选择重建侧的对侧腹直肌作为肌肉蒂。最近也有利用同侧腹直肌作为肌肉蒂的报道。

3. 手术操作　手术在全麻下进行，术前插导尿管。首先切除胸部瘢痕，分离前胸部皮瓣，上至锁骨下，外到腋中线，内为胸骨旁，向下分离至乳房下皱襞。于胸部正中向腹部做皮下隧道。制作皮下隧道时，应防止患侧乳房下皱襞过多分离和破坏乳沟形态。

切开肚脐周围，将脐部从皮瓣分离。然后切开 TRAM 皮瓣上缘，脂肪层切开时向头部斜行进入，利于皮瓣多带入脂肪组织和脐周主要穿支血管。于腹直肌鞘膜表面向头侧分离围裙样皮瓣，越过肋弓边缘，与胸部创面皮下隧道相通。分离腹部皮瓣时，腹直肌鞘膜表面保留部分脂肪组织，利于淋巴回流。切开 TRAM 皮瓣下缘，于蒂部对侧自外侧开始在筋膜表面剥离至腹部正中，然后在蒂部同侧从外向内剥离至显露腹直肌外侧皮肤穿支为止。腹直肌外侧缘有肋间动脉的穿支发出，予以切断。

于皮瓣中下 1/3 交界处，皮肤穿支的外侧切开腹直肌鞘膜，分开腹直肌找到腹壁下动静脉，确认血管的走行，最小限度地将肌肉带进皮瓣。为了准备必要时血管吻合，腹壁下血管分离至股动静脉，尽可能长地采取备用。由于腹壁疝多发生在下腹部，为了防止术后腹壁疝的形成，该部位应尽量多保留腹直肌及其鞘膜。即脐下部分切取中央约 3cm 宽的腹直肌及其鞘膜，保留内外两侧的部分腹直肌及其鞘膜。脐上部分则优先保证皮瓣的血液供应，仅保留腹直肌的外侧 1/3，切取中间 2～3cm 宽的腹直肌前鞘，将内侧约 2/3 的肌肉带进腹直肌蒂（图 25-35）。向上分离肌肉蒂至肋弓缘，确认自肋软骨下进入肌体的腹壁上动静脉，将皮瓣旋转移植到胸部，暂时固定。仅切取部分腹直肌，腹部尽可能多地保留部分腹直肌及其鞘膜是防止腹部软弱和腹壁疝等腹部并发症的重要措施。

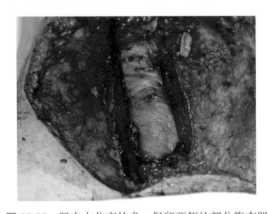

图 25-35　肌肉内分离技术，保留两侧的部分腹直肌

腹直肌前鞘的闭合自上而下进行，用 2 号丝线 8 字双层缝合。对侧腹直肌前鞘同样部分缝合，维持腹壁紧张性的对称（图 25-36），将脐部与腹直肌前鞘固定，使脐部位于正中位置。或切开部分对侧腹直肌前鞘，将脐部固定于正中位置。调整患者于半坐位，于皮肤正中开洞，剪除皮肤内面洞穴周围的脂肪组织，使新形成的肚脐有较深的凹陷。于脐上腹

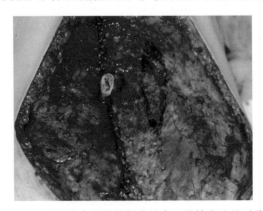

图 25-36　对侧腹直肌前鞘部分缝合，维持腹壁的对称性

部正中脂肪层做一纵向切口，反转皮瓣，剪除纵向切口边缘部分脂肪组织，形成一皮下凹陷。皮瓣复位，于腹部正中凹陷处和两侧肋腹部与前鞘固定数针，模拟年青女性腹部的形态。放入引流管，耻骨上创口自外向内调整缝合，避免两侧形成"猫耳"，最后缝合脐周。

应用 TRAM 皮瓣进行乳房再造的同时，对腹部供瓣区也起到腹壁整形的作用，对中年女性尤为明显，因此腹部供区的处理原则和腹壁整形一致。闭合腹直肌前鞘时，对侧腹直肌前鞘同样部分缝合，维持腹壁紧张性的对称，使脐部位于正中位置。手术中将脐部与腹直肌前鞘固定，于皮肤正中线脐部"Y"形开洞，剪除皮肤内面洞穴周围的脂肪组织，使新形成的肚脐有较深的凹陷。术中剪除上腹部正中部分脂肪，形成一皮下凹陷，于腹部正中凹陷处和两侧肋腹部与前鞘适当固定，模拟出年青女性腹部的形态。

根据乳腺癌切除术式的不同，乳房的塑形方法有所差异。

（1）单蒂 TRAM 皮瓣：皮瓣的设置有横行和纵行之分，单蒂 TRAM 多为纵行设置。首先切除皮瓣的上外侧 1/4，即皮瓣的Ⅳ区。将皮瓣的上端缝合固定于前胸部腔隙的上缘，模拟乳房尾叶和腋前襞，然后固定乳房内侧、下方和外侧，切除多余的皮肤，折叠塑形，缝合创缘。注意做出乳间沟，以及与健侧对称、适当下垂和隆突的乳房形态。改良根治术的患者，胸大肌胸小肌保留，腋前襞的形态完整，皮瓣内上外下设置，重点突出再造乳房的外侧弧线。根治术或扩大根治术后的患者，胸大肌被切除，胸部组织缺损严重，胸部的重建需要充填锁骨下和腋窝部的凹陷与塑造乳房球形体，皮瓣外上内下设置，重点突出腋前襞和乳房的弧线。胸部组织严重缺损的患者，需要将皮瓣固定于上臂内侧，模拟胸大肌的止点和形态。

术后用腹带包扎腹部，使供区皮瓣与基底贴附，同时加强腹壁，防止腹壁疝的形成。剑突部位有蒂部通过，应注意防止局部受压，影响皮瓣血液供应。

麻醉技术尤为重要，应在麻醉清醒前吸痰，清醒后及时拔除气管内插管，拔管时助手按压腹部，防止拔管时呛咳，导致腹壁缝线崩裂。笔者所在医院新近开展的喉罩全身麻醉技术，将喉罩罩在会厌喉部，气管内不插管，可以防止拔管时呛咳和手术后气管内不适。

术后防止便秘和咳嗽，4～5天拔除引流管，开始步行，10天左右拆线，无特殊情况患者可以出院。

术后3个月，皮瓣肿胀消退稳定后，应用局部星状皮瓣门诊手术进行乳头乳晕再造，以后文身着色，完成乳房再造的整个过程（图 25-37，图 25-38）。

351

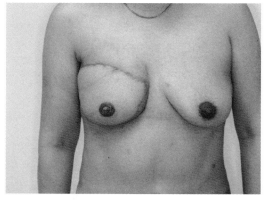

图 25-37　TRAM 皮瓣乳房再造术后（1）

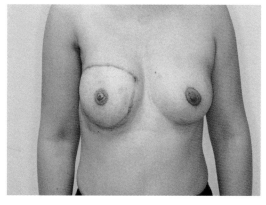

图 25-38　TRAM 皮瓣乳房再造术后（2）

（2）双蒂 TRAM 皮瓣：对腹部有正中瘢痕和乳腺癌根治术后需要应用整个 TRAM 皮瓣再造的患者是一种切实可行的治疗方法。由于双蒂 TRAM 皮瓣切取两侧腹直肌，对腹壁功能影响较大，术中切取部分腹直肌鞘膜，采用肌肉内分离技术显得格外重要。注意操作方法，一般情况下不需要人工合成补片加强腹壁。对腹直肌鞘膜和腹直肌切除过多者，术中应用自体筋膜、真皮组织或人工补片（涤纶网）等加强腹壁。

术前设计和手术操作基本上和单蒂 TRAM 相同。自皮瓣两侧向内分离，至显露外侧血管为止。然后在脐部和皮瓣下缘正中腹白线处做深筋膜上隧道，注意防止损伤腹直肌内侧的穿支血管。于穿支血管外侧切开腹直肌前鞘，首先找到腹壁下动静脉，确认血管走行后，劈分外侧腹直肌和内侧腹直肌，剪开腹直肌内侧鞘膜，逐步向头侧分离，和单蒂皮瓣一样，脐上部分仅切取中间 2 ~ 3cm 宽的腹直肌前鞘和内侧 2/3 腹直肌，保留外侧 1/3，脐下部分仅切取中间部分腹直肌，保留内外两侧部分鞘膜和肌肉。

皮瓣转移到胸部后多为横行设计，去除多余表皮，充填锁骨下凹陷，塑造腋前襞形态和乳房外形（图 25-39）。

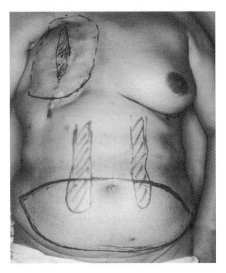
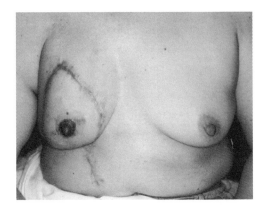

图 25-39　双蒂 TRAM 皮瓣乳房再造前后

（3）吻合血管的 TRAM 皮瓣（super-charged TRAM，turbo-charged TRAM，super-drainage TRAM）：正常状态下腹直肌及其表面皮肤由腹壁上血管和腹壁下血管双重供血，腹壁下血管占有优势。单蒂 TRAM 皮瓣形成后，皮瓣血供由腹壁上血管供给，其结果造成以下三个方面：①腹直肌肌皮瓣由正常状态的双重供血变成腹壁上血管单一供血，和生理状态下的血供方式不符。②单蒂 TRAM 皮瓣的安全使用范围为整个肌皮瓣的 60%，超出此范围，皮瓣会有部分坏死的可能。③皮瓣易发生静脉回流不畅，皮瓣淤血，皮下脂肪发生变性，形成局部硬结。为了改善血液循环不足，恢复生理状态下的血供方式，在单蒂皮瓣的基础上附加血管吻合，可提高皮瓣的安全性，减少皮瓣坏死和皮下组织变性。可吻合的血管有蒂部同侧腹壁下血管、蒂部对侧腹壁下血管、蒂部同侧或对侧腹壁浅静脉等。Hartrampf 最早将附加吻合血管的皮瓣统称为 Super-charged 皮瓣。Yamamoto 等为了区分不同的手术方式，将附加吻合血管的皮瓣分为 Super-charged 和 Turbo-charged 皮瓣。

Super-charged TRAM：将蒂部对侧腹壁下动静脉和胸背动静脉或腋动静脉的分支吻合。它适用于胸部缺损量大伴有锁骨下区凹陷和腋窝组织缺损，需要整个皮瓣组织进行再造者，或有腹部正中瘢痕、蒂部对侧受影响的患者。

Turbo-charged TRAM：将蒂部同侧的腹壁下动静脉和胸背血管吻合。适应证和单蒂TRAM 相同。

Super-drainage TRAM：TRAM 皮瓣移植后最主要的问题是静脉回流不畅，皮瓣淤血。为此单纯将腹壁下静脉与胸背静脉吻合，不吻合动脉。尽管包括笔者在内的很多临床医生都曾应用过该方法，Yanago（1999）首次将其称为加强引流的 TRAM（Super-drainage TRAM）。

（4）TRAM 游离移植（free TRAM transfer， free-TRAM）：见本节三、显微外科技术在乳房再造术中的应用。

（5）腹壁下血管穿支（deep inferior epigastric perforator，DIEP）皮瓣：Koshima 和 Soeda（1989）首先报道完全不带腹直肌的腹壁下血管穿支皮瓣。Allen 和 Treece（1994）率先将 DIEP 皮瓣应用到乳房再造。DIEP 皮瓣是以腹壁下血管为血管蒂，以其在脐周的主要血管分支为滋养血管的下腹部皮瓣。皮瓣形状、设计与 TRAM 皮瓣相同。手术首先在蒂部一侧寻找腹壁浅血管，注意腹壁浅静脉的粗细，当腹壁浅静脉直径大于 1.5cm 时应保留吻合该静脉，一般情况下腹壁浅静脉粗大时往往腹壁下静脉较细。然后在腹直肌前鞘表面找到腹壁下血管的外侧和内侧穿支，确认直径大于 1cm 的主要营养穿支血管，有时没有明显的主要穿支时需要带入 2 或 3 个穿支血管。在穿支周围切开前鞘，向上、下延长前鞘切口，用橡皮带套入穿支用做轻轻牵拉，提起周围的腹直肌，沿其走行分开腹直肌，追踪到腹直肌后腹壁下血管主干。分离过程中为了保护血管，可以借助放大镜完成。必要时为了保护供血穿支血管，可以在血管周围保留少许肌肉组织。蒂部完成后，再进行对侧皮瓣的分离，这样当穿支血管有问题时，可以改用对侧带蒂转移。皮瓣形成后与胸部受区血管在显微镜下吻合。

该方法的优点是最大限度地保留了腹直肌的形态与功能，将腹壁的损伤程度降到最低水平。缺点是手术操作相对烦琐，手术时间延长，分离血管时易损伤穿支血管，特别是完全不带腹直肌时，增加了皮瓣失败的概率。与带部分肌肉组织的 TRAM 相比，皮瓣发生硬结等缺血现象的概率增加。

（6）腹壁浅血管下腹部游离（superficial inferior epigastric arterial，SIEA）皮瓣：腹壁浅血管为蒂的下腹壁皮瓣是指以腹壁浅血管为蒂进行转移，皮瓣位于腹直肌表面，完全不破坏腹直肌，腹壁的功能得以最大程度地保留。但是，腹壁浅血管的变异较多，大约只有20% 的患者可以采用该方法。

皮瓣设计与 TRAM 皮瓣相同。首先切开皮瓣的下缘，仔细寻找腹壁浅血管，如果血管直径大于 1.5mm，则可以进行 SIEA 皮瓣手术，如果没有合适大小的腹壁浅血管，则改用 DIEP 皮瓣，如果也没有主要的穿支血管则建议改行保留部分腹直肌的 TRAM 皮瓣转移，如果一侧皮瓣分离时蒂部受损，多数情况下为了安全起见，建议改行对侧的带蒂移植。

（7）吻合神经的 TRAM 皮瓣：TRAM 皮瓣乳房再造术后感觉的恢复在形态问题解决后开始引起人们的注意。TRAM 皮瓣乳房再造，术后 10 个月～ 1 年触痛觉渐渐恢复，但感觉恢复不恒定，一部分患者恢复较好，一部分较差。Slezak（1992）首先报道吻合肋间神经的 TRAM 皮瓣乳房再造，随访 3 ~ 6 个月，认为感觉恢复好于不吻合神经者。之后 Shaw（1997）、Yauo（1998）得出相同的结论。

为了克服单纯假体置入再造乳房下皱襞过浅，缺乏下垂形态的缺点，以及增加胸前组织量，弥补组织量的不足，可以将胸腹部皮瓣滑行上移后再置入乳房假体。

神经解剖：

1）腹直肌由 T_6 ~ T_{12} 脊神经支配，含有运动神经和感觉神经纤维，从后上到前下方走行于腹内斜肌和腹横肌之间，于腹直肌中外 1/3，离肌肉外侧缘 2 ~ 4cm 自肌肉深面进入腹直肌，部分神经穿出腹直肌，进入皮下，支配腹部皮肤感觉。

乳房的感觉神经除乳房上方部分由锁骨上神经分布外，主要由肋间神经支配。乳房外侧由第 2 ~ 6 肋间神经外侧皮支支配，自深筋膜表面进入乳房，走行于乳腺体内，呈扇形扩展分布于乳房表面皮肤。乳房内侧由肋间神经前皮支支配，和外侧皮支相比神经相对细小。乳头乳晕区域由第 3 ~ 5 肋间神经外侧皮支和第 2 ~ 5 前皮支支配，其中第 4 肋间神经的外侧皮支和前皮支尤为重要。

2）手术操作：即时乳房再造者，乳房切除时保留第 4 肋间外侧皮支，如第 4 肋间神经不能保留时，应解剖保留第 3 或第 5 肋间神经外侧皮支。如果外侧皮支不能保留时，应用肋间神经前皮支。

肋间神经和肋间血管伴行，分离 TRAM 皮瓣时，遇有肋间血管分支时应予保留，经小切口分开肌肉，追踪肋间神经，可切取 10cm 长。一般选用第 11 肋间神经，也可选用第 10 肋间神经。在显微镜下用锐性刀片切除第 4 肋间神经外侧皮支断端和第 11 肋间神经断端，用 9-0 尼龙线做神经鞘膜和束膜缝合。

乳房作为性器官之一，除一般触痛、温觉和震动觉外，还具有性感觉。目前的神经修复方法只能修复一般感觉，不能恢复性感觉。有人建议局部刺激通过大脑想象，训练建立条件反射，有助于再造乳房的性感觉恢复。所幸的是乳房仅是女性性感官的一部分，并非全部，刺激其他感觉器官和亲昵的伴侣关系，同样会唤起性兴奋。

（8）TRAM 皮瓣切取后腹部张力的变化：TRAM 皮瓣乳房再造术是目前乳房再造最常用的方法之一。TRAM 皮瓣再造乳房，切取部分腹直肌及其前鞘，腹直肌遭到破坏。术后是否会影响体育运动、日常生活及将来的生育，是大家关心的问题之一。为了准确测量 TRAM 皮瓣术后腹壁功能，Hartrampf 等将腹直肌肌力与腹壁张力作为两个概念区分开来。腹直肌肌力指腹直肌的运动收缩力，通过仰卧起坐等运动进行检测；腹壁张力指腹壁的静态张力，是腹部所有肌肉、筋膜与皮肤张力的综合体现，其张力大小是腹部软弱和腹壁疝形成的关键。

1）腹壁张力的调查方法

A. 调查表问卷：了解有无术后腹背疼痛；日常生活及运动能力是否受影响；人体姿态的改变等。

B. 体格检查：检查患者的身高和体重，腹部外形，以及有无腹壁松弛、腹壁疝形成及上腹部隆突等。

C. 肌力测定

上腹直肌肌力测定：患者取平卧位，双下肢伸直固定，双上肢抱臂置于胸前，抬起上身，于 10°、45°、60° 维持 5 秒以上者肌力为 Ⅲ、Ⅳ、Ⅴ 级，Ⅴ 级为正常肌力。

下腹直肌肌力测定：患者取平卧位，双上肢置于身体两侧，双下肢伸直向上至 90°，逐渐下降角度，分别至 60°、45°、10° 而分为 Ⅲ、Ⅳ、Ⅴ 级。

D. 腹直肌形态的观察：对腹直肌形态术前及术后 2 周、3 个月分别 CT 扫描，以脐为中点，观察脐上、脐下腹直肌形态的变化，做手术前后的对照。

2）腹壁张力的改变：TRAM 术后 95% 患者对腹部外形恢复满意，体重无明显改变，无腹背疼痛，术后早期（1～6 周）部分患者（约 60%）自觉胸部正中有压迫感，腹部存在收紧感等不适症状，尤其以双蒂皮瓣乳房再造者为明显。随着时间的推移，一般术后 3 个月后自觉不适症状消失。运动测试显示术后上腹直肌、下腹直肌及腹外斜肌的肌力大多不及术前，但日常生活起居不受任何影响。CT 扫描显示术后腹直肌形态保持良好。关于单蒂和双蒂 TRAM 皮瓣的区别，手术初期双蒂皮瓣肌力明显不如单蒂者，但随着时间的推移，差别逐渐缩小。

Hartrampf 等报道 TRAM 皮瓣乳房再造后有 7 例患者自然分娩生育，其中 1 例双蒂 TRAM 皮瓣者为双胞胎。临床调查研究表明 TRAM 皮瓣术后一定时间内腹直肌肌力有所下降，双蒂 TRAM 皮瓣的下降程度大于单蒂皮瓣，但都能够维持足够的腹壁张力。采用肌肉内分离技术，正确的手术操作方法，比带蒂转移或游离移植之争更为重要。

3）腹壁软弱的预防方法：采用 TRAM 皮瓣再造乳房，为尽可能维持腹壁张力，应采用肌肉内分离血管蒂的方法，即切取腹直肌内含有血管蒂的中间部分，尽可能多地保留腹直肌内外侧的肌肉部分，一般脐部以下腹直肌两侧各保留 1/3；脐部以上为了防止皮瓣血管蒂及血管网的破坏，则将腹直肌中内侧的大部分肌肉组织和其前鞘膜约 1cm 宽带走，只保留外侧 1/3 的肌肉。Duchateau 等认为肋间神经自腹直肌的中部进入肌肉，即使保留腹直肌两侧的肌肉，肌肉仍不可避免陷入失神经萎缩。随后的解剖学研究和临床经验表明腹直肌外部也有神经支配，保留部分腹直肌有利于加强腹壁的紧张性。肌肉内分离的技术是防止腹壁张力下降的重要措施。

关闭腹直肌前鞘采用双层双侧缝合的方法，即先用 7 号丝线 8 字缝合，外面再加固一层，对侧也同样缝合，以确保腹壁张力和腹部外形对称。必要时使用自体真皮、筋膜或人工补片（prolene 网，gortex 网）等加强腹壁。术后局部弹力腹带加压包扎 3 个月。

麻醉技术也与腹壁张力有一定的关系。全麻苏醒吸痰时，患者呛咳致腹压增高，引起腹直肌前鞘缝合处崩裂，需要重新打开分层缝合关闭伤口。手术可采用全麻加硬膜外麻醉，在麻醉未清醒之前吸痰，拔管前不再吸痰直接拔除，防止吸痰刺激引起呛咳，腹压突然增加导致伤口裂开。

术后应保持折刀位，防止咳嗽和便秘导致腹压增高而引起缝线裂开。1 周后逐渐下床活动，2 周后可挺直行走。术后 3 个月内弹力腹带加压包扎加强腹壁张力。事实证明采用肌肉内分离的技术、正确的手术操作方法，以及术后恰当的处理是维持腹壁张力的关键。

（9）VRAM 皮瓣乳房再造术：垂直腹直肌肌皮瓣位于腹直肌蒂部表面，相当于 TRAM 皮瓣分区中 Ⅰ、Ⅱ 区，没有 Ⅲ 和 Ⅳ 区，整个皮瓣的血供良好。但术后腹部遗留纵行、长的瘢痕，部分患者发生瘢痕增生，从美容观点考虑，较 TRAM 皮瓣略逊一筹。有资料表明下腹部纵行瘢痕增生的概率明显高于横行瘢痕。

目前 VRAM 皮瓣仅限于胸部组织缺损严重的患者，其操作方法与 TRAM 皮瓣基本相同。

4. 并发症　TRAM 皮瓣乳房再造术后并发症包括皮瓣坏死、腹壁软弱和腹壁疝、脂肪硬结液化、切口裂开等，其中最主要的并发症是皮瓣坏死及供瓣区腹壁疝形成。和应用乳房假体再造手术不同，手术并发症取决于假体本身的组织生物学特性，TRAM 皮瓣乳房再造术后的并发症主要取决于适当的病例选择与手术者的操作方法和经验。应该充分认识到，绝大多数 TRAM 皮瓣术后并发症是可以避免的。

TRAM 皮瓣应用早期，手术并发症的发生率在 20% ～ 30%（Scheflan 1983；Hartrampf 1987）。Waterson（1990）分析了 346 例 TRAM 皮瓣乳房再造的并发症，1981 ～ 1984 年单纯腹部并发症发生率为 16%，而随着手术经验的积累，1985 ～ 1990 年腹部并发症发生率降到 4%。Hartrampf（1987）报道 300 余例手术并发症发生率，皮瓣部分坏死为 6%，完全坏死为 0.3%，腹壁疝为 0.3%。到了 1991 年，其报道皮瓣部分坏死发生率为 3.0%，完全坏死为 0。并发症的减少归功于手术经验的积累和对危险因素的充分认识。据欧美国家的资料，与并发症有关的危险因素有肥胖、吸烟、以前接受过放疗、高血压及严重的全身性疾患等，并特别强调肥胖因素。Kroll（1989）按肥胖程度分为四个等级：消瘦、标准、肥胖、重度肥胖，其 TRAM 皮瓣并发症的发生率分别为 15.4%、22.7%、31.4% 和 41.7%。

（1）皮瓣坏死：处理皮瓣坏死的最佳方法是避免发生。临床实践证明单蒂 TRAM 皮瓣所能安全携带的面积约占整个皮瓣的 60%，选用单蒂 TRAM 皮瓣时，应将皮瓣的 4 区和部分 3 区切除。术中预计会发生皮瓣坏死时应将腹壁下血管与腋部血管吻合。TRAM 皮瓣血运障碍早期仅表现为静脉回流不畅，皮瓣淤血花斑，术中应显微吻合血管，如果术后第 2 天发现静脉淤血时，应再次在手术室打开切口，将腹壁下血管与腋窝部血管吻合。

皮瓣坏死发生后，待坏死界限明显，彻底清创，去除坏死组织，重新塑形。值得注意的是清创时应将皮瓣重新舒展，切除坏死组织后，重新乳房塑形。如果在塑形状态下切除坏死组织，常因顾忌损伤蒂部而往往清创不够彻底，伤口较长时间不能愈合（图 25-40）。

清创塑形后，再造乳房体积有所缩小，大部分患者能接受，对坏死组织范围较大，塑形后再造乳房体积过小的患者，可以二期皮瓣下置入乳房假体。

在坏死界限尚不确定时，应等待坏死界限清楚后再做清创，注意有无继发感染或痂下积液，及时处理以免加重组织坏死。

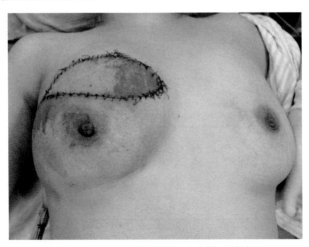

图 25-40　TRAM 乳房再造后皮瓣血供障碍

（2）腹壁软弱和腹壁疝：腹壁软弱表现为腹壁整体膨隆，腹壁疝则因腹壁局部张力过低，腹内组织经此部位疝出。TRAM 皮瓣应用早期，强调注意皮瓣的血供，过多将肌肉和鞘膜组织带入皮瓣，腹壁疝的发生率较高，随着皮瓣血供的研究和操作技术的改进，发生率已显著降低。注意采用肌肉内分离技术，保留较多的腹直肌前鞘，鞘膜双重缝合，清醒前吸痰，及时拔除气管内插管，防止因呛咳造成肌肉缝合口崩裂，术后防止便秘、咳嗽等腹内压急剧增高，腹部加压包扎，以及术后 3 ~ 6 个月内穿戴弹性绷裤等措施有助于防止腹壁软弱和腹壁疝的发生。

为了防止腹壁疝的发生，有研究者主张应用人工补片（涤纶网、尼龙网等）、自体筋膜、真皮组织等加强腹壁（图 25-41）。Hein（1998）将皮瓣塑形时切除的皮肤组织，去表皮后移植到腹直肌前鞘，加强腹壁，使得废物利用，取得了良好的效果。合理选择再造方法，单蒂 TRAM 皮瓣或游离移植，较双蒂 TRAM 皮瓣腹壁疝发生率低。如选择双蒂 TRAM 皮瓣再造乳房时需注意肌肉内分离技术，适当保留部分腹直肌及前鞘，并采用加强缝合技术，必要时结合生物补片或人工补片修补，减少腹壁疝的发生。

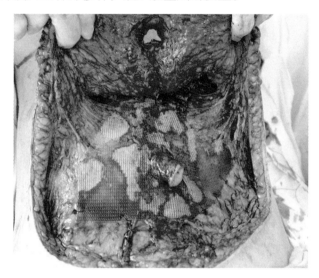

图 25-41　应用人工补片加强腹壁

腹壁软弱或腹壁疝发生后，患者应穿戴加强型弹力绷裤，直到二期手术矫正。腹壁疝修补术可以和其他局部调整手术一起进行，经腹部原手术切口，分离腹壁软弱或疝出部位，回纳疝出组织，应用组织补片，固定在周围健康的腹直肌前鞘和肌肉上，或固定在两侧髂嵴上。术后 3 个月内严格穿戴弹力绷裤，避免腹部剧烈运动。

（3）脂肪硬结液化：TRAM 皮瓣携带大量的脂肪组织，而脂肪组织脆弱，血供较差，因血供不良或组织挫伤，易于发生缺血变性或坏死液化。多量脂肪液化时可扪及波动感，需要用注射器将其抽出，加压包扎，常需多次进行。少量的脂肪液化可自行吸收。脂肪变性硬结大部分随时间的延长被吸收，个别情况下形成孤立性脂肪硬性结节，可在其他修整手术的同时予以切除。

孤立的脂肪硬结有时易与肿瘤复发相混淆，局部穿刺病理检查有助于鉴别诊断。

（4）切口裂开：切口裂开的部位多位于受区皮瓣边缘和缝合时张力过大的供瓣区。在设计供区皮瓣时，应考虑供瓣区能够直接拉拢缝合为度。TRAM 皮瓣形成的腹部创面按腹壁整形术广泛剥离后，较小张力下缝合。受区的瘢痕组织边缘应尽量切除。边缘有部分坏死时，应保留缝线，避免过早拆除，起到拉拢伤口的作用，防止创面扩大。切口裂开后伤口换药，二期愈合；较大的创面，肉芽组织长出后，创面植皮修复，也可根据情况，切除瘢痕组织，制造新鲜创面直接缝合。

（5）其他并发症：其他少见的并发症有以下几种。①皮瓣下局部积液，可穿刺抽吸或局部引流。②供区瘢痕增生常见于 VRAM，TRAM 较少发生，处理同瘢痕的治疗，二期瘢痕切除，皮质激素瘢痕内注射，硅凝胶贴剂外敷等。③再造乳房形态不良，主要由于皮瓣塑形方法不当造成，二期针对不同的畸形，适当调整。

（二）扩大背阔肌肌皮瓣乳房再造

传统的背阔肌肌皮瓣不携带周围脂肪组织，组织量小，多需要联合应用乳房假体进行乳房再造，以达到与健侧乳房对称。乳房假体作为异物，有假体渗漏破裂、包膜挛缩等并发症，成为人们关注议论的焦点之一。为了避免使用乳房假体，Bohme（1982）和Hockin（1983）提出单纯应用背阔肌肌皮瓣，不使用乳房假体进行乳房再造。经不断改进，此法被越来越多的人采用。扩大背阔肌肌皮瓣乳房再造传统上是指携带背阔肌周围的脂肪组织一并转移进行再造，最近有学者在此基础上携带部分前锯肌，以增加乳房再造的组织量。扩大背阔肌肌皮瓣乳房再造对中等大小的乳房是一种良好的手术方法，尤其适用于东方女性。

1.术前检查　除去常规进行有关肿瘤全身复发的检查外，重点检查健侧乳房和供瓣区的情况。①背部可以利用的组织。将示指和拇指置于背阔肌前缘，将皮肤捏起，估测可以利用的脂肪厚度。注意观察髂嵴上方脂肪厚度与范围。背部瘦削者仅能再造体积较小的乳房，体态中等者可以用来再造中等大小的乳房，脂肪肥厚者可以再造较大的乳房（图 25-42）。②测量背阔肌的功能。患肢外展，检查者用手托起患肢，嘱其内收，观察背阔肌肌腹收缩情况，背阔肌收缩功能丧失表明胸背神经受损，同时也意味着胸背血管遭到损伤。乳腺癌根治手术时，损伤胸背神经，背阔肌失神经萎缩，背阔肌肌皮瓣的组织量缩小，应采用 TRAM 皮瓣等其他方法进行乳房再造。背阔肌功能良好者意味着胸背血管神经保持完整，未被损伤。

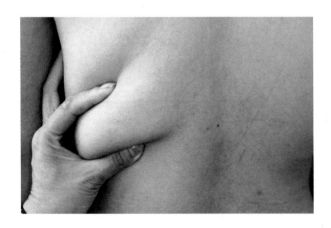

图 25-42　术前估测背部可以用的组织量，以及背部的皮纹方向

2.皮瓣设计　皮瓣部分的设计有三种方法，为横形、外上内下的斜形，及内上外下的

斜形（图 25-43）。由于横形的瘢痕为胸罩所遮盖，瘢痕不明显，较为常用。外上内下的斜形皮瓣造成背部纵形瘢痕，有碍美观，但方便手术操作，特别是易于 5 区脂肪的切取。内上外下的皮瓣设计符合背部的皮纹方向，既便于皮瓣的切取又有助于术后瘢痕的美观。

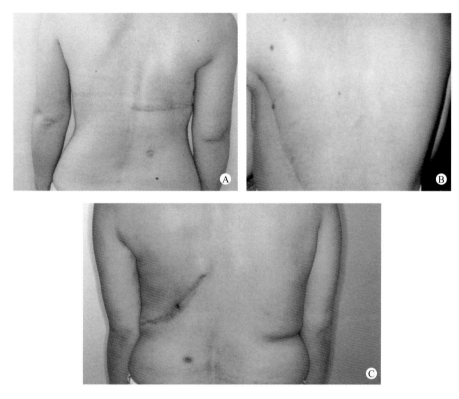

图 25-43　背部皮瓣不同设计方式遗留的瘢痕

A. 横形；B. 外上内下斜形；C. 内上外下斜形。以横形和内上外下斜形的瘢痕为佳

（1）血管神经的体表投影：腋窝后壁下方，扪及背阔肌前缘，背阔肌前缘后 2.5cm 处画背阔肌前缘的平行线，即为胸背动静脉及神经的相对体表投影。

（2）皮瓣设计：患者取坐位或站立位，做手术前标志线。

1）与健侧对称的乳房下皱襞及腔隙分离范围。

2）手术侧的背阔肌轮廓。

3）肌皮瓣设计：首先在背部大致标出胸罩轮廓，在胸罩下缘设计椭圆形皮瓣。皮瓣位于背阔肌上缘肌质部位，呈横形或斜形。

以横形背阔肌肌皮瓣为例。

患者站立位或坐位标画出胸部分离范围腔隙和背部脂肪皮瓣的切取范围（图 25-44）。皮瓣部分呈新月形，向头侧弯曲，新月形皮瓣内侧离背部正中线 3cm，外侧到腋前线皮瓣宽度 7cm 余，以满足乳房再造要求同时能直接拉拢缝合为度。皮瓣过宽增加的脂肪组织量有限，反而会造成供瓣区严重并发症。如果采用保留皮肤的乳腺癌根治术，则只需要很少的皮肤。

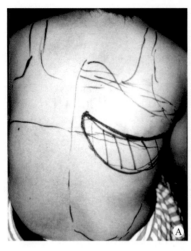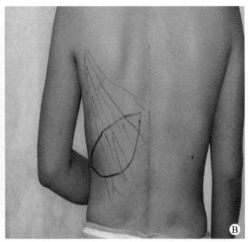

图 25-44 背阔肌肌皮瓣分离腔隙范围及脂肪皮瓣切取范围
A.患者坐位横形背阔肌肌皮瓣；B.患者站立位内上外下斜形背阔肌肌皮瓣

3.手术操作 取患侧在上的侧卧位。胸部瘢痕切除和皮瓣游离均可在此体位下进行。术区消毒铺巾后，患侧上肢用无菌单包扎，便于术中移动。

切除胸部瘢痕，在皮瓣下胸大肌表面分离腔隙至术前的标画范围，止血后生理盐水纱布填塞备用。

沿背部标志线做皮瓣切口，切开皮肤后，保留皮下 0.5cm 厚的脂肪，其余脂肪保留在肌肉表面，潜行剥离肌肉、脂肪瓣的切取范围。潜行剥离时，应保持一定的皮下脂肪厚度，保护真皮下血管网，防止供瓣区皮肤部分坏死。于皮瓣前缘在肌筋膜表面分离，显露背阔肌前缘。在背阔肌前缘底面确认血管走行。按所需肌肉的多少切断背阔肌的起点，采用由远及近的皮瓣切取方法，在肌肉深层分离包括胸背血管，将肌皮瓣掀起，向腋窝方向分离。胸背血管在进入背阔肌以前，发出分支进入前锯肌。特殊情况下，肩胛下血管遭到破坏时，背阔肌肌皮瓣依靠该分支可以维持血供。因此，应尽可能保留前锯肌的血管分支，一般情况下保留该分支不影响背阔肌肌皮瓣的转移，必要时可以适度游离血管分支的周围组织，增加该分支的长度；另一方面，即便肩胛下血管良好，保留前锯肌的分支，也有助于背阔肌的血供。背阔肌的止点可以保持完整、部分切断或切断后重建腋前襞，一般情况下背阔肌的止点全部切断，这样可以防止再造乳房由于肌肉收缩引起的变形。

在胸前、后两切口间，靠近腋窝做皮下隧道，将背阔肌肌皮瓣经此皮下隧道转移到胸前，暂时固定。供瓣区创缘两侧游离后，放置负压引流，直接拉拢依次缝合皮下、皮内及皮肤。

调整患者于仰卧半坐位，进行皮瓣塑形。将背阔肌置于分离的胸前腔隙，皮瓣折叠，将脂肪瓣置于皮瓣下。首先将肌皮瓣尽量靠下与胸部肌肉、肋软骨膜和乳房下皱襞皮瓣固定，然后将背阔肌止点分别与锁骨内侧、胸骨旁线缝合固定。在腋前线处肌瓣与侧胸壁固定，缝合在前锯肌筋膜上。胸大肌部分缺如时，将肌瓣与胸大肌缝合固定。调整与健侧对称，去除多余的表皮，沿乳房下皱襞放置引流管，缝合皮肤切口。术后即时再造乳房体积应稍

大于健侧，术中保护胸背神经，减少以后肌肉失神经萎缩。伤口包扎时防止蒂部受压术后
上肢局部制动 72 ～ 96 小时（图 25-45）。

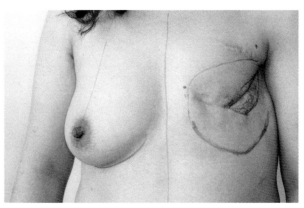

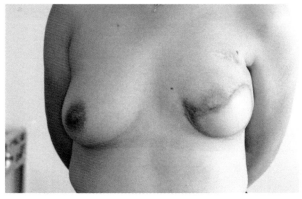

图 25-45　扩大背阔肌后期乳房再造前后

　　其他扩大背阔肌肌皮瓣方法：McCraw（1991）和 Papp（1994）应用四周扩展背阔肌
肌皮瓣（fleurdelis flap），也称枫叶状皮瓣，不使用乳房假体进行乳房再造。该方法适用于
健侧乳房体积较小和中等大小的患者。在传统背阔肌肌皮瓣的基础上，分别在皮瓣四周延
伸呈翼状，携带部分皮肤组织，供瓣区直接缝合。翼状皮肤去除表皮，折叠塑形，增加再
造乳房的体积，缺点是背部瘢痕明显。

　　4.并发症　主要的并发症是供区血肿和血清肿，发生率高达30% ～ 50%。术中仔细止血，
于最低点引出负压引流管，维持引流通畅是预防的关键。其他并发症有供区皮瓣部分坏死、
胸部剥离皮瓣边缘愈合不良、部分坏死等。和传统的背阔肌肌皮瓣联合乳房假体进行乳房
再造相比，减少了人工乳房假体有关的并发症。因供瓣区分离范围较广，相对增加了供瓣
区血肿、血清肿，以及供瓣区部分坏死的可能性。

　　顽固性的血清肿持续时间长，反复处理不愈，个别患者术后 1 ～ 2 年不愈，给患者造
成巨大的心理压力。血清肿发生的早期需要反复多次穿刺抽吸，必要时于最低位戳洞重新
放置负压引流管，加压包扎。持续时间长的血清肿，周围已经形成假膜，需要对假膜进行
处理方能愈合。①放出血清液后，用无水乙醇 10 ～ 15ml 冲洗囊腔，腐蚀假膜造成新鲜创
面后，放入负压引流管，加压包扎，必要时可以重复操作。②重新打开切口，切除囊壁，

形成新鲜创面，放置负压引流管重新缝合切口。该方法需要重新麻醉，创伤加大（图 25-46）。③局麻下打开皮肤切口，用刮匙搔刮囊壁，填塞碘仿纱条，伤口开放引流，二期愈合；或待创面缩小，肉芽组织长出后清创缝合。

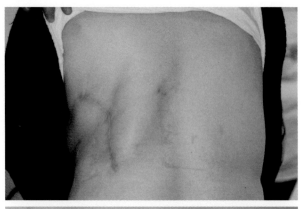

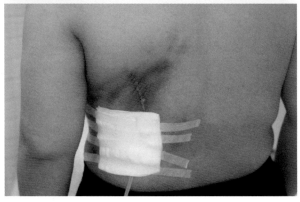

图 25-46　背部血清肿 2 年，清创后置入负压引流管

（三）臀大肌肌皮瓣乳房再造

臀大肌肌皮瓣乳房再造有两种方法。一是以臀上血管为蒂，携带部分上部臀大肌肌肉和脂肪皮肤组织游离移植进行乳房再造；二是以臀下血管为蒂，携带下部臀大肌部分肌肉和脂肪皮肤组织游离移植进行乳房再造。该复合组织瓣组织量大，不需要乳房假体，供瓣区瘢痕较腹直肌肌皮瓣和背阔肌肌皮瓣的隐蔽，是一种切实可行的乳房再造方法。但可能是由于术中变换体位等原因，不如 TRAM 皮瓣和背阔肌肌皮瓣应用广泛。

1. 手术方法

（1）臀上血管臀大肌肌皮瓣乳房再造：患者取站立位，标画出两侧乳房下皱襞和胸部分离范围。取同侧臀大肌肌皮瓣进行移植。用多普勒超声血流探测仪测定臀上血管走行，以臀上血管走行为轴心标画出上部臀大肌肌皮瓣。肌皮瓣呈梭形，长轴位于骶骨上缘和髂嵴的连线。用实线标出皮瓣范围，用点线标出皮下脂肪切取范围，皮下脂肪切取范围大于皮肤范围，以利于充填胸部皮下组织缺损。

患者取侧卧位，患侧向上。先切开皮瓣上缘和外侧缘，于臀大肌外侧股骨大转子上方，钝性分开臀大肌，在臀大肌和臀中肌之间向骶骨方向钝性分离，于臀中肌和梨状肌之间确认臀上血管的走行，然后全部切开皮肤游离肌皮瓣。通常有一条动脉，两条静脉。切取肌皮瓣，缝合供瓣区，调整体位至平卧，将皮瓣转移到胸部受区，在显微镜下吻合动静脉。皮瓣塑形，去除多余的表皮。

受区用于吻合的血管有胸廓内血管、胸肩峰血管和其他腋血管的分支，以胸廓内动静脉最为常用。胸廓内血管离胸骨旁线约1cm，紧贴肋软骨膜。显露血管时应先用骨膜剥离器剥开第5肋软骨前面的肋软骨，用咬骨钳咬去肋软骨，然后用小剪刀剪开后面的肋软骨膜，显露胸廓内动静脉，不应和一般切除肋软骨一样，先剥开四周的肋软骨膜，再整段切取肋软骨，否则易损伤血管。有时胸廓内静脉较细，不宜做血管吻合时，应取下肢隐静脉移植到腋静脉，或取上肢头静脉移位与皮瓣血管吻合。

（2）臀下血管臀大肌肌皮瓣乳房再造：如图25-47所示标画出臀大肌肌皮瓣范围，皮瓣下缘位于臀沟处，上缘位于臀大肌表面，皮瓣宽约10cm，呈纺锤形或新月形，皮瓣下缘长于上缘，以便供瓣区缝合时瘢痕呈弧形与臀沟一致。

患者俯卧位切开皮瓣下缘，切取部分臀大肌，防止臀大肌切取过多引起功能障碍，自远及近分离皮瓣，注意防止损伤坐骨神经。皮瓣切取后，供瓣区拉拢缝合，调整体位于仰卧后，重新消毒铺巾。将肌皮瓣移植到胸部受区，在显微镜下吻合动静脉。受区血管可以选择胸肩峰血管、胸背血管和胸廓内血管，必要时上肢头静脉移位到胸部与皮瓣静脉吻合。

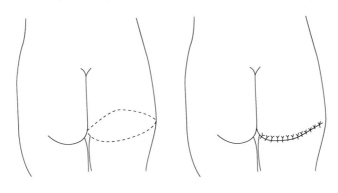

图 25-47　臀下血管臀大肌肌皮瓣乳房再造设计示意图

2. 术后处理　密切观察皮瓣血运。发生血运障碍时及时处理。处理方法同一般显微外科手术，必要时清除吻合口血栓，重新吻合。

患者术后取平卧位，压迫臀部供区。术后根据引流量多少48 ~ 72 小时拔除引流管。术后5天在包扎完好的情况下可采用坐位。臀部垫软座垫，术后1周可自由活动，不受限制。

3. 并发症　游离移植手术的最严重并发症是动静脉吻合口血栓形成，造成皮瓣血运障碍。如不及时处理会导致整个皮瓣坏死。虽然其发生率较低，后果却会导致再造手术失败。正确的皮瓣设计，熟练的显微镜下吻合技术是手术成功的关键。

臀大肌肌皮瓣移植后，个别患者术后早期有下肢活动障碍，经功能锻炼后，大多会消失。

（四）股薄肌肌皮瓣乳房再造

股薄肌肌皮瓣乳房再造是近年来报道的一种新的方法，其应用日益广泛。股薄肌位于大腿内侧皮下，是一条扁长带状肌，主要营养血管是股深动脉的分支，约在耻骨结节下8cm，肌肉的中上1/3交界处，由深面入肌。股深血管变异较少，恒定出现，便于切取。股薄肌肌皮瓣乳房再造多采用大腿内侧上方的横向设计，位置隐蔽，切取后瘢痕不明显，对功能的影响小。股薄肌的切取可以和胸部手术同一个体位分组同时进行，不需要变换体位，缩短手术时间。

该方法适用于大腿内侧上方脂肪组织较多的患者，特别是年长者，或体重增加后减肥者。术前患者站立位，用捏提法估测可以使用的组织量，以及皮瓣可以切取的宽度，皮瓣的宽度以供瓣区直接缝合为度。

站立位画线，①用记号笔标出耻骨结节与膝内侧半腱肌之间的连线，该连线为股薄肌的前缘，股薄肌在连线的后方；②在耻骨结节下8cm处标出皮瓣血管蒂的位置；③标出皮瓣的切取范围，皮瓣上界位于大腿与会阴部臀部的交界处，下界位于大腿内侧上方，皮瓣宽7 ~ 10cm，长约12cm，后方不超过大腿后方中线，以站立时瘢痕看不到为限。

手术上下同时进行，胸部组分离胸部皮瓣，和受区吻合的血管。患者取截石位，常规消毒铺巾，切开皮瓣边缘，自前向后沿肌肉表面分离，显露股薄肌前缘，牵拉肌肉，找到营养血管，逆行追踪血管，尽量增加血管蒂的长度。皮瓣切取后供瓣区直接拉拢缝合。

受区血管一般选用胸廓内血管，用咬骨钳咬出第3或第4肋软骨，用小剪刀剪出除肋软骨后侧软骨膜，显露受区血管，在显微镜下吻合血管。受区血管尽量不用肩胛下血管，虽然也有学者使用，肩胛下血管是背阔肌肌皮瓣的营养血管，我们一般把背阔肌肌皮瓣作为显微外科再造失败后的补救措施，作为我们的"救命皮瓣"使用。

股薄肌肌皮瓣乳房再造的优点是瘢痕隐蔽，对供瓣区功能的影响小；缺点是部分患者皮肤颜色较深，与受区与一定的色差，个别患者大腿上方有毛发生长，可以在皮瓣成活后激光脱毛治疗。年轻瘦削的患者大腿上方可利用的组织量受限，可以联合假体再造。

（五）应用乳房假体的乳房再造

乳房假体可以用于即时乳房再造或后期乳房再造，可以直接置入，也可以组织扩张后置入。应用乳房假体的乳房再造，其创伤小，手术操作简便，特别适用于全身状况不适合复杂手术的患者。缺点是再造乳房缺乏一定的乳房下垂，特别对中老年妇女，健侧乳房下垂明显者不做必要的调整，很难两侧完全对称。

应用乳房假体再造乳房适用于胸大肌保留的改良根治术后，胸部覆盖组织良好，健侧乳房轻中度下垂的患者。否则，需要与背阔肌肌皮瓣联合应用，提供额外的覆盖组织。一般情况下，由于乳房再造患者的胸部皮肤较隆乳患者贫乏，使用的假体以解剖型毛面硅凝胶乳房假体为首选，也可以使用圆形毛面假体。假体的大小一般为300 ~ 450ml，较隆胸的乳房假体要大。应用乳房假体再造时根据患者胸部组织的状况有三种手术方式加以选择。①由于乳腺癌手术后局部皮肤缺损，一般需要先行扩张器皮肤扩张后置入乳房假体；②对于保留皮肤的改良根治术后或皮下乳腺切除后，由于胸部皮肤完全或大部分保留，可以直接置入乳房假体；③对于锁骨下组织缺损或不愿意接受组织扩张的患者，可以联合背阔肌肌皮瓣转移假体置入乳房再造。

应用假体乳房再造时，需要明确手术后可能出现的并发症及其处理方法。应用假体最难预料和处理的是假体周围的包膜挛缩。对于严重的包膜挛缩患者，经过多次手术切除或切开，假体置换后有时仍不能避免挛缩的发生，最后不得不再次实行自体组织移植乳房再造手术。术前应告知患者这种可能性，防止不必要的纠纷。

胸部接受过放疗，以及再造术后需要放疗，是假体乳房再造的相对禁忌证。虽然有文献报道使用假体成功进行乳房再造，仍应慎重选择。采用自体组织乳房再造对这类患者更为恰当。

任何人工组织代用品植入体内都需要一定的健康组织覆盖，置入的层次越深越安全，越不容易发生并发症，相反，置入的层次过浅，覆盖的组织菲薄则容易出现假体外露等并发症。为了增加假体覆盖的组织，新近有学者将脱细胞人工真皮覆盖在假体表面，弥补肌肉组织不能完全覆盖的缺点，提高手术的安全性和再造的效果，成为假体乳房再造的主要进展之一。

1. 假体直接置入乳房再造　不经过皮肤软组织扩张，假体直接置入乳房再造手术的适应证要考虑两个因素。一是胸部覆盖组织的质量和组织量，主要是皮肤的量；二是对侧乳房的大小与形态，对侧乳房属于中小程度大小，下垂不明显是手术的良好适应证，或者对侧乳房接受乳房缩小等改形手术者也可采取此法。

假体直接置入乳房再造适用于皮肤切除量相对较少，胸部皮肤质地和组织量充足的改良根治术或保留皮肤的乳腺癌改良根治术后，以及预防性乳房皮下切除术后（subcutaneous mastectomy）的即时再造者，极少数后期乳房再造的患者，如果胸部皮肤的量足够的话也可以直接将假体置入再造乳房。对于大部分改良根治手术的患者往往需要先行皮肤扩张，二期更换乳房假体。另一方面，对原来乳房巨大、增生下垂者，皮下乳房切除后常伴有乳房皮肤过多，假体与过多的乳房皮肤不相称，需要在切除乳房腺体的同时，对多余的皮肤进行缩小。

假体直接置入乳房再造手术的优点是手术时间短，操作简单，不需要第二次手术，不另外增加新的手术瘢痕，胸部皮肤的色泽良好，没有皮瓣移植供区的损伤等。

乳腺癌切除手术完成后，应首先检查皮瓣的血供情况。皮瓣边缘任何怀疑有血供不良的部分，都应彻底切除，必要时改变手术方式采用扩张器/假体置入的方法。假体置入的层次有两个位置，一是完全肌肉下层次置入假体，在胸大肌下及前锯肌下分离腔隙，假体完全被肌肉覆盖（complete muscular coverage）。优点是防止术后因皮瓣边缘部分坏死或切口愈合不良导致假体外露，以及假体放置在肌肉下可以减少包膜挛缩的概率；缺点是一定程度上限制假体的隆突。二是将假体植入胸大肌下，胸大肌的内下起点离断，对假体不能完全被肌肉覆盖的部分用脱细胞真皮覆盖。

根据原来乳房的大小决定是否需要进行皮肤切除。有以下两种手术方式。

（1）皮下腺体切除后假体直接置入：采用乳晕边缘或乳房皮肤切口（图25-48），皮下乳房腺体切除后，在胸大肌下分离至标志范围，剥离层次在肌肉深面，即胸大肌、前锯肌、腹外斜肌和腹直肌前鞘的深面。剥离范围上至第2肋间，内达胸骨旁线，外至腋前线，下至乳房下皱襞。胸大肌的内下起点往往需要切断或剥离，检查腔内无遗漏的纤维条索后，仔细止血，用生理盐水冲洗伤口，置入乳房假体。调整体位于半坐位，检查两侧对称后，放置引流管，缝合分离的肌纤维和切口皮肤。也可以将胸大肌不能覆盖的部分假体用脱细胞真皮或去表皮的自体真皮覆盖。值得注意的是乳房下皱襞在乳腺癌切除时如果被游离，需要重新将乳房下皱襞缝合固定在胸壁，重塑乳房下皱襞。

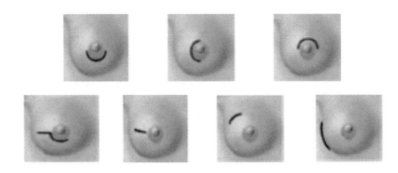

图 25-48　皮下乳房切除的切口

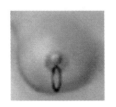

图 25-49　在皮下切除腺体的同时纵向切除多余的皮肤

（2）多余乳房皮肤切除，腺体切除后假体直接置入：依据垂直瘢痕巨乳缩小的原则，选用乳头乳晕下方梭形切口，在皮下切除腺体的同时纵向切除多余的皮肤（图 25-49）。如果 3 个月后乳房下皱襞有横向多余的皮肤，可以二期通过小的乳房下皱襞切口予以切除。有研究者采用 Wise 切口同时去除横向和纵向多余的乳房皮肤，术后遗留倒 T 形的手术瘢痕，在垂直瘢痕巨乳缩小手术得以推广后，这种方法已较少使用。手术剥离范围及假体置入方法同单纯皮下腺体切除后假体直接置入。

假体直接置入乳房再造手术的并发症除活动性出血、血清肿、感染等一般外科并发症以外，主要是假体外露和严重的包膜挛缩。假体外露的原因是切口裂开，除去感染的因素外，多由于切口皮瓣的血供不良，或假体过大导致切口承受较高的张力。为了防止假体外露，放置假体前要检查皮瓣的血供，切除可疑血供不良的部分，避免假体过大，术中放置引流管。

假体直接放置在皮下时容易发生严重的包膜挛缩，表现为质地变硬、乳房变形、皮肤皱褶明显。包膜挛缩的分级采用隆乳术后的 Baker 分级。值得注意的是根据我们的经验当皮下腔隙过大，而假体过小时，特别容易发生严重包膜挛缩。当组织腔隙与假体不能很好匹配时，放置扩张器是很好的方法。扩张器可以作为临时性的器具为假体表面的皮肤起到适应、塑形的作用，同时可以调节切口承受的张力，减少严重包膜挛缩、假体外露等并发症的发生率。

应用乳房假体另一个常见的并发症是出现假体皱褶，严重者肉眼通过皮肤可以看到，并可以用手触及。发生的原因是由于假体周围包膜挛缩，以及假体与皮肤乳罩形成的囊腔不相匹配所致，可以通过松解包膜挛缩，缩小囊腔，更换高黏度内容物的假体，用脱细胞真皮增加组织厚度等方法纠正，严重者需要应用自体组织乳房再造。

2. 组织扩张术后假体置入乳房再造　再造过程分两期进行。第一期是置入软组织扩张器，经一定时间扩张，组织量充足后，二期手术取出扩张器，置入永久乳房假体。手术创伤小，患者恢复快，手术可在局部浸润麻醉或全麻下进行，乳房再造可以在乳房切除手术时即时再造，也可后期再造。在乳房切除手术同时植入扩张器可以调节胸部皮瓣的张力，增加皮瓣的适应性，便于两侧乳房对称，减少包膜挛缩发生的概率。

随着扩张器的发展，可调节的扩张器与永久假体结合在一起，当扩张完成后，可以调整扩张囊到一定体积，在远处做小的皮肤切口，直接拔去扩张器的注射壶，扩张囊作为永久假体植入体内，完成再造。但这种扩张器适用于盐水型的假体，随着对硅凝胶假体的重新认识，传统意义上的扩张技术仍占主流。

以往使用扩张器放置在胸大肌后，由于胸大肌的内下方起点的限制，该处肌肉的张力较大，扩张时容易导致扩张器上移（图 25-50），导致胸部上方的皮肤扩张过度，而内下方扩张不足。为了防止这种畸形的发生，有两项重要的进展，一是扩张器的表面由光面改为毛面设计，减少扩张过程中的移位；二是将胸大肌内下方的起点部分切断，减少此处肌肉的张力，缺乏肌肉覆盖的部位用人工真皮覆盖。另一方面，如果没有毛面的扩张器可供选择，必须使用光面的扩张器时，放置位置应适当降低，乳房下方剥离的范围应较健侧乳房下皱襞低 1 ~ 2cm。

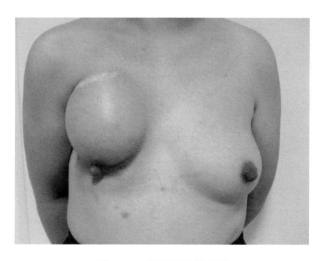

图 25-50　扩张器位置上移

扩张器形状选用圆形。扩张器的容量根据健侧乳房体积选定，应大于永久乳房假体 150cm 以上。术前标记胸部分离腔隙的范围，上至第 2 肋间，内至胸骨旁线，外至腋前线，下至乳房下皱襞下方 2cm。扩张器应置入胸部肌肉深面，减少假体外露等并发症，利于后期乳头乳晕再造。

手术操作：

（1）置入扩张器：手术在局麻、硬膜外麻醉或全身麻醉下进行。患者平卧，双上肢固定在身体两侧，外展 90° 固定在托板上会导致胸大肌紧张，不利于扩张器的放置，体位端正，不要扭曲，否则易导致两侧不对称。手术入路选择乳房切除时原有胸部瘢痕切口，只需切开外侧 4 ~ 5cm 即可，不需切开瘢痕全长。瘢痕较宽者，在不影响切口张力的前提下，可以将原有瘢痕一并切除。

切开皮肤，在切口内向深层分离，显露胸大肌，经胸大肌外侧缘在胸大肌下方分离腔隙，至术前标记出的分离范围，即乳房下皱襞下方 2cm。分离腔隙完成后，冲洗伤口，仔细止血，置入扩张器，扩张囊与注射壶应分开，保持一定的距离，防止注水扩张时损伤扩张囊。放置扩张囊时应舒展，避免成角畸形，防止扩张过程中皮肤裂开。放置负压引流管，缝合真皮层和皮肤。局部加压包扎。

扩张器置入即时注入 100 ~ 150ml 的生理盐水。保留皮肤的乳腺癌改良根治术即时扩张器置入后，应扩张到与健侧乳房相同大小体积。术后 2 ~ 4 周首次注水扩张，每次注水量视皮肤扩张程度而定，为 30 ~ 50ml，最终扩张容量应大于乳房假体 50% ~ 75%（over-expansion）。注水时用左手扪及注水壶，上下左右触及注水壶的边缘，确定注水壶的中心位置，用细针头垂直刺入壶内至壶底的金属片，稍稍后退针头，开始注水。每周 1 ~ 2 次注水扩张。扩张到最终容量后尽可能长地维持扩张一段时间，维持扩张时间越长，术后包膜挛缩的概率越低。一般情况下注水扩张完成后 4 ~ 6 周进行第二次手术，取出假体后置入永久乳房假体。

（2）置换乳房假体：二期手术取出扩张器，置入永久乳房假体。患者站立位标出乳房下皱襞，沿原手术瘢痕做切口，取出扩张器，扩张囊周围的包膜一般不需要去除，扩张良好的囊腔大多不需要大的调整。值得注意的是如果扩张后的皮肤下缘与乳房下皱襞不一致，置入永久乳房假体前，需要重新塑造乳房下皱襞。扩张时间短暂，一般不超过 3 个月的患者，重塑乳房下皱襞在相应的位置可以用埋置缝线直接缝合固定。但对时间较长的患者，需要将乳房下皱襞下方的包膜切除，在与健侧乳房下皱襞的对称部位，将皮肤与胸壁缝合固定，形成新的乳房下皱襞，否则形成的假膜不易愈合。扩张不到的部位切开包膜，肌肉下分离，经切口植入假体，放置负压引流管，加压包扎（图 25-51）。

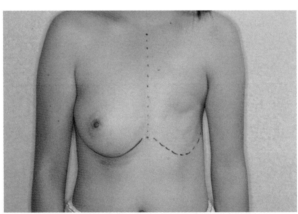
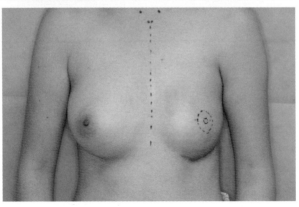

图 25-51　扩张器假体置入先天性乳房缺损乳房再造病例

（3）假体置入 3 个月后行乳头乳晕再造。

为了克服单纯假体置入再造乳房下皱襞过浅、缺乏下垂形态的缺点，以及增加胸前组织量，弥补组织量的不足，可以将胸腹部皮瓣滑行上移后再置入乳房假体。这些方法只有在特殊的情况下适用，目前已经不常使用。

方法一：腹部滑行皮瓣（sliding abdominal flap）

切除胸部手术瘢痕，切口上方在胸大肌下分离皮瓣至第 2 肋间，内侧至胸骨旁线，外侧至腋前线，切口下方在皮下向腹部剥离，剥离范围达脐部，防止将脐部剥起，内侧过中线，防止腹部的不对称。创面止血后，将皮瓣上推，在与健侧乳房下皱襞对称处，缝合皮下与肌膜固定，形成新的乳房下皱襞。患者于半坐位将乳房假体置入分离腔隙，调整高低两侧形态对称后，缝合切口，局部加压包扎。对两侧乳房缺如者，也可用此方法进行乳房再造。

方法二：胸腹皮瓣（thoracoepigastric flap）

该方法常用于加深乳房下皱襞，Pennisi（1977）首先使用，Kyan（1982）加以推广，Versaci（1987）将其应用到组织扩张器方法。

首先于站立位标出健侧乳房下皱襞，与其对称部位标出再造乳房的乳房下皱襞，在其皱襞下方 2 ~ 4cm（依皮肤上行推移范围而定）标出推移后的乳房下皱襞。以新皱襞为中心标志宽度 2cm 的半月形区域，然后标出假体置入的腔隙范围。

切开新皱襞线中间 2/3 长约 7cm，切口过长易致切口与原乳房切口瘢痕间组织坏死，切除新月形标志区内的皮肤表皮。在切口下缘，胸腹皮瓣沿深筋膜浅层向下潜行分离，分离范围达上腹部，一般为 12 ~ 14cm，有时可达脐上，使切口下缘充分上移达健侧乳房下皱襞水平，分离区域内止血、压迫。于切口上缘深筋膜浅层向上剥离达胸大肌下缘时，切开深筋膜，进入胸大肌下，自胸大肌下向上分离至术前标志范围，必要时离断胸大肌在胸骨下部及肋骨的附着点。将胸腹皮瓣向上推移，将切口下缘去表皮部分的真皮，在与健侧乳房下皱襞的对称部位弧形缝合在肋骨、肋软骨骨膜上及肋间组织上，形成再造乳房的下皱襞。用拉钩牵拉胸大肌，显露分离腔，置入乳房假体。调整患者于半坐位，观察两侧对称后，将切口上缘去表皮皮肤与下缘去表皮皮肤贴合做真皮间固定，间断缝合切口。术后局部加压包扎，适当向上托起，减轻切口张力（图 25-52，图 25-53）。

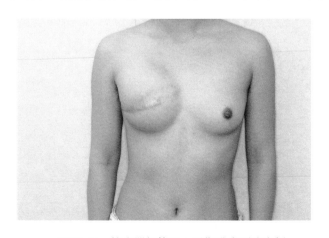

图 25-52　扩张器假体置入后期乳房再造病例一

3. 背阔肌肌皮瓣联合乳房假体乳房再造 乳房切除术后胸大肌部分或全部缺如，胸部瘢痕增生，皮肤过紧过薄，锁骨下区凹陷，腋前襞形态消失者，置入乳房假体前，需要弥补胸前组织缺损。背阔肌肌皮瓣可以携带扇形肌肉组织，提供良好的胸部覆盖组织。但背阔肌肌皮瓣本身面积大、体积小。除乳腺组织部分缺如或健侧乳房中小者外，单纯应用背阔肌肌皮瓣进行乳房再造，组织量不足，难以两侧对称，需要在肌皮瓣下置入乳房假体，补充再造乳房的体积。

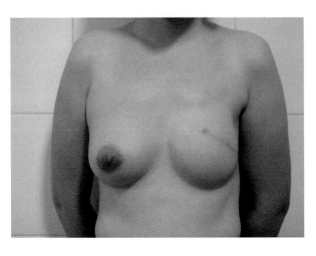

图 25-53 扩张器假体置入后期乳房再造病例二

（1）适应证：适用于胸部皮肤过紧，瘢痕挛缩严重，缺乏良好的组织覆盖，不能直接放置乳房假体或扩张器，不适合或不愿采用 TRAM 皮瓣乳房再造者。术前应检测背阔肌功能。患肢外展，检查者用手托起患肢，嘱其内收，观察背阔肌肌腹收缩情况。个别情况下，乳腺癌根治手术时，损伤胸背神经和胸背血管，背阔肌失神经萎缩，此时背阔肌皮瓣的组织量会进一步缩小，血液供应受到影响，应尽量采用其他方法进行乳房再造。

（2）术前设计：患者取站立位，做术前标志线。

A. 与健侧对称的乳房下皱襞。

B. 手术侧的背阔肌轮廓。

C. 肌皮瓣设计：首先在背部大致标出胸罩轮廓，在胸罩下缘设计椭圆形皮瓣。皮瓣位于背阔肌上缘肌质部位，呈横形或月牙形。皮瓣大小要求既满足乳房再造要求，供瓣区又能直接拉拢缝合。如果采用保留皮肤的乳癌根治术，则只需要很少的皮肤。

（3）手术操作：取患侧在上的侧卧位。乳房切除和皮瓣游离均可在此体位下进行。术区消毒铺巾后，患侧上肢用无菌单包扎，便于术中移动。

切除胸部瘢痕，在胸大肌下分离腔隙备用。沿标志线做皮瓣切口，于皮瓣前缘在背阔肌筋膜表面向前分离，显露背阔肌前缘。在背阔肌前缘底面确认血管走行，由背阔肌前缘向下切断该肌部分起点。在背阔肌筋膜表面，潜行分离皮瓣上方和后方，按所需肌肉的多少切断背阔肌的起点。在所需肌肉范围的上缘劈开肌纤维，采用由远及近的皮瓣切取方法，在肌肉深层分离，将肌皮瓣掀起，向腋窝方向分离。胸背血管在进入背阔肌以前，发出分支进入前锯肌。找到该分支后，先暂时阻断，确认不影响胸背血管血供时，再结扎切断。

背阔肌的起点可以保持完整、切断或切断后重建腋前襞。

在胸前、后两切口间，靠近腋窝做皮下隧道，将背阔肌肌皮瓣经此皮下隧道转移到胸前，暂时固定（图 25-54）。背部供瓣区放置负压引流，直接拉拢缝合。

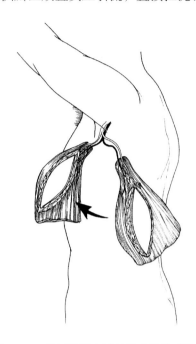

图 25-54　背阔肌肌皮瓣经隧道转移到胸前

调整患者体位于平卧位，重新消毒铺巾。将背阔肌置于分离的胸前腔隙，首先将肌皮瓣尽量靠下与胸部肌肉、肋软骨膜和乳房下皱襞皮瓣固定，然后将背阔肌起点分别与锁骨内侧、胸骨旁线缝合固定。在腋前线处肌瓣与侧胸壁固定，缝合于前锯肌筋膜上，防止肌瓣回缩和限制乳房假体外移。胸大肌部分缺如时，将肌瓣与胸大肌缝合固定。皮瓣大部分缝合后，留外侧切口，以便经此放入乳房假体。调整体位于半坐位，在肌瓣后置入乳房假体，调整两侧对称后，放置负压引流管，关闭切口。术后上肢局部制动 72 ～ 96 小时（图 25-55）。

联合应用背阔肌肌皮瓣和人工乳房假体具有自体组织移植和乳房假体异物两方面的缺点。有关乳房假体的并发症与隆乳术相同，主要为假体周围包膜挛缩。供瓣区血肿和血清肿是最常见的并发症。术中仔细止血，于最低点放置负压引流，维持引流通畅是预防的关键。血清肿发生后，需要多次穿刺抽吸，加压包扎。个别情况下，需要在皮瓣最低点重新戳洞放置负压引流管。供瓣区瘢痕位于胸罩下，可以被胸罩遮盖。个别情况下瘢痕可能增生。

4. 并发症　应用假体乳房再造常见的并发症有血肿形成、假体周围包膜挛缩，以及皮瓣部分坏死导致假体外露等。和假体有关的其他少见并发症有假体破裂、移位、感染、外露，以及对假体的过度担心等。

预防血肿形成，术中应尽可能彻底止血，放置负压引流管，保持通畅，术后适当加压包扎。术后发现有血肿形成，应及时清除积血，再次止血，放置引流管，加压包扎。

应用乳房假体再造硬化率高的原因有两点：一是血肿发生率高，血肿机化后导致假体

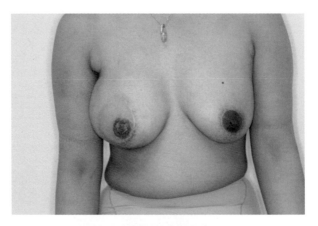

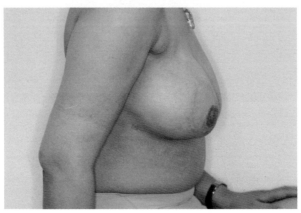

图 25-55 背阔肌肌皮瓣联合假体乳房再造病例（正、侧位照片）

周围包膜挛缩；二是覆盖假体的组织量有限，胸前皮肤张力大，皮瓣薄，限制假体的活动，有助于假体周围包膜形成、增厚。预防或减轻包膜挛缩需要：防止血肿形成；选择毛面乳房假体，有资料表明毛面假体的包膜挛缩程度明显低于光面乳房假体；增加胸前组织量，对组织量不足者，应联合肌皮瓣转移或软组织扩张后进行乳房再造。

为了防止因皮瓣边缘部分坏死导致假体外露，造成手术失败，假体应植入胸部肌肉组织后。特别对即时再造的患者，假体应争取完全置入肌肉组织后，至少切口部位应有肌肉组织覆盖。

应用乳房假体另一个常见的并发症是出现假体皱褶，严重者肉眼可以通过皮肤看到，并可以用手触及。其发生的原因是由于假体周围包膜挛缩，以及假体与皮肤乳罩形成的囊腔不相匹配所致。可以通过松解包膜挛缩，缩小囊腔，更换高黏度内容物的假体，用脱细胞真皮增加组织厚度等方法纠正，严重者需要应用自体组织乳房再造。

假体乳房再造后假体的表现与自体组织不同，随着年龄的增长，假体不能和正常的乳房一样逐渐下垂，而健侧乳房会下垂加重。另一方面，周围环境温度过低，而保暖措施不佳时，部分患者会感觉假体凉，但大部分患者认为不是问题。

三、显微外科技术在乳房再造术中的应用

显微外科技术已在临床上得到广泛开展，其在乳房重建中的应用范围很广，包括游离 TRAM 皮瓣、DIEP 皮瓣、臀大肌肌皮瓣、股薄肌肌皮瓣等移植再造。TRAM 皮瓣乳房再造术是目前乳房再造最常用的方法之一，被称为乳房再造的标准方法，本章节仅涉及 TRAM 皮瓣游离移植。

以腹壁下动静脉为蒂行 TRAM 皮瓣游离移植，保持了腹壁下血管为下腹部皮肤皮下组织的主要供血血管，TRAM 皮瓣血供良好，和带蒂移植相比较少发生脂肪变性硬结；皮瓣仅切取部分腹直肌，减少了腹壁肌肉的损伤。对于熟练掌握显微外科操作技术者，皮瓣坏死发生率为 1% ~ 3%，在 20 世纪 90 年代 TRAM 皮瓣游离移植乳房再造有增加的趋势，不足之处是和带蒂移植相比，手术时间延长 1 ~ 2 小时，要求有熟练的显微外科操作技术，皮瓣成活与否是全或无的结果。

手术操作和带蒂移植基本相同。不同的是首先分离蒂部一侧，确认蒂部安全后再行对侧分离。皮瓣从外侧向内分离，越过腹直肌至外侧穿支血管，在外侧穿支旁 5mm，切开腹直肌前鞘，用止血钳分开腹直肌，显露肌肉后方的腹壁下血管主干，追踪至股动脉的起始处，分离皮瓣时要求尽可能长地保留腹壁下血管。自肌肉后面辨认血管走行，连同腹直肌内侧穿支及中间的部分腹直肌一并切取。观察 TRAM 血供良好，受区血管准备完成后断蒂血管吻合。受区血管一般选用胸背血管、胸廓内血管和腋动静脉的分支血管等（图 25-56）。值得注意的是，选择胸廓内血管吻合时，虽然所需腹壁下血管长度有限，但仍建议尽可能长地分离腹壁下血管，保留备用，以便发生吻合口阻塞、患侧胸廓内血管不能使用时，改为与健侧胸廓内血管或胸背血管吻合。胸廓内血管位于胸骨旁 1cm，紧贴软骨下。显露胸廓内血管时，一般选用切除第 3 或第 4 肋软骨，多选用第 3 肋软骨，首先用骨膜剥离子剥离

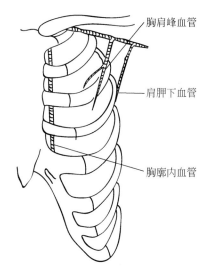

图 25-56 TRAM 游离移植可供选择的受区血管

肋软骨前面的软骨膜，用咬骨钳咬除肋软骨，然后用眼科小剪刀剪开肋软骨底面的肋软骨膜。如果按一般方法剥离肋软骨四周软骨膜后再切除肋软骨，易于损伤胸廓内动静脉。胸廓内静脉过细不能使用时，需要取下肢隐静脉移植与胸背静脉桥接，或将上肢头静脉逆转移位与皮瓣静脉吻合。

随着对腹直肌血供方式认识的深入，为了进一步减少切取 TRAM 皮瓣对腹壁功能的影响，在切取皮瓣时仅切取血管周围的小部分肌肉组织，保留大部分的肌肉和腹直肌前鞘，被称为改良的保留部分腹直肌的 TRAM 皮瓣和保留前鞘的 TRAM 皮瓣。现在一般情况下游离 TRAM 皮瓣就是指保留部分腹直肌的 TRAM 皮瓣。

术后 1 周内密切观察皮瓣血液循环情况，怀疑有吻合口血栓形成时，应及时手术探查，切除栓塞部分，重新吻合。

四、再造乳房局部修整术

乳房再造术后 3 个月内组织经过自我调整，再造乳房的形态发生微妙的变化。一般经过 3 个月形态基本稳定后，根据患者的要求对一些局部畸形做局部调整。手术多在门诊手术室进行，不需住院。

1. 局部抽吸术　适用于再造乳房较健侧体积大、局部隆突、剑突下蒂部隆突等畸形。TRAM 皮瓣的蒂为肌肉蒂，3 个月内肌肉发生组织变性，蒂部隆突部位也可以用抽吸法矫正。抽吸时多用 20ml 或 60ml 注射器负压抽吸。抽吸前站立位，标画出抽吸范围，经原手术瘢痕插入抽吸管，此时感觉尚未恢复，一般不用注射局麻药或肿胀液，即采用干吸法。两侧对称后，挤压出残留积液，缝合切口，视具体情况放置引流管，局部加压包扎。术后如发现畸形仍未完全矫正时，可以间隔一定时间再次抽吸（图 25-57）。

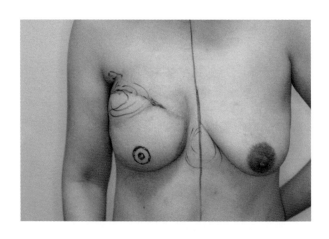

图 25-57　腋前壁和剑突下隆凸部位局部抽吸

2. 局部脂肪颗粒移植　再造乳房除去局部隆凸外，有些地方表现为局部凹陷，最常见于锁骨区域，多由于脂肪填充的不足造成。治疗采用局部脂肪颗粒注射移植的方法矫正（图 25-58）。

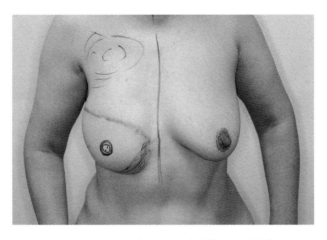

图 25-58　锁骨下局部凹陷区域自体脂肪移植修复

3. 腹部供区"猫耳"修整　部分患者 TRAM 术后腹部供区两侧髂嵴处会留有"猫耳"。乳房再造术后 3 个月乳头乳晕再造需要植皮时，可以在局麻下切除"猫耳"，移植到乳晕区域。也可以择期手术，延长手术切口，切除多余的皮肤，调整缝合。

4. 腋前襞形态矫正　乳腺癌根治术后乳房再造手术，皮瓣应充填锁骨下凹陷，固定于上臂内侧，塑造出腋前襞形态。由于种种原因，如皮瓣长度不足或远端脂肪吸收等，腋前襞形态欠佳，表现为肩关节与再造乳房之间凹陷，患者穿泳衣时仍感到不便。乳房再造 3 个月后，设计局部皮下组织瓣转移，衬垫在凹陷处，重新塑造腋前襞形态。

5. 变性脂肪硬结切除　脂肪硬结多见于 TRAM 皮瓣乳房再造术后。TRAM 皮瓣携带的脂肪组织量大，在皮瓣边缘部位，脂肪组织因血供不佳或组织损伤发生变性，局部形成硬结。随着时间的推移，大部分被吸收，个别形成孤立性结节者，易与肿瘤复发相混淆，择期在局麻下予以切除，手术可以与其他修整手术一并进行。

6. 瘢痕修整及创缘修整　受区瘢痕增生可在移植组织或瘢痕组织边缘部分坏死，伤口二期愈合后发生（图 25-59）。供区瘢痕多发生在 VRAM 皮瓣，而 TRAM 皮瓣较少发生。

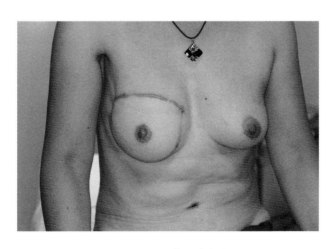

图 25-59　再造乳房边缘瘢痕增生

个别患者，再造乳房脂肪部分吸收后，受区创缘与皮瓣创缘缝合处出现阶梯样落差，待皮瓣稳定后，切除修整缝合（图 25-60）。增生性瘢痕的治疗按瘢痕的治疗原则进行，需要瘢痕切除后皮下减张缝合。

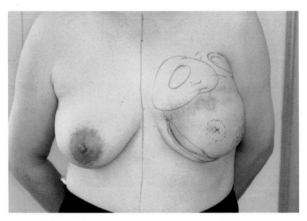

图 25-60　再造乳房边缘出现阶梯样落差，切除缝合修复

7. 假体置入　TRAM 皮瓣乳房再造术后体积不足，多发生于双侧乳房再造、皮瓣部分坏死范围较大或清创术后。待皮瓣稳定后，可以皮瓣下置入假体，增加再造乳房的体积。

8. 对侧乳房修整手术　一般情况下，乳房再造应遵循与健侧对称的原则，尽量减少对健侧乳房的手术操作，特殊情况下，如健侧乳房明显下垂、健侧乳房体积过小等，酌情对健侧乳房按整形外科原则进行乳房缩小、增大或悬吊手术。

第四节　乳房下垂矫正术

乳头的位置正常时一般位于第 4 或第 5 肋间水平，乳房下垂后其位置就下降至正常水平以下。临床上常根据乳头位置与乳房下皱襞位置关系的不同，将乳房下垂分为三度（图 25-61）。Ⅰ度，乳房轻度下垂，乳头的位置与乳房下皱襞平行。Ⅱ度，乳房中度下垂，乳头的位置介于乳房下皱襞与乳房的最低位置之间。Ⅲ度，乳房重度下垂，乳头的位置位于乳房的最低点。

一、适应证

总的来说，乳房下垂矫正术的适应证：①无心理障碍的各种乳房下垂患者因美容目的要求手术者；②中、重度乳房下垂产生躯体症状者，如颈、肩、背疼痛，乳房下皱襞糜烂等；③因乳房下垂影响其特殊职业表现而要求手术者，如时装模特、运动员等。以下对不同类型的乳房下垂所应采取的矫正术及其适应证进行分述。

1. 不伴腺体肥大或萎缩、体积正常的轻度乳房下垂　原则上讲，这种类型的乳房最易处理，即无需手术矫正，只需佩戴合适的支持性乳罩即可。因为这些患者着装后甚至着轻

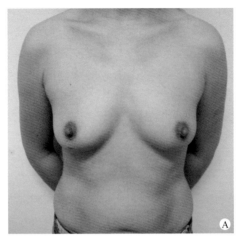

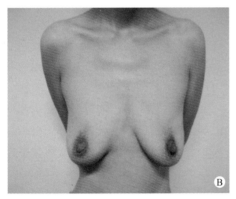
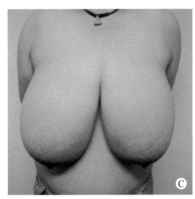

图 25-61 乳房下垂分级

A. I度；B. II度；C. III度

薄的服装也可显示其优美的身体曲线，无需手术。但如果患者对自己乳房的某一方面不满意而有强烈的手术要求，在排除精神和动机不纯因素后也可施行创伤非常小的手术，如乳晕周围乳房悬吊术。Lewis 曾应用乳房下皱襞短切口行皮下乳房悬吊术。两种手术均是于乳房下部做腺体对腺体缝合使乳腺折叠而达到上提的目的。通过乳晕周围切口还可调整乳头位置。

2. 伴腺体萎缩的轻度乳房下垂 如下垂程度很轻，通过隆乳术即可矫正。此种情况最常见于哺乳后女性，哺乳期乳汁分泌较多，哺乳后乳腺出现明显萎缩。隆乳可增加因乳房萎缩而缩小的乳房体积，使其恢复原来的大小。伴随乳房体积增加可使乳头上提，并能得到令人满意的乳房外形。值得注意的是单纯隆乳不能纠正中度乳房下垂，一旦假体包膜形成，下垂的乳腺将垂坠于假体前下方，这将造成奇特的乳房下垂畸形，这要比原来的乳房下垂更难以令患者所接受。

3. 伴轻中度乳房肥大的轻、中度乳房下垂 除非患者身高较高，一般均应行乳房缩小整形术，至少需行单纯乳房悬吊。大多可行经单纯乳晕周围环形切口的单纯乳房悬吊术或部分乳腺组织切除的乳房缩小整形术。可于乳晕周围环形去除表皮，如需行腺体切除，可行上方皮肤腺体剥离后楔形去除上方或上外侧的乳腺组织，将腺体创缘缝合，缩小乳房基底，并将乳晕周围真皮向上悬吊，荷包缝合切口而达到上提和缩小乳房的目的。

中度乳房下垂，如乳房下极较大，也可行乳房下极的腺体折叠缝合使腺体上推，同时行乳头乳晕的上提。其他传统方法亦可应用，但大多在乳房下极和乳房下皱襞处留有瘢痕。

4. 伴乳房肥大的重度乳房下垂 该类型乳房下垂的处理与常用的乳房缩小整形手术相类似，有许多技术可以应用，但应选用自己较为熟练的手术方法。手术内容包括减少乳房体积和外部皮肤，以适当的蒂携带乳头乳晕上提。但当乳房肥大不是太明显时，可能主要是以乳房悬吊为主，即使需要行乳腺组织的修整，也可只在乳腺下极外侧和内侧进行修整以使乳房达到丰满的轮廓。

5. 乳房体积正常的中、重度乳房下垂 处理原则包括保护所有皮下和乳腺组织，将乳腺组织做内翻缝合使乳腺组织在垂直方向向上旋转，同时缩小乳房基底，切除皮肤或部分皮肤表皮以缩小外被皮肤，修复乳晕。这样将有助于形成丰满的乳房。最好的方法为乳晕周围环形切口或加乳晕下方垂直切口和（或）短的横向切口的乳房提升术。为尽量缩短乳房下皱襞的切口，应在乳房可以遮蔽的长度内从两端去除两个小的"猫耳"，以免向内或向外太多超出乳房可以遮蔽的范围。也可以将切口两端向中间拉拢以缩短横向切口，同时又可利用皮肤从下方支持乳房和增加 Cooper 韧带的作用。在关闭切口前，也可在乳房下极适当位置将乳腺组织固定几针于胸肌筋膜上，以增加手术效果的持久性。

6. 乳房体积不足的中、重度乳房下垂 该类乳房畸形处理起来较为复杂。如选用只切除皮肤的乳房缩小整形术，利用本身的乳腺组织塑形，术后乳房体积将显不足。因此应行乳房悬吊加隆乳术。首先行乳头乳晕重新定位，并切除过多的皮肤，使乳头乳晕上提，然后通过腺体下乳房假体植入增加乳房的体积，以恢复乳房理想的体积和形状。当然也可选择胸肌下隆乳，这是较为安全有效的处理方法。当然也可分期进行。一般先行乳房上提，二期再行隆乳术。如果一期手术，又行腺体下隆乳，则不能选择单纯腺体蒂，否则将会影响乳头乳晕的血供。可选择真皮腺体蒂的方法，多选择上蒂，但往往在真皮折叠缝合时乳晕形状、突起度和乳晕周围的皱褶不太自然。

上述技术也可用于皮下乳房切除术的患者，大乳头乳晕通过纯真皮蒂提供血供。因此真皮蒂应尽量宽而厚，旋转角度和缝合张力不应太大，否则将会影响乳头乳晕的血运。

7. 伴弥漫性乳腺增生症的轻、中度乳房下垂 如经乳腺外科医生诊断乳腺囊性增生较为严重或存在较严重的其他乳房良性疾患需行皮下乳房切除术时，一般行皮下或胸肌下乳房假体置入，但以置入胸肌下为常见，特别是偏瘦的患者。如为轻度下垂，可选择较原来稍大的假体行乳房重建，无需行乳房悬吊；如为中度下垂，皮肤较多，可应用上真皮蒂提供乳头乳晕的血供而仔细地行乳房悬吊。但如对乳头乳晕的血供存在顾虑，可先不进行悬吊，待伤口愈合再行二期乳房悬吊。

8. 伴囊性增生且明显肥大的重度乳房下垂 对于轻度乳腺增生，可行单纯乳房缩小整形术。有报道称，乳房缩小整形术会减轻乳腺增生引起的乳房疼痛症状。也可根据乳腺增生的部位选择性地进行乳腺组织的切除而行乳房缩小整形。如增生严重，有乳腺全切除的必要，则需按乳房重建的原则进行。但在行乳腺组织切除时，应尽量保留乳头乳晕。可一期重建，亦可分期施行。大多数情况下应行一期重建，特别是皮瓣较厚乳头乳晕血供有保证的情况下更应选择一期重建，但乳房悬吊可延期几个月进行。此时皮肤回缩已经固定，假体周围包膜已经基本稳定，乳头乳晕的血液循环可由皮肤和皮下脂肪提供。

9.双侧乳房不对称的乳房下垂　如两侧乳房大小和下垂程度明显不对称，对肥大和下垂的乳房或行乳房缩小整形，或行乳房悬吊，或两者同时进行。如对侧正常，只行单侧手术；如对侧轻度下垂，则行对侧单纯悬吊；如一侧未发育，可行隆乳术加对侧乳房悬吊。因不对称的形式多种多样，应根据具体情况选择不同术式进行结合以使两侧乳房外形美观而对称。

二、禁忌证

1.有心理障碍或精神病患者。

2.心、肝、肾功能不全者。

3.有不能控制的内分泌疾病者。

4.已明确有瘢痕体质者。

5.有明显凝血功能障碍者，如血友病、血小板减少症等。

6.对医生不信任者。

7.有全身性感染病灶者。

三、术前准备

1.一般术前准备。

2.行乳腺影像学检查。本人及其家属的乳腺良性及恶性疾病史，以及患者有无恶性肿瘤史。

3.外观评估：进行 2D 或 3D 摄影，评估两侧乳房体积、锁乳距、乳头间距等指标。

4.术式选择。

5.术前标记。

四、手术要点、难点及对策

乳房下垂矫正术的基本原则是通过手术切除多余松弛的皮肤，并对其下的乳房组织进行重新塑形和悬吊，以使乳房达到新的满意位置及外形。基本的治疗方法为乳房提升术，根据乳房下垂同时伴发的其他情况，乳房提升术与其他手术同时进行方能取得满意的术后效果。在比较典型的乳房提升术中，传统的手术方法包括 Mcindoe 和 Rees 法、Dufourmentel 和 Mouly 的外侧切口法，Arie 和 Pitanguy 的下方楔形切除法和一些类似的真皮乳房悬吊术，如 Goulian 法。Arie 和 Pitanguy 开始倡导的广泛上蒂法经他们应用多年取得了较为持久的结果。同样，下蒂法也得以广泛应用，或为广泛下蒂（由 Axhausen 技术改变而来）或为窄蒂（为 Mckissock 的改良之作）。隆乳加乳房悬吊首先由 Regnault 和 Lewis 描述，这些方法适用于乳腺组织不足的乳房下垂患者。近年来文献报道的乳房提升术大多与乳房缩小同时进行，因为多数乳房下垂患者伴有乳房肥大，对该类患者单纯行乳房提升手术不能获得理想的效果，其中最常用的就是通过双环法切口进行乳房的缩小与提升术（图 25-62）。

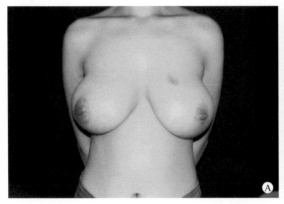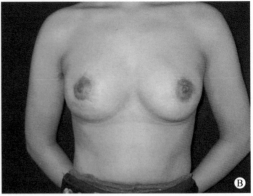

图 25-62 经双环法切口矫正乳房肥大及下垂

A. 术前正位；B. 术后正位

1. 术前标记 站立位标记胸骨凹中点、锁骨中点、乳房下皱襞。标出乳房径线和纬线。沿锁乳线向下延伸至乳房下皱襞为乳房径线，以胸骨外侧缘第 4 肋间开始弧形向外经乳头至腋前线与第 4 肋间相交处为乳房纬线，亦为第 4 肋间神经皮穿支走行的体表投影。新乳头位置定点 O 位于乳房下皱襞中点在乳房前面锁乳线上的投影点，或在乳房径线上标记距锁骨中点的距离为 18 ~ 22cm 的新乳头顶点。在两侧乳房下皱襞位置不对称时应使两侧锁骨中点距 O 点的距离相等。自 O 点沿锁乳线向上 2cm 为 A 点，于乳房下皱襞中点沿锁乳线向上 6 ~ 7cm 为 B 点。自胸骨中线沿乳房纬线向内 8cm 为 C 点，测量乳头到 C 点的距离。继续沿乳房纬线向外定出 D 点，使乳头到 D 的距离等于乳头到 C 点的距离减少 2cm。弧形连接 ADBC 4 点，为乳房真皮环的外环。患者卧位，张开乳晕，以乳头为圆心，画直径为 4cm 的圆为新乳晕的大小，亦为真皮环的内环（图 25-63）。

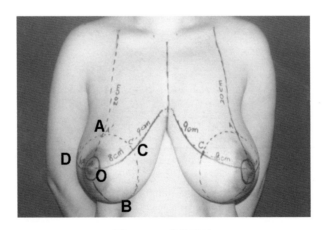

图 25-63 术前设计

2. 真皮帽的形成和腺体组织的切除 于乳房皮下和腺体组织之间注射 1：200 000 肾上腺素生理盐水，去除双环间的表皮，保留真皮帽（图 25-64），在腺体表面剥离直至乳房的边缘。在乳腺上半部做 "W" 形的部分腺体组织切除（图 25-65）。

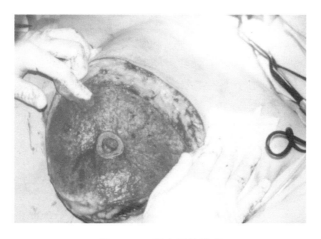

图 25-64　真皮帽的形成

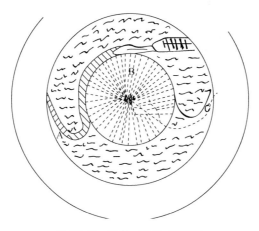

图 25-65　腺体"W"形切除

3. 腺体的旋转固定和真皮帽的固定　在腺体组织切除后，将剩余的腺体组织由外下向内上方旋转，用 4 号丝线固定在胸肌筋膜上（图 25-66）。然后将真皮帽四周亦固定在胸肌筋膜上，以塑形乳房外形（图 25-67）。

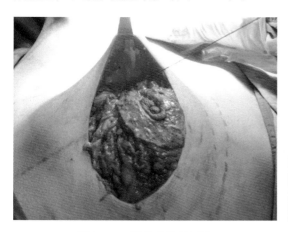

图 25-66　腺体的旋转固定

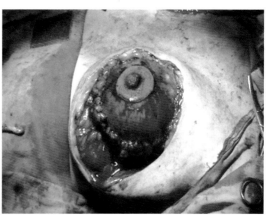

图 25-67　真皮帽的固定

4. 外环皮肤的荷包缝合　将外环收拢，根据其与乳晕周径的大小决定是否再次去除多余的皮肤，在外环皮下运用 3-0 单丝尼龙线做荷包缝合，使其口径与新的乳晕直径相当，然后打结固定（图 25-68）。最后分层缝合皮肤。术后加压包扎。

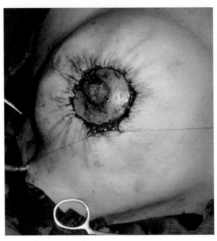

图 25-68　外环荷包缝合

当然任何手术都有它的优点和缺点，要求手术医生应根据不同的个体差异，具体问题具体分析，掌握多种手术方法，以便用于不同的个体。另外应用自己较为熟练的手术方法往往比某种创新或硬搬别人的手术方法更为重要。

五、术后常见并发症的预防与处理

1. 血肿　单纯乳房提升术发生血肿的机会较少，但如果同时行乳房缩小术或隆乳术，则可因腺体的切除或腔隙的剥离后，在不能完全直视止血的情况下，也可能发生血肿。预防措施：①术中严密止血，操作轻柔；②对有出血倾向者，术前 1 日、术中和术后均应用止血药；③缝合时不留死腔，术后加压包扎；④损伤较大的手术，术中应放置引流管；⑤术后早期如发现引流量较多、颜色呈鲜红色，应考虑为新鲜出血，可自引流管注入肾上腺素生理盐水，加压包扎。

如果出现了明显的血肿，处理办法：①如术后已形成血凝块应进入手术室重新止血；②对乳头乳晕附近的血肿应争取及早发现、及早处理，不能等待自然吸收，因为此处血肿造成的局部张力可影响乳头乳晕的血运。

血肿吸收后，局部机化形成的纤维索条牵拉将造成乳头移位和不对称等畸形。

2. 感染　感染发生的原因：①手术中污染，术前没能完全清除乳头皱褶内积存的污垢；②手术创伤大，电刀电流过大，影响了组织的活力；③皮瓣剥离时破坏了皮瓣内的血管网，皮瓣抗感染能力下降；④术后发生脂肪液化、坏死，继发感染；⑤术后血肿继发感染。

预防和处理方法：①严格的无菌操作；②术中操作轻柔，严密止血；③术中应用抗生素；④及时行血肿清创，发生感染时要打开切口引流。

3. 乳头乳晕坏死　乳头乳晕坏死发生的原因：①剥离表皮时破坏了真皮下血管网；②皮瓣或真皮瓣剥离层次不当，破坏了皮瓣内血管的连续性；③设计皮瓣或选择手术方法不当，使皮瓣超出长宽比例直接造成动脉供血不足，或静脉回流不畅致皮瓣淤血，造成乳头乳晕坏死；④做乳晕周围切口或剥离乳头乳晕时，切口深度掌握不好或局部应用电凝、电刀反复切割止血；⑤术后局部血肿压迫血管，造成血供不足。

预防和处理方法：①选择适当的手术方式，对严重乳房下垂，不能只用单蒂，应尽量选择垂直双蒂或水平双蒂，如应用单蒂应选择较宽的蒂；②术中轻柔操作和严密止血；③出现乳头乳晕周围血肿应立即清除；④术后早期如发现有血供不足，可配合使用血管扩张药物，如丹参注射液和低分子右旋糖酐，改善微循环，扩张血管，还可配合高压氧治疗；⑤如发生坏死，在坏死组织脱落后或手术清除坏死组织后进行乳头乳晕重建。

4.皮肤坏死　多为皮下潜行剥离范围较广泛且层次不一致，或在关闭切口时皮下组织修剪过度所致。因此在选择手术方法时应根据乳房下垂类型和程度选择合适的手术方式，注意剥离层次的完整性，关闭切口时不宜过紧。如发生皮肤坏死应予切除重新缝合，或行皮肤游离移植暂时封闭创面，二期再行修整。如直接缝合将会使已塑形好的乳房改变原来的形状造成乳房不对称，患者将极不满意。因此预防皮肤坏死尤为重要。

5.乳房不对称　术后乳房不对称发生的原因：①术前设计测量不准确，术后瘢痕牵拉使乳头乳晕移位；②术前就已存在不对称，术中虽切除不等量的乳腺组织，但难以把握每侧需切除的确切组织量；③术前乳房较大时两侧不对称不明显，等量的组织量切除、乳房缩小后两侧不对称显现出来；④切除乳腺组织的形状和部位不同，大多为两侧手术非同一手术者完成，如楔形切除时楔形块的形状不完全一致；⑤两侧悬吊不对称，悬吊固定的位置有所不同，造成两侧形态不一致。

预防和处理方法：①手术应由同一医生主刀完成，特别是关键步骤如腺体的切除、悬吊和固定等，避免上述各种错误的发生；②针对上述原因进行预防如严密止血、轻柔的操作、充分的引流、术后应用抗生素等；③术前尽量确切估计两侧乳房不对称存在的差异，力求使剩余的乳腺组织相等；④术前站立位测量，使乳头乳晕固定于锁骨中点至乳头的连线上，切记不能使乳头乳晕的位置偏向上内；⑤如术后出现乳头乳晕位置不正确，按巨乳缩小整形术后乳头乳晕移位调整方法予以调整。

6.切口瘢痕　乳房提升术后也可发生瘢痕变宽、增生，主要原因是患者早期过多和剧烈的活动对切口形成一种牵拉作用，另外缝合切口时张力过大也可引起。

预防和处理方法：乳晕周围环形切口最好行荷包缝合。缝合切口时各层严密对合将有助于避免对切口的牵拉作用、预防增生性瘢痕的形成。瘢痕较宽时应考虑二期手术修整。

六、术后的效果评价

1.乳房下垂矫正术后的哺乳　乳房的哺乳功能有赖于乳腺正常解剖和生理功能的存在，即保证乳腺小叶、乳腺管与乳头的连续性；吸乳头可通过神经反射刺激垂体催乳素和缩宫素的分泌，因此保证乳头乳晕感觉对于乳房下垂矫正术后的哺乳也很重要。

对于不伴有乳房肥大或弥漫性乳腺增生病的乳房下垂患者，由于不涉及腺体的切除，不会损伤到乳腺导管，术后再进行哺乳是可能的。医生应该在术前和患者讨论这些问题，并建议患者术后哺乳。对于切除部分腺体的患者，尽可能保证乳头与残留的乳腺组织相连，以保证术后乳汁的顺利排出。

影响乳房下垂矫正术后能否哺乳的因素很多，手术只是其中的一个方面。有研究表明，妊娠分娩后树立哺乳的信心在其中占有非常重要的比重，此外婴儿对乳头吸吮的刺激是刺激乳汁分泌的有利因素。因此在术前，应告诉患者手术对乳房的哺乳功能没有或很少有影响。

2. 乳房下垂矫正术对乳房感觉的影响　乳头乳晕和乳房皮肤的感觉包括触压觉、温度觉和振动觉。影响乳房下垂矫正术术后皮肤感觉的因素主要包括三个方面。①术式选择：对于单纯行乳房提升固定术的患者，对其术后乳房感觉影响的研究目前还没有相关的报道。对于伴乳房肥大需要行腺体切除的乳房下垂患者，其对术后乳房感觉的影响则有较多报道，一般认为乳头乳晕和乳房皮肤的各种感觉尽管恢复时间不一致，但术后 1 年均会恢复至正常水平。②术中切除的组织量：Greuse 认为切除的腺体组织量是影响术后乳房感觉恢复的重要因素。切除的腺体组织量增多，切断神经及损伤术后乳头乳晕感觉的危险性增加。Gonzalez 认为加大切除的组织量将增加损伤第 4 肋间神经的危险。但 Wechselberg 则认为术中切除的组织量对术后乳头乳晕和乳房皮肤的触压觉无影响。Temple 也认为术中切除的组织量及蒂的长度与术后乳房感觉改变无关。③术后的恢复时间：有研究发现术后 6 ~ 12 个月期间乳房感觉仍逐渐提高，认为术后乳房感觉的完全恢复至少需要 1 年的时间。因此，术后时间不同，患者的乳房感觉恢复也不同。

3. 乳房下垂矫正术对患者生活质量的影响　乳房不仅为哺乳器官，还是女性的性器官之一。乳房性功能的维持有赖于其敏锐的感觉及美观的外形。乳房下垂有时伴有乳房体积的增大，不仅使其失去公认的美学形态，而且由于神经纤维受牵拉使其敏感性明显下降。临床上，除引起明显的躯体症状外，还对患者的心理造成明显影响。乳房下垂矫正术不仅可使其躯体症状得到缓解，身体活动较前增加，健康状况得到改善，而且增进了与配偶之间的关系，改善了性生活质量。但所有这些均依赖于成功的手术效果：良好的外形和乳房感觉特别是乳头乳晕复合体感觉的存在。

384

第五节　乳头乳晕整形

乳头乳晕是乳房的重要组成部分，起着"画龙点睛"的作用。乳头乳晕对乳房的完美起到至关重要的作用，是乳房美学的中心，视觉上的焦点。没有正常的乳头乳晕复合体结构，整个乳房美丽的外形也就存在"缺憾"。本章在对乳头乳晕复合体的结构及血管神经支配进行介绍的基础之上，重点讲解了乳头内陷矫正术、乳头乳晕再造术、乳头和乳晕缩小整形术等手术。

一、乳头内陷矫正术

成年女性的乳头凹入乳晕皮面之下，称为乳头内陷。乳头内陷是一种较常见的畸形，双侧常见，多为先天性或原发性；单侧乳头内陷较为少见，通常是继发性的。

乳头内陷是由于胚胎 6 周时乳腺开始发育，始于向深层生长的一组中胚叶上皮细胞团，原始乳腺芽分支成续发芽，逐渐形成乳腺及导管。在胚芽后期，位于乳腺原发部位的上皮陷入成为浅的凹窝，并向深层生长，分支和导管相通连，凹窝下的间叶组织增生，使之升起并隆出皮肤表面成为乳头，如间叶组织发育障碍，未能将乳头推出，即成为原发性乳头内陷的病因。原发性内陷又分为真性和假性两种。前者是由于乳头乳晕部的平滑肌发育不全，乳头下缺乏撑托组织所致，乳头不能被动拉出；后者系因乳晕部的肌肉肥厚，束缚限制乳头的突出，乳头可以被动拉出。另外，乳腺癌、导管性乳腺炎、巨乳房、乳房手术后等也可能出现继发性乳头内陷，诊断时需注意鉴别。继发性乳头内陷的治疗应针对病因进行，无特殊治疗方法，非本章讨论内容。

为了便于术前评估乳头内陷的程度，有利于指导术式的选择，通常依据内陷的轻重程度将乳头内陷分为三度。Ⅰ度，表现为内陷乳头较易拉出，无回缩，病理表现为无或少量纤维挛缩；Ⅱ度表现为内陷乳头可以拉出，但有回缩倾向，病理表现为中等度的纤维挛缩；Ⅲ度，表现为严重的内陷，乳头很难拉出，病理表现为纤维挛缩明显，乳腺导管短缩，软组织不足。

未婚女性的乳头内陷易积存污垢，产生异味。已婚女性乳头内陷，婴儿不能正常吮乳。另外，还由于乳汁排出不畅，易导致乳腺炎、乳房脓肿等。因此，针对不同程度的乳头内陷需给予相应治疗。对于Ⅰ度及内陷程度较轻的Ⅱ度乳头内陷，可自行用手法牵引、牵引器或电动吸引矫治，每日数次，两个月可收到一定效果。这种非手术矫治，最好在婚前或妊娠早期进行。如此保守治疗有效，应坚持不懈，加以分娩后婴儿的不断吮乳，可以逐渐改善。对于Ⅲ度及内陷程度较重的Ⅱ度乳头内陷，应针对病因进行手术矫正（图 25-69）。

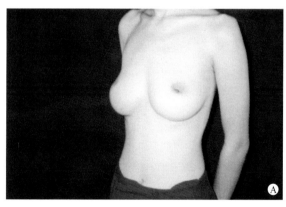

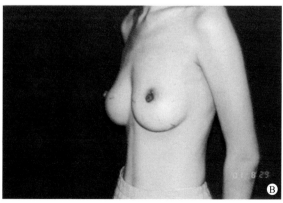

图 25-69　乳头内陷矫正术

A．乳头内陷术前；B．乳头牵引器放置术后

手术方法有多种，下面介绍常用的几种方法。

（一）乳晕菱形皮肤切除缝缩法

在乳头四周的乳晕内切除 3 ~ 5 个呈放射状的菱形组织，深至皮下。用缝线将乳头牵出，在乳头下方进行细致的分离，切断过紧的平滑肌纤维及结缔组织，使乳头充分松解。然后环绕乳头根部在皮下做荷包缝合，注意结扎不能太紧，使乳头挺立。为增大乳头的支撑力，使乳头稳定地向外突起，在乳头深部可转移局部组织瓣。最后逐一缝合菱形切口，术毕环绕乳头包扎（图 25-70）。

此种手术方法较简单，但术后乳头、乳晕的缝合创口在同一条线上，愈后瘢痕收缩对手术效果有一定影响。另外，环绕乳头根部做荷包缝合时结扎不可过紧，以免影响乳头的血液循环。

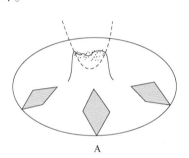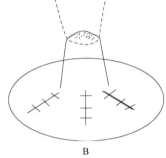

图 25-70　乳晕菱形皮肤切除缝缩法

A. 切口设计，缝合前；B. 缝合后

（二）Skoog 法

为了避免上述方法所产生的直线性瘢痕。Skoog 法是以乳头为圆心画直径为 3cm 的圆，于圆内外各标出互相错开的 4 个等边三角形切口，将三角形内的皮肤和皮下组织切除，形成 4 个矩形瓣：贯穿内陷的乳头缝一针作为牵引线，牵引乳头，用尖刀在各瓣深处围绕乳头做环形切开，以松解紧张的平滑肌纤维，将内陷乳头牵出。然后将与乳头相连的 4 个矩形皮瓣互相缝合，包裹乳头使之延长，再缝合外围四个三角形创面（图 25-71）。术后 7 天拆线，以环形纱布固定乳头 1 ~ 3 个月。

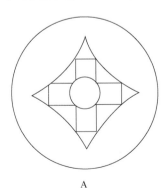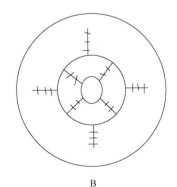

图 25-71　Skoog 法

A. 切口设计，缝合前；B. 缝合后

（三）Sellheim 法

沿乳晕边缘做一圆形切口，并在圆形切口的两侧各附加一条横切线，切开皮肤及皮下组织。用丝线穿过乳头行牵引，将乳头牵出，再以 11 号刀片在乳晕下分离，切断紧张的平滑肌纤维及索带，注意勿伤及乳腺管及附近直小血管，直至松解充分、乳头呈伞状突起后，在乳晕皮肤上切除 6 ~ 8 块三角形组织，以缩小乳晕周径。然后将乳晕皮肤与其周围肌肉组织做褥式缝合，以加强乳头突起效果。最后，将横向皮肤切口缝合并与乳晕边缘固定（图 25-72）。术后 7 天拆线，以环形纱布固定乳头 1 ~ 3 个月，以加强其塑形效果。

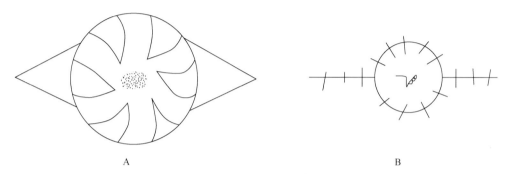

图 25-72 Sellheim 法

A. 切口设计，缝合前；B. 缝合后

（四）剖开法

用缝线或小拉钩牵引乳头，使乳头外翻，通过乳晕和乳头垂直于皮肤做一横向切口，牵拉乳头，在直视下切断造成乳头内陷姿势的纤维束，这些纤维束主要是肌束，也可能是发育不全的乳腺导管。当这些纤维全部被切断后，乳头即失去了回缩的张力，可以保持在外翻的位置。分层缝合切口，第一层缝在腺体组织表面，使乳头基部充实；第二层靠近乳头基底把两半的肌纤维束牵拉在一起，使乳头保持外翻；第三层合拢两半乳头；最后间断缝合闭合切口（图 25-73）。这种方法在直视下解除乳头内陷的牵引力，手术盲目性小，比较彻底，副损伤小。

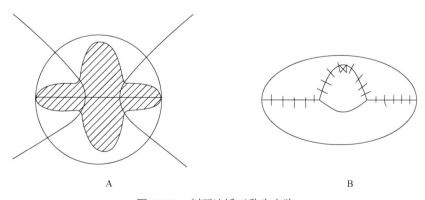

图 25-73 剖开法矫正乳头内陷

A. 切口设计，缝合前；B. 缝合后

（五）去表皮乳晕三角皮瓣支撑法

1974 年，Schwager 在研究乳头胚芽发育过程的基础上，提出乳头中胚层发育障碍是导致先天性乳头内陷的主要原因。该方法是根据 Schwager 提出的理论而设计的一种最新乳头内陷矫正术式，由 Lee 等于 1998 年首先报道，刑新等采用此方法治疗乳头内陷，效果满意。该方法的优点：①手术简便，易于掌握；②两对应去表皮乳晕三角瓣翻转填充于乳头下隧道既可增加乳头体积又可加强乳头下支撑力，一举两得；③两去表皮乳晕三角瓣及乳头下隧道形成后，乳头组织为一双蒂皮瓣，无血供障碍及感觉丧失的担心；④"V-Y"方式缝合封闭创面使皮三角瓣蒂部向乳头中央靠拢，因此乳头更为突出；⑤切口瘢痕少而不明显；⑥乳头形态满意。

该方法在局麻下进行，在乳头内陷裂缝两端的乳晕上设计两对应的等腰三角瓣，底边呈弧形，位于乳头基底圆形轮廓线上，长 0.8 ～ 1.0cm，两腰长度以拟形成的乳头高度和半径而定，一般不超过乳晕范围（1.0 ～ 1.2cm）。沿切口设计线切开三角瓣各边至真皮浅层，去除三角瓣的表皮，然后将三角瓣两腰的皮肤全层切开至皮下组织浅层，并行皮下组织剥离，形成蒂在乳头基底的乳晕真皮瓣。在乳头中央缝牵引线拉起内陷的乳头，用眼科剪经真皮瓣蒂部下方分离松解乳头短缩的纤维结缔组织和乳腺导管（对不要求保留哺乳要求者，为保证松解彻底，可将乳腺导管切断），直至与对侧切口贯通，形成乳房下隧道。然后将乳晕两侧真皮瓣向乳头内翻转 270°，填充于乳头下方，以增加乳头体积和支撑力。操作时先将两真皮瓣尖端各缝一针牵引线，用双针将牵引线两端从乳头表面穿出，然后将两三角瓣牵引线适当拉紧，垫以小凡士林纱布卷相互打结，以使三角瓣顶端与乳头顶部接触，两三角瓣的两侧腰部相互缝合 2 ～ 3 针。最后以"V-Y"方式缝合切口（图 25-74）。术毕，用有孔纱布垫包扎固定乳头，术后 7 ～ 10 天拆线。

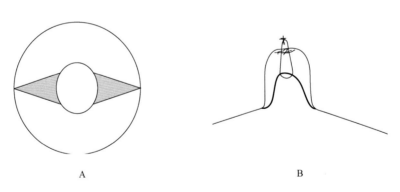

A   B

图 25-74 去表皮乳晕三角皮瓣支撑法
A.切口设计，缝合前；B.缝合后

（六）难波氏法

在乳头周围设计 3 个 "Z" 形曲线，用缝线牵引乳头，按设计线切开皮肤，在乳头的周围及基部进行充分松解与剥离，去除导致乳头内陷的牵拉力，如乳头内陷较严重，不得已时可切断部分短缩的乳腺导管。完成 "Z" 成形后，缝合切口，去除牵引线（图 25-75）。

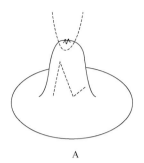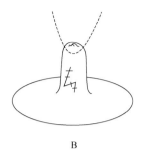

图 25-75　难波氏法

A. 切口设计，缝合前；B. 缝合后

（七）Broadbent 法

以缝线牵引乳头，经横向切口深入乳房内部，在乳头下方向两侧切开形成两个乳头瓣，再于其深部用同法形成两个乳腺组织瓣。分别将乳腺组织瓣、乳头瓣向外旋转后缝合（图25-76）。本法中因设计有乳头下方推进的乳腺组织瓣，可以保持良好的乳头突出及稳定可靠的效果，但该法切断了输乳管，影响了泌乳功能。

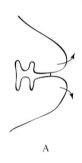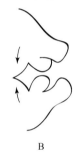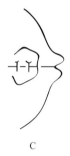

图 25-76　Broadbent 法

A. 乳腺组织瓣设计并转移；B. 乳腺组织瓣转移；C. 乳腺组织瓣转移后

由于大部分乳头内陷矫正手术，都要对乳头进行牵拉，并在基部进行松解，而且为了防止乳头内陷的复发，在其基部都要采取紧缩的措施。如对乳头游离松解太多，可能会造成乳头缺血坏死；如基部紧缩过度，再加上术后局部的肿胀，会使乳头血运回流受阻，同样会导致乳头坏死。故术中操作要注意游离与紧缩应恰当，不可过度。术后乳头包扎不宜过紧，要注意血运，必要时松解乳头基部的荷包口状缝合线，或拆除切口缝线。

此外，乳头内陷处难于清洗，为细菌繁殖提供了条件，而且许多病例在术前就存在局部慢性炎症。术前必须对局部进行充分的冲洗和消毒；有炎症存在时，要待炎症控制后才能进行手术，术后应用抗生素。对于慢性炎症引起的局部皮肤糜烂，乳头内陷矫正术后，乳头顶端的皮肤糜烂往往需经较长时间的换药方能恢复。

二、乳头乳晕再造术

乳头乳晕再造是乳房再造过程中的一部分，起到画龙点睛的作用，但部分患者要求不高，仅希望穿衣时达到两侧对称，拒绝进行乳头乳晕再造。乳头乳晕再造也可以应用于外伤、感染等造成的乳头乳晕破坏和缺损。乳头乳晕再造一般在乳房再造后3个月，组织经过吸收变形等过程，再造乳房形态相对稳定后进行。在保留皮肤的乳腺改良根治术后即时再造的患者也有即时行乳头乳晕再造的报道。

乳头再造常用的方法有复合组织移植再造和局部皮瓣法再造两大类。复合组织的供区已报道的有健侧乳头乳晕、小阴唇、耳垂、第五趾等，再造的乳头形态比较恒定，缺点是再造乳头有时突出度不够，破坏了供区的正常组织形态，特别是健侧乳头和小阴唇部位，不易被患者接受。局部皮瓣法乳头再造简单易行，缺点是再造的乳头随时间的推移，逐渐回缩或吸收从而变小甚至消失，因此应用皮瓣法再造乳头应矫枉过正，再造乳头术后随时间的迁延渐趋对称。乳晕再造过去一直采用游离皮片移植的方法，供区采用与乳晕皮色相近的部位，如大阴唇、大腿和腹股沟部位等。自 Baker 等应用皮肤文身（tatoo）法着色后大大扩展了供区的范围，取得逼真的效果。

（一）再造时机

一般在乳房再造后3个月，再造乳房形态相对稳定后进行。

（二）术前定位

各种乳头乳晕再造方法的术前定位基本相同，要求再造乳头乳晕的大小、形态与健侧相同，位置对称。患者取站立位或坐位，双上肢自然下垂，肩部位于同一水平。首先标画出胸部正中线和健侧锁骨中点与乳头中点连线，在健侧乳头同一水平线，按对称原则确定患侧乳头的中心位置；然后用记号笔参照健侧乳头大小，标画出再造乳头和乳晕的大小。

值得注意的是当两侧乳房不对称的时候，乳头乳晕的位置应位于乳房隆突的最高点，不能机械性地要求两侧对称。当两者发生矛盾时，乳头在最高点是第一原则，对称性是第二原则。乳头位置正常而大小、位置稍有差异的乳房要优于乳头对称而位置不对的乳房。

（三）麻醉

乳房再造术后3个月，局部感觉尚未完全恢复，乳头再造手术一般不需麻醉。若需要麻醉，可采用0.5%利多卡因局部浸润麻醉，一般不使用肾上腺素。

（四）乳头再造

1. 改良星状皮瓣（skate flap）乳头乳晕再造

（1）皮瓣设计：先根据健侧乳头乳晕的大小，在再造区画2个同心圆，中间小圆圈的直径等于乳头的大小，外面大圆圈的直径等于乳晕的大小。以乳头直径为下方瓣的宽度，在其两侧分别设计2个小瓣，皮瓣的宽度是再造乳头的高度，一般为1.5cm（图25-77）。

（2）手术操作：切开皮肤，先将下方瓣掀起，皮瓣包含皮肤和皮下脂肪组织，然后将两侧的2个皮瓣掀起，皮瓣不包括皮下脂肪组织，将3个皮瓣做交叉缝合，缝合皮瓣供区皮下组织创面，便于植皮。

乳晕区剩余的皮肤，去除表皮，从 TRAM 皮瓣供区一侧"猫耳"或腹股沟切取中厚皮片，游离移植于乳晕区，局部加压包扎。皮片成活后文身着色，文身后随着时间的推移色素变淡，部分患者需要 2 次文身补加颜色。

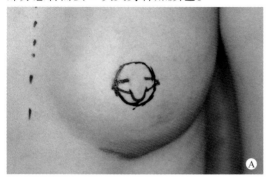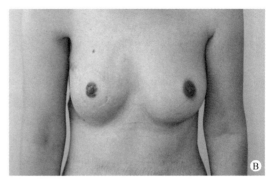

图 25-77　改良星状皮瓣乳头乳晕再造

A.术前设计；B.乳头乳晕再造术后

2.平分对侧乳头乳晕法　如一侧乳头、乳晕缺失，而健侧良好且较大者，可取健侧乳头、乳晕的 1/2 再造患侧乳头、乳晕，此类术式中有半分法、同心环法、螺旋缝合法等。

螺旋缝合法：将乳头横分为二，于乳头上缘和乳晕上缘间的中点定点 a，同法在下方定点 b，然后分别由 ab 点向乳头横切口的两端和向乳晕缘的 3 点钟和 9 点钟的位置画出弧线切口；将其一半切下供移植之需，旋转缝合再造乳头乳晕，另一半留于原位，同法缝合（图 25-78）。

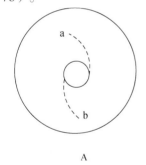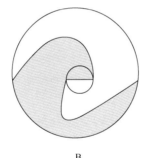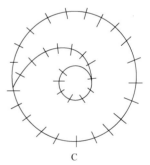

A　　　　　　　　　B　　　　　　　　　C

图 25-78　平分对侧乳头乳晕法

A.切口设计，缝合前；B.切口设计，缝合前；C.缝合后

有研究表明在各种类型的皮瓣乳头再造术后 6 个月内，乳头的突度丧失 40% ~ 50%，之后趋于稳定。乳头再造时需注意：①要比正常的乳头大出约 40%；②术后 1 个月内防止乳头受压，纱布剪洞进行包扎；③防止皮瓣血供障碍；④拆线要适当延后，约 3 周拆线；⑤乳晕文身要等待瘢痕可以承受一定的张力后进行，切忌术后 2 周就进行文身，导致伤口重新裂开。

（五）乳晕再造

1.文身　文身是将染料用针刺的方法刺入皮肤真皮内的方法，正确地调配染料的颜色是成功的关键，乳晕文身要考虑到远期染色的变化，咖啡色的染料文身后往往会变成黑色，有时文身的颜色会随着时间的推移变淡，需要补充着色。另外，再造乳房的皮肤较厚，与眼睑菲薄的皮肤不同，与文眉毛相比不容易着色。

2.健侧乳晕游离移植　切取健侧部分乳晕，按全厚皮片游离移植的方式移植到再造乳晕部位，其效果良好，适用于健侧乳晕较大的患者。

3.大阴唇皮片游离移植　依据健侧乳晕的大小切取大阴唇皮肤，全厚皮片移植到再造乳晕部位，加压包扎。切取的皮片有时带有阴毛，可以通过修剪毛囊的方式去除毛发。大阴唇皮片移植对未婚年轻女性再造的乳晕颜色有时过于深厚，值得注意。

三、乳头缩小整形术

乳头肥大是一个小的但又是特别引人注目的畸形，常使患者产生心理压力。乳头缩小整形术适用于以下几种情况：女性乳头过大，患者要求手术愿望强烈；女性双侧乳头不对称；男性的女性化乳头。

女性的乳头过大或下垂进行手术者较为常见。但行乳头的美容整形手术也可见于男性，因为男性的乳头有较多的机会外露。男性的乳头过大或过长乃至下垂称为男性的女性化乳头症，与男性的乳房发育症不一定同时发生，可为单侧或双侧，原因不明，可能与内分泌异常有关。

需要提及的是不论何种乳头缩小整形术，切除乳头组织过多都可能导致缝合张力过大，发生乳头坏死，这在临床上应该给予警惕。且部分乳头整形术要破坏一部分乳腺导管，对于日后需要哺乳的女性，需谨慎行该项手术。此类手术的原则是通过手术缩短乳头的直径和长短。

常见手术方法有以下几种。

1.Sperli法　把乳头划分为6个区，对其中间隔的3个区行楔形切除，对乳头下半部分进行圆周状的切除，以使乳头缩小、缩短（图25-79）。如乳头周径不大，只是过长乃至下垂的只进行下半部分的圆周状切除即可。

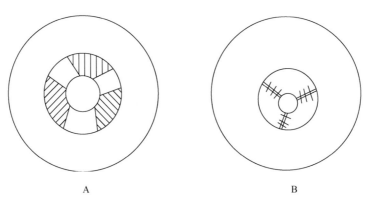

图 25-79　Sperli 法

A.切口设计，缝合前；B.缝合后

2.武藤靖雄法　于乳头基部进行圆周状的切除；如乳头仍显肥大则楔形切除一块乳头组织并缝合（图25-80）。

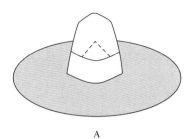 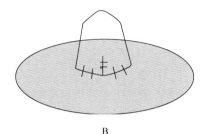

图 25-80　武藤靖雄法

A.切口设计，缝合前；B.缝合后

3.半侧乳头切除法　把乳头从中央纵行切开，一分为二，这个切口与跨过基底一半的第三个切口相交，切除乳头的一半。把被保留的另一半皱褶进行缝合（图 25-81）。

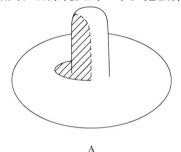 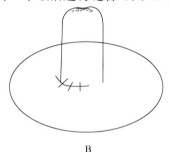

图 25-81　半侧乳头切除法

A.切口设计，缝合前；B.缝合后

4.帽状切除法　于乳头的顶端行楔状切除，楔形底边可以适当放宽，切除后将两侧剩余乳头的断面对合缝合以缩短乳头的大小及高度（图 25-82）。

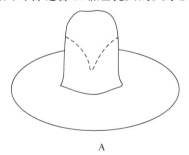 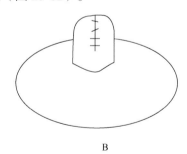

图 25-82　帽状切除法

A.切口设计，缝合前；B.缝合后

四、乳晕缩小整形术

乳晕增大多见于巨乳患者，乳晕缩小整形术往往是乳房缩小手术的一个组成部分。单纯的乳晕缩小整形术大多是对巨乳缩小整形手术后的矫正，尤其是双环法巨乳缩小后荷包缝线断裂导致的乳晕扩大。乳晕缩小手术的关键是减轻乳晕周围的张力，去除乳房扩大的原因。

1.改变乳房缩小手术的方式，添加辅助切口　最常见的是将双环法改为垂直瘢痕方法，或 L 形瘢痕方法。将乳晕承受的外扩力改变到乳房腺体和皮肤上（图 25-83）。

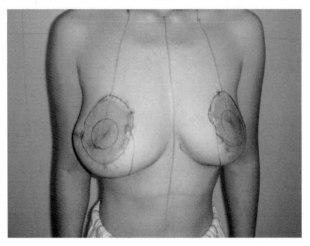

图 25-83　将双环形方法改用垂直瘢痕切口的方法缩小乳晕

2.乳晕外缘圆形部分切除术　该方法的瘢痕仍位于乳晕的周围边缘，适用于乳晕扩大轻中度的患者。将乳晕四周施以适当的张力，舒平皮肤，以乳头为圆心画出直径 4cm 的圆作为乳晕缩小后的边缘。局麻下切除外周的部分乳晕，用不可吸收缝线做周围荷包缝合，调整荷包大小后予以打结，然后缝合皮下皮肤。手术后乳晕边缘有皱褶出现，轻度的皱褶可以随时间延长慢慢舒平，严重的皱褶则很难完全消失。

3.乳晕内缘圆形部分切除术　对于轻度的乳晕缩小手术为了减轻乳晕周围的瘢痕，可以切除乳头边缘的部分乳晕，将瘢痕隐蔽于乳头周围。该方法有一定的适应证。

4.乳晕楔形部分切除术　将乳晕楔形部分切除，沿保留的乳晕边缘做松弛切口，扇形聚拢，缝合切口。

第六节　男性乳房发育症

正常男性乳腺组织仅有少数不发育的乳腺管及少量结缔组织，乳头小，乳晕呈褐色或浅褐色，外表平坦。如果乳腺出现异常发育，即称为男性乳房发育症（gynecomastia），是指男性乳房的良性扩大。

男性乳房发育症，又称为男性乳房肥大症或男性女型乳房，是指男性乳腺及结缔组织增殖，乳头增大，乳晕色素加深，乳房突起，呈女性样，通常表现为单侧或双侧乳房无痛性进行性增大，或乳晕下区域触及痛性肿块，影响患者美观和心理健康。

纯粹因为肥胖症或其他因为身体有过多脂肪而产生的乳房增大，被称为假性乳房发育症（pseudogynecomastia）或脂肪性乳房发育症（lipomastia），不能诊断为男性乳房发育症。因为运动而令胸肌发达产生的胸部膨隆，也不能被认为是男性乳房发育症。

一、治疗方法

（一）病因治疗

凡能找到病因的男性乳房发育症，均应首先进行病因治疗，彻底去除病因。如男性乳房发育症是因肿瘤引起的应手术切除肿瘤，药物引起的应停服有关药物，肝脏疾病引起的应行护肝治疗，生理性男性乳房发育症可暂行观察待其自然消退，或给予药物治疗促进其消退。

一般情况下，对于因药物应用所致或其他疾病并发的男性乳腺发育，在停用相关药物或原有基础疾病治疗好转后，乳腺发育症状也可相应减轻或消失。

（二）药物治疗

药物治疗，主要是靠药物调节内分泌进行治疗。在排除了明确病因导致的男性乳腺发育的前提下，可以使用激素类药物治疗，目的是缓解疼痛、促进发育的乳腺组织消退。临床上常用的有抗雌激素药物（如氯米芬、他莫昔芬），雄激素（如达那唑），芳香化酶抑制剂（如睾内酯）等。

1. 双氢睾酮庚烷盐（dihydrotestosterone heptanoate）　可直接作用于靶细胞，不受芳香化酶的作用，疗效较好。用法：200mg 肌内注射，每 2 ~ 4 周 1 次，共 16 周。

2. 氯米芬（clomiphene）　为雌激素拮抗剂，可减轻中年人的乳房发育，作用明显，但本身可导致乳房发育，不良反应较大。用法：口服，每日 100mg，疗程 1 ~ 6 个月。

3. 他莫昔芬（tamoxifen）　为雌激素拮抗剂，疗效优于氯米芬，70% 患者使用之后可以恢复，是治疗生理性男性乳腺发育有效的药物，对于减轻疼痛和乳房发育的程度效果较好，尤其适合于肿块型的患者，虽然其对脂类代谢和凝血功能产生一定的影响，但仍为一种安全有效的药物。用法：口服，每日 20mg，疗程 2 ~ 4 个月。

4. 达那唑（danazol）　为抗绒毛膜促性腺激素药，可抑制垂体分泌促黄体素（LH）和促卵泡素（FSH）。随即双盲的研究显示相对于安慰剂组能明显改善乳房的柔软度和体积，减轻疼痛和乳房发育的程度，但有水肿、恶心、脂溢性皮炎等不良反应。对比研究表明，每天使用 20mg 他莫昔芬使得 78% 的患者康复，与此同时每天使用 400mg 达那唑仅有 40% 的患者康复。

5. 睾内酯　能抑制体内雄激素芳香化，使雌激素生成减少，可用于男性乳房发育症治疗。有研究表明其对青春期乳房发育症疗效较好。

6. 封闭疗法　赵国发等在肥大乳腺表面注射泼尼松龙，治疗 1 ~ 4 次后所有病例乳腺肿块及疼痛均消失，治愈率 100%，认为此法值得推广应用。

（三）手术治疗

男性乳房发育症早期手术治疗可追溯到 1538 年，当时 Paulus Aeginea 首先报道了用手术方法治疗男性乳房发育症。此后，各种乳房上和乳房下皱襞切口被广泛用于治疗男性乳房发育症，并都收到了一定的效果。但缺点是术后有明显的切口瘢痕畸形。Menvill 于 1933 年首次提出从整形角度来考虑手术治疗男性乳房发育症，以后传统的手术方法逐渐被新的整形外科手术的方法所替代。目前认为男性乳房发育症，不但影响美观，同时还给患者带来严重的心理障碍，需给予积极的手术治疗。

病理性男性乳房发育症待病因去除 1 ~ 2 年后乳腺大小仍不能恢复正常的，或生理性男性乳房发育症观察或药物治疗 2 年后仍不能恢复较满意效果的，均应给予手术治疗。手术主要适应证如下：①乳房增生肥大持续 24 个月不消退，影响体型者；②局部症状较重，乳房体积过大，胀痛明显者；③有恶变危险者；④成年后发病，无病因可查，非手术治疗无效者；⑤影响美观，精神负担重，要求手术者。

二、术前准备

行常规术前准备。

三、手术要点、难点及对策

男性乳房发育症手术治疗的目标是切除多余的脂肪和乳房纤维腺体组织，如有必要去除多余皮肤，以最小的瘢痕为代价重建正常的胸廓外形。手术方法应依据病变的大小及特点进行选择，在大多数病例的治疗中均采用了多种技术联合应用。

男性乳房发育症的现代整形外科手术方法大体上可分为三类。第一类为锐性切除法，第二类为抽吸法，第三类为抽吸加锐性切除法。目前临床上常根据男性乳房发育症类型选择手术方法，如增大的乳房以乳腺实质增殖为主的需要采用锐性切除的方法，去除乳腺实质，可辅以吸脂术改善胸部外形；以脂肪组织增殖为主的，可采用吸脂加锐性切除或单纯吸脂的方法治疗；乳腺实质和脂肪组织均有增殖的，需要并用吸脂法和锐性切除的方法。以抽吸加锐性切除法作为男性乳房发育症目前治疗的主要术式。

（一）锐性切除法

锐性切除法，采用手术刀或剪刀，既去除增生的乳腺组织，又保留乳头乳晕的血运，达到治疗要求。1946 年，Webster 报道了乳晕下入口切除男性乳腺的方法，这种方法目前在治疗男性乳房发育症中仍然具有很重要的地位，并且如果实施得当，能够取得较好的效果。这项技术适用于无脂肪增生的男性乳房肥大。当患者的体重指数在 18.5 ~ 21.5 时往往可以单纯实施腺体切除而无需脂肪抽吸。

锐性切除法是男性乳房发育症的手术治疗中最常用的方法，既往国内外学者多采用乳晕下半圆形弧形切口、横乳晕乳头切口、乳房下皱襞切口、乳房横行或外侧纵向切口行乳腺组织的切除，但因担心乳头乳晕血运障碍，而在乳头乳晕深部保留较多的乳腺组织，加上乳房多余皮肤的去除不对称而使治疗效果欠佳。对体积较大的乳房，不足更为明显。目前均采用乳晕内、乳晕周围、腋窝等较小和较隐蔽的切口，同上述传统的手术切口相比，其具有手术切口瘢痕小、并发症发生率低、美观等优点（图 25-84）。

蔡景龙等（2002）采用肿胀局麻技术下乳房双环形切口、乳头乳晕外上真皮乳腺单蒂、乳腺切除术进行男性乳房发育症手术治疗，符合乳房的解剖学特点，既能保证乳头乳晕的血运供应，又可满足切除乳腺组织的需要，达到切口隐蔽、瘢痕轻微的治疗目标，且局部

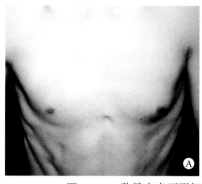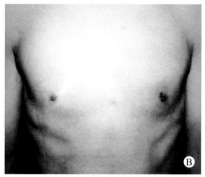

图 25-84　乳晕内半环形切口切除单侧男性乳房发育症

A. 术前；B. 术后半个月

麻醉可满足手术需要，操作简便，无严重并发症，术后随访乳房无腺体增生，外形和感觉近似于正常男性，是中重度男性乳房发育症整形较好的手术方法，为后来许多学者仿用。其临床应用取得良好效果的关键：①掌握手术时机，男性乳房发育症一般应待乳房发育 2 年后不能自己消退时手术。②严格的术前设计，术前站立位标记乳房基底线、乳房双环形切口线和乳头乳晕真皮乳腺单蒂区域。③麻醉肿胀液注射良好，达到整个乳腺区域肿胀隆起，但应注意利多卡因用量总量不宜超过 7mg/kg，需要局麻药量多时可降低利多卡因浓度。④术中操作细致，沿皮下组织深层分离皮瓣，乳头乳晕外上真皮乳腺单蒂瓣要厚薄均匀，彻底切除乳腺其余部位组织，仔细止血，并放置引流管，缩小外环，使之与内环周径等大，并与内环严密对合、全层缝合。⑤术后加压包扎切口，切口愈合后仍需采用弹力绷带或加压服加压包扎 6 ~ 9 个月，以预防刀口瘢痕增生（图 25-85）。

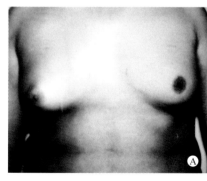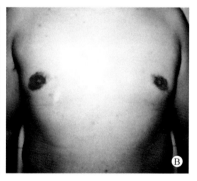

图 25-85　肿胀局麻技术下乳房双环形切口、乳头乳晕外上真皮乳腺单蒂、乳腺切除术治疗重度男性乳房发育症

A. 术前；B. 术后 3 年

锐性切除法常用切口及其特点介绍如下所述。

1. 放射状切口　在乳晕内围绕乳头做放射状切口，切口不通过乳头，经切口用剪刀在乳腺实质的表面将乳腺实质与皮下组织分离，然后用剪刀穿过乳腺实质在胸筋膜表面做 360° 广泛分离，直至乳腺实质的边缘，待乳腺实质完全游离后由切口提出，缝合切口。

选择乳晕内切口的目的在于切口瘢痕小而美观，但由于切口较小，不便于暴露，分离操作主要靠触觉完成，因此手术操作难度大，且术后血肿、血清肿的发生率较高，胸部外形的恢复也较差。故该法仅适合于乳房较小且无皮肤松垂的患者。

2. 经腋窝切口 在腋顶做一长约 2cm 的横向切口，经切口做皮下分离，直至胸大肌的外侧缘，将乳腺实质和脂肪组织从胸筋膜表面钝性分离开，分离的范围稍大于乳腺发育的范围。接着从乳头的下部开始，用手术刀做皮下锐性分离。分离之前先从乳晕的内侧缘到外侧缘贯穿一粗丝线做牵引线上提乳头乳晕。分离过程中要注意保护供应乳头乳晕的血管。将整个乳腺分离后由切口提出，缝合切口。

选择经腋窝切口的目的是为了使术后切口瘢痕隐蔽。虽然使用光学纤维牵开器可以使手术野暴露清楚，但由于切口距乳腺组织较远，不便于显露，使手术操作复杂且增加了术后血肿、血清肿等并发症发生的概率。其优点是切口较小，故仅适合于乳房较小且无皮肤松垂的患者。

3. 乳晕内半环形切口 在乳晕内设计乳头上方或乳头下方的半环形切口，如果乳房较大而乳晕较小，可以在乳房下皱襞外侧做一附加小切口，用长叶片剪刀伸入到乳腺组织下，从胸筋膜表面剥离乳房。然后用剪刀从乳晕半环形切口进入，在乳腺组织的表面分离开乳腺组织与皮下组织，完全将乳腺组织游离后整块或切成 2～4 份后从切口提出。对乳房皮肤组织量较多的，可以采用乳晕上部半环形切口，切除乳腺组织以后在切口上方切除一块新月形的皮肤，上提乳腺组织，最后关闭切口。Peters 等（1998）报道，在乳头下方的乳晕内 1mm 做半环形切口，皮下分离乳腺组织，在 12 点和 6 点位置切开乳腺组织，保留胸筋膜表面厚 0.5cm 的一层乳腺组织，以保持胸部外形，并且在乳头乳晕复合体下保留一定量的乳腺组织与胸筋膜相连为蒂，以保证乳头和乳晕的血运。如果有多余皮肤，则在乳晕上半部去表皮保留真皮，切除下半部全厚皮肤，以保证术后乳头有来自乳头上部真皮蒂与乳头基部乳腺蒂的双重血供。该方法不仅考虑到了术后瘢痕和胸部外形的问题，而且考虑到了乳头血运的问题，因此术后效果比较满意。该法具有术野暴露好、瘢痕小、可以去除多余皮肤等优点。

4. 晕周（晕内）环形切口 在乳晕内或其周围做环形切口，用"剥苹果核"技术（apple-coring technique）切除乳腺组织，仅在乳晕下保留一圆形乳腺组织，使乳头与胸壁相连，用剪刀同心圆修整多余的皮肤，重建乳房和胸壁外形。这种方法显露较好，去除乳腺组织彻底，而且较少发生乳头坏死等并发症，手术后瘢痕较小。

5. 乳房双环形切口 蔡景龙等（2002）采用乳房双环形切口治疗男性乳房发育症，方法如下所述。术前站立位标记乳房基底线、乳房双环形切口线和乳头乳晕外上真皮乳腺蒂区域。乳房双环形切口线内环位于乳晕内，以乳头为中心做直径 2.0～2.5cm 的环形切口；外环在乳晕外乳房皮肤上，与内环平行，内环和外环之间的距离根据乳房的大小而定，一般为 1～5cm，外环下缘距乳房下皱襞不小于 6cm。乳头乳晕真皮乳腺蒂位于乳头外上部，宽度为乳晕周径的 1/3～1/2，呈扇形，双环之间的部分应去表皮。从外环边缘向乳房深部切开，除保留内环内的乳头、乳晕皮肤和 0.8～1.0cm 厚的乳头乳晕外上真皮乳腺蒂外，彻底切除乳腺组织，止血后将保留的乳头乳晕固定在胸壁适当位置，将乳房外侧皮肤向内上方牵引固定，放置引流管 1 根，荷包缝合缩小外环后，分别用 0 号丝线、5-0 可吸收线和 7-0 单丝分层缝合内外环之间的皮下组织、皮肤真皮深层和全层皮肤，关闭切口。术中因内外环直径不等，缝合后外环会出现较多皮肤皱褶，不需特殊处理，一般在术后 1～3 个月会逐渐恢复。该方法手术切除乳腺组织彻底，术后瘢痕小，乳头乳晕的血运和感觉保存好，胸部外形恢复好，适合于中重度的男性乳房发育症患者。

近来，有学者介绍了内镜皮下乳房切除术治疗，该法适合于较小的 GYN 乳腺切除，切口小，术后瘢痕不明显，但行内镜皮下乳房切除术不能去除多余的皮肤，不适合乳房皮肤松弛下垂的患者。

（二）抽吸法

抽吸法治疗男性乳房发育症的依据是利用吸脂术原理，采用负压吸引的方法，去除乳房皮下脂肪和乳腺实质。早在 20 世纪 80 年代 Lewis 和 Rosenberg 就报道了单纯用肿胀吸脂术治疗男性乳房发育症，并收到良好效果。例如，Rosenberg（1987）提出可以单纯使用两种不同管径的吸管抽吸治疗男性乳房发育症，具体操作：在乳晕边缘做 0.5cm 的小切口，先用一内径为 7mm 的吸管吸除乳腺周围的脂肪组织，然后从原切口伸入内径约 2.4mm 的吸管吸除乳腺组织。之后不少学者将吸管进行改进，使手术操作更加便利。国内很多学者也报道了类似的手术方法，取得较好效果。抽吸法对于以脂肪组织增殖为主的患者可达到治疗目的，可以单独使用抽吸法治疗男性乳房发育症。

抽吸法具有简便快速、容易控制胸部外形、并发症少、患者恢复快等优点，但也存在去除乳腺实质不彻底、不能去除多余的乳房皮肤等不足。Goes 等（2002）提出用超声波辅助吸脂治疗男性乳房发育症，他们认为这种方法与传统的吸脂方法相比具有损伤小、皮肤回缩快、瘢痕不明显等特点，可以治疗大多数的男性乳房发育症。Fodor 首先提出振动吸脂术（PAL）似乎更有优势。它能够减轻手术医师在乳腺纤维间隔中抽吸脂肪的体力消耗，加速吸脂速度，减少手术所需要的时间。这些都是对吸脂方法的改进，可根据各单位自己的条件选用。

但对于吸脂法能否吸除乳腺组织尚存争议，一些学者报道单纯抽吸法治疗男性乳房发育症，复发率较高。雷华等（2008）报道了应用锐性吸脂针以腋皱襞为入路治疗男性乳房发育症获得比较好的疗效，此针的尖端锐利，较普通的钝性吸脂针更容易穿通切割质韧的乳腺组织，同时侧孔协同吸出乳腺组织，病理检查结果也显示吸出物中有增生的乳腺组织，使单纯使用肿胀吸脂术治疗男性乳房发育症成为可能。我们认为，抽吸法是否能抽出乳腺实质，与使用的吸头有关。抽吸针头有锐性和钝性两种类型，笔者的经验是使用锐性吸头可以比较彻底的吸除乳腺实质，取得较为满意的效果（图 25-86），使用钝性吸头较难以彻底吸除乳腺实质，需要配合乳晕边缘半环形或乳房双环形切口切除乳腺实质，才能达到一个比较好的美学效果（图 25-87）。

（三）抽吸加锐性切除法

抽吸加锐性切除法是近年来国内外治疗男性乳房发育症比较流行的手术方法。该方法在抽吸去除乳房脂肪的基础上，再锐性切除乳腺实质，可以达到既去除大量乳腺组织，又减少术中出血，术后并发症少、胸部外形恢复较好的目的，体现出该两种术式的优点。具体的方法有 Smoot 的吸脂加偏心圆切口法，Gasperoni 等的吸脂加乳晕半环形切口法，Bauer 等的吸脂加乳晕周围切口法和 Voigt 等的吸脂加乳房下皱襞切口法。

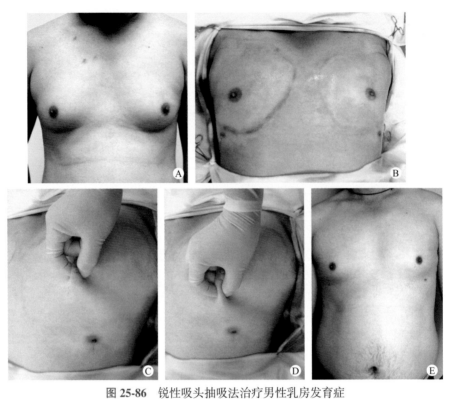

图 25-86　锐性吸头抽吸法治疗男性乳房发育症

A. 术前；B. 术中吸脂后外观；C. 术中吸脂后乳头乳晕厚度；D. 术中吸脂后乳房皮肤厚度；E. 术后半年

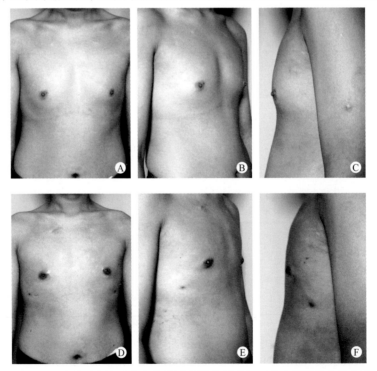

图 25-87　钝性吸头抽吸法配合乳晕边缘半环形切口治疗男性乳房发育症

A. 术前正位；B. 术前右前斜位；C. 术前左侧位；D. 术后 1 个月正位；E. 术后 1 个月右前斜位；F. 术后 1 个月左侧位

（四）麻醉方式选择

男性乳房发育症手术视乳房大小和医院的工作条件可选用局部麻醉、硬脊膜外麻醉或全身麻醉，研究者主张 GYN 手术时应当应用肿胀局麻技术。肿胀局麻技术简称为肿胀技术（tumescent technique），是 1987 年 Klein 用大剂量稀释的含有肾上腺素的利多卡因溶液浸润皮下作为脂肪抽吸的局部麻醉方法。该法明显增强了局麻效果，使手术易于进行解剖间隙的分离，明显减少了术中的出血，增加了手术的安全性，获得广泛应用和好评。将肿胀局麻技术推广应用于男性乳房发育症手术操作中，术中沿切口标记线注射 0.05% ~ 0.3% 利多卡因和 1：20 万肾上腺素肿胀液，每侧 100 ~ 500ml，重点注射于皮下组织与乳腺组织深层，至乳腺组织表面明显肿胀或呈现橘皮样改变，可以取得较好的手术效果。

（五）其他治疗

文献报道，男性乳房发育症的治疗尚有中医药治疗和放射疗法。有关中医药治疗男性乳房发育症的文献较多，中医将该病归为乳病范畴，这与现代医学肝脏灭活功能下降的理论十分吻合。据此理论，高晓钢报道用归脾丸、石妙莉报道采用肾气丸合小金丹为主治疗男性乳房发育症效果迅速可靠、经济简便，未见任何不良反应。

Dicker、Widmark 等报道采用低剂量放射治疗对防治前列腺癌激素治疗引起的男性乳房发育症可能是有效的和可以接受的低危险性的方法，但有关男性乳房发育症的放射治疗临床较为少用，有关经验不多。

（六）疗效评价

有关各种方法治疗男性乳房发育症的疗效评价，目前多采用治愈、有效和无效三级判定，标准如下所述。

1. 治愈　治疗后增大的乳房恢复到正常的男性乳房大小，增生的乳腺组织肿块消失，乳房胀痛与触痛完全消失。

2. 有效　治疗后增大乳房缩小达 1/2 以上，乳房胀痛与触痛明显改善。

3. 无效　治疗后，增大乳房缩小不到 1/2，胀痛或触痛无明显改善。

四、术后监测与处理

术后密切观测引流量及引流液性质，早期发现血肿或感染，行对症处理。乳头颜色应持续记录，若乳头血运不良应首先尝试改善微循环药物。

五、术后常见并发症的预防与处理

男性乳房发育症患者往往希望在最不明显切口瘢痕的情况下获得一个平坦正常的胸部。目前我们常用的手术方法虽然创伤小、瘢痕小、并发症较少，但临床上仍然会有并发症出现。

统计文献资料显示，男性乳房发育症手术后并发症发生率为 3% ~ 20%。常见的并发症是切口皮缘坏死、裂开、出血、血肿、皮下积液、感染、乳头乳晕坏死、乳头乳晕区感觉减退、双侧不对称和切口瘢痕。其中部分并发症需要再次手术治疗。

1. 切口皮缘坏死、裂开　常见于乳房双环形切口治疗男性乳房发育症，切口皮肤边缘出现少许坏死，愈合延迟。其与切口内外环不等大、皮缘对合不好、术中操作时损伤、切除皮肤过多缝合张力过大、术后感染、全身性疾病等因素有关。如拆线较早，常可引起切口裂开、切口愈合不良。

处理措施：换药，保持创面清洁；应用成纤维细胞生长因子和表皮生长因子，促进创面生长；延迟拆线时间，多在 14 天左右拆除缝线。同时叮嘱患者加强营养，适度限制活动。如切口裂开较大时，经换药、清除坏死组织、肉芽生长较好时，可以再次清创缝合，可避免伤口愈合后产生较大瘢痕。

2. 出血和血肿　男性乳房发育症术后出血和血肿多发生在术后 48 小时内。临床表现为局部胀痛明显、引流管引出较多鲜红色血液、皮肤瘀斑和压痛。检查可触及术区张力较大。

主要原因：术中止血不彻底，包扎压力不够，引流不畅或活动过度。

处理措施：术后 48 小时内应注意保持引流管通畅，观察引流量及其性状，适当制动。小的血肿可给予局部穿刺、全身应用止血药物、局部加压包扎观察，多可自行吸收消退。大的血肿一旦发生或引流量较大，怀疑有活动性出血时，应及时再次进入手术室进行止血和清除血凝块，放置引流管，术后配合全身应用止血药物、局部加压包扎治疗，严密观察治疗效果。

3. 皮下积液　男性乳房发育症术后皮下积液多在术后换药时发现，临床表现为术区可触及波动感。其原因往往与术后引流不适当、包扎不确切等因素有关。

处理措施：术后换药查看术区，注意术区有无波动感。如有积液，可给予局部穿刺抽液和局部加压包扎观察，经 2 ~ 3 次穿刺抽液多可治愈。

4. 感染　男性乳房发育症手术后感染发生率很低，可表现为感染局部及其周围红、肿、热、痛等炎性反应，严重者感染可向皮下蔓延，波及整个术区，导致皮肤坏死，甚至发展成严重的全身感染，伴有全身发热、体温升高、患者食欲缺乏、精神萎靡。其原因主要与术中无菌操作不够严格、术后创面出现血肿及患者抵抗力较差等因素有关。

处理措施：如患者术后出现体温升高、切口疼痛等情况，应及时检查血常规和进行切口换药，确认有无感染现象；应及时加用或改用抗生素，配合理疗，尽快控制感染，促进创面愈合。术后 3 ~ 5 天是切口感染的高发期，更要重视对切口感染的早期发现和防治。

5. 乳头乳晕坏死　乳头乳晕坏死是男性乳房发育症较为严重的术后并发症，比较少见，多发生于需要切除部分乳晕周围皮肤的Ⅲ度乳房发育症患者。其主要是由于乳头乳晕的血运受到破坏，动脉供血不足或静脉回流障碍引起。

处理措施：术中应尽量多保留乳头乳晕及其真皮蒂下皮下脂肪，包扎时避免压力过大。术后 24 小时内应打开敷料观察乳头乳晕血运情况，如发现乳头乳晕淤血，可用针头局部穿刺引流；如发现乳头血运不佳，可予高压氧治疗；如乳头乳晕皮肤坏死面积较小，可予清创换药；如乳头乳晕坏死面积较大时可行清创植皮术，后期可行乳头再造术。

6. 乳头乳晕区感觉减退　比较常见，常因麻醉、组织水肿、瘢痕牵拉压迫等造成，常可在 3 ~ 6 个月恢复，无需特殊处理。

7. 双侧不对称，外形不佳　比较常见，常因两侧乳房手术时切除组织量不均匀、乳腺组织切除不充分，皮瓣分离厚薄不一等原因造成，表现为局部凹陷、隆起，两侧不对称，外形欠佳。

处理措施：术前应对双侧乳房体积合理估计，精确设计手术中去除量；术中应有条理的操作，尽可能使手术后效果达到对称和一致。如双侧不对称不太明显，可以观察待半年后再做出诊断和处理；如双侧不对称明显，可在术后 3 个月左右行再次手术矫正。对于局部凹陷者可采用自体脂肪移植充填。

（孙家明）

参 考 文 献

蔡景龙，马玲，高西美，等.2002.男性乳房发育症的肿胀双环单蒂缩乳术.中华整形杂志,18（1）:46-48.

蔡景龙，马玲，李东，等.1998.肿胀局麻技术的临床应用.中华医学美容杂志,4（4）:186-189.

蔡景龙，钱会利，刘振中，等.2004.男性乳房发育症.中国现代普通外科进展,7（1）:13-18.

蔡景龙，杨加峰.2005.男性乳房发育症病因病理学研究现状.中国实用美容整形外科杂志,16（3）:169-171.

刘振中，蔡景龙.2005.青春期与青年男性乳房发育临床流行病学调查分析.中国现代普通外科进展，8（6）:367-369.

唐宽晓，任建民，王德全.2000.男性青少年肥胖伴乳房发育症对性发育的影响.中华内分泌代谢杂志，16（1）:28-30.

雷华，马桂娥，归来.2008.锐性吸脂针腋皱襞入路肿胀抽吸法治疗男性乳房发育症.中国美容医学，17（12）:1732-1734.

罗启林，胡晓佳，陶灵，等.2010.男性乳房发育症术后并发症的防治和护理.中国美容医学,19（9）:1393.

钱会利，蔡景龙，王忠媛.2003.男性乳房发育症的分类和外科治疗.实用美容整形外科杂志,14(3):149-151.

钱会利，蔡景龙，张缨，等.2004.国人成年男性乳房美学标准的探讨.中国实用美容整形外科杂志，15（5）:244-246.

谌章庆，唐朝晖.2000.男性乳腺增生.中华男科学,6（3）:1842-1847.

王炜.1999.整形外科学.杭州:浙江科学技术出版社.

肖禹.2003.异烟肼、利福平致乳腺发育.临床肺科杂志,8（4）:328.

袁萍，罗雷.2002.儿童单纯性肥胖症发生危险因素的 Meta 分析.中国儿童保健杂志,10（3）:161-163.

朱凌冬，蔡景龙，远里美，等.2007.男性乳房发育症组织中 PTEN 的表达及其意义.临床与实验病理学杂志，23（3）:286-289.

左文达，徐忠法，刘奇.1996 现代乳腺肿瘤学.济南:山东科学技术出版社,558- 560.

Barqawi AB, Moul JW, Ziada A, et al. 2003. Combination of low-dose flutamide and finasteride for PSA-only recurrent prostate cancer after primary therapy.Urology, 62（5）:872-876.

Bembo SA, Carlson HE. 2004. Gynecomastia:its features, and when and how to treat it.Cleve Clin J Med,71（6）:511-517.

Braunstein GD. 2004. Editorial comment:unraveling the cause of HIV-related gynecomastia.AIDS Read, 14（1）:38-39.

Brody SA, Loriaux DL. 2003. Epidemic of gynecomastia among haitian refugees:exposure to an environmental antiandrogen.Endocr Pract, 9（5）:370-375.

Ersoz H, Onde ME, Terekeci H. 2002. Causes of gynaecomastia in young adult males and factors associated with idiopathic gynaecomastia.Int J Androl, 25 （5）:312-316.

Georgiadis E, Papandreou L, Evangelopoulou C, et al. 1994. Incidence of gynaecomastia in 954 young males and its relationship to somatometric parameters.Ann Hum Biol, 21（6）:579-587.

Gunhanbilgen I, Bozkaya H, Ustun E, et al. 2002. Male breast disease :clinical , mammographic and ultrasonographic features.Eur J Radiol, 43（3）:246-255.

Khanna P, Panjabi C, Maurya V, et al. 2003. Isoniazid associated, painful, bilateral gynaecomastia.Indian J Chest Dis Allied Sci, 45（4）:277-279.

Lazala C, Saenger P. 2002. Pubertal gynecomastia.J Pediatr Endocrinol Metab, 15（5）:553-560.

Loy V, Linke J. 2003. Endocrine tumors of the testis.Pathologe, 24（4）:308-313.

Meloni GB, Dessole S, Becchere MP, et al. 2001. Ultrasound-guided mammotome vacuum biopsy for the diagnosis of impalpable breast lesions.Ultrasound Obstet Gynecol, 18（5）:520-524.

Ogawa Y, Yoshida H. 2004. Klinefelter syndrome.Nippon Rinsho, 62（2）:327-332.

Rohrich RJ , Ha RY, Kenkel JM, et al. 2003. Classification and managementof gynecomastia :defining the role of ultrasound-assisted liposuction.Plast Reconstr Surg, 111（2）:209-223.

Rhoden EL, Morgentaler A. 2004. Treatment of testosterone-induced gynecomastia with the aromatase inhibitor, anastrozole. Int J Impot Res,16（1）:95-97.

Satoh T, Itoh S, Seki T, et al. 2002. On the inhibitory action of 29 drugs having side effect gynecomastia on estrogen production.The Journal of Steroid Biochemistry and Molecular Biology, 82（2）:209-216.

Saudan P, Mach F, Perneger T, et al. 2003. Safety of low-dose spironolactone administration in chronic haemodialysis patients.Nephrol Dial Transplant,18（11）:2359-2363.

Satoh T, Munakata H, Fujita K, et al. 2003. Studies on the interactions between drug and estrogen.II.On the inhibitory effect of 29 drugs reported to induce gynecomastia on the oxidation of estradiol at C-2 or C-17.Biol Pharm Bull, 26（5）:695-700.

Soriano Guillen L, Pozo Roman J, Munoz Calvo MT, et al. 2003. Gynecomastia secondary to Leydig cell tumor.An Pediatr（Barc）, 8（1）:67-70.

Tan YK, Birch CR, Valerio D. 2001. Bilateral gynaecomastia as the primary complaint in hyperthyroidism.J R Coll Surg Edinb, 46（3）:176-177.

Wiesli P, Brandle M, Brandner S. 2003. Extensive spherical amyloid deposition presenting as a pituitary tumor.J Endocrinol Invest, 26（6）:552-555.

Wolfsberger S, Czech T, Vierhapper H, et al. 2003. Microprolactinomas in males treated by transsphenoidal surgery. Acta Neurochir（Wien）, 145（11）:935-940.

第二十六章　脂肪抽吸与体型塑造

脂肪抽吸与体型塑造是利用负压吸引和（或）超声波、高频电场等物理化学手段，通过一较小的皮肤切口或穿刺孔，将预处理或未处理的人体局部蓄积的皮下脂肪去除，并结合脂肪颗粒注射移植等技术，以改善体型的一种外科手段。脂肪抽吸术其特点为封闭、钝性、非连续切割。近年来，与脂肪抽吸术相关的各种技术、器械设备层出不穷，极大地提高了其安全性和有效性，同时扩展了该项技术的适用范围，成为最受欢迎的整形美容项目之一。脂肪抽吸与体型塑造的基本原理在于：人体脂肪细胞来源于胚胎时期的间质细胞，在一般情况下人出生后脂肪细胞即终身恒定，脂肪细胞一般情况下不进行分裂增殖。肥胖是细胞体积过分增大，细胞数量没有变化，而脂肪抽吸后既可以减少脂肪细胞数量，也可以减少脂肪细胞体积，从而引起脂肪抽吸后局部体积变小和变薄、达到瘦身和塑造体型的目的。从这个角度讲，吸脂手术是目前一个安全有效的减肥和体型塑造的方法。下面将从脂肪抽吸术的适应证与禁忌证、术前准备、常见手术方法、术后常见并发症及相关处理四个方面具体介绍脂肪抽吸与体型塑造。

一、适应证

1.年龄在 18 岁以上，经饮食控制及运动辅助仍觉身体肥胖且无心脑血管疾病等禁忌证者，都可进行脂肪抽吸。

2.单纯局部脂肪堆积，如腹、腰、臀、大腿、后背和上臂部位脂肪堆积都是合适的手术适应证。

3.周身弥漫性单纯性肥胖患者常伴有负重感及诸多行动不便，该类患者如一次脂肪抽吸手术达不到目的，可分次进行。

4.伴有皮肤松垂的肥胖患者吸脂手术与皮肤脂肪切除联合进行效果更佳。

5.作为辅助手段，脂肪抽吸术可作为其他外科手术，如面部除皱术、腹壁整形术、大腿整形术、皮瓣修薄术等的辅助手段。

6.其他疾患，如脂肪瘤、腋臭等。

二、禁忌证

1.心、肺、肝、肾等主要脏器功能减退，不能耐受手术者。

2. 有心理障碍、期望值过高以及对自身体型要求过于苛刻者。

3. 皮肤严重松弛而皮下脂肪组织过少者。

4. 有利多卡因过敏史、麻醉药物代谢障碍者；有药物滥用者，如吸毒者等。

5. 局部皮肤有感染病灶及较多瘢痕者；重度吸烟者、伤口愈合能力较差者。

6. 下肢静脉曲张、静脉炎者，禁忌行下肢脂肪抽吸。

7. 特殊区域，如骶尾三角区、黏着区域、小腿前缘、胫骨内侧、肩胛区、骨凸起区等。

8. 妊娠妇女或母性肥胖综合征。

9. 病态肥胖或者伴有 Pickwician 综合征或睡眠 - 呼吸暂停症、神经性贪食症者。

10. 患者具有不稳定的或难以控制的疾病，如重症糖尿病、高血压等。

11. 继发性肥胖应首先治疗原发病。

12. 青春期（18 岁）前的患者一般不宜行脂肪抽吸术，男子女性型乳房、重度肥胖等影响心理发育的疾患除外。

三、术前准备

1. 生命体征　包括体温、血压、脉搏、心率等，应处于正常范围。

2. 术前检查　包括血常规、凝血功能、肝肾功能、心电图、胸部 X 线片等，必要时还需行肺通气功能、心脏彩超等检查。

3. 药物

（1）原则上手术前 1 周应停用抗凝药物、β 受体阻滞剂、三环类抗抑郁药、减肥药物、西咪替丁等药物，以免影响患者的凝血机制及麻醉药物的代谢，导致出血、局部麻醉药物中毒等。

（2）注射器法、水动力法脂肪抽吸术，认真选择患者，遵循无菌无创原则及分部位多次抽吸，其创伤小，仅有一个或数个小针孔与外界相通，加之肿胀液本身可能具有抗感染作用，术后感染概率很低，无需预防使用抗生素；采用肿胀技术，麻醉效果完全，术后镇痛时间可持续 12 ~ 20 小时，一般不需服用镇静及镇痛药物。而超声波法、电动法等脂肪抽吸术及大容量脂肪抽吸术术后感染风险增加，应预防使用抗菌药物；手术当天，疼痛较重者可服用镇痛药，但禁用地西泮，以免掩盖利多卡因的中毒症状及竞争性抑制利多卡因的代谢。

4. 精神准备　耐心倾听患者的诉说，洞察其内心世界的真实想法，完善详尽的术前谈话，应做好解释工作，并耐心解答患者提出的问题。

5. 局部检查

（1）静态掐持实验：用拇指及示指掐持起皮肤及皮下脂肪，估计脂肪的厚度，其厚度约为掐起组织厚度的一半。

（2）动态掐持实验：即做掐持实验时，收缩深层肌肉，可排除深层组织，较准确地测量脂肪厚度。

（3）叩击实验：叩击凸出区域，以判断皮肤质量，若出现漂浮感或者凝胶样颤动者为差，术后可能出现皮肤下垂和皱褶。

（4）回缩实验：患者站立，回吸腹部，此时患者腹部外观与抽吸手术后相似。如果出现凹凸不平、皱褶，术后也可能会出现。

（5）皮肤回缩定律：凸起部位的高度小于直径的1/4，手术后皮肤多可回缩到正常形态，反之则可能会出现皮肤皱褶。抽吸时应抽吸深层脂肪而保留浅层的脂肪，待皮肤回缩后再抽吸剩余脂肪。

6.局部标记　在手术前由术者亲自标记抽吸部位。患者采用站立和平卧（或者手术所采用的体位）两种体位，以观察重力作用对抽吸部位的影响。可使用亚甲蓝标记抽吸的位置、范围、进针或切口位置，根据脂肪蓄积厚度绘制等高线，皮肤表面的畸形应使用不同符号进行标记，最后使用碘酊对亚甲蓝进行固定以免脱色。

7.肿胀液的配制　抗体结合实验显示，碱化的利多卡因的浓度可保持27天不变，但碱化的利多卡因的降解与温度相关，其长期稳定性不可靠，且肾上腺素在碱性溶液中不稳定，因此不能提前配制肿胀液。肿胀液可适当加温，使其与体温相近，以减少患者热量散失并减轻注射时的疼痛。

8.其他

（1）吸烟者术前2周戒烟，以免影响伤口愈合，女性患者手术应避开月经期。

（2）术前应选择好适宜的紧身服装，局麻手术者术前应进食适量流食，以免虚脱。术前排尿。

四、手术麻醉的选择

1.局部肿胀麻醉　是目前吸脂手术常采用的麻醉方法，又称超量灌注麻醉。肿胀液的主要配方为生理盐水1000ml，利多卡因400 ~ 800mg，肾上腺素0.5 ~ 1mg，5%碳酸氢钠10ml。利多卡因的使用最大剂量不应超过35mg/kg，超过此剂量要慎重。如果患者年纪较大、处于月经期前后、凝血功能或者内脏功能轻微不正常，可在上述配方中加入一些凝血药物、抗生素和激素类药物，每1000ml生理盐水中加入血凝酶1kU，庆大霉素2万单位，地塞米松1mg，则可减轻吸脂部位出血程度，加强吸脂部位的抗感染能力，减轻局部炎症反应程度，促进术后局部组织恢复。局部浸润麻醉一般可在抽吸区域中部深层脂肪开始持续注射肿胀液，使肿胀液逐渐由中部向外周、由深层向浅层均匀蔓延。纤维组织较多部位，如脐周、剑突下、肋弓、背部及胸部，感觉神经纤维多于其他部位，注射应缓慢轻柔而充分。灌注量一般为预计抽出脂肪量的1.5 ~ 2倍，通常上下腹部加两侧髂腰部需灌注量在3000 ~ 5000ml，后背加腰部、腰部加双臂、双臀加双大腿也均需要灌注3000 ~ 5000ml。一般灌注量达到抽吸部位及其外周2 ~ 3cm区域皮肤发白、呈橘皮样、局部发硬、灌注液从灌注口外溢即可开始抽吸。

2.硬膜外麻醉　有些患者对疼痛过于敏感，可以结合硬膜外麻醉在吸脂部位应用局部浸润肿胀麻醉，若如此，硬膜外麻醉后局部肿胀液中利多卡因用量可大量减少或不用。

3.局部麻醉镇静技术　又称为清醒镇静技术，结合肿胀技术，可避免患者感知到注射肿胀液和抽吸脂肪时的不适及疼痛。镇静技术是指通过肠道或者非肠道方式应用作用于中枢神经系统的药物，联合或者不联合镇痛药和（或）亚麻醉浓度的吸入性麻醉药物，以对人体的精神活动产生抑制的一种方法，可在危险性极小的情况下，使患者精神镇静或者入睡，缓解或消除疼痛等有害刺激，并使患者全部或者部分遗忘。

4. 全身麻醉　大容量脂肪抽吸、老年人脂肪抽吸、身体状态不佳需手术中监护、患者过度紧张敏感及患者有意愿时可考虑全身麻醉。

第一节　负压吸脂技术

负压吸脂技术是指利用负压抽吸的原理，用管状的金属吸头通过皮肤小切口插入皮下脂肪组织内，通过抽吸将局部堆积的脂肪组织吸出，达到改善体型的目的。

一、负压吸脂术的器械设备

1. 负压真空装置　通常是一个电动吸引器，要求能够产生 93 ~ 100kPa 负压，少量脂肪抽吸时亦多用注射器，形成真空负压。

2. 脂肪抽吸吸头　目前国内较多使用的是直径为 8mm、6mm、4mm、2.5mm、2.0mm、1.8mm 的金属管，末端为钝性，有双孔或者"品"字形的三孔吸头。

3. 连接负压装置和脂肪抽吸吸头的套管　通常内径 8 ~ 10mm，长度为 2 ~ 3m 的透明硅橡胶管或塑料管，具有一定的硬度，在负压下不会被吸扁。

二、手术要点

1. 切口的选择　切口长度一般不超过 1cm，能够容纳金属吸管进入即可。切口位置选择在既方便操作又隐蔽的部位，上下腹部吸脂，切口常选择在肚脐、耻骨上阴阜上缘内；腹部结合两髂腰吸脂可以选择肚脐内和两髂前上棘上方；胸部吸脂选择在腋前线处；后背部吸脂选择在腋后线处；腰部臀后部吸脂可选择在髂后上棘处；臀下部大腿吸脂可选择在臀皱襞；小腿吸脂可选择在踝后皮肤处；上臂吸脂可选择在腋窝和肘关节外侧。

2. 操作过程　常规消毒铺巾，头面颈、胸部、腹部、大腿前内外脂肪抽吸采用仰卧位，后背、腰部、上臂、臀部、大腿后侧、小腿脂肪抽吸采用俯卧位。硬膜外或全麻结合局部肿胀麻醉后，右手握持吸头把柄，将吸头插入抽吸部位，开动负压装置，使负压达到 70 ~ 90kPa 或以上时，就可以按照术前标记的范围进行拉锯往复式抽吸。抽吸浅层脂肪时，吸头侧孔一般朝向皮下脂肪深面或者侧面，左手按住抽吸部位皮肤表面，或者将皮肤、皮下脂肪一并捏起，以便于右手的抽吸；随时观察抽吸管内被抽出的脂肪颜色，一个部位刚开始抽吸出的内容物为纯黄色脂肪，随时间延长，内容物颜色逐渐转为淡红色，当变为深红色时需要及时更换抽吸部位，以免局部出血过多。抽吸时吸管要呈放射状、进行隧道内脂肪均匀抽吸，避免在一条隧道内长时间停留，造成局部抽吸过度而引起局部皮肤凹凸不平。可采用上下左右多个小切口，造成各切口所抽吸的皮下隧道交叉相通，残留的皮下脂肪呈蜂窝状，减少出血和抽吸后的不平。深层脂肪抽吸时吸头侧孔可朝向皮下脂肪的浅面或者侧面。腹壁正中两侧腹直肌前鞘部位、腹股沟韧带部位、大腿内侧大隐静脉和股静脉周围、会阴部这些部位是脂肪抽吸的相对禁区，抽吸要轻微谨慎，避免血管损伤。脂肪抽吸时开始可先用大管径吸头抽吸，然后改用细小的吸管雕塑修平，抽吸时要掌握抽吸部位的左右对称和上下的平整，出现轻微不平时，应用细的吸管进行调整，必要时可将抽出的脂肪注入明显的凹陷区。抽吸过程中操作动作要平稳、准确、相对轻柔，避免吸管进入胸腔、腹腔和造成重要血管、神经的损伤。抽吸时手术区与非手术区要有一定的过渡区，不能有明显的阶梯。

3. 吸脂后的包扎固定　抽吸结束后，尽可能排除皮下脂肪内残留的脂肪和盐水，可使用 6-0 尼龙线或合成线间断缝合伤口，切缘对合整齐即可，无需放置引流。凡士林纱布、无菌纱布覆盖伤口，外层覆盖棉垫，弹力套加压、包扎固定抽脂部位。

4. 注意事项

（1）每次吸脂面积和抽吸量不宜过大，抽吸时间不宜过长，每次吸脂面积以体表面积的 20% 为宜，最大吸脂量不要超过 5000 ~ 8000ml 为宜，抽吸时间以 4 ~ 5 小时以内为宜。

（2）使用钝头吸脂针，以免造成重要血管、神经及深部组织的损伤。

（3）术后 24 ~ 48 小时伤口消毒，更换敷料重新包扎固定，或酌情使用弹力塑身衣；术后 7 ~ 10 天伤口拆线，伤口拆线后继续穿戴弹力衣裤 1 ~ 3 个月。

5. 临床效果评价

（1）优点：结构简单，操作容易、精确，抽吸量可控，术后效果好；对组织损伤小，出血少，术后肿胀轻、淤血少，恢复快；抽吸适用范围大，适用全身大部分脂肪蓄积部位。

（2）缺点：穿刺孔摩擦次数多，术后有色素沉着；穿刺孔周围容易遗留丘状凸起；操作时劳动强度高，尤其是大容量脂肪抽吸时，术者容易疲劳；有损伤周围组织的潜在可能性。

409

第二节　水动力辅助吸脂

自局部肿胀吸脂广泛应用于临床以来，肿胀技术自身的一些缺点也逐渐为整形外科医师所认识：①手术部位过分肿胀，明显影响手术精确性，从而影响术后满意度；②局部麻醉药、缩血管药对循环系统及神经系统造成风险；③组织肿胀术后恢复时间明显延长。

水动力辅助吸脂是德国 Human Med 公司发明的一种新型吸脂仪，旨在最大程度发挥肿胀技术优点的同时，改善肿胀技术的自身缺点，提升手术效果与效率，减小相应的手术风险。

水动力辅助吸脂术较传统负压吸脂术方法大同小异，但因该仪器具有独特的设计构造及同步射流吸脂系统，且具有传统负压吸脂不可比拟的诸多优点：仪器可以自发射口向下呈 30° 间歇性喷射出扇形水流，水流压力达 30 ~ 120bar（1bar=100kPa），压力 1 ~ 5 级可调。术者吸脂操作前仅需使用吸脂管在吸脂区域注入少量肿胀液即可达到镇痛效果（而不像传统手术那样注入大量肿胀液），随即可开始吸脂操作。该喷射水流可以将脂肪细胞轻易地松解下来，而对相应部位的血管、神经组织无明显损伤，然后同时经另外一个侧孔将肿胀液和脱落的脂肪组织及时回收。由于组织肿胀程度轻，从而提升了吸脂手术的精确性，降低了术后吸脂部位不对称、凹凸不平等现象的发生率，同时缩短了术后恢复的时间；手术中仅需轻微的负压将已经游离的脂肪组织回收即可，不需费力操作，手术十分省力；水动力系统可同步回收 85% 的肿胀液，且肿胀液在体内停留的时间极短，大大减少了药物风险，增加了一次吸脂手术部位的面积和重量；另有研究表明水动力系统形成的水流可以选择性地分离脂肪组织，形成的脂肪颗粒细腻，移植成活率可达 80%。

国外 Meyer 曾对 800 例水动力吸脂病例进行分析，得到结论如下：

（1）无危及生命的并发症，无皮肤坏死、感染和水肿形成，疼痛较轻，仅 2 例因疼痛而终止手术。

（2）一次手术平均四个手术部位，一次手术平均吸脂 950ml，肿胀液用量是普通吸脂的 28%，总液体平均用量为 3200ml，平均手术时间 92 分钟。

（3）感觉恢复时间平均不足 1 个月，患者满意率 94%。

第三节 内源性超声波脂肪抽吸术

超声波脂肪抽吸术（UAL）是利用高能低频超声波的物理化学效应，选择性地破坏皮下脂肪组织，生成脂肪乳化液，然后采用低负压吸引将之抽吸到体外的一种脂肪抽吸方法。

一、器械设备

1. 发生器　主要作用是将 110V 或 220V 的电流转变为高频高压电流，组成部分包括开关、振幅调节器、时间显示器、指示器。

2. 操纵柄　包括压电性物质、放大器、定向传送杆等。

3. 探头

4. 导线　连接发生器与操纵柄，将电流传送至操纵柄，应绝缘、容易消毒并有足够长度。

5. 皮肤保护器　皮肤保护器除了有保护套管外还有切口保护器，切口保护器可插入皮肤切口，探头经由其内腔进入皮下组织。

二、手术要点

1. 注射期　采用超湿性技术（注射量与预计抽吸量为 1 : 1）或肿胀技术（注射量与抽吸量为 2 : 1 ~ 3 : 1，最高可达 8 : 1），肿胀液应注射到脂肪组织的浅、中、深所有层次。

2. 乳化期　一般采用 23kHz 超声波及直径 5mm 的空心钛金属探头，连接低负压吸引装置。皮肤切口长约 1cm，切口内置入皮肤保护器，切口周围覆盖湿巾，以免超声波的热效应损伤皮肤。探头经由皮肤保护器插入皮下。探头距离皮肤内面应超过 1cm，缓慢持续轻柔往复移动探头，移动频率约为负压吸引脂肪抽吸时的 50%。抽吸导管（即探头）必须处于动态，不能在某一区域停滞，以免造成热损伤。由于空化效应使脂肪细胞破坏乳化的时间较长，因此探头的移动速度要慢于负压吸引脂肪抽吸。随着探头的运动，脂肪组织逐渐乳化，应随时观察抽吸导管内的乳化液，根据情况及时调整超声波的频率及探头运行速率和位置。正常应为牛奶冰淇淋样混合液，出现较多血性液体时，应改变探头运动方向；脂肪成分减少时，应调整超声波的频率，加大空化效应。探头运行遇到阻力，不能强力通过，应回撤探头在其周围往复运动，直到阻力减退。"感觉手"触摸皮肤感知并引导探头的方向及位置，保证探头在正确的层次，远离致密的组织如皮肤、筋膜、肌肉等，以避免发生热损伤。当探头运行的阻力逐渐减轻并消失，抽吸液出现血性物质，并且依据超声波作用的时间及抽吸的乳化液量，即可结束乳化期的操作。

3. 抽吸期 采用低负压小直径导管进行抽吸，首先将残留的乳化液抽吸干净，然后根据局部情况，如皮下仍残留过多的脂肪组织、凹凸不平、不对称等，采用常规负压吸引脂肪抽吸，进行最终塑形。现在的趋势是减少超声乳化的时间，一般为 5～10 分钟，而增加常规脂肪抽吸的时间，以减少超声波的副作用。缝合皮肤切口，并穿戴紧身衣。

三、并发症

1. 热损伤 以皮肤热损伤多见，常见部位如下。①切口：可导致切口持续不愈合，形成明显瘢痕；②探头末端接触部位：可导致皮肤烧伤，形成瘢痕及破溃；③切口邻近区域：操作时切口外探头接触皮肤，可导致皮肤烧伤。此外可能损伤深筋膜、肌肉、骨骼等周围组织。

2. 皮肤感觉异常 超声波作用时间过长或者探头过于接近皮肤均可导致手术后皮肤感觉异常。其症状较负压吸引脂肪抽吸严重，皮肤痛觉过敏，穿戴紧身衣服时加重。

3. 血清肿 血清肿与过度乳化脂肪组织有关，皮下形成巨大腔隙，术后储积较多血清液。腹部常见，与超声波作用时间过长有关。去除大量脂肪组织应放置引流管。出现血清肿则应用注射器将血清液抽出，加压包扎。

4. 感染 有手术后切口感染及蜂窝织炎的报道。

5. 血栓 超声波可能损伤血管内皮，形成静脉血栓。

6. 皮肤坏死 真皮下血管网的密度与脂肪组织接近，空化效应可能广泛损伤真皮下血管网而导致皮肤坏死，抽吸浅层脂肪组织应慎重。

四、临床效果评价

内源性超声波脂肪抽吸术是脂肪抽吸术的一个重要进展，拓宽了脂肪抽吸术的适用范围，并在理论上有所突破，但其设备与技术尚存在不足之处。有研究认为超声波脂肪抽吸术并不能代替负压吸引脂肪抽吸术，在某些纤维组织较多的部位如背部、上腹部、男性女型乳房及二次抽吸部位，其疗效较好，操作强度低，但是存在热损伤、手术时间长、培训时间长、不能抽吸浅层脂肪组织等诸多缺点，需进一步完善和发展。

411

第四节　外源性超声波脂肪抽吸术

由于内源性超声波脂肪抽吸术具有热损伤、血清肿、手术时间长、切口较大等缺点，Silberg 于 1998 年提出了外源性超声波脂肪抽吸术（EUAL）的概念，并研制了外源性超声波脂肪抽吸机器。EUAL 是利用高频超声波穿过皮肤作用于皮下脂肪组织，发生空化效应，引起脂肪细胞的破裂，然后采用负压吸引将破碎的脂肪液吸出。

一、器械设备

1. 外源性超声波脂肪抽吸机　包括超声波发生器、探头及连接导管等。小探头可作用于面颈部。
2. 负压抽吸装置及抽吸针管

二、手术要点

注射量略少于超湿性技术（<1∶1），将超声波功率调整在 3.0W，抽吸部位涂以超声波润滑剂或耦合剂，以保护皮肤并增加超声波对皮下组织的作用。超声波探头包绕无菌罩，并涂以润滑剂。将探头轻压于皮肤表面，缓慢直线或者环形移动，探头应持续移动，以免导致皮肤烧伤。超声波首先作用于浅层脂肪组织，然后作用于深层脂肪组织，直至局部变热变软，皮下脂肪组织软化，然后采用负压吸引抽吸脂肪。

三、临床效果评价

外源性超声波脂肪抽吸术具有以下优点：①去除脂肪组织的速度较快；②出血少；③抽吸时没有阻力；④手术后较为舒适，无需服用镇痛药物；⑤水肿、淤血较少；⑥可以有效地治疗奶酪样畸形及抽吸浅层脂肪，而极少有皮肤烧伤。

综上所述，外源性超声波脂肪抽吸术具有较好前景，也可提高其他手术（如颜面除皱术、皮瓣外科等）的疗效，其潜在的危险是皮肤甚至深部组织的热损伤。

第五节　电子脂肪抽吸术

电子脂肪抽吸术是利用正负电极所产生的高频电场将体内过多的皮下脂肪破坏裂解，并采用负压吸引将破碎的脂肪混合液吸出体外，以达到躯体塑形的一种脂肪抽吸方法。

一、器械设备

1. 高频电场发生器
2. 操作手柄　操作手柄前端连接电极针，后端连接高频电场发生器。
3. 电极针
4. 其他　包括注射套针、穿刺针头、导线、导管、接头、遥控器、麻醉混合液瓶及储物瓶。

二、手术要点

1. 注射期　将针式电极从相对隐蔽处刺入皮下脂肪组织深层，距离皮肤表面约 1cm。启动输液泵，灌注麻醉混合液；或采用注射套针手动注射麻醉混合液。
2. 放电期　根据局部情况，选择不同的程序，关闭脉冲。在抽吸区域边缘用穿刺针头穿透皮肤，双极电极针一般为三处，使之成为一等腰三角形，以利用电极针改变抽吸方向；单极电极针一处即可。经穿刺孔插入电极针，置入深层脂肪组织（尽可能靠近腹壁深筋膜），开启释放脉冲，轻柔地往复移动电极，移动速度低于负压吸引脂肪抽吸。运行阻力较大时，应减慢移动速度，以增加高频电场对局部的作用时间，但电极针不能较长时间停止于某一区域，以免造成对局部组织的过度损伤。由于抽吸的混合液体黏滞度较低，较低的负压即可将之吸出。若抽吸导管内的抽吸物移动较慢或停止移动，应开启真空泵，增加吸引的负压值，直至管内的抽吸物移动通畅，再关闭真空泵。由深至浅逐层抽吸，应保留 0.5 ~ 1cm 浅层脂肪组织。电极针过于接近皮肤组织时可导致烧灼样疼痛，应注意避免。抽吸时应注意抽吸管内脂肪混合液的颜色、数量。一般来说，电子脂肪抽吸术的出血量较少，若出血较多时，应该改变抽吸方向。
3. 抽吸塑形期　将大部分皮下脂肪组织抽吸后，采用掐持实验判断各个区域皮下脂肪的厚度，抽平厚度不均的区域，并抽吸残留的脂肪液，接近皮肤时应关闭脉冲，行常规负压吸引脂肪抽吸术，肋缘、脐周、腹股沟附近区域，最好采用单纯负压吸引。最终形成平坦均匀的皮肤脂肪层。
4. 术后处理　挤压残存的麻醉混合液及脂肪液，穿刺孔无需缝合，覆盖无菌敷料，加压包扎。术后第 1 天更换敷料，继续加压包扎。术后 7 天穿戴弹力衣，应穿戴 3 个月以上。

三、注意事项

（1）靠近心脏的区域及装有心脏起搏器的患者禁用电子脂肪抽吸术。
（2）手术中电针切勿带电进出皮肤，以免烧伤皮肤。
（3）注意锻炼胸式呼吸，以免术后限制腹式呼吸，胸式呼吸不能完全代偿而引起呼吸窘迫。

四、临床效果评价

电子脂肪抽吸术较为安全可靠，手术后效果较为满意，其优点：①选择性破坏脂肪组织，保留了纤维组织隔；②烧灼了毛细血管，减少了出血量；③减轻了术者的劳动强度；④无需采用肿胀技术，减少了利多卡因的用量。但是电子脂肪抽吸术还处于探索阶段，其基础研究尚少，还需进行科学、严谨、长期、系统的研究才能得出最终结论。

第六节　激光辅助脂肪抽吸术

激光辅助脂肪抽吸术是利用激光所产生的热效应使脂肪细胞破裂，然后通过负压吸引将其吸出体外，从而达到躯体塑形的目的。Dressel 于 1990 年提出利用激光进行脂肪抽吸的概念。1991 年，在美国 FDA 的资助下，Apfelberg 等五位整形外科医生开始研究激光辅助脂肪抽吸的临床双盲对照试验。1994 年，Apfelberg 首先报道了激光辅助脂肪抽吸的研究情况。

他们采用 40W 的 YAG 激光，脉冲周期 0.2 秒、各周期间隔 0.2 秒，通过激光纤维导入抽吸管，直至抽吸管侧孔，由此发出激光束作用于组织。激光纤维伴有冷却管，可持续灌注生理盐水，冷却激光纤维头端。常规注射肿胀液，将激光抽吸管插入皮下脂肪组织，缓慢轻柔地往复移动抽吸管，避免直接负压撕脱脂肪组织。激光束作用于被吸入管内的脂肪组织，使之破碎乳化，脂肪乳化液在负压的吸引下被吸入储积瓶。

激光辅助脂肪抽吸术可以降低操作强度，减少损伤，术后出血、淤血、肿胀、疼痛等症状轻微，恢复快。但是与传统技术相比，其无明显优越性，而且有需额外投资、术者需特别培训、操作不便、机器噪声大等诸多缺点。

第七节　手术并发症

1. 皮下硬结　手术后可触及一些硬结或整个抽吸部位变硬，由皮下组织受损伤，形成瘢痕结节或血肿机化、脂肪液化所致。一般在 3 个月至半年内吸收变软。部分患者皮下硬结时间持续较长。

2. 水肿　脂肪抽吸手术后过多液体潴留于细胞外间隙即可导致水肿，其原因为毛细血管滤过量增加及淋巴回流障碍。以小腿最为严重，持续时间长，半年内逐渐消退；其他部位水肿轻，消退快。

3. 皮肤麻木或疼痛　抽脂手术后可有皮肤麻木、疼痛，由暂时性创伤性感觉神经炎所致，一般为暂时性现象，3 个月至半年内可逐渐恢复。

4. 色素沉着　部分患者手术抽吸区域皮肤有色素沉着，是由于含铁血黄素的蓄积或表皮细胞的黑色素增加所致，数月内可逐渐消失。色素沉着与皮下淤血、长时间的摩擦、灼伤、加压有关。

5. 局部凹凸不平　凹凸不平分永久性和暂时性两种。暂时性凹凸不平早期较为常见，经加压塑形半年后会有所改观；若半年后仍存在凹凸不平，说明抽吸不均匀，为永久性畸形。

肿胀液注射应均匀充分，避免因疼痛等不适导致局部抽吸不均；腹股沟、脐周及瘢痕等部位不易抽吸，容易导致抽吸不均；抽吸深浅应保持一致，避免皮下隧道形成不规则瘢痕愈合及皮下隧道网分布不均；若局部形成凹陷，较浅时，可抽吸其周围脂肪组织或者脂肪颗粒注射移植，若凹陷为深部粘连所致，则应解除粘连，填充自体脂肪组织。

6.红斑 脂肪抽吸所致的红斑是因为过分抽吸浅层脂肪，抽吸针管触及真皮深面，损伤真皮下血管网所致。目前无有效疗法，也不易改善或治愈。

7.血清肿 由于同一隧道反复抽吸或抽吸针管直径过大，在皮下形成死腔，较大的腔隙内充满不凝的血清样液体，易形成慢性血清肿。随着包囊的形成，皮肤脂肪层与深层组织之间不能粘连愈合，在重力的作用下，发生松脱下垂。

8.皮肤松弛下垂 主要由于适应证选择不当所致，老年患者及皮肤质地较差的患者抽吸后皮肤松弛可能加重，重度松弛患者应行皮肤软组织切除整形术。凸起部位的高度超过直径的1/4，术后易出现松弛皮肤。抽吸时应抽吸中间脂肪而保留外周脂肪，待皮肤收缩后再抽吸剩余的脂肪。术后固定不当、弹力衣压力不足、穿戴时间过短、过早进行大量运动或剧烈活动也是导致皮肤松弛下垂的原因。

9.周围组织损伤 文献上有脂肪抽吸造成皮肤、筋膜、血管、神经、腹壁的损伤及误入肠腔导致肠穿孔、误入关节腔等并发症的报道。由于脂肪抽吸是在盲视下手术，术者的非操作手应平放于皮肤之上，随时感知抽吸针管的位置，以免误伤组织。

10.术后疼痛及跛行 下肢脂肪若抽吸过度或抽吸层次过深，可造成阔筋膜或肌膜的广泛损伤，导致肌肉疝，与皮肤粘连。手术后行走时肌肉收缩牵拉皮肤导致疼痛、行走困难及跛行；皮肤发硬、触觉敏感及皮肤表面凹陷，可持续数月之久。该并发症处理较困难，物理疗法、服用维生素、按摩等可减轻粘连，无效时需手术分离粘连组织，但会遗留瘢痕。

11.脂肪栓塞和脂肪栓塞综合征 脂肪抽吸量超过900ml的患者，术后血液和尿中会出现少量的游离脂肪，可很快被血浆脂肪酶分解吸收，不会造成严重的并发症，但组织损伤较重时，大量的脂肪进入血液，脂肪及脂肪酸储积在血液内，导致脂肪栓塞和脂肪栓塞综合征。脂肪抽吸合并腹壁整形术时，脂肪栓塞综合征的发生率往往会增加，这与脂肪组织的过度损伤有关。脂肪栓塞综合征的临床表现为缺氧、意识模糊、皮下瘀斑三联征，但临床上典型的三联征表现不常见，且出现时为时已晚。当患者出现上述可疑症状时，应行相关检查，及早做出正确诊断：①血气分析：最重要的实验室检查是动脉血气分析，如果$PO_2<60mmHg$，呼吸频率>25次/分，应给予呼吸支持；②胸部X线检查：可发现双肺绒毛样阴影，典型为暴风雪样表现，术后48～72小时明显；③冷凝集实验：结合血清脂肪酶测定，可提高阳性率；④支气管肺泡灌洗术：灌洗液中可检出脂滴，特异性较高，简便易行。预防与治疗上应以预防为主，应注意保持有效循环血容量，避免低血容量休克，治疗则应进行呼吸系统支持，如呼气末正压通气、大剂量皮质激素及球蛋白的输入等。

12.体液失衡及循环负荷过重 肿胀技术皮下注射大量肿胀液，部分被吸收入血液循环，但更多液体潴留于皮下，加上炎性渗出，皮下储积了大量液体，在大容量脂肪抽吸时可能造成大量液体储积于第三腔隙，有效循环血量降低，从而导致低血压及静脉功能不全。短时间注射大量肿胀液，可使循环负荷加重，静脉输血、输液也可造成循环负荷加重，最终导致肺水肿。注射适量的肿胀液，术前排查心、肺、肝、肾等重要脏器疾病，即可减少该并发症的发生。

13. 药物的不良反应 肿胀液中的利多卡因、肾上腺素如超过一定剂量或浓度即与其他药物相互作用，均可发生毒性反应。而全身麻醉或局部麻醉镇静技术可以掩盖患者的中毒症状。术中注意患者是否有轻度头痛、口舌麻木、耳鸣、谵语、躁动、嗜睡、心动过缓、低血压等症状和体征。利多卡因的血浆浓度高峰出现在术后 24 小时内，而脂肪抽吸所致的死亡大多在手术后当晚，在此期间，患者应有他人陪同，并应与术者随时联系，不要从事驾驶等危险性较高的活动，以免发生意外。

14. 深静脉血栓形成及肺栓塞 文献中脂肪抽吸的深静脉血栓形成（DVT）发生率在 0.03% 以下，肺栓塞（PE）发生率在 0.01% 以下，联合实施腹壁整形术则升至 0.2% 左右。长期静脉停滞、血液高凝状态及血管内皮损伤是导致 DVT、PE 的主要原因。高危因素包括高龄、既往静脉血栓史、长期卧床、麻醉时间过长、肥胖、口服避孕药、应激状态等。DVT 的症状为小腿疼痛，有时伴有肿胀，Homans 征阳性。PE 则表现为胸痛、呼吸困难、咯血、心动过速、呼吸急促、高热、干湿啰音等。确诊后应立即进行溶栓治疗。

15. 坏死性筋膜炎 坏死性筋膜炎是一种少见的累及肌肉和皮肤软组织的感染，通常情况下包括皮肤、皮下组织和浅筋膜,涉及或不涉及深筋膜。其好发部位为腹壁、会阴部及四肢。临床症状表现为术区持续疼痛，术后 3 天产生高热，达 39℃左右。皮肤出现局部坏死，继而出现大片皮肤坏死、恶臭，随着脂肪抽吸的皮下隧道迅速扩散，造成全身败血症或毒血症甚至死亡。其治疗效果取决于早期诊断和彻底清创。在第一次手术时，应彻底清除全部坏死组织，然后使用有效抗生素，待创面清洁后断层皮片移植覆盖创面。

16. 腹壁及内脏穿孔 腹壁及内脏穿孔与操作者的水平有直接关系。抽吸前对于腹壁的隆起、凸出要进行鉴别诊断，在腹壁薄弱区如腹股沟区、脐区、腹白线区要注意是否有疝气存在，可改变体位，增加腹内压以明确诊断；既往有腹部手术者，特别是有肠粘连及腹部脂肪抽吸史者，亦应引起注意。抽吸动作要轻柔，"感觉手"随时感知抽吸针的位置和层次。

（杨 杰）

参 考 文 献

Blum CA, Sasser CG, Kaplan JL. 2013. Complications from laser-assisted liposuction performed by noncore practitioners.Aesthetic Plast Surg, 37（5）:869-875.

Hurwitz DJ. 2014. Aesthetic refinements in body contouring in the massive weight loss patient:trunk.Plast Reconstr Surg, 134（6）:1185-1195.

Hunt GB, Wong J, Kuan S. 2011. Liposuction for removal of lipomas in 20 dogs.J Small Anim Pract, 52（8）:419-425.

Terranova C, Sartore D, Snenghi R. 2010. Death after liposuction:case report and review of the literature.Med Sci Law, 50（3）:161-163.

Wells JH, Hurvitz KA. 2011. An evidence-based approach to liposuction.Plast Reconstr Surg, 127（2）:949-954.

Wollina U. 2013. Photoletter to the editor - Nevus lipomatosus superficialis （Hoffmann-Zurhelle）. Three new cases including one with ulceration and one with ipsilateral gluteal hypertrophy. J Dermatol Case Rep, 7（2）:71-73.

Zakine G, Baruch J, Dardour JC, et al. 2015. Perforation of viscera, a dramatic complication of liposuction:a review of 19 cases evaluated by experts in France between 2000 and 2012.Plast Reconstr Surg, 135（3）:743-750.

第二十七章　内镜在整形美容外科的应用

按发展阶段及构造特点，内镜主要可以分为三大类：硬管式内镜、光学纤维内镜和超声与电子内镜。按其功能分类，分别有用于消化道、呼吸系统、腹膜腔、胆管、泌尿生殖道、妇科、血管、关节腔及整形外科的内镜。

第一节　内镜简介

一、内镜设备的组成

1. 镜头　镜头由物镜、耦合器、目镜构成，主要是将光线经耦合器传至目镜，目镜再通过后续传递最终播放到显示器上。内镜分为硬质内镜和软质内镜，整形外科根据手术腔隙特点多采用硬管式内镜为主。硬管式内镜根据口径（mm）和镜头角度（度）的不同分为不同的型号。其中，在头面部整形中一般使用口径 4mm、角度 30° 的镜头，而在胸腹部整形外科中多采用口径 10mm、角度 30° 的镜头。

2. 冷光源系统　良好的照明对内镜手术非常重要。照明亮度下降的常见客观原因主要是灯泡或者光导纤维损坏。连接镜头时误照射术者眼睛也会造成主观照明亮度下降。

3. 摄像系统　利用感应镜片把光线信号转变成电信号。感应镜片有单镜片和三镜片，其中三镜片感应图像立体感好，清晰度高。术者通过摄像机手柄可以调节镜头焦距和方向。

4. 显示器　显示器分辨率与单镜片或三镜片摄像机相匹配。高清晰摄像机适合高清晰显示器。

5. 录像系统　可以拍摄静止或动态画面，能够储存、转移和回放，便于手术视频保存和教学。

6. 内镜系统固定推车　可以将显示器、摄像机、光源、电凝器置于一体，方便保管。

7. 支撑系统　维持视腔。①内镜套管：远端为鸟嘴或孔铲形，适合头颈部较小（4mm）内镜。作用是保护内镜，帮助牵拉、剥离，维持视腔，附带气体充注，冲洗或抽吸。②组合拉钩：由摄像机、镜头、光源和拉钩组成，较大，适合较大（10mm）内镜手术。拉钩带有冲洗和抽吸装置。优点是术者可以独立操作，不需要助手。

二、内镜手术器械

整形外科的内镜手术已经有十几年的历史了，主要用于面部微创整形和假体隆乳手术，但目前还远远没有得到推广普及。最早进行内镜手术的整形医生都经历了初期的探索阶段，没有现成器械可以使用，而是根据手术操作模式及需求自行设计手术工具，因此，目前手术器械也是五花八门。但是，内镜手术操作依旧是剥离、切割、止血、抽吸、冲洗、夹持和缝合等类似于传统手术操作，另外还有维持术腔的牵拉器械。因此，一些大的内镜品牌公司已经设计并配套了一些面部、乳房手术的内镜操作器械，可以根据术者的需求选用。

三、内镜操作

1. 内镜的基本概念　视腔为镜头周围便于镜头移动和器械操作的必要空间。因为内镜类似广角镜，直接对准近物就会模糊，制造和维持一个视腔是内镜外科应用的关键。它分为以下四型。①1型视腔：人体自然潜在的、无支撑的腔隙，如腹腔，需要充注气体提供支撑的空间。②2型视腔：是人体本身存在并有固体组织支撑的空间，如胸腔。③3型视腔：位于器官内的自然腔隙，需要各种不同媒介如液体或气体来支撑，如关节腔、膀胱、气管等。④4型视腔：是指头颈、躯干、四肢皮下软组织中的皮下疏松结缔组织。不同于其他视腔，它需要手术剥离，这一点，与开放性手术相同。其中4型视腔在内镜整形外科中最常使用。

2. 内镜准备流程　①手术室布局和患者体位：医师、切口、视腔、监视器应在一个水平方向上。②手术入路选择：在远离手术区域，方便造穴、视腔支撑、止血、抽吸等操作的部位设计切口。③器械准备：调整内镜车和视频监视器，使之方便医师操作。④检查连接：检查内镜、光导纤维线、电凝器连接线和摄像机的连接；检查电凝器连接线是否适合内镜剪刀和电凝；注意吸引器的连接是否紧实。内镜和摄像机连接处避免液体，连接处固定防止旋转。⑤系统检查：出现图像后，将内镜指向一块干净的白纱布，按摄像机上的白平衡按钮来调节色彩，再调整视频图像的方位。录像机也需要事先调整好。

内镜除雾：用预热活力碘擦拭。

3. 内镜手术的基本步骤　①打开切口，制造视腔：一个或多个，长度不等，根据手术要求，满足撑开、剥离、止血、植入假体等相应需要。注意需要充分暴露形成视腔：可以在盲视或内镜监视下，用特殊剥离器械（电刀电凝）进行操作。②插入内镜：形成视腔后，先插入拉钩，再将镜头插入拉钩鞘中，防止血液或脂肪遮挡。如果鞘内有液体，可以旋转内镜清洁镜头；如果有血液或组织碎片可以用盐水冲洗；如果镜头模糊也可以撤出清洁后重新插入。③调整视野：移动内镜可以改变光亮、放大、缩小，后退内镜可以提供更广阔的视角。30°内镜顺着拉钩方向可以看到视腔顶部。旋转内镜可以看到视腔不同角度的情况。如果使用内镜拉钩系统则只需调整拉钩方向即可。

第二节　内镜除皱术

一、内镜除皱术在不同年龄段的应用

1.年龄在 35～45 岁，有较好的皮肤弹性并出现下列情况者：眉下垂、假性上睑下垂、眉间皱纹、鼻根皱纹、额部皱纹、鱼尾纹、面颊松弛和较深的鼻唇沟，是应用内镜进行额颞部或全面部除皱而不需要切除皮肤的最合适受术者。

2.年龄在 45 岁以上，表现为早期下颌及颈部松弛伴随少量脂肪堆积者，可采用上、中面部内镜提紧术，同时行下颌和颈部的吸脂或皮下脂肪切除，并将颈阔肌缝合悬吊于乳突区而不用切除皮肤。

3.对于 50～60 岁有明显皮肤松弛者应用内镜除皱术能最大限度地减少传统切开手术的后遗症。对于这些受术者，通过联合手术方法进行手术可达到较好效果。

二、内镜额部除皱提升术

1.适应证　额部横纹、眉间纵纹、眉毛下垂、眉毛不对称、上睑皮肤松弛。

2.相对禁忌证　①额头过凸或前额过高：影响内镜操作；②皮肤过于松弛或额部皱纹过深：影响术后除皱效果。

3.术前准备　①术前评估患者面部衰老情况，与患者沟通，了解其对手术结果的预期，向患者讲解手术过程，并告知术后可以获得的效果、可能出现的风险及术后并发症。其他按常规一般手术准备。②麻醉：局部麻醉和全身麻醉均可。③心电监护。

4.手术要点、难点及对策

（1）患者仰卧位、头略抬高；医师位于患者头侧；显示器位于医师左前方或右前方。

（2）切口：额部发际线后三个 10mm 切口，一个正中切口，两个旁正中切口，与发际线垂直或平行。若同时进行颞部除皱，则需要在颞部增加两个切口（见内镜颞部除皱提升术）。头发适当处理便于操作。

（3）麻醉：局部麻醉或全身麻醉。

（4）分离：盲视下用骨膜剥离子向下分离，骨膜下或在额肌深面、骨膜浅面分离，范围是下达眶上缘 2cm 处，两侧达到颞融合线（若结合颞部除皱，可以越过颞脊，与颞部除皱术分离范围相同），将调好焦距的 30° 角内镜插入视腔，打开套管内冲洗开关，边冲洗边引流，直至洗出液清澈、视野清楚，镜下在眶上缘继续分离，避免损伤眶上神经和血管。额肌深层和骨膜浅面之间也有一层疏松间隙，与帽状腱膜下疏松结缔组织相延续，可以在镜下直接观察到降眉肌集群，便于切除或分离。

（5）切除肌肉：①皱眉肌：分离到眉内侧位置可先见到斜行的皱眉肌，内镜下从深向浅分离时最先触及，皱眉肌的内侧是位置略浅的降眉肌和降眉间肌，眉内侧的位置可见多支滑车上神经穿过，均要小心保留。用鳄鱼嘴钳或电刀切除皱眉肌（降眉肌、降眉间肌也可同样切除或切断），避开神经，电刀可以同时止血，注意抽吸烟雾。②额肌：可以在眉上 2 ~ 3cm，眶上神经血管束之间，可以用活检钳、长柄小刀等切除一矩形额肌条。不完全切除皱眉肌群而是部分切除，可以在改善额部皱纹情况下，减少局部凹陷发生的概率。眉上 1.5cm 需要用骨膜剥离子在骨膜下剥离，剪刀分离眶周眉外侧筋膜增厚区，适当提升眉外侧和眶周组织，有利于更好的额部除皱。

（6）引流：利用细输液管和 20ml 注射器制作小引流装置持续引流，引流管放置于眉间鼻根部持续引流，24 ~ 48 小时拔除。

（7）缝合伤口：加压包扎，利用厚棉垫和弹力网套固定，力量温和均衡，不建议用普通绷带或弹力绷带。

（8）术式变化：眉间距窄，眉下垂重，上眼睑厚患者需进一步行额部与眉上提。方法有单纯皮瓣分离后愈合、钛钉内外固定、可吸收钉固定、安多泰（见内镜下颞部提升术）。

5.术后检测与处理　①引流管48小时后拔除，加压包扎5 ~ 6天拆线，常规镇痛、镇静。②术后 24 小时内注意观察血肿发生，表现为手术区疼痛加重，面部饱满，邻近手术部位（如唇、颊、眶周、结膜）水肿、瘀斑。瘀斑为血肿特殊特征。出现血肿立即打开包扎检查是否有皮肤张力大、波动感、感觉减退等，若出现上述体征则为血肿。发现血肿，充分引流加压包扎，必要时二次手术止血。③术后观察是否有感觉麻木、抬眉受限等神经损伤表现。

三、内镜颞部提升术

1.适应证　眼尾部（鱼尾纹）静态和动态皱纹均较明显，眉外侧和眼角下垂。

2.禁忌证　①患有严重疾病或不适宜手术的慢性病、凝血疾病的患者；②手术期望过高或要求不合理的患者；③眼尾部皱纹不明显；④除眼尾部，面部中下部皱纹较明显，仅颞部提升术不能有效改善面部衰老情况的患者。

3.术前准备　①术前评估患者面部衰老情况，与患者沟通，了解其对手术结果的预期，向患者讲解手术过程，并告知术后可以获得的效果、可能出现的风险、术后并发症。其他按常规一般手术准备。②麻醉：局部麻醉和全身麻醉均可。③心电监护。

4.手术要点、难点及对策

（1）切口选择：患者平卧位，头转向一侧，切口设计在颞部发际缘或耳后，长约 3cm。

（2）麻醉：局部采用 0.5% 利多卡因及 1 : 20 万的肾上腺素浸润肿胀麻醉。

（3）分离：沿切口设计切开，由外向内皮下层剥潜行分离，分离范围为：向内至眶外侧缘，向下平颧弓水平，向上至眉尾水平。经过肿胀麻醉后，皮下层的分离相对容易。注意分离至眶外侧时，分离保留自颞肌深面浅出的"哨兵静脉"（颞颥静脉内侧支或外侧支，为连接颞部深浅静脉的交通支）。如若切断，注意小心电凝止血，否则术后易形成皮下血肿。分离中可见自深面浅出的白色条索，为耳颞神经支，可以切断。面神经未走行在皮下层和颞深筋膜，因此分离相对安全。

（4）去除：皮下层掀起后，内镜下可见环形的眼轮匝肌眶外部，肌肉可以附着于皮瓣上，也可保留于深层，可用活检钳钳夹外侧眼轮匝肌，去除一块三角形或梯形组织，电凝止血。

（5）引流：充分止血后，留置一皮片引流，缝合伤口，加压包扎。

（6）术式变化：①以眉和眼角的提升为主，颞部的分离可选择颞深筋膜的深面，颞肌筋膜的浅面。剥离范围为向内可至眶外侧缘，向下可达颧弓上缘，向上内侧可以在上睑外侧及眉外侧的下方分离，彻底松解。②患者额部皱纹与眼角皱纹同时存在并均需要处理时，可以同时进行颞部和额部的除皱，向上分离的范围可以进一步越过颞脊与额部的骨膜下平面和额肌下平面贯通，最后缝合固定颞深筋膜与颞肌筋膜，即同时完成额颞部的悬吊提升。

5. 术后的监测与处理　术后引流 24 ～ 48 小时，加压包扎 5 天，6 ～ 7 天后可拆线。

6. 常见并发症　血肿、局部凹陷、去除不彻底。眼轮匝肌去除区域局部凹陷较为常见，可进行脂肪填充等修复手术。

四、内镜中面部提升术

1. 适应证　眼角、面颊部、鼻中线两侧的组织松弛下垂。

2. 手术要点、难点及对策

（1）切口：距离颞部发迹线后 3cm，长 4 ～ 5cm。

（2）麻醉：全身麻醉或局部浸润麻醉。

（3）分离：分离层次为颞肌筋膜浅面、颞深筋膜深面。分离范围是进入颞深筋膜深层与颞肌之间的颞浅脂肪垫，分离至颧弓上缘，切开骨膜，将骨膜掀起、眶外侧缘处筋膜与骨膜相延续，与深面组织贴合紧，分离较困难，用骨膜剥离子可以完整剥离。颞肌深面的"哨兵静脉"在此处垂直穿出，一般予以保留，也可小心切断止血。虽然面神经颞支在其外侧，但在此处浅层，层次分离正确时，相对安全；向内下继续将颧突与眶下缘的骨膜掀起，可以将眶下神经周围完整剥离，充分松解皮瓣；向下完整掀起颧弓骨膜后略加分离，不可分离太大范围，此处有浅出的面神经颞支、颧支，并在颧弓骨膜前跨过颧弓中间，小心分离，避免损伤面神经。

（4）提升：经分离后，颞部、颧部、颊部的皮肤筋膜及肌肉止点被充分松解后，组织瓣有一定的移动度，可以向上提升；在内镜辅助下，找到骨膜和颞深筋膜连接处作为锚定点，用 2-0 涤纶编织线缝合，挂住后充分上提，固定在颞肌筋膜上，一般选颧弓的内、中两个点做缝合悬挂。可以观察到鼻唇沟上方下垂的组织绷紧，鼻唇沟变浅；颊部松垂组织改善；外眼角、下眼睑向外上方提紧。

（5）缝合与包扎：筋膜缝合时颞部切口前缘的筋膜深面应再固定 2 ～ 3 针，向上缝合至颞肌筋膜上，使颞颊复合组织呈现梯形上提，确保提拉充分、有效、均衡。颞部切口处皮肤可不切除或仅少量切除，无张力缝合，缝合前宜在颞肌筋膜缝合悬吊固定点周围注射少许布比卡因，减少术后局部牵拉疼痛。留置引流加压包扎。

（6）术式变化：①口内附加上牙龈沟切口，充分松解颧弓左右及颧弓内外骨膜下组织。方便骨膜处缝合固定，使向上悬吊更加安全可靠，口内切口有利于分离区域低位引流；②安多泰五爪拉钩的应用，安多泰五爪拉钩抓持颞颊部下垂组织的深面，上提后将装置上端缝合固定在颞肌筋膜上，面中部提升的效果比较持久。

3. 术后护理　禁食 24 小时，输液 1 ～ 2 天，从冷流食开始过渡；进食后漱口，可以给予镇痛药；24 ～ 48 小时后，拔除引流皮片；6 ～ 7 天后拆除缝线。

4. 术后并发症和处理　①局部肿胀；②眼周淤血；③双侧轻度不对称，主要是提拉幅度不一致造成；④疼痛，颞肌缝合处固定较紧，咀嚼动作颞肌收缩绷紧；⑤面神经颞支或颧支损伤。

五、面部除皱术常见并发症的预防与处理

1. 血肿　术后最常见并发症，发生率为 0.9% ~ 8%。预防与处理：①术前一周停用消炎药物、激素类、抗凝药、血管扩张药物等，排查是否有凝血异常疾病；②术中彻底止血，包括小血管部位，谨防术后肾上腺素反跳现象；③加压包扎 48 ~ 72 小时；④涉及中下面部除皱术，术后 24 小时禁食，避免剧烈活动（如呕吐、剧烈咳嗽）；⑤注意观察，发现早期血肿及时充分引流加压包扎，密切观察，必要时行二次手术止血。

2. 脱发秃发　皮瓣皮下分离太薄，缝合张力大，电凝止血破坏毛囊，毛发区皮下血肿，有脱发倾向等原因均可能会引起术后脱发，多数可在 4 ~ 6 周再次长出头发。皮下分离注意分离深度均匀，深度适当，避免过浅损伤毛囊；皮肤适当切除，无张力缝合，避免影响毛囊血供；皮瓣下分离时的点状出血禁用电凝止血。

3. 局部轻微凹陷　术中不完全切除肌肉，而是分段式切除，可以减少局部凹陷的发生，若术后出现局部凹陷可于恢复后进行自体脂肪填充或软组织填充剂填充。

4. 皱纹复发或不对称　肉毒毒素或软组织填充剂辅助减少复发皱纹或不对称现象。

5. 额部皮肤或头皮麻木、抬眉受限等神经受损表现　术中注意保留眶上神经和滑车上神经，术后发现受损表现及时使用营养神经、促进神经修复药物，多数神经损伤为暂时的、局部的，经过数周或数月的时间可以恢复。

6. 增生性瘢痕　发生率高于脱发，多在耳后区和头皮内切口发生，表现为瘢痕过宽。预防措施：耳后皮瓣的分离在皮下深层进行，分离面均匀一致；头皮内切口止血细致减少毛囊损伤，缝合要求无张力内部减张缝合，缝合的边距不超过两个毛囊，在毛囊间进出针可以减少损伤。

7. 色素沉着　多发生在血肿、瘀斑处，由含铁血黄素积淀造成，多数情况 6 ~ 8 个月可以消退，积极预防血肿发生有助于减少色素沉着的发生率。

8. 皮肤坏死　除皱术并发较大面积全层皮肤坏死非常少见，但是小面积和表浅坏死有可能发生，发生的主要原因：血肿未及时处理并发感染造成皮肤坏死；皮肤瓣分离过薄影响血供；缝合张力过大；电刀误烧等。

第三节　内镜隆乳术

20 世纪 90 年代初，许多学者尝试将内镜技术应用到隆乳术中，此技术不但可通过隐蔽的小切口完成假体置入，同时将传统手术时盲视操作放置假体转为在监视器下对胸大肌的胸壁附着点进行精准游离，以控制切割的深度和剥离腔的范围，避免常规隆乳手术盲视操作所致损伤及术后出现纤维挛缩等常见且处理棘手的并发症，使术后乳房外形更美观。目前内镜下隆乳术的手术入路主要有经乳晕、乳房下皱襞及腋窝等，其中经腋窝胸大肌下

入路隆乳术能更加直观地看到胸大肌且操作简便。

一、适应证

适合任何类型首次经腋下入路的隆乳手术。在内镜辅助下进行乳腺后、筋膜下、双平面的剥离、止血，镜下进行切断部分胸大肌的操作，检查剥离腔隙的范围是否到位，同时在镜下还可以检查解剖型假体置入后放置的方向和位置是否正确。

二、禁忌证

有不适宜手术的基础疾病，精神异常或对手术预期要求不合理的患者。

三、术前准备

1. 术前标记　术前让患者取自然站立位。标记出锁乳线、胸乳线、乳头间距、经乳头胸围、下皱襞胸围、乳房上极组织厚度、乳头下皱襞距离和乳房基底宽度等。根据选择假体直径和乳房下极组织的厚度，标记出新的乳房下皱襞所在位置，一般来说新的乳房下皱襞会比之前的下皱襞低 1cm。如果乳头到原先乳房下皱襞的距离小于假体的半径，那么新的乳房下皱襞就需要降低，降低的高度需要同时考虑患者乳房软组织覆盖的厚度。对于乳房高低不对称的情况，先把较低的一侧标记出来，然后据此再标记对侧乳房下皱襞的位置，并画出乳房下皱襞弧形曲线。如果两侧乳房下皱襞高度差比较明显，大于 1cm。需要与患者充分沟通，以确定手术设计方案。通常来讲，双侧乳房的下皱襞应尽量地保持在同一水平线上。一般乳房中线下降 1.5 ~ 2.0cm，内外侧下降 1 ~ 1.5cm。

2. 麻醉与监测　常规全身麻醉与监测要求。

四、手术要点、难点及对策

1. 术中体位　患者取仰卧位，双臂外展 90° 固定。将显示器放于手术台尾部，术者站在患者外展的手臂与头部之间，术中手术者直视显示器进行操作，常规隆乳术消毒铺巾。

2. 设计切口　取腋窝顶部最为明显的自然皱襞做手术切口。根据患者皮肤弹性和置入假体型号选择合适的切口长度，使手术切口便于操作，在假体置入时无需经过过度挤压，同时相对隐蔽。一般切口长度为 3.5 ~ 5cm。

3. 剥离视腔　切开皮肤及皮下组织，并采用钝锐分离相结合法沿浅筋膜层分离至胸大肌的外侧缘，用手指经腋下切口钝性分离胸大肌下间隙，初步造出腔穴。注意分离时不要掀起胸大肌下方的胸小肌。

4. 内镜下剥离　温水浸湿内镜头后，经切口插入直径 10mm 的 30° 硬管式内镜，首先在胸大肌下腔隙的中上部进行剥离，接着行内侧剥离，再沿乳房下皱襞离断部分胸大肌，最后行腔隙外侧剥离，直至术前标记的新下皱襞界线，通过助手按压乳腺皮肤标记线或在标记线处刺入套管穿刺针以便在镜下能看到是否剥离到位。剥离过程中若遇到血管，可换用内镜钳电凝血管止血，即使不慎出血，也可在直视下止血；如果遇到神经束，可充分游离，尽量避免切断，防止出现术后乳头感觉不敏感。剥离过程中会产生烟雾，用辅助吸引器将其抽去。

5.假体置入及调整　充分剥离完腔隙并确切止血后，在拉钩协助下，经切口置入术前测量而确定的大小和类型合适的乳房假体，再次导入内镜观察假体外形，假体是否放置到位，周围边缘是否平整，并在内镜下予以纠正。乳房外观不够圆润时，可以暂时做出标记，然后撤出假体，对相应部分在内镜下进行修整，直到达到美学标准。

6.闭合伤口　缝合伤口时，准确对合各个解剖层次，逐层进行缝合，置负压引流。

7.术后包扎　术后在乳房上极用环形的辅料或弹力绷带轻轻加压包扎，防止假体上移。术后当负压引流量每天每侧小于20ml时可以拔除引流管；或者引流到第五天，无论引流量多少，都可以拔除负压引流。拔引流管后，乳房上极的弹力绷带继续包扎直到1周后拆线。

五、 术后常见并发症的预防与处理

同普通隆乳术。

（杨　杰）

参 考 文 献

Behmand RA,Guyuron B.2006.Endoscopic forehead rejuvenation: II. Long-term results. Plast Reconstr Surg, 117（4）:1137-43; discussion 1144.

Bran GM, Börjesson PK， Boahene KD, et al.2014. Effect of endoscopic brow lift on contractures and synkinesis of the facial muscles in patients with a regenerated postparalytic facial nerve syndrome. Plast Reconstr Surg, 133（1）:121-129.

Bran GM, Börjesson PK， Boahene KD,et al.2014. Effect of endoscopic brow lift on contractures and synkinesis of the facial muscles in patients with a regenerated postparalytic facial nerve syndrome. Plast Reconstr Surg,133（1）: 121-129.

Chang SH,Tung KY,Hsiao HT.2007.One-stage reconstruction of large scalp defect assisted with endoscopic forehead lifting and miniscrew external fixation techniques. Plast Reconstr Surg, 119（4）: p. 1382-1383.

Graf R.2012. Morphometric long-term evaluation and comparison of brow position and shape after endoscopic forehead lift and transpalpebral browpexy. Plast Reconstr Surg,130（6）:830e-840e.

Guyuron B.2006.Endoscopic forehead rejuvenation: I. Limitations, flaws, and rewards. Plast Reconstr Surg,117（4）:1121-33; discussion 1134-1136.

Jones BM,Lo SJ.2013. The impact of endoscopic brow lift on eyebrow morphology, aesthetics, and longevity: objective and subjective measurements over a 5-year period.Plast Reconstr Surg,132（2）:226e-238e

Hidalgo DA.2014.Discussion: Finesse in forehead and brow rejuvenation: modern concepts, including endoscopic methods. Plast Reconstr Surg, 134（6）:1151-1153.

Lee JW,Cho BC,Lee KY.2013.Direct brow lift combined with suspension of the orbicularis oculi muscle. Arch Plast Surg,40（5）:603-609.

Panella NJ， Wallin JL， Goldman ND.2013. Wallin and N.D. Goldman, Patient outcomes, satisfaction, and improvement in headaches after endoscopic brow-lift.JAMA Facial Plast Surg,15（4）:263-267.

Pascali M，Avantaggiato A，Bocchini I，et al.2015.Comparison Among Three Different Fixation Techniques in Temporal Brow Lift Surgery. Journal of Craniofacial Surgery,26（3）:906-910

Stuzin JM.2007.Endoscopic brow lift,upper and lower blepharoplasty, retinacular canthopexy: personal approach. Plast Reconstr Surg, 120（6）:1697-1698.

Tebbetts JB.2006.Axillary endoscopic breast augmentation: processes derived from a 28-year experience to optimize outcomes. Plast Reconstr Surg, 118（7）: 53S-80S.

Warner J,Wang TD,Marcus BC.2008.Frontal cranioplasty: the endoscopic approach. Plast Reconstr Surg,121（5）:341e-342e.

Xie YC, Song YG.2012. Endoscopic technique and liposuction-assisted facial composite rhytidectomy. Plast Reconstr Surg, 130（2）: p. 372e-373e.

第二十八章　先天性手及上肢畸形

第一节　先天性拇指发育不良

一、临床分型

1. 先天性拇指缺失　拇指完全缺失，为四指畸形手。拇指近及远节指骨、第1掌骨、腕掌关节缺失，大鱼际肌缺失。

2. 多指型拇指缺失　拇指缺失，患手有五指或六指，桡侧边缘手指为典型的三节指骨手指，手指细长，第1掌骨为手指型掌骨，骨化中心位于掌骨的远端，大鱼际肌缺失。

3. 浮动性拇指　拇指形如肉坠，仅以皮肤蒂悬垂于手的桡侧缘。拇指虽如同肉坠，但存有细小指骨，第1掌指关节缺失，第1掌骨及腕掌关节严重发育不良或缺失。浮动性拇指除了皮肤及皮下组织外，尚有血管、神经与手相连。

4. 无功能性短拇指畸形　拇指短、小、细，其短小程度不一，第1掌骨十分细小，掌指关节及腕掌关节严重发育不良，没有稳定的关节结构。拇指附着的部位可能位于手桡侧的不同平面，没有功能性虎口，或虎口狭窄，大鱼际肌发育不良，拇指伸、屈肌腱发育不良，是介于浮动性拇指及功能不全拇指畸形之间的一类。

5. 功能不全短拇指畸形　以拇指短小为特征，中立位时拇指的末端不能达到示指近端指间关节附近，拇指细小。这类拇指可能是掌骨短小，也可能是单独存在的畸形。不同程度的短拇指畸形有不同的形态及功能缺陷，可概括为拇指短小、细或扁阔；虎口狭窄或畸形；大鱼际肌发育不良；掌指关节不稳定，尺侧副韧带松弛；伸指肌腱发育不良或缺失；屈指肌腱缺失或发育不良等。

二、手术要点、难点及对策

（一）示指拇指化

适应证：拇指Ⅳ度或Ⅴ度缺损，鱼际部肌功能正常，示指于近侧指骨间关节以远缺损，但指根部皮肤软组织正常。不愿意接受足趾组织移植再造者。

1. 切口　在示指及拇指根部背侧设计一个不规则的"Y"形切口，示指掌侧根部做环形切口，拇指掌侧做矢状切口。

2. 解剖游离示指　切开皮肤，于示指背侧游离出与示指相连的指背静脉并连同深筋膜一起带上。于掌侧保留示指桡侧血管神经束及尺侧指掌侧固有神经并予以分离。切断结扎第 1 指总动脉至中指桡侧指掌侧固有动脉，小心分离示指尺侧与中指桡侧的指总神经至第 2 掌骨中段。切断示指、中指的蹼韧带和第 2、3 掌骨间横韧带，于近端切断示指伸肌腱，在示指根部切断第 1 骨间背侧肌及掌侧肌。用骨刀或电锯在适当部位截断示指近节或第 2 掌骨，并在第 2 掌骨近端截取长约 1.5cm 的一段掌骨皮质骨以备做髓腔内固定的骨栓。

3. 示指转位、拇指成形　将截断的示指转位到拇指位，用截下的第 2 掌骨骨栓做髓内固定，调整拇指于对掌位。

4. 重建对掌功能　缝合骨膜。将第 1 背侧骨间肌缝在示指尺侧原第 1 骨间掌侧肌的腱止处，把拇短展肌腱止部与移位示指第 1 骨间背侧肌腱止处缝合，最好将拇长伸肌腱残端与移位的示指伸肌腱缝合。

5. 缝合　把两块皮瓣互换位置，缝合后形成新的虎口。

（二）足趾移植拇指再造

1. 切取第 2 趾

（1）切口：在第 2 趾背侧做 "Y" 形切口，并向近端做 "S" 形延长，足底趾根做 "V" 形切口。

（2）足部解剖游离血管、神经、肌腱：解剖分离足背的大隐静脉、足背静脉弓、跖背静脉和第 2 趾的跖背静脉、小隐静脉。切断结扎静脉分支。切断并掀起足拇短伸肌腱。由近向远分离足背动脉、第 1 趾跖背动脉、趾动脉，保留第 1 跖背动脉、第 2 趾的分支，结扎足拇趾分支，小心结扎第 1 跖背的足底深支。于近踝关节处切断伸趾长肌腱及腓浅神经皮支。于足底切口分离并切断屈趾肌腱、趾神经，离断跖趾关节，第 2 趾即被游离。松止血带，观察足趾移植前的血运情况。

2. 处理拇指残端

（1）切口：在拇指残端掌侧及背侧做弧形切口。

（2）手部解剖游离血管、神经、肌腱：咬除残端硬化骨，解剖出指神经及屈拇长肌腱；鼻烟窝处解剖出桡动静脉、头静脉、拇长短伸肌腱和桡神经浅支。

3. 第 2 趾移位于拇指残端　将第 2 趾骨与第 1 掌骨用克氏针固定。对应缝合屈肌腱及指趾神经，足背动脉和桡动脉吻合，大隐静脉与头静脉吻合。

4. 缝合　缝合皮肤，放置橡皮引流管。

第二节　并指畸形

一、适应证及禁忌证

适应证：部分或全部组织成分先天性病理连接在一起的两个手指，手术时机为 3 岁左右。
禁忌证：合并严重系统疾病或心肺功能障碍等。

二、手术要点、难点及对策

臂丛神经阻滞麻醉、局部浸润麻醉或气管内插入全身麻醉。取平卧位，患肢外展置于手术桌上。

1. 手术设计　在两指相连近掌指关节处的掌背两面各设计一个三角形皮瓣。三角形的底，位于掌指关节水平。长度为掌骨头间的距离。三角形的高为近节指骨的 2/3。在并指背侧两指相连处设计 "Z" 形切口线，形成两个大小不等的三角形皮瓣；在掌侧设计与背侧相对应的镜像切口线。

2. 沿切口线切开皮肤，并在掌指关节处掌背侧分别形成两个三角形的皮片。注意此时避免损伤指血管及指神经。然后由指尖部开始，锐性分离两相邻指间的软组织，并使并指中间部分的软组织均匀分布于相邻的两指。缝合各指及指蹼处相对应的三角瓣，形成指蹼和手指的侧面。手指近端残余的创面通过游离植皮覆盖。

3. 如果在并指末端两指的指甲已合二为一，分离此处时则需要重建甲沟。此时可在并指的顶端设计两个对等或不对等的对偶三角形皮瓣，以其用于手指分离侧的甲沟重建。包扎手术切口并以无菌纱布隔开相邻手指，并以绷带适当固定全手。

三、术后监测与处理

1. 术后 72 小时内注意观察手指特别是两并指分离后的末梢血运情况。如果出现末梢苍白、发绀等危象，应立刻放松包扎的敷料，待症状缓解后重新适力包扎。如无缓解，则高度怀疑该手指存在血管畸形并可能在术中损伤，应及时探查，予以修复。

2. 2 周内无须更换敷料，一旦有感染迹象，可提前打开敷料。

3. 植皮区 2 周拆线，并加强受区的康复锻炼。

第三节　复拇指畸形

一、适应证及禁忌证

适应证：适用于拇指（趾）、小指（趾）的复指畸形，手术时机应在 3 岁以内。

禁忌证：合并严重系统疾病或心肺功能障碍等。

二、分型

Ⅰ型：远节指骨部分分叉，呈 "Y" 形。

Ⅱ型：远节指骨分裂为二，并与一个近节指骨形成指间关节。

Ⅲ型：远节指骨及近节指骨远端分裂为二。近节指骨与掌骨形成掌指关节。

Ⅳ型：远近节指骨分裂为二，并与一个掌骨并成掌指关节。

Ⅴ型：远近节指骨分裂为二，第一掌骨部分分裂。两个拇指与分叉的掌骨各自形成一个掌指关节。

Ⅵ型：拇指远、近节指骨及第一掌骨均分裂为二，拇指发育生长不良，形态结构变化多样。

三、手术要点、难点及对策

1. Ⅰ、Ⅱ型复拇指：在两拇指中央区设计一个从甲缘到甲根的纵向切口，切开皮肤及皮下组织直达指骨，注意保护指神经血管不受损伤，解剖出远节指骨，在指骨纵轴中线截除桡侧拇指远端指骨的尺侧一半及尺侧拇指远节指骨上桡侧一半，用细钢丝将剩余的远节两指骨结扎合二为一。缝合皮肤及指甲，使形成的拇指的末节指腹饱满，拇指指甲末端平滑，指甲不留中央凹沟畸形。

2. Ⅲ型和Ⅳ型复拇指畸形，是最常见的复拇指畸形，因此这两种类型的矫治方法也适合于其他类型的复拇指畸形的矫治。

3. 当两拇指的外形骨结构相对不对称时，可采用Ⅰ、Ⅱ型复拇指的矫治方法治疗。首先在两拇指中央区设计一个从甲沟至甲根的切口，根据两指骨的发育程度，决定复拇指的主次。一般取发育相对较好、外观较大的拇指为主，另一个为次，切除或保留部分次拇指的指骨，全部或部分保留主拇指的指骨，用细钢丝将两侧指骨结扎，合二为一。

4. 如果次复拇指的指骨全部被切除，则保留其骨膜并制成近端为蒂的骨膜瓣，同时截除复拇指对应的那部分掌骨头以缩小掌骨头的宽度，此前尚应仔细辨别抵止在桡侧指上的屈、伸指肌腱、拇展肌腱及桡侧副韧带，这些结构连同近侧位蒂的骨膜一起用细钢丝固定在主拇指指骨底。克氏针固定拇指3周。

429

第四节 分裂手畸形

一、临床分型

1. **典型分裂手** 在典型分裂手中可表现为：①掌骨、指骨发育不良；②掌骨发育不良，手指缺损；③掌骨及手指均缺损。

由于缺损及发育不良程度不一，可表现为：①五指分裂手；②四指分裂手；③三指分裂手；④两指分裂手；⑤单指分裂手。

2. **非典型分裂手**

（1）多指分裂手：具有典型分裂手的特征，手分裂成尺侧及桡侧两部分，中央纵裂的手指及掌骨有不同程度的发育不良，但同时出现多指畸形。多指多半位于中央纵裂区，其掌骨呈赘生掌骨；或掌骨远端分叉，呈"Y"形，一根掌骨上支撑两个手指；或两根掌骨支撑一个手指；或赘生掌骨、赘生指骨与邻近的掌骨、指骨融合，呈现较粗较扁的掌骨及指骨畸形。此类分裂手也可伴有复拇指畸形。

（2）并指分裂手：具有典型分裂手的特征，中央纵裂的指骨及掌骨有不同程度的发育不良或缺损。其并指可出现在拇指、示指，也可出现在环指、小指之间。有时还伴有腕骨融合及尺桡骨融合等。

二、手术要点、难点及对策

1. 分裂手合并术　分裂手合并术适用于典型的五指分裂手及四指分裂手。手术包括分裂指蹼合并及掌骨头间韧带再造。在分裂的裂隙桡侧及尺侧手指近节指骨基底部各设计一个三角形皮瓣，切开皮肤，掀起皮瓣，暴露第 2、4 掌骨，或第 3、4 掌骨，或第 2、3 掌骨的相对面，在掌骨颈部钻孔，用 0.25 ~ 0.5mm 直径的软质细钢丝（即 33-25 号）或 3-0 的尼龙线使分离的两掌骨向中央靠拢，达到掌骨头间韧带再造的目的。最后将分裂手裂隙两侧的三角形皮瓣相互插入缝合，根据裂隙闭合后的情况，切除多余的皮肤。

2. 虎口再造及分裂手截骨矫正术　虎口再造及分裂手截骨矫正术适用于四指分裂手、三指分裂手及并指分裂手畸形。本手术包括：①分裂指蹼合并；②第 2 掌骨截骨移位中指再造，或第 2 掌骨截骨移位拇指再造，骨间肌及拇内收肌整形；③虎口皮瓣转移修复等。

第五节　先天性巨肢（指）畸形

一、临床分型

1. 真性巨肢（指）症　手指的各种成分普遍超常发育，增长而且肥大，包括皮肤、皮下脂肪组织、神经、血管及骨组织成分异常生长。可以是单个手指或多个手指过度增长、整个肢体过度增长、肢体节段过度增长或半侧身体过度增长等。

在真性巨肢（指）症中，又可分为常态巨肢（指）症和进行性巨肢（指）症两种类型。前者是出生时即显现有手指增粗、增长；后者是出生时手指不一定肥大，而是在儿童早期迅速增粗、增长。临床上以进行性真性巨肢（指）症为多见。示指巨指或两个以上手指巨指较为常见。

2. 继发性巨肢（指）症　继发性巨肢（指）症是指由于其他全身性或部位性疾病所引起的肢体异常发育和过度增长。垂体功能亢进可引起肢体肥大；上肢的血管瘤、淋巴管瘤、神经纤维瘤、动 - 静脉瘘及脂肪组织增生等占位性的疾病，也可引起手指及肢体的过度生长，形成巨肢（指）畸形。

二、手术要点、难点及对策

1. 软组织切除术　切除过度生长的软组织，使巨肢（指）体积缩小。为防止手指术后血供障碍，手术分两期进行，一次切除一半多余的皮肤及皮下组织，相隔 3 周以上，再切除另一半。多半选用手指侧方锯齿形切口，分离指血管及指神经，切除手指掌侧或背侧多余的脂肪组织，在手指皮肤血供不受影响的情况下，尽可能多地切除皮肤及皮下组织。

2. 神经剥离及神经减压　有的巨指症与指神经的生长有关，因此在剥离、切除皮肤及皮下组织的同时，应切除指神经的分支、保留指神经的主干，以达到治疗目的。

巨肢（指）症伴有正中神经生长失控时，造成正中神经在腕管受压。做腕管松解，可使正中神经减压。

3. 截骨术及骨骺遏止术　指骨或掌骨的过度生长，形成过长及过粗或弯曲畸形，使用截骨术可使骨缩短，或变薄，或矫正弯曲畸形。较多使用的是使指骨缩短，截除指骨的远端，或截除关节做关节融合。为使手指变薄或变窄，可做纵向截骨，这适用于拇指指骨的整形。由于纵向截骨，涉及肌腱附着处的移位，故操作不易。楔形截骨可矫正弯曲畸形。

骨骺遏止术可阻止骨的纵向生长，多半采用手指侧面切口，用高速电钻破坏骨骺骺板，或用骨凿做骨骺截除。

4. 截指术　对严重影响功能及外形的巨指，无法采用上述方法时，可选用截指术。

第六节　Apart 综合征手畸形

一、 手术适应证及禁忌证

适应证：多个指病理性连接在一起形成的先天性畸形，手术时机在 3 岁左右。
禁忌证：合并严重系统疾病或心肺功能障碍等。

二、手术要点、难点及对策

手术分两期进行，第一期将示指与中指、环指与小指分开，第二期将中指与环指分开。

1. 第一期手术　首先在背侧切取皮瓣，按设计在指蹼间隙背侧切取皮瓣，其宽度为相对应的两掌骨头之间的距离，长度可达远侧指间关节。切开皮肤、皮下组织，仔细辨认并保护相邻两指的指动脉。当两侧指动脉在指蹼处合二为一时，要保留血管于中指、环指一侧，以保证二期手术时两指的血运。于掌侧 "Z" 形切开皮肤，达近侧指横纹，以皮瓣修复指蹼，其余创面游离植皮。方法同一般并指。

2. 第二期手术　分离第三指蹼间隙。于中指、环指之间分别切开背侧与掌侧皮肤，背侧切开的长度达掌指关节附近，掌侧达近侧指横纹。分离两指间的骨与关节的连接。按照两指间创面的大小，在同侧腹股沟取双叶状皮瓣。皮瓣近端做成皮管，分叶部修复手指创面。3 周后夹闭训练并断蒂。

（郭　亮）

参 考 文 献

戚可名 .2004. 整形外科特色治疗技术 . 北京：科学技术文献出版社 .
王炜 .1999. 整形外科学 . 杭州：浙江科学技术出版社 .
辛时林 .1995. 整形外科手术图谱 . 武汉：湖北科学技术出版社 .
张涤生 .2002. 张涤生整复外科学 . 上海：上海科学技术出版社 .

第二十九章　下肢畸形与缺损

　　下肢的外科发展主要来于下肢的创伤特别是战伤的处理。在逐渐明确清创术和肢体制动在下肢创伤处理中的重要性后，随着抗菌药物的不断革新、血库的建立及无菌操作技术的发展，肢体创伤后的死亡率和并发骨髓炎的概率大大降低，使下肢创伤的处理技术逐渐成熟。自20世纪60年代成功开展显微外科血管吻合技术后，许多棘手的下肢软组织缺损得到妥善处理，使得肢体创伤后的功能恢复得到极大的改善。现今，随着生活水平的提高，糖尿病及血管相关性下肢创面逐渐成为临床常见病种，并随着临床各专业的发展及整形外科医师与其他专科医师开展合作，下肢整形外科的治疗已涉及先天与后天性肢体畸形、下肢慢性溃疡、下肢皮肤肿瘤、周围血管疾病并发症处理等。

　　相对上肢对精细操作功能的需求，下肢的主要功能是行走和负重，所以修复的主要目的是提供稳定的软组织覆盖及恢复必要的感觉功能。另外，在解剖结构上，下肢的功能位处于下垂位，故静脉淤滞、慢性水肿往往较为常见。而静脉回流不畅是组织移植失败的常见原因，在下肢的创面修复中应引起重视。下肢的动脉硬化发生率也较高，皮瓣移植术前，应认真评价下肢动脉功能。下肢感觉的缺乏极易导致继发创面的产生，且下肢神经干较长，创面修复后神经再生需时较长也较困难，在复杂的下肢修复术前应综合考虑神经功能恢复的可能性，而且不断革新的假肢能很好地代替下肢的基本功能，所以建立一个无功能的肢体是件徒劳无功的事情。相对股骨，胫骨虽同为主要的负重骨，但其软组织环境缺乏丰富的血供，骨折后易出现愈合不良和局部感染迁延不愈。所以，创面形成后的早期提供良好的软组织覆盖是很重要的。另外需引起重视的是，在下肢严重创伤尤其是伴有血管损伤后，易发生骨筋膜间室综合征。

第一节　下肢软组织缺损常用皮瓣

　　由于下肢血运差，创伤常造成软组织缺损，经久难愈。下肢严重瘢痕挛缩畸形松解切除亦可能累及深层血管、神经、肌腱等组织，给修复重建带来困难，单纯植皮常常效果不佳。下面介绍下肢软组织缺损常用皮瓣。

一、适应证

1. 股骨上段、髋部软组织缺损，可应用股外侧肌肌皮瓣修复。
2. 膝部软组织缺损，可用股内侧肌肌皮瓣修复。
3. 膝部、腘窝及邻近软组织缺损，可用隐动脉皮瓣修复。
4. 小腿中上段各种原因软组织缺损，可用小腿内、外侧皮瓣或肌皮瓣修复。
5. 足跟、踝部软组织缺损，可用足背、足底皮瓣或肌皮瓣修复。

二、禁忌证

1. 重要器官功能不全及凝血功能障碍者。
2. 局部炎症存在者。

三、术前准备

1. 术前常规检查，排除重要器官功能不全及凝血功能障碍。
2. 肉芽创面加强换药，使肉芽组织健康新鲜，并做分泌物培养及药敏实验。
3. 骨关节挛缩畸形需拍摄 X 线片。
4. 供区选择，术前设计。

四、手术要点、难点及对策

（一）股前外侧皮瓣

1. 标记旋股外侧动脉降支体表投影，其穿支主要位于以髂前上棘与髌骨外上缘连线中点为圆心，半径 3cm 的圆内。
2. 根据创面缺损情况设计皮瓣，沿旋髂外侧动脉体表投影切开皮肤、皮下组织及深筋膜，从股直肌外侧缘向肌间隙分离，暴露旋股外侧动脉及其伴行静脉，向近端分离至血管束起始部。
3. 自皮瓣内侧缘于深筋膜下分离，将皮瓣向外侧掀起，注意保护由深层浅出的穿支血管。
4. 沿血管蒂分离，解剖肌皮穿支，至与掀起的皮瓣相会，确保包含 2 ~ 3 支动脉穿支。
5. 切开皮瓣外侧缘与下缘，完整掀起皮瓣，根据需要行带蒂或游离移植。
6. 供区创缘游离后拉拢缝合，必要时可予游离植皮覆盖创面。

（二）股内侧皮瓣

1. 以腹股沟韧带中点与股骨内侧髁连线为纵轴，根据创面缺损情况于股内侧中下段设计皮瓣（图 29-1）。
2. 切开皮瓣外侧缘皮肤、皮下组织、阔筋膜，于缝匠肌浅面分离至内侧缘，将肌肉向外侧牵开，暴露股内侧肌间隔的股动脉干及其分支，分离股内侧主要皮动脉及其伴行静脉。

3.切开皮瓣上、下、内侧缘，自阔筋膜深面掀起皮瓣，根据需要调整血管蒂，移位覆盖创面，供区拉拢缝合。

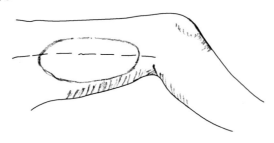

图 29-1　股内侧皮瓣设计示意图

（三）隐动脉岛状皮瓣

1.膝关节内侧正中做平行于下肢的轴线的标记，为皮瓣设计轴心线。于轴心线两侧5cm 范围内设计皮瓣，上起膝上 10cm，下至膝下 20cm，根据受区缺损情况设计皮瓣。

2.根据皮瓣设计线切开皮肤及皮下组织，解剖血管蒂。

3.以血管蒂为轴，掀起皮瓣，经皮下隧道转移至缺损部位缝合。

4.供区游离植皮，加压包扎固定（图 29-2）。

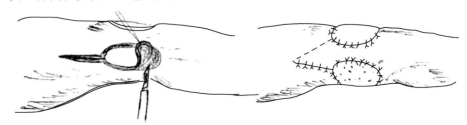

图 29-2　隐动脉岛状皮瓣

（四）小腿外侧皮瓣

1.以腓骨小头至外踝连线为轴，根据缺损大小设计皮瓣，标出腓动脉走行及皮支浅出点。

2.沿后缘切开皮肤，于深筋膜上游离皮瓣。注意保护腓肠肌和比目鱼肌间隙穿出的皮支，分离显露腓动静脉，连同皮瓣一同掀起（图 29-3）。

3.顺行转移时，沿血管主干近端继续分离至适当长度。逆行转移时，于近端结扎腓动静脉，再远端分离至踝上方。做游离皮瓣时，结扎血管干发出的肌支，沿血管干向近端分离至胫后动静脉发出处作为血管蒂。

4.供区创面游离植皮，加压包扎固定。

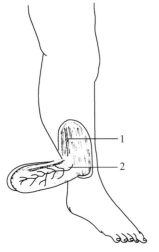

图 29-3　小腿外侧皮瓣血供示意图

1.腓动脉；2.腓动脉皮支

（五）足背动脉岛状皮瓣

1. 标记足背动脉走向，根据缺损情况设计皮瓣切取范围。

2. 切开蒂部皮肤，于皮瓣内侧切开皮肤及皮下组织，自深筋膜下向外侧分离，注意保护细小皮支，结扎切断足背动脉足底深支。越过拇长伸肌腱后紧贴骨膜解剖，掀起皮瓣。

3. 将皮瓣经皮下隧道转移至受区创面缝合，注意避免血管蒂扭曲。

4. 供区创面游离植皮，加压包扎固定（图 29-4）。

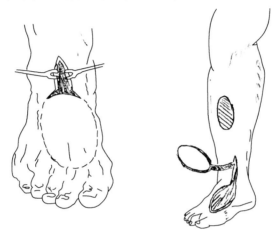

图 29-4　足背动脉岛状皮瓣

（六）足底内侧岛状皮瓣

1. 于足底非负重区根据受区创面情况设计皮瓣切取范围。

2. 于皮瓣远端切开直至皮肤和跖筋膜，于拇外展肌与屈趾短肌间隙寻找趾内侧血管，将其结扎切断。由远端向近端分离皮瓣直至跖内侧血管起始处，注意保护深部血管发出的穿支。

3. 将皮瓣经皮下隧道转移至受区创面缝合，注意避免血管蒂扭曲受压。

4. 供区创面游离植皮，加压包扎固定（图 29-5）。

435

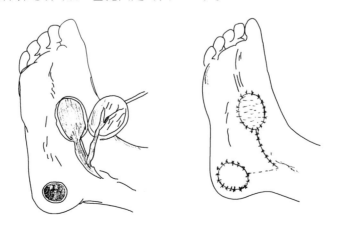

图 29-5　足底内侧岛状皮瓣

五、术后监测与护理

1. 石膏托固定制动，抬高患肢，观察皮瓣血运。
2. 常规静脉滴注抗生素预防感染。
3. 伤口愈合后及时进行早期功能锻炼。

六、术后常见并发症的预防与处理

1. 血运障碍　动脉血供障碍时表现为皮瓣苍白、发凉。静脉回流障碍表现为皮瓣充血、皮温增高。原因有皮瓣设计错误、术中操作失误、术后处理不当及全身因素导致。一旦发生，很大程度影响修复效果，因此重在预防血运障碍的发生。术后需观察皮瓣颜色、温度变化，及时发现血运障碍。若发现皮瓣潮红、明显肿胀，应检查蒂部有无扭曲或受压，同时静脉滴注低分子右旋糖酐，继续密切观察。必要时可拆除部分缝线，减轻皮瓣张力，辅助局部应用肝素配合按摩治疗。
2. 血肿　术前检查凝血功能，术中精细止血，术后适当压力包扎，辅助应用止血药物。
3. 感染　严格遵循无菌原则，术后适当使用抗生素。

第二节　下肢瘢痕的晚期修复

下肢瘢痕多由创伤、烧伤等引起，不仅有损于局部形态，而且常伴有瘢痕挛缩影响下肢的功能活动。此外，瘢痕防卫功能差，常出现反复糜烂和慢性溃疡，甚至发生恶变。下肢瘢痕治疗的目的以松解挛缩、切除慢性病变、改善功能活动为主。皮肤扩张器在以改善下肢外形为目的的治疗中展现了良好的临床应用价值，具体可参考相关章节。

下面以腘窝瘢痕为例介绍下肢瘢痕的手术治疗方法。

一、"Z"改形术

"Z"改形术通过利用挛缩瘢痕周围的三角瓣相互交叉插入，改变挛缩方向的皮肤长度。

（一）适应证

本术式主要用于条索状瘢痕挛缩，周围瘢痕较少。

（二）禁忌证

1. 重要器官功能不全及凝血功能障碍者。
2. 局部炎症存在者。

（三）术前准备

1. 术前常规检查，排除器官疾病及凝血功能障碍。

2. 麻醉：可采用局部浸润麻醉或低位硬膜外麻醉。

（四）手术要点、难点及对策

切除条索状瘢痕，两侧设计连续"Z"形切口，形成数对对偶三角皮瓣。皮下游离三角皮瓣，交叉换位后缝合（图 29-6）。

三角瓣的角度在 45°～60°，若为瘢痕组织瓣，需多保留皮下组织，以保证血液供应。

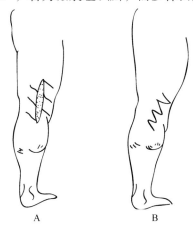

图 29-6 腘窝条索状瘢痕"Z"改形术

A. 切口设计；B. 术后效果

437

（五）术后监测与护理

术区常规整形外科手术包扎，膝关节伸直位石膏固定 2 周。

（六）术后常见并发症的预防与处理

1. 血运障碍 原因有皮瓣设计错误、术中操作失误、术后处理不当及全身因素导致。一旦发生，很大程度影响修复效果，因此重在预防血运障碍的发生。

2. 血肿 术前检查凝血功能，术中精细止血，术后适当压力包扎，辅助应用止血药物。

3. 感染 严格遵循无菌原则，术后适当使用抗生素。

二、瘢痕松解、游离植皮术

（一）适应证

腘窝瘢痕挛缩畸形松解后创面无法直接拉拢缝合。

（二）禁忌证

1. 重要器官功能不全及凝血功能障碍。

2. 局部组织炎症存在。

3. 瘢痕松解后肌腱、韧带、骨面外露。

（三）术前准备

1. 术前常规检查，排除器官疾病及凝血功能障碍。

2. 麻醉：可采用局部浸润麻醉或低位硬膜外麻醉。

（四）手术要点、难点及对策

切除腘窝增厚瘢痕组织，直至脂肪组织或深筋膜，充分松解创面粘连组织，将屈曲畸形的膝关节伸直。切除瘢痕时可行腘窝双侧"Z"形切口，并超过侧中线，使膝关节充分伸展而无明显受限。观察可用皮肤范围，可适当局部缝合缩小创面，剩余创面用中厚皮瓣移植修复。

（五）术后监测与护理

术后常规静脉滴注抗生素。植皮区打包加压包扎，石膏外固定制动 2 周。术后 2 周打开包扎观察皮片成活情况。

（六）术后常见并发症的预防与处理

1. 皮片成活不佳　主要原因有皮下血肿、感染、皮片移动、包扎压力不当、适应证掌握不当、全身情况差等。应预防为主，一旦发生，范围小的可加强换药，一般可逐渐愈合。大范围皮片坏死需再手术治疗。

2. 皮片远期收缩　皮片移植后的收缩，对功能和形态的恢复都有很大影响，应及早预防。伤口愈合后早期做主动功能锻炼，配合物理治疗，局部可予弹性绷带包扎。

三、瘢痕松解、皮瓣转移术

（一）适应证

腘窝瘢痕切除后肌腱、血管或部分关节韧带、关节囊暴露，不能采用植皮修复者。

（二）禁忌证

1. 重要器官功能不全及凝血功能障碍者。

2. 局部炎症存在者。

（三）术前准备

1. 术前常规检查，排除器官疾病及凝血功能障碍。

2. 麻醉：可采用局部浸润麻醉或低位硬膜外麻醉，必要时采用全麻手术。

（四）手术要点、难点及对策

1.同侧小腿或大腿皮瓣转移修复术　腘窝瘢痕周围皮瓣血运供应常常也不佳，选用局部皮瓣需谨慎。大腿股内侧和股外侧皮瓣是较好的选择，特别是旋股外侧动脉降支为蒂的逆行岛状皮瓣。

2.对侧腿皮瓣转移修复术　应用对侧腿正常皮肤转移皮瓣至患侧腘窝，供区皮片移植修复。

3.远位皮管转移修复术　其他方法均受限时，可考虑远位皮管转移修复，但治疗过程长，手术次数多，现临床已较少应用。

（五）术后监测与护理

术区常规整形外科手术包扎，根据手术方式采用不同的术后处理方法。

（六）术后常见并发症的预防与护理

1.血运障碍　动脉血供障碍时表现为皮瓣苍白、发凉。静脉回流障碍表现为皮瓣充血、皮温增高。原因有皮瓣设计错误、术中操作失误、术后处理不当及全身因素。一旦发生，很大程度影响修复效果，因此重在预防血运障碍的发生。术后需观察皮瓣颜色、温度变化，及时发现血运障碍。若发现皮瓣潮红、明显肿胀，应检查蒂部有无扭曲或受压，同时静脉滴注低分子右旋糖酐，继续密切观察。必要时可拆除部分缝线，减轻皮瓣张力，辅助局部应用肝素配合按摩治疗。

2.血肿　术前检查凝血功能，术中精细止血，术后适当压力包扎，辅助应用止血药物。

3.感染　严格遵循无菌原则，术后适当使用抗生素。

第三节　下肢慢性溃疡

下肢慢性溃疡是指下肢皮肤软组织出现缺损或破损，创口经久不愈，常伴有不同程度的炎性渗出。本病多发生于小腿下1/3部位，这与其解剖结构及部位有密切关系。因下肢处于低垂位置，承担负重行路功能，故外伤感染的机会较多。又由于其位于血循环的终末端，血供欠丰富，致伤口愈合障碍。

引起下肢慢性溃疡的因素有很多，除局部原因外，很多与系统性疾病有关，如动脉硬化、糖尿病等。所以，在处理局部溃疡前，应尽可能诊断其病因，对溃疡的原发病进行必要的治疗。否则，即使暂时通过外科手段使创面愈合，也终将破溃复发。有些原发病虽已诊断明确，但一时难以治愈，需与相关科室医务人员合作将原发病控制在相对合适的状态，如糖尿病性溃疡需将血糖控制在正常范围内；静脉淤血性溃疡需改善下肢静脉循环。

下肢慢性溃疡的保守治疗在这里不过多阐述。下面介绍一些下肢慢性溃疡的手术治疗。

一、适应证

1. 慢性放射性溃疡。
2. 不稳定瘢痕溃疡。
3. 慢性骨髓炎溃疡。
4. 恶性溃疡无远处转移。
5. 静脉淤血性溃疡。
6. 非手术治疗及相应病因治疗后仍不愈合。

二、禁忌证

1. 年老体弱不能耐受手术者。
2. 近期重要脏器严重病变者。

三、术前准备

1. 术前进行必要的病因治疗，加强营养，注意休息，控制局部感染。
2. 创面细菌培养及药敏实验。
3. 供区选择。

四、手术要点、难点及对策

1. 静脉淤血性溃疡 术前检查下肢静脉功能情况，治疗以解决静脉淤滞的病因为主，如单纯大隐静脉功能不良行大隐静脉剥除术。通过手术改善局部静脉淤血状况后压迫包扎，加强创面换药，辅以药物治疗，若溃疡有明显好转则继续当前治疗。

如创面无愈合趋势，则行溃疡切除术，切除范围要广泛，术中检查有无瓣膜关闭不全的静脉，若有予以结扎切除，创面皮片移植修复。

2. 动脉缺血性溃疡 治疗以保守治疗与手术治疗相结合。手术治疗主要有旁路血管移植术、动静脉灌流术、腰交感神经切除术等，溃疡在循环改善后多可自愈。溃疡局部手术操作应简单，减小手术创伤，可予清创后皮片移植修复，若肢端组织明显坏死应予截除。

3. 不稳定瘢痕溃疡 溃疡深度一般局限于皮肤及皮下脂肪层，但周围瘢痕组织广泛，常伴有挛缩畸形，手术应将溃疡及挛缩瘢痕组织一并切除。对于非功能部位创面，可用游离皮片移植修复。如创面位于关节活动部位，可予全厚皮片或薄皮瓣修复，以减少术后复发挛缩畸形。

4. 放射性溃疡 溃疡局部血供不良，愈合能力极差。手术治疗应尽量切除病变组织，切除范围尽可能广泛，创面修复以轴型皮瓣或肌皮瓣为首选。

5. 慢性骨髓炎溃疡 必须切除溃疡及坏死组织，完全摘除死骨，切除后创面一般巨大，宜采用肌皮瓣修复。

6. 神经营养性溃疡 切除溃疡及周围瘢痕组织及深部病变组织，创面修复首选携带感觉神经的皮瓣，其次为局部皮瓣。

7. 恶性溃疡 切除范围和深度宜大，术中使用快速冷冻切片检查以明确切除范围。创面修复首选游离植皮术，易于早期发现肿瘤复发。溃疡切除后重要神经、血管、肌腱暴露者需用皮瓣移植修复。

五、术后监测与护理

1. 根据创面培养及药敏结果应用抗生素。
2. 植皮或皮瓣修复创面术后处理请参照相关章节。
3. 根据病因辅助保守治疗，促进创面愈合。

六、术后常见并发症的预防与护理

下肢慢性溃疡术后并发症主要为溃疡的复发，应当重视病因治疗与手术治疗的相结合，选择合适的创面修复方案，但仍有复发的可能。

第四节 先天性下肢畸形

先天性下肢畸形所涉及的疾病范围较广，疾病的发生原因复杂，命名、分类也不尽统一。在这些先天性下肢疾患中，主要为骨、关节异常，整形外科中常见的有多趾、并趾、缩窄环和巨趾等。这些先天性畸形，可单独发生，也可和其他畸形并发，如常和手的先天畸形并存。下肢的主要功能是负重和行走，无复杂的精细活动。一些严重影响下肢功能的骨、关节畸形性疾病，如先天性马蹄内翻足等，因考虑到肢体的发育生长因素，行手术矫正时，应注意手术的破坏性不要太大，手术可分次进行，以便出现问题及时纠正。

下面介绍第一跖骨内翻伴拇外翻的治疗：拇外翻在临床较为多见，表现为拇趾第一跖趾关节处向外侧偏斜移位。轻者无明显症状，重者不但常引起局部发炎疼痛，还影响穿鞋和足部功能活动。

一、适应证

拇外翻保守治疗不能缓解症状或畸形影响足部功能者。

二、禁忌证

1. 重要器官功能不全者。

2. 局部炎症存在者。

三、术前准备

1. 术前常规检查，排除器官疾病及凝血功能障碍。
2. 足部 X 线检查。

四、手术要点、难点及对策

（一）拇外翻滑囊、骨赘切除术

1. 切口：拇趾跖趾关节背内侧切口，翻开皮瓣，暴露肥厚滑囊后切除。于关节囊内侧做 "V" 形切口，翻开暴露突向内侧的跖骨头及增生骨赘。
2. 切除骨赘，切断拇收肌肌腱止点，将近侧断端与跖骨头外的关节囊缝合固定。
3. 将拇趾复位后逐层缝合。

（二）Keller 手术

跖趾关节内侧行弧形切口，切开关节囊及近节趾骨骨膜，切除近端 1/3 ～ 1/2 趾骨，使近节趾骨长轴与第 1 跖骨的长轴一致，切除跖骨骨赘及增生软组织，将向外移位的籽骨与拇长屈肌腱复位。拇长伸肌腱紧张可予延长松解。

五、术后监测与处理

①抬高患肢，以减轻术后肿胀；②观察足部皮肤颜色、温度变化；③术后患肢固定制动 2 ～ 3 周。

六、术后常见并发症的预防与处理

1. 拇外翻畸形复发　一般先采用保守治疗，部分患者可以缓解症状。对于症状明显影响生活者，建议再次手术治疗。
2. 拇内翻　多为手术操作不当引起。
3. 畸形愈合
4. 缺血性坏死　术中孤独游离解剖引起血供的破坏。

（钟爱梅）

参 考 文 献

戚可名 .2004. 整形外科特色治疗技术 . 北京：科学技术文献出版社 .

王炜 .1999. 整形外科学 . 杭州：浙江科学技术出版社 .

辛时林 .1995. 整形外科手术图谱 . 武汉：湖北科学技术出版社 .

张涤生 .2002. 张涤生整复外科学 . 上海：上海科学技术出版社 .

第三十章 外生殖器、会阴及肛周畸形和缺损

男性或女性的外生殖器均可能发生先天性或后天性的畸形。先天性畸形包括男性的尿道下裂、女性的阴道闭锁等。后天畸形多是由于手术或外伤而产生的畸形或缺损，如尿道阴道瘘、阴茎缺损等。这些先天性或后天性的外生殖器畸形，均可能形成严重的功能障碍，应该接受整形外科手术治疗。

第一节　阴茎再造

阴茎可因各种外伤，如枪弹伤、爆炸伤、撕脱伤或切割伤等造成部分或全部缺损。阴茎癌根治术后常造成完全性缺失。阴茎全部或大部缺损后，严重影响排尿和生殖功能，给患者带来生理功能障碍和心理创伤，故需进行阴茎再造手术。此外，先天性阴茎缺失或短小，或良性畸形治疗时需要恢复男性外生殖器者，亦都需要进行阴茎再造术。

阴茎再造手术在显微外科技术应用之前都是用皮管转移，分几次手术来完成。Borgoras（1936）首先应用腹部皮管和肋软骨移植，分期再造阴茎。Gillies 和 Harrison（1948）应用腹壁三条平行切口，以大皮管套小皮管的方法再造阴茎。之后 Hoopes（1973）加以改良，但仍然需要分四期手术。Noe Birdsell 等应用下腹部中央部皮管分两期再造阴茎，并应用 Telflon 棒临时插入作为支撑组织，但本法不做尿道再造，尿道口仍留在阴茎根部。高学书等应用大腿皮管法及腹部双皮管法为 5 例患者进行阴茎再造术，获得较满意效果，但仍属分期手术范畴。

再造的阴茎包括阴茎体、尿道和支持组织三个部分。阴茎体应用皮管来进行再造，皮管供应区可选自下腹壁或大腿内侧。尿道的来源可应用另一小型皮管来形成或利用尿道下裂手术中尿道形成的原则进行。支持组织以选用自体肋软骨较好。我们曾进行 5 例阴茎再造术，2 例由于枪伤，2 例由于切割伤，1 例系阴茎癌根除术后。再造手术时 4 例应用腹壁皮管，1 例应用大腿内侧皮管均得到成功。5 例中 4 例应用软骨移植得到成功；1 例应用丙烯酸甲酯植入，2 年后植入体穿破皮肤形成窦道，取出后创口愈合。此 5 例术后排尿功能均恢复正常，随访 3 ～ 10 年均无尿道吻合口狭窄现象，性功能尚称满意，其中 3 例术后曾生育孩子。

手术前应先检查有无尿道口狭窄或异位。有狭窄时须先行手术修复。外伤性缺损常有尿道异位，在我们的 5 例患者中，1 例伴有半侧阴囊睾丸外伤性缺损，尿道已开口于会阴部，

先进行尿道再造手术，将尿道口移到正常阴茎根部再进行阴茎再造术。阴茎癌切除后，须经较长时期观察（一般是 3 ~ 5 年），待确认无复发时方能进行再造手术。在做尿道吻合手术时，手术前必须做耻骨上膀胱造瘘或后尿道造瘘术，以保证手术成功。

（一）双皮管阴茎再造手术

这是常用的一种手术方法，手术须分四期进行。

1. 第一期　在侧腹壁上制备斜行皮管一条，长 17 ~ 20cm，宽约 8.5cm，在另侧腹壁下方靠近腹股沟处另制一较小皮管，长 12 ~ 14cm，宽 4 ~ 5cm，皮管的下端均应靠耻骨联合部位，以便于转移。

2. 第二期　在第一期手术后 3 ~ 4 周进行。切断大皮管的上端，将它扭转到阴茎根部位置，并与在该处切开的创面缝合。手术时要注意两点：一是皮管上的缝合创痕应放置在侧方，而不宜在阴茎腹面正中线上；二是皮管腹侧的缝合处应和残留的尿道口上方做最大限度的接近。同时切断小皮管的上端，将它扭转并移植于尿道口的下方切开创面上。此时也应注意皮管的缝合创痕应放在一侧，在紧靠尿道口下方处缝合。

3. 第三期　手术应在离第二期手术较长时间后进行（一般是在 5 ~ 6 周后，皮管经夹压训练确定有充分血供保证以后）。手术开始前先做耻骨上膀胱造瘘术。先切断大小皮管的下端，将它们相互靠拢拼合在一起，然后在大小皮管的对合面上，从尿道口开始各做两条平行切口，直到皮管游离端，每一皮管两平行切口之间的宽度以能容纳 20 号导尿管的 1/2 圆周为度。沿切口边缘两侧皮下略做分离，将相对的切口内侧创缘做真皮层的缝合，这样即可形成尿道。最后将大小皮管的外侧创缘再各做相对缝合形成阴茎。如嫌两个皮管缝合后所形成的阴茎过粗时，也可考虑将小皮管的皮肤除保留形成尿道者外，其余皮肤组织予以全部切除，而将大皮管的两平行切口的外侧创缘多加分离后，将小皮管围绕包裹之。创口愈合后拔除耻骨上导尿管。

4. 第四期　可在第三期手术后 3 ~ 4 周进行。手术目的是进行软骨移植及龟头成形术。

（二）大腿部套入式皮管阴茎再造术

手术须分四期进行。

1. 第一期　在一侧腹股沟下方的大腿根部，先斜向做两条平行切口，切口相距 4cm，长度视所需修复尿道的长度决定。将此皮瓣创缘两侧各在皮下分离约 1/3，注意皮瓣下的皮下脂肪宜较薄，过厚则未来阴茎会过于臃肿。然后在皮瓣上放置适当口径导尿管一条，将皮瓣创面朝外，围绕导尿管缝合成尿道，缝线（3-0）只缝皮下组织及真皮层。然后在这条翻转皮管内侧，另做一宽 6 ~ 7cm，长度需长于外侧皮管 3 ~ 4cm 的另一平行切口，形成一宽大的双蒂皮瓣。将此皮瓣做皮下潜行分离，以能向外侧移动，松弛覆盖新形成的尿道为度。与此同时切取第 8 肋软骨一段，修剪成所需长度的柱状体，随即埋入尿道旁的皮瓣下。将此双蒂皮瓣向侧方滑移覆盖新形成的尿道和埋入的软骨后，将创缘缝合。内侧所遗留的创面则以中厚皮片移植修复。

2. 第二期　于第一期手术后 3 ~ 4 周进行。先在新形成尿道缝合线的内外两侧做纵向切口，将皮瓣做深筋膜上的分离，并连同所植软骨及尿道完全与深筋膜组织分离后掀起。将它包绕尿道及软骨后，在对侧将创缘相互缝合成柱状，即成为未来的阴茎预制体。皮瓣下所保留的脂肪厚度即决定再造阴茎的粗细，不宜过多或过少，大腿部所留创面用中厚皮片移植。

3. 第三期　于第二期手术后5～6周进行。术前先做膀胱造瘘术，切断大腿部皮管的上端，移植于阴茎残端部位，并同时做尿道口的吻合手术。吻合时最好采用斜切口对斜切口的方式，可防止吻合口的术后挛缩狭窄。同时将软骨端插入残留的阴茎海绵体之间，约2cm深处，用铬制羊肠线或较粗的丝线做数针缝合固定。切断阴茎悬韧带，可使残余阴茎海绵体略为伸长。大腿部创面用中厚皮片移植。

4. 第四期　在第三期手术后5～6周进行。手术时先切断皮管的下端（即接连于大腿端），并做再造阴茎末端龟头成形术。术后4周可做尿道吻合口的扩张及试行排尿。情况正常时在术后3周拔除膀胱造瘘管。

（三）龟头成形手术

在修整再造阴茎末端做龟头成形时，可在阴茎背部及两侧，距末端约4cm部位做3/4环状切口，并削除宽约0.5cm的表层皮肤，游离这端创缘，重叠于切除表皮部的创面上，进行缝合。

第二节　阴道闭锁畸形

阴道闭锁则是一种先天性畸形，严重的阴道闭锁常伴有女性内生殖器的发育不全，这类患者无生殖功能，可能系睾丸女性化综合征（见两性畸形）。但部分性阴道缺损常只是部分阴道的极度狭窄或闭锁，子宫及卵巢仍具正常功能。患者常在初次月经来潮时发生剧烈腹痛，经后有周期性腹痛，经检查才能发现此种畸形。对于这种患者进行阴道再造术常可恢复正常生殖功能。

一、阴道闭锁的治疗

阴道缺损或全部闭锁的患者常不自觉地被发现。仍保持正常生理功能的患者在月经初潮时下腹部有剧烈疼痛，经检查后可确定诊断，此种情况常须作为急症处理。无生理功能的患者可随时进行整复手术。

（一）阴道部分闭锁的治疗

我们曾治疗过一例15岁的女学生，某日患者突觉下腹部剧烈疼痛，阴道有血性分泌物，来上海某医院妇科进行检查，发现有阴道闭锁，处女膜上仅有针眼小孔，有少许经血流出，诊断为先天性阴道闭锁。由上海市第九人民医院会诊后协助做阴道再造手术。术前按植皮手术再造全部阴道做准备。经在阴道口小孔切开逐步扩大深入时，发现先天性闭锁的范围不深，仅及整个阴道的前1/4，后3/4阴道内藏有凝血块。将血块冲洗干净后，检查阴道黏膜完全正常，子宫颈柔软，发育正常，遂将阴道口纤维性组织切除，暴露出约2cm长的一圈创面。估计将阴道内段黏膜做剥离松解后可拉出与阴道前庭部的创缘相连接合。故立即改变计划,不进行植皮手术,将阴道内段黏膜创缘四周做充分分离,将它向阴道口拉出后,即与阴道前庭的黏膜创缘做三个锯齿形缝合。缝合创缘松弛。1周后拆除缝线,创口愈合良好。出院后每月月经正常来潮,1年后随访阴道口无狭窄现象。

(二)阴道全部闭锁的治疗

治疗原则是应用游离植皮方法来再造阴道,如内生殖器发育良好则在手术后常可恢复正常生育功能。但对于内生殖器发育不全或睾丸女性化综合征的病例,阴道再造只能达到适应于性生活的目的。但有些存在短浅阴道的病例中,也可试用模具顶压逐渐将阴道加深,达到一定的深度,重获性交功能。顶压时间为4～6个月。

可在腰麻或硬膜外麻醉下施行手术。先取平卧位,在大腿内侧切取中厚皮片(约0.45mm)2/3鼓备用。供皮区包扎后再改换膀胱截石位进行再造手术。

在相当于阴道前庭部作十字形切口,用锐剥离及钝剥离法在直肠前壁及尿道和膀胱后方之间形成一组织间隙。手术中可用导尿管插入尿道及膀胱中,同时用左手示指探入肛门及直肠中。在剥离过程中可随时触摸导尿管及左手示指以探查前后壁的厚薄,避免穿破尿道、膀胱或直肠。向深部分离时还应防止穿通腹膜进入腹腔。如不慎损及上述诸组织,应即时缝合修补之。如层次适当,则分离极易,且很少出血;一般可用填塞压迫即可止血。有搏动性出血时应结扎止血。此种剥离深度和广度以长9～10cm,能容纳三指为适度。

在子宫功能正常,子宫口外有经血积滞的情况下,分离时应针对子宫口进行,以便将子宫颈及穿隆部暴露。在进行这个步骤时可能会遇到困难,不易找到子宫颈的位置。此时可用粗针头插入探查,可抽出紫黑色黏稠血液。以此为目标进行切开及扩大腔隙,并暴露子宫颈和子宫口,必要时也可即时进行下腹部切开,请另一手术者将手指探入盆腔,摸出子宫及宫颈部。这样就更容易确定剥离的正确部位,避免误入腹腔或穿破膀胱。

分离完毕后,腔隙中用温热盐水纱布填塞止血。然后用纱布缝成圆柱形袋,袋内塞入有少量碘仿的油纱布,再将皮片创面向外反裹于袋上。将皮片边缘用细纹线做间断缝合,皮片接合处可做成锯齿状,以防术后挛缩。用生理盐水或抗生素溶液冲洗阴道腔隙,观察有无出血点。将此裹有皮片的纱布袋塞入腔隙中,并将皮片边缘和阴道前庭创面密切接触,并留长线头数条。最后将碘仿油纱布补充填入袋内以充实之,以使皮片和创面密切接触。将所留长线头相对结扎,以防止油纱布滑脱。放置导尿管,并将两侧大阴唇做暂时性缝合。

二、术后监测与处理

术后1周给予患者流质饮食,控制术后患者在1周内不排大便,以免污染创口,可给予碱式碳酸铋、氢氧化铝或阿片酊等药物。全身应用抗生素。术后9～10天打开大阴唇及阴道口缝线,抽出袋内填塞纱布及袋,拆除可以拆除的缝线。如未发生感染,皮片成活率通常极高。随即进行阴道冲洗,随后放入预制的丙烯酸甲酯扩张器,并做确实固定。以后每日取出扩张器,清洗局部及模型后立即放回。导尿管可在拆线时拔除。术后3周患者可以出院,但应叮嘱患者每日进行取出模型及冲洗阴道的操作,必须坚持4～6个月,以防止皮片收缩（图 30-1）。

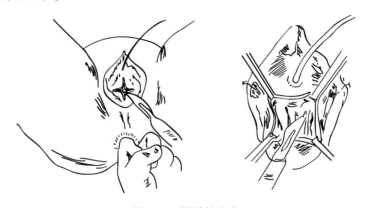

图 30-1　阴道扩张术

（王　巍）

参考文献

戚可名 .2004. 整形外科特色治疗技术 . 北京：科学技术文献出版社 .

王炜 .1999. 整形外科学 . 杭州：浙江科学技术出版社 .

辛时林 .1995. 整形外科手术图谱 . 武汉：湖北科学技术出版社 .

张涤生 .2002 张涤生整复外科学 . 上海：上海科学技术出版社 .

第三十一章　肢体淋巴水肿的治疗

第一节　病因及解剖

一、病因

淋巴水肿（lymphedema）是由于先天性淋巴管发育障碍或继发性原因所引起的淋巴液回流受阻所引起的肢体浅层软组织内体液积聚，继发纤维结缔组织增生、脂肪硬化、筋膜增厚及整个患肢变粗的病理状态。因为皮肤增厚、表皮过度角化、皮下组织增生，其中包括大量增生的纤维成分，使晚期的肢体病变组织坚硬如象皮，也称为象皮肿病。病情严重者除肢体增粗外，还常伴有丹毒发作、皮肤赘疣样增生及溃疡等，甚至致残而丧失劳动能力。

据国际淋巴学会估计，全世界约有 1.4 亿人患有各种类型的淋巴水肿。其中 4500 万人是肢体淋巴水肿，包括 2000 万人为乳腺癌手术后引起的上肢淋巴水肿。肢体淋巴水肿的发病原因很多。其中 10% 属于先天性淋巴系统缺陷引起的原发性淋巴水肿。其余的 90% 属于继发性淋巴水肿，包括丝虫病、局部感染、外伤、肿瘤切除手术后所导致的肢体淋巴水肿。新中国成立前，我国丝虫病患者达 3000 万以上，是当时世界上丝虫病患者最多的国家。20 世纪 50 年代中期以后，国家积极开展大规模防治工作，丝虫病在我国目前已被基本消灭。但是晚期丝虫病并发的肢体淋巴水肿患者仍有百万人以上，再加上其他原因而致的淋巴水肿，总的肢体淋巴水肿患者人数估计在 300 万人左右。

淋巴水肿属于高蛋白滞留性水肿。它是一种进行性疾病，主要表现为组织中存在过多的蛋白质和体液，超过了淋巴系统的运转能力，从而积聚在组织中。淋巴系统运转能力的降低又加剧了淋巴回流的障碍。早期以水肿样成分为主，后来高浓度蛋白质刺激成纤维细胞活性，继发组织内纤维增生和淋巴反流，最终形成淋巴淤滞。同时高蛋白又是细菌繁殖的内环境，可导致患病肢体的急、慢性炎症，更加剧淋巴管功能的进一步损害。另外，巨噬细胞又失去组织内的正常吞噬功能，降低了它对大分子蛋白质的分解作用。这样，就逐渐形成了一个恶性循环，导致了最终出现肢体淋巴水肿典型的临床和病理改变。

二、解剖与生理

淋巴管在组织结构与生理功能上与静脉有相似之处，但淋巴系统本身又是一个独立的系统。它主要回收组织间隙的大分子（如蛋白质）进入静脉，从而在机体体液平衡与物质交换方面发挥重要的作用。另外，淋巴结还有过滤、防御和免疫功能。

（一）淋巴管与淋巴结

1.淋巴管　体内各器官除脑、脊髓、视网膜、角膜、肝小叶等外，均有无瓣膜的毛细淋巴管（又称为原始淋巴管）呈网状广泛分布。它们引流所在区域的淋巴液，汇集成集合淋巴管。集合淋巴管无色、透明，管腔内有瓣膜，呈念珠状。它们再汇成淋巴干，包括腰干、肠干、支气管纵隔干、锁骨下干和颈干。其中除肠干以外均为成对分布。右侧的颈干、锁骨下干和支气管纵隔干，在右颈静脉角处分别地或汇集成右淋巴干进入静脉；而其余的各淋巴干则经乳糜池、胸导管，到左颈静脉角处进入静脉。

2.淋巴结　在集合淋巴管与淋巴干的行程中，常经过一组或几组淋巴结。淋巴结的大小、形状有很大的差别，但一般均由皮质、髓质两部分构成。皮质包括包膜和淋巴滤泡，淋巴滤泡内含有淋巴胚细胞与巨噬细胞的生发中心。髓质如海绵样，含有着大量淋巴细胞、巨噬细胞，围绕着小动静脉，另外还有较多纤维组织及少许的脂肪。从肢体远端来的淋巴输入管注入包膜下的窦状隙（边缘窦），通过放射状中间窦穿过皮质，逐渐变成大而迂曲的髓质窦，最后则形成许多小的管道，汇成淋巴输出管在淋巴结内部离开淋巴结上行。

（二）肢体的淋巴解剖

肢体淋巴管被深筋膜分为筋膜上的浅淋巴系统和筋膜下的深淋巴系统。浅淋巴系起始于真皮内毛细淋巴管网，到皮下组织中汇成集合淋巴管，二者相延续处有瓣膜控制淋巴流动的方向。一般来说，浅层集合淋巴管数量较多，常与上肢的头静脉、贵要静脉和下肢的大小隐静脉伴行；深淋巴系引流骨、肌肉、筋膜、关节、韧带的淋巴液，集合淋巴管数量较少，常与深部血管伴行。肌肉内没有淋巴管。由于筋膜的屏障作用，除通过腘窝、腹股沟、肘、腋部的淋巴结外，深、浅淋巴系之间没有交通支。

1.上肢浅淋巴管　手指拥有丰富的毛细淋巴管网，形成淋巴丛，在指根处与来自掌心的淋巴丛汇集后，于指蹼间转到手背浅面，形成了30多条集合淋巴管，分为前臂背面桡侧组和前臂背面尺侧组，分别与头静脉和贵要静脉伴行。手掌的淋巴丛经腕部向上到前臂深面，约有10条浅淋巴管，分为前臂掌面桡侧组、前臂掌面尺侧组和与正中静脉伴行的前臂掌面中央组。上行过程中，背面两组逐渐向掌面与掌面的桡、尺侧组汇合，一部分注入肘浅淋巴结，另一部分与中央组一起注入滑车上淋巴结。

2.上肢深淋巴管　前臂深淋巴管分别与桡、尺及骨间前后血管伴行，注入肘深或肘上淋巴结。肘深淋巴管与肱动脉伴行，并与肘深淋巴结、滑车淋巴结的输出管汇合注入腋淋巴结群。上臂另有一支深淋巴管，沿头静脉进入胸三角肌沟随腋静脉注入腋淋巴结外侧组。

3.上肢淋巴结

（1）肘部滑车上淋巴结：接受前臂尺侧浅淋巴管，其输出管与一部分尺侧淋巴管，与贵要静脉伴行，和肘深淋巴管汇合后进入腋淋巴结外侧组。另有一部分桡侧与正中组淋巴管不经过滑车上淋巴结而上升，在上臂中 1/3 处转向内侧，注入腋淋巴结中央组。

（2）腋窝淋巴结：共分 5 组。①外侧组，在腋静脉周围排列，接受上肢深、浅淋巴回流。②前组，在胸小肌下缘，接受前胸壁与乳房外侧淋巴回流。③后组，在腋后壁沿肩胛下动静脉排列，接受肩、背、颈下部的淋巴。④中央组，在腋窝脂肪组织中，接受上述 3 组淋巴结的输出管。⑤锁骨下组，于腋窝尖端，在腋静脉上段周围排列，接受以上 4 组淋巴结和锁骨下淋巴结的输出管，以及乳腺上部及周围的淋巴液，其输出管可以直接注入颈静脉，也有部分注入颈深淋巴结。

4. 下肢浅淋巴管　其分为三组。①内侧组，起于第 1 ~ 3 趾、足背及足背内侧，有 4 ~ 16 条淋巴管，其中 2 ~ 4 条比较粗。与大隐静脉伴行向上，注入腹股沟下浅淋巴结，少部分注入腹股沟下深淋巴结。②外侧组，沿小腿的外侧缘上行，数量很少，多数在上行过程中与内侧组相汇合。③后外侧组，起于足背外侧缘，有 3 ~ 5 条淋巴管，其中 1 ~ 2 条较粗，向上与小隐静脉伴行，经腓肠肌间沟注入腘窝淋巴结浅组，偶有一条集合淋巴管直接向上注入腹股沟下浅淋巴结。

5. 下肢深淋巴管　与下肢的主要血管伴行，分别注入腘窝淋巴结与腹股沟下深淋巴结。

6. 下肢淋巴结　①腹股沟下浅淋巴结：沿着腹股沟韧带分布，以卵圆窝为界分为内侧组与外侧组，接受腹前壁、腹外侧壁、臀部及会阴部的淋巴管，输出管注入髂外淋巴结；沿大隐静脉末端垂直分布的为下组，接受下肢浅淋巴管及臀部、会阴部少量淋巴管，输出管注入腹股沟下深淋巴结及髂外淋巴结。②腹股沟下深淋巴结：位于股环及大隐静脉处，接受下肢深淋巴管及阴部淋巴管，注入髂外淋巴结。③腘窝淋巴结：接受小腿与足部的淋巴回流，输出管与股血管伴行，注入腹股沟下深淋巴结。少数可伴有大隐静脉注入腹股沟下浅淋巴结。

（三）淋巴系统生理

1. 淋巴液

（1）淋巴液的成分：组织液进入淋巴管即成为淋巴液。因此，来自某一组织的淋巴液成分与该组织的组织液非常相近。由于组织液很难采集样品，故常以淋巴液的成分间接推测组织液的成分。除蛋白质以外，淋巴液的成分与血浆非常相似。淋巴液中的蛋白质以小分子居多，同时也含有纤维蛋白原，故淋巴液在体外能凝固。不同器官的淋巴液中所含蛋白质浓度不同，肢体静息时淋巴液的蛋白质含量为 1 ~ 1.5g/dl。蛋白质可通过毛细淋巴管的细胞间隙或吞饮作用而进入淋巴管。

（2）淋巴液的生成量：健康成人在安静时候，从淋巴管引流入血液循环的淋巴液为 120ml/h，其中经胸导管引流入血液的淋巴液约 100ml/h，从右淋巴导管进入血液的淋巴液约 20ml/h。平均每日生成淋巴液 2 ~ 4L，大致相当于人体血浆的总量。淋巴液中共含蛋白质约 195g，其回流入血液对保持血浆胶体渗透压有非常重要的意义。淋巴液的生成速度缓慢而不均匀，可在较长一段时间内处于停滞状态，而体力运动、按摩、血量增多或静脉压升高等，均可使淋巴生成增快。

2. 淋巴的生成与回流

（1）毛细淋巴管的组织学特点与通透性：毛细淋巴管是一端为封闭盲端的管道，管腔较大而不规则，管壁与毛细血管相似，也是由单层扁平内皮细胞构成，细胞之间不相连接，呈瓦片状或鱼鳞状互相叠盖。这种排列方式允许组织液及悬浮其中的红细胞、细菌等微粒通过内皮细胞间隙向毛细淋巴管内流入，但不能倒流，因而具有活瓣样作用。内皮细胞还通过胶原细丝与组织中的胶原纤维束相连。当组织液积聚于组织间隙中时，组织的胶原纤维与毛细淋巴管之间的胶原纤丝可将互相重叠的内皮细胞边缘拉开，使内皮细胞之间出现较大的缝隙。另外，毛细淋巴管的内皮细胞也有吞饮机制；毛细淋巴管的壁外无基膜，通透性极高。这些特点均有利于组织液及组织液中的蛋白质与微粒进入淋巴管。

（2）影响淋巴生成的因素：由于淋巴液来源于组织液，而组织液是从毛细血管渗出的液体，因此决定淋巴液成分的重要因素是毛细血管壁的通透性。不同器官组织中，淋巴液所含蛋白质等的量不同，这和该组织毛细血管壁的通透性有关。淋巴液中含有各种血浆蛋白。据实验分析，一天内循环血液中50%以上的血浆蛋白可以透过毛细血管进入组织间隙，并与组织液中的蛋白质混合，然后随同水和盐等从毛细淋巴管经淋巴系统流入静脉血。在静息状态下，从一个组织间隙进入淋巴的蛋白质的量是一定的，如淋巴液流量增加则其中蛋白质浓度降低，但在单位时间内回流入血的蛋白质总量不变。毛细血管内的各种类脂质进入组织间隙与毛细淋巴管时，均要与蛋白质结合后才能通过。乳糜中的中性脂肪，可能通过吞饮等作用由毛细血管内透入组织间隙与毛细淋巴管。

液体进入毛细淋巴管的动力是组织液压力与毛细淋巴管压力的差值。任何能增加组织液压或者任何可以降低毛细淋巴管压的因素均可使淋巴流量的增加，其中更为重要的是组织液压的变化对淋巴形成的影响。

（3）淋巴管瓣膜与影响淋巴回流的因素：毛细淋巴管经汇合而成集合淋巴管，后者的管壁中有平滑肌，起到收缩的作用。另外，除了毛细淋巴管上皮细胞边缘重叠排列，在组织液与淋巴之间起着瓣膜作用以外，淋巴管内部亦有许多活瓣。在大淋巴管中每隔数毫米就有一个瓣膜，在小淋巴管中瓣膜更多，其方向均指向心脏的方向。因此，与静脉中的瓣膜一样，淋巴管中的瓣膜使淋巴液只能从外周向中心的方向流动。淋巴管壁平滑肌的收缩活动和瓣膜一起，构成了淋巴管泵。当淋巴管被淋巴液充盈而扩张时，其管壁的平滑肌就会收缩，产生压力，迫使淋巴液通过瓣膜流入下一段淋巴管。大淋巴管的平滑肌有交感神经支配，可做主动收缩，除了淋巴管壁平滑肌收缩以外，由于淋巴管壁薄、压力低，所以任何来自于外部对淋巴管的压力也都能推进淋巴液流动。例如，骨骼肌的节律性收缩、邻近动脉的搏动，以及外部物体对身体组织的压迫和按摩等，都可以成为推动淋巴回流的动力。

（4）淋巴循环的生理意义：回收组织间液的蛋白质是淋巴回流最重要的功能。因为由毛细血管动脉端滤出的血浆蛋白分子，不可能逆着浓度差从组织间隙重新吸收进入毛细血管，却很容易通过毛细淋巴管壁进入淋巴液中，所以组织液中的蛋白质浓度能保持在低水平。每天由淋巴流入血管的蛋白质占血浆蛋总量的50%左右。如果体内的主要淋巴管被阻塞，则组织液中的蛋白质必将积聚增多，组织液的胶体渗透压将会不断升高，这又会进一步增加毛细血管液体的滤过，引起严重的组织水肿。如果某一肢体的淋巴管发生阻塞，则该肢体可发生淋巴水肿。另外，淋巴回流还有运输脂肪及其他营养物质、调节血浆和组织液之间的液体平衡等作用，淋巴结对机体起防御屏障的作用。

第二节　发病机制和临床表现

　　淋巴水肿形成的基本因素是淋巴液滞留。造成淋巴液滞留的主要因素是淋巴回流通道中断，有学者称淋巴水肿为"低产出衰竭"，用来区别于淋巴液生成增多、淋巴循环负载超荷而引起的组织水肿，如低蛋白血症、静脉栓塞、下肢动静脉瘘等，后者又被称为"高产出衰竭"。因为此类水肿发生的起始因素在淋巴系统之外。淋巴输出功能不良是静脉压升高、水分和蛋白质渗出过多的结果，这类水肿则不属于淋巴水肿。

　　从解剖学观点上看，淋巴回流障碍可以发生在各级淋巴通路上，如初始淋巴管、真皮淋巴管网、集合淋巴管、淋巴结、乳糜池和胸导管等。由于淋巴受阻的部位不同，所引发的淋巴水肿的病理生理改变也有所不同，如盆腔大集合淋巴管受阻时的病理生理改变，一定不同于初始淋巴管闭塞。另外，不同的发病因素，如外伤、感染、放射等所造成的淋巴管病变也有差异。原发性淋巴水肿如米罗病的发病原因目前还尚不清楚。

　　皮肤组织发炎可导致局部初始淋巴管闭塞。淋巴管及周围组织炎症、盆腔或腋窝淋巴结清扫，以及放射治疗后的继发性病损，均可导致集合淋巴管部分或全部闭塞。造成淋巴管闭塞的确切机制尚不清楚，有人认为是存留在肢体远端（手、足）皮肤淋巴中的细菌和细菌繁殖，可能是引起闭塞的原因。手术切除淋巴管或淋巴结及局部照射以后，都可以引起急性淋巴水肿，此时组织中的淋巴管扩张，并伴有大量毛细淋巴管形成；平时关闭的淋巴管与静脉之间交通支开放，淋巴管侧支循环形成；同时巨噬细胞分解大分子蛋白质的功能也增强。通过以上的代偿机制，急性水肿大多都可以自行消退。但是随着组织中瘢痕组织的日益成熟，新生的毛细淋巴管便逐渐消失；扩张的淋巴管的瓣膜功能逐渐减退或丧失；淋巴管壁肌纤维萎缩，内膜增厚，胶原沉积，淋巴管腔变窄，收缩功能就丧失了。急性水肿在消失的数月或数年后，水肿又可再次出现，成为不可逆的慢性淋巴水肿。

　　肢体淋巴水肿的临床表现为单侧或双侧肢体的持续性、进行性肿胀。在水肿的早期，按压皮肤后出现的凹陷，称为凹陷性水肿，此时若将肢体持续抬高，水肿将减轻或消退。临床上把这种无组织纤维化或轻微纤维化，称为淋巴水肿Ⅰ期。随着病期的延续，水肿和纤维化加重，患肢明显增粗，如果两侧肢体的周径相差不足 5cm，则称为淋巴水肿Ⅱ期；如两侧肢体周径相差超过 5cm，则称为淋巴水肿Ⅲ期。严重的晚期水肿，皮肤组织极度纤维化，还常伴有严重表皮角化及棘状物生成，整个病肢异常增粗，形同大象腿，所以又称象皮肿（elephantiasis），此时称为淋巴水肿Ⅳ期。

　　根据病史和临床表现，淋巴水肿的诊断一般并不困难。鉴别单侧的下肢淋巴水肿与先天性动 - 静脉瘘，后者患肢较健肢增长。临床上，下肢淋巴水肿主要需与静脉水肿相鉴别。据统计，下肢水肿中静脉性水肿占总数的95%，而淋巴静脉混合性水肿只占少数，单纯淋巴性水肿不超过总数的3%。静脉性水肿患者多会有急性深部静脉栓塞的病史。由于毛细血管灌注不良，患肢组织质地变硬，皮肤色素沉着，趾甲缺失，病期长的患者可在局部（常见于胫前区）形成难以愈合的慢性溃疡。以上均为静脉性水肿的特点。如怀疑淋巴水肿与静脉性水肿同时存在的可能性，我们可以借助淋巴闪烁造影和多普勒深静脉血流测试来明确诊断。

第三节 淋巴水肿的临床分类

一、原发性淋巴水肿

（一）先天性淋巴水肿

先天性淋巴水肿（congenital lymphedema）在出生时即发病，如果有家族遗传史，称为米罗病（Nonne-Milroy's disease）。此病于 1890 年由 Nonne 首先提出，Milroy 后来证实。此类患者占原发性淋巴水肿发病总数的 10% ~ 25%。女性病例是男性病例的 2 倍多。本病可以累及四肢、外生殖器、肠道和肺部，并可伴有其他的先天性异常。此病的发病机制尚不清楚，导致淋巴滞留的病理机制也有待阐明。

（二）先天性淋巴管过度发育

先天性淋巴管过度发育（congenital lymphatic hyperplasia），此类水肿往往在 5 ~ 10 岁时确诊，但患儿在出生后不久即出现轻度的水肿。淋巴管阻塞的部位可能在乳糜池，但临床上未被证实。水肿可累及整个下肢（或双下肢），很少发生继发感染。浅表淋巴管数量增多，并且扭曲、扩张，瓣膜功能不全，可见乳糜反流，但淋巴管仍保留活跃的自主收缩功能，淋巴结的数量亦增多。

组织学检查显示淋巴管扩张，肌层增厚。临床检查可见有的患儿病肢（往往是单侧）皮肤上可见白色小丘疹样突起，表明乳糜反流入下肢淋巴管，是先天性淋巴水肿中最严重的类型，主要发生在女性患者。

（三）早发性淋巴水肿和迟发性淋巴水肿

早发性淋巴水肿（lymphedema praecox）和迟发性淋巴水肿（lymphedema tarda）占原发性水肿病例总数的 80%。早发性淋巴水肿主要发生在女性患者，发病年龄通常在 20 ~ 30 岁；迟发性则往往在 35 岁以后发病。大约 70% 的病例水肿发生在单侧，最初表现为足和踝部水肿，数月或数年之后，水肿可发展至整个小腿，但较少会蔓延到大腿，此后病情发展缓慢。数年后约 30% 的患者对侧肢体也开始发病，但此类患者很少出现急性淋巴管炎和淋巴管周围组织感染。组织学检查显示：淋巴管和淋巴结的内膜增厚，内膜下胶原沉积，肌纤维变性，提示是一种炎症性的改变。除了发病时间的早晚外，早发性与迟发性的表现没有差别。水肿发生的时间代表着淋巴管异常的发展过程，临床症状出现得越早，说明淋巴管异常改变越严重。有人认为青春期激素水平的变化是促使年轻女性发病的原因之一。

二、继发性淋巴水肿

（一）感染性淋巴水肿

1. 丝虫病感染 丝虫病引发的肢体淋巴水肿，在我国的部分省份（如浙江、湖南、安徽、山东等）有较高的发病率。丝虫（班氏丝虫和马来丝虫）的Ⅲ期幼虫经蚊子传播进入初始淋巴管，随淋巴循环到腹股沟或腋窝淋巴结，停留在输入淋巴管中，发育为成虫，造成淋巴管部分阻塞，损伤淋巴管，使其功能丧失，淋巴回流受阻。机体针对丝虫抗原产生的局部免疫反应及寄生虫代谢产生的产物刺激引起淋巴管的损伤，淋巴管丧失自主收缩功能，淋巴液在皮肤组织内滞留。典型的临床症状包括反复发作的丝虫热，往往有不适的前兆，会随之出现急性淋巴管炎及肢体水肿，以上症状是丝虫病活动期的表现。由于感染（包括细菌感染）的反复发作，淋巴管堵塞，组织水肿和纤维化的日益加重，可形成象皮肿。

2. 皮肤淋巴管淋巴结炎（dermato lymphangio adenitis，DLA） 反复发作的皮肤淋巴管、淋巴结感染（又称丹毒），是导致淋巴管系统病变形成继发性肢体淋巴水肿的主要原因之一。最常见的病因是甲型溶血性链球菌，好发于下肢。浅表淋巴管造影表明炎症后淋巴管发生闭塞，组织学检查也证实了淋巴管在感染后发生的变性改变，大部分管腔发生闭塞。其病变过程为炎性因子作用于淋巴管，使其通透性增高，管壁变硬，弹性下降，自主收缩功能减弱甚至消失；同时淋巴管内膜增厚，管腔狭窄，引发肢体远端的水肿。

引发肢体浅表淋巴管、淋巴结炎症的原因如下：创伤、静脉栓塞、静脉曲张性溃疡、趾间糜烂（如足癣），以及身体的其他部位（如耳、胃等）的细菌感染。另外，骨折后的肢体肿胀及各种静脉手术、妇科手术，也是淋巴管炎的易发病因。

临床观察可以发现淋巴管发育异常易诱发淋巴管炎。对16名已有一次单侧下肢淋巴管炎症发作史的患者做双下肢间接淋巴管造影，以观察初始淋巴管和集合淋巴管的变化。造影结果显示，绝大多数初始淋巴管形态均不规则，直径也有所改变，集合淋巴管病理性闭合，这些改变与典型的原发性淋巴水肿的改变相同，这些结果提示，有一部分淋巴管炎症引发的淋巴水肿不能归为继发性淋巴水肿，事实上它们很有可能是原发性淋巴水肿，而感染则加重了水肿。

（二）非感染性淋巴水肿

此类水肿病包括手术、创伤、放射治疗及肿瘤侵犯等。因恶性肿瘤而行腹股沟和髂窝淋巴结清扫，可以导致下肢淋巴水肿；乳腺癌根治术则是大多数上肢淋巴水肿的引发因素。通常手术或放疗后早期，肢体则可出现急性水肿，数周后水肿往往自行消退，肢体粗细恢复正常。数月至数年的潜伏期之后，肢体会再度出现水肿，此时为慢性水肿。Olszewski（1977）解释手术或创伤后数月或数年发生淋巴水肿的原因见表31-1。

表 31-1 手术或创伤后数月或数年发生淋巴水肿的原因

类型	原因
急性水肿（1～6周）	外伤、手术切除淋巴结、淋巴管
无水肿（潜伏期数月至数年）	新生淋巴管迅速再生，恢复淋巴回流
	组织内瘢痕形成，淋巴管停止生长，数目不断减少
慢性水肿	淋巴回流受阻，淋巴管扩张，瓣膜闭合不全
	毛细淋巴管内皮细胞联合处持续开放
	淋巴液滞留，淋巴管内压增高，收缩功能减退

　　肢体淋巴水肿最常见的并发症是皮肤淋巴管、淋巴结炎症。炎症发作的次数、程度与水肿的发展成正比。由于大多数患者为恶性肿瘤患者，生存期较正常人短，一般情况下病肢的皮肤不出现淋巴水肿晚期的病理性的改变。

　　淋巴系统恶性肿瘤或淋巴结转移性肿瘤可以阻塞淋巴回流而引发淋巴水肿。常见的淋巴系统恶性肿瘤疾病有霍奇金病、淋巴肉瘤、多发性出血性肉瘤（Kaposi's sarcoma）及淋巴管肉瘤等。淋巴结转移性肿瘤多数来自卵巢、宫颈、前列腺、睾丸和膀胱。下肢的水肿多为腹股沟或髂窝淋巴结受侵犯。肿瘤引发的淋巴水肿的特点是，水肿始发于肢体近端，即受累淋巴结群的周围，以后向肢体远端扩展，淋巴闪烁造影有助于确诊。

第四节　诊断方法

一、淋巴管造影

　　因为淋巴管细小，尤其是肢体的淋巴管更为明显，而且淋巴液无色透明，肉眼观察只能看到较粗大的集合淋巴管、淋巴干及淋巴导管。将遮光物质直接或间接注入淋巴管，然后进行 X 线摄影来观察显影的淋巴管和淋巴结，分别称为直接淋巴管造影（direct lymphangiography）或间接淋巴管造影（indirect lymphangiography）。根据淋巴管显影的情况可以了解有关肢体淋巴循环的情况。

（一）直接淋巴管造影

　　Hudack 和 McMaster（1933）应用 11% 的酸性湖蓝制成等渗液做皮下注射使淋巴管染色。Kinmonth（1952）为诊断下肢淋巴水肿，将碘制剂直接注入淋巴管进行淋巴管造影，取得良好的效果，为临床诊断打下了良好的基础。直接淋巴管造影方法的建立，为肢体淋巴水肿的诊断和疗效观察提供了非常可靠的手段。

　　此方法主要用于临床患者，也可用于动物实验。但因为淋巴管本身管径较细，且壁薄而透明，使得肉眼难以将其从其周围组织中分辨出来，所以在直接注入造影剂之前，需先用间接注射的方法注入显色剂，即引导注射，让淋巴管充盈着色，然后再直接向显色的淋巴管内注入造影剂。

　　1. 引导注射　常规使用的是 2.5% ～ 11% 的酸性湖蓝和 0.5% ～ 3% 的伊文思蓝 0.5 ～ 1ml，可与等量的 1% 利多卡因或 1% 普鲁卡因液做成混合液。其中以酸性湖蓝的效果最好，因为它在组织内的扩散性较强，很快就可进入淋巴管；其毒性也较低，注入后 24 ～ 48 小时即由尿液排出，并且在注射部位不遗留色素。引导注射的部位可根据淋巴管造影的部位来确定，如四肢淋巴管造影时，在指、趾间蹼皮下做引导注射，注射点处通常会伴有蓝色皮丘和数条蓝色细丝出现，蓝色细丝即是皮下的浅淋巴管。

　　2. 注入造影剂

　　（1）造影剂：临床常用的碘剂有水性和油性两种。水性碘剂主要是 70% 的醋碘苯酸钠等水性碘剂，没有不良反应，缺点是在淋巴管内停留时间短，并且容易外溢，显影浅淡，所以不适于较长时间或远隔部位的淋巴管造影。油性碘剂为含碘的植物油（碘油），主要制剂有 Ethiodol、Popiodol 等。碘油不易外溢，扩散慢，并且造影效果好，在淋巴管及淋巴结停留时间长，但有时会发生一过性肺栓塞，所以要掌握注射量和注射速度。

（2）注射方法：造影的时候，患者平卧，常规消毒铺巾后，在引导注射点的近侧数厘米处（足背为 4～6cm），于局麻下做 2～3cm 长的横切口，切开表皮和真皮后仔细分离，在真皮下可以找到蓝染的淋巴管，选择较粗的一条，充分游离，剥去外膜 1～2cm 长的一段，在 1～2 倍手术放大镜下用直径 0.30～0.35mm 带导管的穿刺针穿刺，结扎固定，用加推进器缓慢注入碘剂，上肢淋巴管造影每侧注入 4～6ml，下肢每侧注入 7～10ml。下肢注入的造影剂进入腹股沟淋巴结时，患者会有轻胀感，此时摄片，如果现象清晰，即可停止注射造影剂，拔出针头，缝合伤口。因造影剂外溢或刺激淋巴管容易引起炎症反应，故术后应常规应用抗生素，并嘱患者抬高患肢且注意休息。

（3）正常的淋巴管造影表现：正常淋巴管造影呈线状，直径 0.5～0.6mm，远、近端口径基本一致。其行走可呈波纹状，相连的淋巴管间可有分支或互相合并，个别的可见有节段性弯曲，但口径不变。因管腔内有瓣膜，可呈纺锤形或串珠样。穿刺点远端淋巴管不显影，深、浅淋巴管间亦无交通支可见。

（4）肢体淋巴水肿的淋巴管造影表现：不同类型的淋巴水肿，淋巴管造影的表现也不同。原发性肢体淋巴水肿患者，淋巴管的数量和结构变化多端，表现为：①淋巴管发育不良。约 80% 的病例淋巴管数量减少，小腿部仅有 1～2 条，大腿部只有 2～3 条。路径正常临床上也不一定表现出水肿。淋巴引流失常者常伴有淋巴管狭窄、瓣膜稀少甚至缺如，因瓣膜功能不全而造成真皮淋巴反流。②淋巴管增生，占 10%～15%。淋巴管数目增加，扩张且迂曲，这类患者发病较早，常发生于一侧肢体。淋巴管生成不全，占 3%～5%，造影时肢体远端找不到淋巴干，仅偶尔在真皮内见到极细的毛细淋巴管。

继发性阻塞性肢体淋巴水肿的淋巴管造影表现为淋巴管中断，呈盲端，肢体远端淋巴管不规则，数量增多，管径粗细不一，多数呈现扩张、迂曲，常有真皮淋巴反流。阻塞近端淋巴管充盈不良或呈空旷区，附近有众多侧支循环。淋巴管分布常不规则，瓣膜影像消失。有些患者因炎症发作，导致远端淋巴管萎缩而无法进行淋巴造影。静脉曲张并发的肢体淋巴水肿，可产生不可逆的皮肤改变与淋巴管异常，造影显示淋巴管严重畸形。

（二）间接淋巴管造影

间接淋巴管造影是将造影剂注入体内能迅速被淋巴管吸收而显影的方法。1988 年新一代造影剂伊索显的问世，使间接淋巴管造影术开始在临床上广泛应用。干季良（1989）应用伊索显 -300 对不同病因的肢体淋巴水肿患者做间接淋巴管造影术，取得良好效果。正常肢体以下肢为例，在趾蹼注射造影剂 2 分钟后即可见到淋巴管充盈，并且以造影剂斑块向心扩散，扩散速度快，在踝关节内后方行走，呈"Y"形分支，越过膝关节后方，呈集束状到达大腿。注射 10 分钟后，腹股沟淋巴结已经显影，整个行径连续无中断。淋巴管直径约 1mm，光滑而无扭曲和扩张现象，并可见到纺锤状瓣膜影像。继发性淋巴水肿在患肢主要有 3 种不同表现：①集合淋巴管在不同部位呈扩张、扭曲、管径粗细不一且有部分中断现象，正常瓣膜影像消失，并可见广泛的真皮反流，皮下淋巴管网状扩张，没有或极少见到初级淋巴管。②初级淋巴管以增生为主，表现为数量增多，未见粗大的集合淋巴管。

③未见任何初级或集合淋巴管。而原发性肢体淋巴水肿仅表现为注射部位有圆形、边缘不规则的造影剂斑片。

传统的单体苯环造影剂如泛影酸盐，其碘原子与溶液中颗粒的数量比为 1：5。为了获得足够的碘深度来满足诊断的需要，常使渗透压高达 1600mmol/L。新一代等渗的非离子型水溶性造影剂伊索显 -300 为二聚体结构，其碘原子和溶液中颗粒的数量比为 6：1，因此能被制成高浓度，但与血液、脑脊液等渗。伊索显 -300 每毫升含碘量为 300mg，具有较理想的等渗性、满意的显影密度及较低的化学毒性等特点，在淋巴造影中显示了其独特优点。由于伊索显有良好的理化特性，在皮肤的间质内注射后，它能进入毛细淋巴管，并且可以通过内淋巴的转运而到达血循环，最后由肾脏排出。

间接淋巴管造影与直接淋巴管造影相比，具有操作简便、容易掌握的优点，它基本上是一种无损伤的检查方法，造影时间短，平均 30 分钟即可完成；而直接淋巴管造影术一般需 2 小时以上，并且还存在未能发现淋巴管或穿刺淋巴管失败的可能性。另外，间接淋巴管造影的不良反应少，无肺、脑、肾栓塞等并发症，对淋巴管的刺激作用小，并能显示非常细小的初级淋巴管。检查还可反复进行，这在临床上具有重要的临床意义。间接淋巴管造影不仅可用来了解病变的发展或转归，还可以用于对治疗效果的判断。

二、放射性核素淋巴造影

如前所述，由一层扁平内皮细胞组成的毛细淋巴管起始于组织间隙，其主要功能是为了吸收组织间隙中的蛋白质和清除大分子物质。大分子的放射性示踪剂注入组织间隙后，进入毛细淋巴管几乎全部顺淋巴回流而被清除。应用 γ - 相机或同位素计算机摄片（SPECT）显像设备，即可以显示放射性淋巴显像剂淋巴间流的途径及其分布。以此为基础的核医学淋巴显像技术可用于观察淋巴链的形态和淋巴动力学检查。新一代的 SPECT 比早期的同位素扫描仪及 γ - 相机有着更高的灵敏度，图像处理技术也已经相当完善。

自 1953 年 Sherman 等首次介绍放射性核素淋巴显像以来，示踪剂的研究有了很大的进展。张涤生（1978）采用 Au% 进行下肢淋巴结扫描，取得比较好的效果， 显示淋巴管阻塞病例淋巴结显影欠佳或不显影。早期淋巴显像剂都各有不足和应用的局限性，如显像剂制备复杂、放射剂量偏大等不足。^{99m}Tc-Dextram 作为淋巴系统的显像剂始于 1982 年，它是一种非胶体化合物，能溶入于淋巴液，因其分子量大，不会穿过毛细血管膜，故能特异地显示淋巴系统的形态。它主要以渗透的方式进入系统，并可以以分子溶液的形式随淋巴流动，因此在淋巴系统内定向速度快，图像细腻，药物在淋巴结定向程度高，能客观反映淋巴回流，而且可以制成药盒，临床使用方便，现作为新型淋巴显像剂已被广泛地接受了。

上肢淋巴系统检查采用直接或间接淋巴管造影技术也比较困难，而放射性核素淋巴显像能清楚显示腋窝的周围淋巴结甚至上肢淋巴干的图像。乳腺癌根治或放疗术后，可能不会发生上肢淋巴水肿，或出现轻、中或重度的淋巴水肿，其发生率各家报道差异很大。Leis 报告行乳腺癌根治术后有 15.4% 并发上肢淋巴水肿。近年来放射性核素造影研究显示，即使施行同样术式，但对每一位患者上肢淋巴系统变化的影响也不相同。Witte 等甚至认为放射性核素淋巴显像可作为一个有效指标来预测淋巴水肿发生的可能性。

放射性核素淋巴显像能够清楚显示下肢淋巴管的解剖和局部淋巴结。髂周围淋巴管常能被看到，有时候甚至可以显示出乳糜池或胸导管。但是一旦放射性示踪剂进入血液循环，它很快就会被肺、心脏、肝和脾所摄取，从而影响上腹部纵隔淋巴干的显示。所以应该指出的是，油剂淋巴造影能显示淋巴结内的结构特征，核素淋巴造影只能确定淋巴结的位置，证实淋巴结存在或缺失异常。但核素淋巴显像能确切显示集合淋巴管，并可用示踪剂的转运作为衡量淋巴回流的指标，这是核素淋巴显像的最大价值。除此之外，此检查方法安全、简便易行、重复性好、患者也无痛苦，相对于直接淋巴管造影患者更愿意去接受。因此，放射性核素淋巴显像是目前检查肢体淋巴水肿治疗前后变化的最佳方法，如用于淋巴管重建手术（如淋巴管 - 静脉吻合、静脉代替淋巴管移植术等）疗效的评价，并且放射性淋巴显像剂对淋巴管内皮细胞没有任何的损害。另外，核素淋巴显像还可用来检查临床上那些原因不明的四肢特发性水肿，评价其淋巴回流的功能状态，从而有助于明确诊断。

三、其他

与放射学有关的淋巴影像检查还有干板 X 线照相术、CT、MRI 等。Clouse 用干板 X 线照相术检查肢体淋巴水肿患者 11 例，显示患侧肢体皮肤厚度比健肢增加了 4 倍，皮下组织增加了 2 倍。Kalima 等用 CT 对 15 例单侧下肢淋巴水肿进行检查，对照于正常肢体，发现淋巴水肿肢体的皮下脂肪和肌肉清晰可辨，其皮下组织和肌肉组织分别较正常的增加 85% 和 5%；而慢性静脉水肿和急性静脉水肿，皮下和肌肉组织与正常的做比较则增加各 65% 和 25%、30% 和 60%，数据显示说明肢体淋巴水肿皮下组织增加最多，肌肉组织增加相对较少。还有人曾经报道用 MRI 测量淋巴水肿的程度和组织变化，图像质量好，但其费用昂贵，因此不宜作为常规淋巴学检查。上述的几项检查只能反映肢体淋巴水肿的形态学改变，不能像放射性核素淋巴显像那样可同时提供淋巴管功能的信息。多普勒超声探查和静脉造影可了解静脉系统的状况，对肢体淋巴水肿的鉴别诊断有一定价值。

第五节　治　疗

肢体淋巴水肿的治疗分为保守（非手术）治疗和手术治疗两大类。

一、保守治疗

根据最新研究动向表明，世界各国的淋巴学专家均倾向于首选保守疗法治疗肢体淋巴水肿，其中最具代表性的是烘绑疗法（heating and bandage treatment）、复合理疗法（compound physical theraphy，CPT）、苯吡喃酮类药物治疗（Casley-Smith）等。

（一）烘绑疗法

自从张涤生（1964）应用祖国医学原理首创烘绑疗法以来，先后成功地设计了远红外烘疗机和微波烘疗机（图47-7），使治疗效果得到进一步改善和提高。迄今为止，已收治各种原因引起的肢体淋巴水肿患者近3000例，总有效率为95%，优良率（消肿75%以上）达68%。烘绑疗法已被意大利、日本、印度等国家先后采用，并取得了良好的临床疗效。它不仅能使患肢消肿，周径缩小甚至恢复正常，而且能够非常有效控制丹毒发作，具有疗效高、安全方便、医疗费用低、易于操作和推广等优点。

烘绑疗法主要包括远红外或微波加热烘疗患肢、弹力绷带或弹力袜外包扎加压及皮肤护理3部分内容。治疗时将患肢伸入烘疗机烘箱内加热，烘箱内平均温度达80℃，每天1小时，连续20次为1个疗程，治疗后以弹力绷带包扎患肢，夜间休息时松开，一般1～2个疗程即有明显疗效。

自从20世纪80年代初以来，专家们初步探讨了烘绑疗法治疗肢体淋巴水肿的机制，并且取得了重要的成果。应用淋巴闪烁造影技术对20例肢体淋巴水肿患者进行对照研究，其结果显示烘绑治疗能促进患肢的淋巴回流，使85%（17例）的患者得到不同程度的治疗改善。观察研究下肢淋巴水肿患者局部高温下对其皮肤的影响，并将微波烘疗和远红外线治疗进行了比较，结果表明局部微波高温促进淋巴水肿消退的主要原因，可能与组织内炎症病变的消退，以及局部组织液和蛋白质的重吸收方面有关。烘疗还能降低皮肤组织中羟脯氨酸的含量，从生物化学角度佐证了烘疗能够降低病变组织的纤维化程度。近期的研究结果进一步阐明，烘疗可以增加机体的细胞免疫功能，从而增强机体的抵抗力，有效地防止丹毒发作；并且组织内蛋白水解酶活性亦增加，能促进淋巴水肿组织内多余蛋白质的分解与重吸收，减轻或消除组织水肿，烘绑疗法治疗肢体淋巴水肿的机制还需要后期进一步阐明，其具体机制的阐明对改进这一传统治疗方法及进一步提高疗效具有非常重要的意义。

（二）复合理疗法

复合理疗法由德国Foldi首先倡导。复合理疗治疗肢体淋巴水肿有长期的实践经验，可以分为两个阶段。第一阶段：①皮肤护理；②手法按摩治疗；③治疗性锻炼；④多层弹力绷带包扎压迫。第一阶段结束后即开始第二阶段，为的是巩固第一阶段取得的治疗效果，其侧重于康复治疗，仅在必要时才重复手法按摩治疗。手法按摩治疗的基本原则是，首先从淋巴水肿肢体近侧非水肿部位开始，依次先近后远以离心方式按摩。整个疗程由医师、护士和理疗师组成的治疗组来完成，Foldi主张应用低弹力绷带包扎患肢以维持复合理疗效果，这一点其实非常重要，但应避免对患有动脉性或深静脉疾病的患者使用，因为这可能会加剧病情。原则上讲，包扎压力应保持在患者能够耐受的最高压力（5.3～8kPa）时，最有利于取得良好疗效。

复合理疗的设想是依据肢体及躯干淋巴系统有一定的分区：上肢通过腋窝淋巴结回流，下肢则经过腹股沟淋巴结回流，躯干部同侧上下也有若干集合淋巴管交通，但在躯干中央线和腰部则存在天然屏障，很少互相交通，称为"水障"。手法按摩的目的是为了首先在不肿肢体近心端开始，将淋巴液推向血液循环，加强"水障"之间的淋巴交通系统，促进淋巴回流，然后再逐步过渡到肢端。研究者虽然一再倡导该治疗方法，但结果是收效甚微，

459

目前也仅限于个别国家采用。关键是该方法复杂，须经过专门培训的按摩师担任，疗程很长甚至可达 1 年以上，并且医疗费用极高，难以推广。

（三）间歇气压疗法

早在 20 世纪 60 年代，Zelikovski 等就设计了可移动的上肢外加压装置用于上肢淋巴水肿的治疗。Richmond 和干季良先后报道使用自行设计的间歇加压设备治疗肢体淋巴水肿的结果，在随访期限以内（最长达 2 年）疗效满意，肢体肿胀明显消退，间歇气压疗法（interments air compression therapy）治疗通常分为两个阶段，在淋巴水肿肢体外加压之后，选择大小合适的弹力袜、弹力袖或弹力绷带来保持加压后的水肿消退，但一定要避免把水肿驱赶到肢体近端或外生殖器部位，否则会使水肿加剧，因为在肢体根部形成纤维环可能会加剧淋巴回流障碍。

（四）药物治疗

1. 苯吡喃酮类药物　其中比较有代表性的是苯吡喃酮，用于治疗高蛋白水肿。此类药物首先由澳大利亚 Casley-Smith 研制并使用，在国外已进行了大量动物实验和临床研究。我国已研制成功了类似药品"克炎肿"投入临床使用治疗，治疗效果与之相近。口服苯吡喃酮类药物具有加强巨噬细胞活力、增加组织内多余蛋白质分解的作用，从而使大分子的蛋白分解后得以直接被吸收进入血液循环，组织中蛋白质浓度降低，使其胶体渗透压下降，从而有利于组织内水分的重吸收，最终减轻或消除水肿。苯吡喃酮类药物片剂规格为 200mg，服用剂量为 200mg，每日 2 次，一般需要连续服用 9 ~ 12 个月。因为起效慢，加上单独应用效果不是特别理想，故仅作为治疗肢体淋巴水肿的辅助药物。

2. 抗微生物类药物　肢体淋巴水肿并发急性淋巴管炎时，应常规使用抗生素治疗。常见并发症是真菌感染，一经证实就应给予相应的治疗。Olszewski 和 Jamal 对丝虫性淋巴水肿区域的皮肤、组织液等进行了组织学和免疫学的系列研究，并设计了正常对照组，近期结果数据显示：75% 的组织标本细菌培养为阳性，其中重度淋巴水肿的病例培养结果均为阳性，并与正常皮肤组织细菌种类不同。Olszewski 指出继发细菌感染是丝虫性淋巴水肿发病的重要因素，而不像原来认为的那样：丝虫性淋巴水肿的症状和进展是由于丝虫在患肢的活动和血循环中的微丝蚴引起的，此外，丝虫性淋巴水肿患者定期使用偏碱性或者清水清洗患肢。配合应用抗细菌、抗真菌霜剂对治疗有所帮助，活动期应选择使用抗微生物药物。

3. 利尿剂　肢体淋巴水肿应用利尿剂治疗偶见短期见效，长期以此治疗效果不佳，并且容易引起水和电解质的紊乱。现多数淋巴学专家均倾向于非特殊情况一般不会使用利尿药物，因为利尿药物的作用是弊大于利。同时也有报道称，恶性肿瘤造成的淋巴管阻塞而导致的肢体淋巴水肿应用利尿剂后，可出现部分症状缓解。

4. 其他　动脉内注射自体淋巴细胞来加强免疫功能，以及应用透明质酸酶来松解细胞外称质纤维化等，其实际疗效均不肯定，还有待研究证实。目前还没有特殊的饮食治疗来帮助肢体淋巴水肿的治疗，但是在乳糜反流综合征患者中，饮食中含有低长链三酰甘油和高短中链三酰甘油可能有益。通常情况下肢体淋巴水肿患者的液体进入不受特殊限制。

460

二、手术治疗

淋巴水肿的手术治疗经过了长时间的探索和研究，许多早期的手术没能经受住时间的考验就逐渐被大家摒弃，然而有些手术方式缓解了水肿，使病肢外形得到较大程度的改善而可以沿用到现在。可是到目前为止，还没有出现一种手术方法是能够治愈淋巴水肿的。但在选择任何一项手术治疗之前我们都应该先采用保守疗法。只有在保守治疗失败之后，再来考虑采用手术治疗。

对于治疗淋巴水肿的手术主要可分为 3 类，即促进淋巴回流、重建淋巴通道及切除病变组织。其中前两种手术被称为"生理性手术"，其目的是加速或恢复淋巴回流。临床经验数据表明，除了手术技巧以外，手术成功与否很大程度上取决于对适应证的把握。淋巴水肿的病因不同，病理生理的改变也不尽相同，所以应该要做的是根据每一位患者不同的具体病情来选择适当的手术方法。

（一）促进淋巴回流

自从采取直接淋巴管造影技术观察到肢体淋巴水肿主要为浅表淋巴系统的病变，但深部淋巴系统往往不受波及后，许多旨在将浅表淋巴引向深部组织的手术方法相继问世。这类手术包括切除数条肌肉筋膜，使深部组织和深部肌肉贯通；在皮下组织和肌层之间埋藏丝线或尼龙线，其中比较有名的是 Thompson 采用的在深筋膜下埋藏去除表皮的真皮皮瓣，以引流浅表组织淋巴的方法。后来的临床实践表明，这类手术也只能带来短暂的改善，术后有较高的感染率、排异反应及埋藏物周围形成的纤维化，真皮皮瓣的术后效果亦十分有限，皮瓣常常发生坏死。这些手术目前已经没有再采用，以下介绍目前临床上还在采用的手术方法：

1. 带蒂大网膜瓣移植 Dick（1935）曾采用大网脱瓣转移治疗生殖器的淋巴水肿。Goldsmith（1968）将此术式用于治疗上肢、下肢淋巴水肿，大网膜的淋巴循环比较丰富，有 1～2 条集合淋巴管与胃网膜血管伴行，注入胃下淋巴结和胰脾淋巴结；将带蒂的大网膜转移到上下肢，使受区淋巴管与大网膜淋巴管吻合而达到引流淋巴的目的，转移后大网膜被纤维包膜包裹。然而，受区的淋巴管与大网膜淋巴管之间能否建立起足够数量的吻合，以使患肢的淋巴液得到充分回流还没有被证实。Goldsmith（1975）关于术后 1～7 年的观察表明，1/3～1/2 的病肢水肿有中等程度的消退。但考虑到手术的范围和创伤，以及腹痛、胃肠功能紊乱等并发症，最终还是放弃此手术。Egorov（1994）对手术方法做出改进。他将大网膜以游离的方式移植到患肢，并且将大网膜血管与股血管或腋动、静脉分支做吻合。同时做受区小静脉与大网膜淋巴结吻合。19 个病例中有 5 例术后水肿消退达到 50%，其余的患者水肿消退亦达到 25% 以上，然而术前和术后的淋巴闪烁造影图像并没有显示明显的改变。

2. 带蒂皮瓣移植 Gillies（1935）尝试在上臂做皮瓣越过腹股沟转移到大腿，以促进患肢的淋巴回流至腋部，经过较长时间的随访，水肿有比较明显的消退，但供皮瓣的上肢却发生了继发性淋巴水肿。虽然此项手术因为上肢的并发症而未能推广，但手术证实了淋巴循环阻断后是可以被桥接的。用来促进淋巴回流的皮瓣最好是局部旋转皮瓣。

461

皮瓣内应该包括功能良好的轴状淋巴管，其蒂部应该尽可能地接近腋部或者腹股沟区。皮瓣转移后与受区淋巴回流的方向一致，供区肢体的淋巴回流必须正常。此外，还有带背阔肌肌皮瓣治疗乳房癌根治术后上肢淋巴水肿，以及顺肠段、肠系膜组织瓣一并转移治疗下肢原发性淋巴水肿的报道（Medgyesi，1983；Kinmoth，1978）。但由于这些手术病例数量很少，疗效尚不能肯定，同时因手术创伤大，术后的并发症很多，也限制了其在临床上的应用。

（二）重建淋巴通道

近 20 年来，由于显微外科技术的发展，人们不断探索应用显微外科技术去重建淋巴回流通路的方法。从理论和实践上可有两方面的选择：一方面是利用小血管吻合技术，进行含淋巴组织游离移植，通过移植组织与受区组织中的淋巴管再生而重建患肢的淋巴通道；另一方面是直接对淋巴管本身进行显微外科操作，通过淋巴管 – 静脉吻合或阻塞远、近端淋巴管间搭桥吻合来重建淋巴通道，这是显微淋巴外科发展的主要动向。目前，淋巴 – 静脉吻合术已在临床上应用，淋巴管移植的实验研究已经开展。针对这两种手术在临床与实验观察中暴露的问题，张涤生等于 1981 年进行了静脉移植代淋巴管重建淋巴通道的实验研究，取得初步成果后则已开始用于临床，为应用显微淋巴外科治疗阻塞性淋巴系统疾患提出了一种新的可能方法。此类手术旨在重新修复已被阻断的或被损坏的淋巴管，恢复淋巴液回流。由于手术的设计符合正常淋巴循环的解剖生理特性，因此被称为"生理性"手术。此类手术值得一提的特点是，必须在手术显微镜下进行，技术操作则要求比较高。手术种类包括淋巴 – 静脉吻合、淋巴管移植、静脉移植代淋巴管等。选择何种术式，必须根据每个患者具体的病因和病情来决定。

1. 淋巴 – 静脉吻合　　包括淋巴结 – 静脉吻合和淋巴管 – 静脉吻合。Danese、Jacobson 等（1962）最先进行了动物淋巴结的切断吻合、淋巴结 – 淋巴管吻合与淋巴管 – 静脉吻合的实验研究。Lainc 等（1963）进行了犬的淋巴管 – 静脉端侧吻合的实验观察。Rivero（1967）进行了犬的淋巴结 – 静脉吻合，用放射性核素碘标记的白蛋白清除试验及淋巴管造影证明术后早期通畅，后期不通。Neilubowicz（1968）进行犬淋巴结静脉吻合，术后通畅达 1 年之久，1969 年他们将淋巴结 – 静脉吻合术应用于临床治疗宫颈癌或卵巢癌术后及放射治疗后的下肢淋巴水肿 4 例，取得一定疗效。同年，Politowski 也用淋巴结 – 静脉吻合治疗原发性淋巴水肿 16 例，8 例效果比较好。与此同时，Gilbert、O'Brien 等对实验性淋巴管 – 静脉吻合做了较细致的观察，指出：淋巴管造影不能对淋巴管 – 静脉吻合口的功能状况提供可靠的资料。在解剖后直接观察淋巴管 – 静脉吻合的情况，发现吻合口通畅率在术后 1 周为 74%，2 ～ 6 周为 66%，3 ～ 8 个月时为 50%。O'Brien（1974）开始把淋巴管 – 静脉吻合术应用于临床，治疗因乳腺癌手术或放疗后的上肢淋巴水肿，获得较好的早期疗效。1979 年以后，国内中山大学附属第一医院、上海交通大学医学院附属第九人民医院、蚌埠医学院等先后应用此法治疗下肢阻塞性淋巴水肿，也取得一定的近期疗效。但是，对其远期疗效至今尚不能肯定。

（1）适应证及手术方法选择

1）上肢阻塞性淋巴水肿可选择淋巴管 – 静脉吻合。最常见的是在乳腺癌根治术或放射治疗后，以及恶性黑色素瘤做腋窝上块清除或霍奇金病腋部做放射治疗后发生的淋巴水肿。

2）宫颈癌、阴茎癌、外阴癌及下肢恶性黑色素瘤根治术后或放射治疗后引起的下肢淋巴水肿，也可选择淋巴管 – 静脉吻合。宫颈癌放疗后若盆腔淋巴管已受累而腹股沟淋巴结完好者，尚可选择淋巴结 – 静脉吻合。

3）反复皮肤炎症、丝虫感染、外伤性下肢淋巴水肿、肢体尚有淋巴管存在者，可采用淋巴管静脉吻合。

4）淋巴结 – 静脉吻合术可用于原发性或继发性淋巴水肿，可单独使用或与淋巴管 - 静脉吻合同时使用。

（2）术前准备：首先必须明确诊断。详细而完整的病史是确定手术与否的前提，术前6周没有丹毒发作史。术前常规做淋巴闪烁造影和静脉造影。通过淋巴造影，可观察淋巴管、淋巴结的形态和数量的变化，以及淋巴系统的功能状况。例如，检测造影剂在注射部位消失的速度，反映了初始淋巴管的吞噬功能和淋巴液在组织中滞留的程度；手术后做淋巴闪烁造影，可观察吻合口是否通畅、淋巴液流速是否增快，以及淋巴结、淋巴管是否显像等。

周围静脉造影有助于发现静脉系统的异常。多普勒超声血流探测仪可检测深静脉回流的状况。静脉系统的病变与淋巴水肿同时存在，不仅会加重水肿，还可能影响淋巴 – 静脉吻合的效果。因此，静脉系统的检查不仅有助于术前的诊断和鉴别诊断，还可对术后的效果做预测。此项检查应列入每个患者的术前常规检查项目。

此外，术前 3 ~ 5 天应预防性使用抗生素，如肌内注射青霉素，剂量为 80 万单位，每日 2 次。

术前患者应卧床休息 3 ~ 5 天，抬高患肢，以弹力绷带包扎肢体。

（3）手术方法：以下将分别叙述淋巴结 – 静脉吻合及淋巴管 - 静脉吻合。

1）淋巴结 – 静脉吻合：术中应注意解剖淋巴结时注意不要损伤输入淋巴管和淋巴结包膜。注意保护淋巴结滋养血管。在淋巴结长轴的远侧 1/3 与中间 1/3 交界处将其横断。分离静脉时注意不要使其扭转，仅分离出血管的前壁即可。用精细血管夹以防损伤血管，在静脉侧壁做开口后，用含肝素的生理盐水冲洗。淋巴结断面的出血不宜用电凝止血，以防淋巴窦被损伤。将静脉壁与淋巴结包膜做缝合，使用 6-0 或 7-0 尼龙线在手术显微镜下进行操作，特别要注意不要形成吻合口狭窄或闭塞。去除血管夹后在肢体远端轻轻按摩，以加速淋巴液通过吻合口。创口充分止血，以防止血肿形成，采用负压引流不需全身肝素化。术后患肢用弹性绷带进行包扎。患者清醒后辅助患肢锻炼，以加速淋巴回流和防止静脉血流淤滞。

2）淋巴管 – 静脉吻合：手术适应证已如前述，尤其适合于淋巴管扩张而易于分离（如乳糜漏、过度增生型淋巴水肿），以及不适合做淋巴结 – 静脉吻合的病例。吻合方法有两种：第一种是扩张的淋巴管与静脉之间的端端吻合。为了防止吻合口狭窄，吻合时将一小管插入静脉和淋巴管，结束前于静脉近心端做一小切口将小管引出。第二种吻合法是近年来应用比较普遍并且比较简便的插入法。手术借助一枚带有凹槽的长静脉注射针头，长约140mm，直径 1.2 ~ 1.8mm。下面以下肢手术为例说明淋巴管静脉吻合术大致步骤。

在趾蹼间注射 2 ~ 3ml 11% 亚甲蓝使浅表淋巴管显影后，于腹股沟韧带稍下方做切口暴露浅表淋巴管和大隐静脉，将黑丝线穿入已分出的淋巴管（3 ~ 9 根）。根据淋巴管的位置，游离出一段大隐静脉，用橡皮片套入做牵引。将淋巴管切断后再将近心端予以结扎。将带

463

凹槽的静脉针头（根据淋巴管和静脉的粗细选择不同型号的针头）在适当的位置刺入大隐静脉。用含肝素的生理盐水冲洗淋巴管远侧断端，使管腔膨胀，用 9-0 无损伤双针尼龙缝针做吻合，先单针从淋巴管外壁进针，管腔内出针，然后顺静脉导针的凹槽进入静脉壁的开口，距离静脉开口 2mm 处穿出静脉壁。另一缝针的进针顺序相同，两针在静脉壁上的间距为 1mm 轻轻牵拉双针及双线，在拔出静脉针头的同时，将淋巴管拉入静脉，然后较松地打结。注意打结不宜过紧，否则容易形成吻合口的狭窄。淋巴管的植入方向应与静脉走向平行，不应形成大角度。手术在显微镜下（放大 10 倍或更高）进行。如果同时有数根淋巴管需要吻合，则要选择不同的静脉穿刺点。为防止静脉内皮细胞损伤会形成血栓，穿刺需要一次成功。根据临床经验表明，淋巴管吻合的数目与术后水肿消退的程度成正比。吻合 3 根淋巴管，水肿消退可达 60% ~ 70%；吻合 6 ~ 9 根时，水肿消退可达到 80% ~ 100%。但 O'Brien 根据随访结果，认为手术效果与吻合口的数量没有关系。

术后将患肢抬高，外部用弹性绷带加压包扎。适度的行走及被动锻炼，有助于加速淋巴回流，防止吻合口的栓塞。

根据 Olszewski 随访 10 年以上的结果表明，在继发性淋巴水肿患者中，因手术或创伤引发的水肿行静脉 - 淋巴吻合后，其疗效比感染性水肿要好；术后达到良好疗效（肢体周径缩小，踝和膝关节活动度增加，疼痛感消失）达 80%，其中有的病例甚至可以保持达 18 年以上，另一组（O'Brien，1989）阻塞性淋巴水肿患者行淋巴管 – 静脉吻合后随访 4 年多，有效率达 76%。原发性淋巴水肿的病例中，只有过度增生性淋巴水肿患者有明显的疗效。Olszewski 随访 10 年以上的 9 个行淋巴结 – 静脉吻合的病例中，5 例术后疗效持久，1 例术后由短暂的改善，1 例没有改善。另外 2 例术后采用保守治疗，水肿逐渐加重。先天性淋巴管缺失引发的淋巴水肿，术后效果则不太理想。

由于大多数显微淋巴 – 静脉吻合术是在 20 世纪 60 年代后期及 70 年代所实施，手术适应证掌握得不严格，有相当数量的病例术后出现了早期水肿减轻，但 6 个月后水肿再次复发，或逐渐加重，所以手术的疗效和保守治疗的效果无明显差别。影响手术疗效的因素有局部的和全身的两类。局部因素是伤口感染；输入淋巴管的损伤；吻合栓塞形成，机化后使淋巴管狭窄、循环受阻等。全身因素是淋巴管失去收缩功能；吻合口远侧淋巴管有炎症性改变；由于集合淋巴管循环不足导致的集合淋巴管部分或全部栓塞；淋巴结严重纤维化导致淋巴回流受阻。除此以外，淋巴管与静脉内压力的差别也影响吻合口的通畅。淋巴水肿发生后，淋巴液滞留导致淋巴管内压力增高，当超过静脉压时，淋巴液分流至静脉。然而，水肿缓解到一定程度后，当淋巴管内压等于或小于静脉内压时，淋巴回流变缓甚至停留，或者静脉血反流入淋巴管，可以造成吻合口的血栓形成，则会影响手术的远期效果。另一个静脉压可能影响通畅率的理由是，上肢淋巴管 - 静脉吻合的长期疗效比下肢同样手术后的疗效好。在地心引力的作用下，下肢静脉内压通常较高，因此吻合的失败率较上肢高。自从淋巴 – 静脉吻合术开展以来，一些学者对其治疗的生理机制进行了探讨。O'Brien 认为，淋巴管压力高于静脉压力，发生阻塞性淋巴水肿时这种压力差可能更大，进行淋巴 – 静脉吻合术后，能将外周淋巴液直接引流入静脉，可以减少局部淋巴液的淤积，这是一种比较符合生理的方法，但是无论在临床观察或动物实验中，其远期疗效尚不能确定。目前大部分一致的意见认为，应严格掌握手术适应证，病肢应有局部阻塞但仍有自主收缩功能的淋巴管，以及皮肤和淋巴管没有明显炎症改变，才可能取得满意和持久的疗效。原发性淋巴水肿中的淋巴管扩张增生型，应该选用淋巴结－静脉吻合；而淋巴管缺失型的水肿，则应采用保守疗法。

2. 自体静脉移植代淋巴管　该手术始于 1982 年。手术的设计基于以下理由。

（1）静脉－淋巴吻合后由于两种管腔的压力差，可能导致吻合口术后闭塞，若是在淋巴管之间搭桥，则可以避免不同脉管之间压力差的问题。

（2）无论从解剖学还是从功能方面分析，静脉与淋巴管均有许多类似之处，如瓣膜结构、同流方向等。除了淋巴管以外，自体静脉是桥接淋巴管最好的代用品，然而取自体淋巴管有可能会引发供肢淋巴水肿，采用静脉移植则避免了此不足之处。

（3）浅表静脉取材方便，来源广，切取后也不会引起供区静脉回流障碍。

（4）静脉的管腔一般较淋巴管大，而且有诸多分支，可根据不同的临床需要灵活选择合适的静脉。

手术适应证包括外伤、手术及放疗后局部淋巴管（结）损伤或缺失引发的淋巴水肿。原发性无淋巴管或淋巴管缺少，以及继发性淋巴水肿深、浅淋巴管均受累时，不适合做静脉移植代淋巴手术。

术前应做淋巴闪烁造影，以明确淋巴循环被阻断的部位和淋巴管形态及功能的改变；同时还需要做静脉功能测试，方法有静脉造影、多普勒静脉血流图等，以发现静脉尤其是深静脉的病变。为明确淋巴管缺失的部位及范围，也可用 lipiodol 做直接淋巴管造影，并能同时观察深部和浅层的淋巴循环改变。

全麻下进行手术，移植静脉可选自前臂的头静脉和贵要静脉及其分支、小腿隐静脉远端及其分支。如所取静脉与淋巴管口径相似，可做端端吻合。如静脉管径较粗，则可将静脉套在淋巴管外做套入式吻合，淋巴管与静脉壁做简单的"U"形缝合。缝合时注意保护淋巴管和静脉的瓣膜。移植静脉的长度为 7 ~ 25cm，直径为 1.5 ~ 5mm。

上肢淋巴水肿通常在上臂的内侧中段与锁骨上区之间做皮下隧道，移植静脉的近心端与颈部的淋巴管近心端吻合。下肢可在腹股沟上、下区之间或腘窝的上、下区之间做隧道。

手术在 15 ~ 40 倍手术显微镜下进行，用 9-0 无损伤缝针做缝合。在大多数病例中，要寻得与淋巴管直径相似的静脉做端端吻合的机会并不多，往往是大口径的静脉两端分别套在数根门径小得多的淋巴管外面。

术后常规给予低分子右旋糖酐，每日 250 ~ 500ml，并给予广谱抗生素，患肢抬高，用弹性绷带包扎。

此项手术临床上开展得不是很广泛。Campisi（1991）报道的一组32例临床观察结果表明，术后水肿均有不同程度的消退，其中消肿达 75% ~ 100% 的有 19 例（占 60%），消退达 50% ~ 75% 的有 9 例（占 28%），消肿达 25% ~ 50% 的有 4 例（占 12%）。扫描电镜检查表明，套入式吻合的吻合口，新生内皮细胞覆盖完整，淋巴管吻合口在静脉腔内保持通畅。然而采用套入式的吻合方法，淋巴液的流动与移植静脉的长度、淋巴管的数量与静脉直径之间的关系，还需做进一步研究和观察。

3. 自体淋巴管移植　由 Baumeister 首创（1981）。他在犬的后肢解剖出一根静脉的两根伴行淋巴管，将外侧的淋巴管切断后导入 4-0 尼龙单丝，切取 1cm 长的一段淋巴管，连同尼龙丝做支架移至内侧淋巴管切断后回缩的两断端之间，用 10-0、11-0 尼龙丝线做端端吻合。

465

自体淋巴管移植手术的适应证包括手术或创伤后局部淋巴管损伤、缺损或感染后局部淋巴管闭塞，以及比较少见的单侧先天性骨盆淋巴管闭锁引发的淋巴水肿。乳腺癌根治术摘除腋淋巴结，以及阴囊、睾丸、卵巢恶性肿瘤切除腹股沟和髂窝淋巴结后引发的上、下肢继发性淋巴水肿，占淋巴管手术病例的绝大多数。但淋巴水肿患者，有可能隐伏肢体淋巴管发育缺陷。切取健侧淋巴管有可能诱发供肢淋巴水肿。

为了确保供肢术后不发生淋巴水肿，术前应常规做淋巴闪烁造影，了解健肢淋巴管的形态和功能，以排除可能存在的病变。此外还需排除癌肿复发的可能性。

用做移植的淋巴管取自健侧大腿内侧的集合淋巴管束。术前先在第 1 趾蹼注射亚甲蓝，淋巴管蓝染后易肉眼辨认，通常是取两根。

以上肢手术为例介绍手术过程：在患侧上臂内侧寻找淋巴管残端，准备与移植淋巴管吻合；然后在胸锁乳突肌后缘找从头部走向锁骨下静脉的集合淋巴管，以备与移植淋巴管的近侧端吻合。在颈部与上臂内侧创口之间的皮下组织中分出一隧道，植入桥接的淋巴管。如果是下肢手术，供区的淋巴管仅切断远侧端，与腹股沟淋巴结的连接予以保留，然后将移植淋巴管通过耻骨联合上方的皮下隧道，将其远侧断端与患肢淋巴管近侧残端做吻合。手术要在 40 倍手术显微镜下进行，一个吻合口一般需缝 4～8 针，注意吻合口要避免张力。

术后常规使用抗生素，静脉输入低分子右旋糖酐。患肢用弹性绷带包扎，早期做功能锻炼，以促进淋巴回流。

与淋巴管－静脉吻合相比，自体淋巴管移植修复淋巴管缺损，恢复淋巴引流是目前最符合生理状况的手术方法，而且还不受静脉压差的影响，移植后淋巴管可以保持自主收缩功能。手术成功的关键依赖于术前对淋巴管残缺状况的估计、对供区淋巴管功能的了解，以及熟练的显微外科技巧。至今为止，淋巴管移植代淋巴管的手术尚不十分普遍。主要原因之一是移植淋巴管的来源有限，做桥接的淋巴管不仅要有相当的口径，还需一定的长度。然后最理想的来源是下肢的浅表淋巴管，但需要顾虑的是切取健侧淋巴管后可能会造成健肢的继发性淋巴回流障碍。根据 Baumdster 近 200 例最长随访期在 10 年以上的观察表明，无 1 例健肢发生继发性水肿，术后 80% 患者的患肢水肿有不同程度的消退，并且淋巴闪烁造影显示，约有 30% 的患者术后淋巴回流比术前增强。

（三）切除病变组织

至今为止，显微淋巴外科手术主要适用于早期的继发性淋巴水肿及部分原发性淋巴水肿。对于各种类型的晚期病例，特别是皮肤结缔组织增生，高度纤维化导致肢体异常增粗（如象皮肿），影响肢体活动时，切除部分或大部分病变组织仍是可以选择的治疗方法。

因为手术是不可能将病变组织全部除去的，且对患肢淋巴回流的改善没有直接作用，因此切除病变组织又被称为"非生理性"手术。早期的手术原则是尽可能去除多的病变组织。创面的关闭有两种基本方式：一种是切除肌肉浅层的病变组织，但保留皮肤及少许皮下组织形成局部皮瓣覆盖创面；另一种方法是一并切除病变的皮肤和皮下组织，然后将切下的皮肤以全厚或中厚皮片的形式回植。如果病变的皮肤有明显的病理改变，也可以取身体其他部位的皮肤来进行修复。

病变组织切除后皮片移植时，需要全部切除病肢的浅层软组织包括皮肤、皮下组织和肌膜。用断层皮片覆盖创面的方法由 Charles 首先提出，因此又称为 Charles 法。手术的时候在大腿根部缚扎野战止血带，按病变的范围切除肌肉浅层（包括或不包括肌膜）的软组织。远端可以包括足背皮肤，但要保留足底。踝关节处的皮肤组织，在肌腱周围应尽可能保留一些皮下组织。在已切除的病变组织上采用鼓式取皮法切取断层皮片，回植覆盖创面。如果病变皮肤严重角化，则我们可从身体其他部位切取。术后用桶状石膏固定2周并抬高患肢。

　　早期应用Charles法比较广泛，通过临床经验表明，手术后病肢体积缩小，但在一定程度上控制了水肿的发展，可是也有明显的不足之处。术后常见的继发病变包括明显的瘢痕增生以致形成瘢痕疙瘩；皮肤表面淋巴液渗漏；可导致反复发生的急性淋巴管炎，患者痛苦不堪，皮肤易发生乳头瘤病；移植的皮肤容易破损，形成难以愈合的溃疡，以致发生恶变。笔者遇到过数例此类手术后瘢痕溃疡转变为鳞状上皮癌而导致截肢者。由于术后形成的瘢痕组织较术前的病变组织更为坚硬，表面凹凸不平，无论是外观还是患者的自我感觉均较术前更差。基于以上原因，切除病变组织并以断层皮片覆盖创面的手术已不大流行。为了避免因皮片较薄而造成术后瘢痕增生，许多术者主张用全厚皮片移植，而且尽可能用整张的皮片。但是全厚皮片移植后成活率较断层皮片低，所以有人采用延迟植皮，即切除病变组织后72小时，待创面已有肉芽组织生长时再行全厚植皮，提高了皮片的成活率。另外，对于较严重的晚期淋巴水肿，有人主张在进行积极的保守治疗（如抗感染、手法按摩、弹性绷带包扎）同时，切除部分过度增生的病变组织，创面予以一期关闭，以缩小肢体体积。对于病程不长而肢体增粗明显的病例，在做淋巴－静脉吻合的同时，也可做部分病变组织切除，术后效果比采用单一疗法要好。

（赵　茹　龙　笑）

参 考 文 献

干季良, 罗济程. 1990. 间接淋巴管造影术在肢体淋巴水肿诊断中的应用. 中华外科杂志,28（4）:362

王别.1997. 中国丝虫病防治. 北京：人民卫生出版社

张涤生. 1987. 微波烘疗用于治疗慢性肢体淋巴水肿98例报道. 中华外科杂志,35:481

张涤生. 1990. 苯吡喃酮类药物在慢性肢体淋巴水肿中的应用. 中华医学杂志, 70:655

Degni M. 1974. New technique of lymphatic venous anastomosis. Cardiovascular Surg, 19（6）:577

Mandel MA. 1980. microlymphaticovenous and resectional surgery in obstructive lymphedema. World J Surg,3（1）:121-123

Olszewski WL. 1996. Episodic derrnato lymphangio adenitis（DLA）in patients with lymphedema of the lower extremities before and after administration of benzathine penicillin:a preliminary study.Lymphology, 29（3）; 126

Partsch H, Urbanek A, Wenzelhora B, et al. 1984. The dermal lymphatics in lymphedema visualized by indirect lymphography.Br J DermatoL, 110: 131

Zelikovski A, Manoach M, Giler S, et al. 1980. Lympha-pressa new device for the treatment of lymphedema of the limbs. Lymphology, 13（2）: 68

第三十二章 毛发移植

毛发移植是治疗永久性毛发脱失的重要手段，近几年在国际上发展非常迅速。其原理是通过将自体生长状态良好的部分毛发，通过外科手术的方式使其重新分布于需要植入的部位，而移植后的毛发保持其原有的生长特性，并在新的移植区域内继续生长，而且终生存在。所以，毛发移植并不能增加毛发的数量，而是通过重置现有的毛发，使之分布和排列更为合理，达到视觉美观的效果。

毛发移植适用于各种类型的脱发，包括眉毛、睫毛、胡须、阴毛的缺失等，根据移植物大小及技术手段的不同，毛发移植术大致可分为带毛发皮片自体移植技术和毛囊单位移植技术。带毛发皮片自体移植技术是指含毛发的自体皮片或皮瓣的移植，目前临床上较多采用的是毛囊单位移植技术，即以毛囊单位进行毛发移植。该方法的优点在于可以获得较高的毛发密度，且损伤小，但要求术者在切取和移植时不损伤毛囊。目前技术较为成熟且应用较多的主要是毛囊单位头皮条切取技术（FUT技术）及毛囊单位提取技术（FUE技术）。

毛囊单位头皮条切取技术（FUT技术）指从安全供区切取头皮条，将其在高倍显微镜下分离为单个毛囊单位移植体，再将其移植到受区的技术。该项技术于1998年被正式确立，包括两个基本的技术要点：①供区条状头皮的获取；②显微切割毛囊单位。该项技术应用广泛，可应用于头发、眉毛、睫毛、胡须、阴毛及胸毛等脱失的患者。

第一节 毛囊单位头皮条切取技术

一、适应证

1. 瘢痕性脱发。
2. 头皮放疗性脱发。
3. 男性雄激素性脱发。
4. 男性易性病者发际线重建。
5. 头皮扩张器或牵拉性脱发导致局部色素减退。
6. 斑秃。
7. 先天性或创伤引起的眉毛、睫毛、胡须及阴毛等缺失。

8.美容性眉毛、睫毛、胡须及阴毛等移植。

二、禁忌证

1.30 岁以下的脱发患者为手术的相对禁忌，该人群往往不易准确预测以后脱发的程度。
2.供区毛囊单位的密度 <40FU/cm^2。
3.期望值过高或不切实际。
4.术后不会有明显的改善。

三、术前准备

毛发移植的术前准备工作对植发的效果有直接的影响，非常重要，而这些工作需要医生和患者的共同配合，主要包括以下几个方面。

1.患者的心理准备 植发手术大多使用局部麻醉，一般时间较长，患者要对手术过程中的疼痛及不适感做好准备。毛发移植后具有正常的生长周期，术后应耐心等待，做好坦然面对术后漫长恢复期的准备。恢复过程中要有耐心，可以在术后 2 个月、4 个月、6 个月定期拍照片比较，以助观察效果，增强信心。

2.患者的用药准备 术前应避免服用影响手术的药物，术前 1 周应停用任何抗凝血药物，并酌情于术前 3 天口服止血药物。

3.常规检查 评估患者的一般情况，包括明确有无器质性疾病和心理不健康状况，排除瘢痕体质或者感染性病变存在的可能，以及其他术前常规检查，包括血常规、凝血功能、血生化检查及心电图检查等。

4.术前拍照 未理头发前、设计移植范围后都必须拍照，以便于对比术后毛发生长情况。

5.供区及受区的准备 手术前一天和手术当天，必须用洗发水彻底清洗头发，并将供区头发及受区毛发剪短。

四、手术要点、难点及对策

1.受区轮廓的设计 毛发移植受区的设计应结合患者的年龄、性别、种族、毛发特征、意愿及期望等综合考虑，根据患者的具体情况进行个性化设计，并积极与患者沟通，以随时进行调整。

头发：发际线决定了头发移植的基本框架，应注意与患者的自然面部轮廓相适应。设计发际线时不仅要注意患者的具体情况，还应考虑到长远的影响。首先，应根据患者的面部轮廓确定发际线的形态；当发际线的形态确定之后，前额中点、前额中央发际线、前额外侧发际线及其与颞区、顶骨区的连接部位也应随之被确定。在确定发际线的位置的时候，应当注意尽量避免主观性因素所带来的偏差，可通过让助手站在不同的角度和位置来观察发际线的位置，以及在患者身后放置镜子进行多方位审视来尽量减少主观性偏差。此外，一些标志性点与线的确定也有利于保证发际线设计的对称。其次，还应在移行区带随意排

469

布一些毛发小片，以模仿自然的形态，如"美人尖"的设计等。

在设计发际线的时候，尽量以尺子测量画线，并进行多方位观察。移植的时候毛发种植的方向以参照移植区残存毛发方向为主。

眉毛：眉毛的形态设计除遵循一般的美学原则外，还应尊重患者本人的要求。在设计眉形的时候，应考虑到眉毛位置、眉毛形态、眉毛大小、眉毛方向及移植数量等几个方面，尽量使眉形与患者的年龄、性别、面形、体型、职业、性格等相适应。

睫毛：理想的睫毛应生动活泼，设计应将美学标准与解剖定位相结合，注意睫毛与睑缘之间的夹角不可过小，以免造成倒睫。

胡须：胡须比较粗糙，几乎都是单根的毛发，在不同种族中，其密度不同，而且不同患者要求的形态也不同。设计时应在坐位描记胡须的形状，必须保证两侧对称。

阴毛：稀毛症或无毛症多数是特发性的，在女性中并不常见，往往导致患者出现心理问题。由于正常女性阴毛呈倒三角形，故设计时一般均需设计倒三角的形状。

2. 供区的选择 由于毛发的脱落是不可预期的，而毛发移植可能需要多次手术，所以在选择供区时，应满足可以获取生长状态良好的毛发，而又不影响下一次手术的供区供给。结合大量基础研究及临床观察，普遍认为头枕部是最常见的安全供区，该部位毛囊对雄激素不敏感，被移植到脱发区后将保持其原有的毛发属性和生长周期而继续生长。研究表明，安全供区范围为前界在耳屏前约 28mm 并平行于耳颞发际线；上界在外耳耳颅沟上 20mm 的水平线与头枕部正中线的交点至外耳耳颅沟上方 70mm，在颞部宽约 50mm，在枕部宽约 80mm；下界要根据家族遗传史决定。

枕部头皮是最主要的供区，除此之外，胸毛也可作为毛发移植的少量供区，仅适合于个别胸毛较多的患者。眉毛适合进行少量的睫毛移植，鼻毛适合眉毛、睫毛缺损的补充性治疗，而颞部、枕部毛发边缘区的毛发直径较小，毛囊单位中的毛发数量较少，比较适合眉毛、睫毛及阴毛的移植。

3. 麻醉 主要采用神经阻滞麻醉、环形阻滞麻醉及局部浸润麻醉三种方式，术前可准备一些冰块，首先进行冰敷镇痛，并尽量使用较细的注射针头，以减少注射时的疼痛及对组织的创伤。

4. 移植数量的估计及头皮条切取 ①计算受区需移植毛囊单位的大致数量，所需头皮的面积（S）按公式计算：$S = $ 所需总的移植物数量（N）/ 平均密度（B）；②根据公式所计算的供区面积，用细而尖的标记笔做标记；③供区麻醉后，以圆刀片沿设计线切开头皮，在切开头皮的过程中，刀刃的方向始终与毛发的方向平行，避免伤及毛囊。

5. 供区缝合 尽可能使切取的头皮条细而长，然后进行无张力缝合，以获得最小的供区瘢痕。国外学者于 2005 年提出，在关闭供区切口之前，先将切口下缘皮瓣的游离缘剪去 1~2mm 的组织，从而可使表皮的少量毛囊单位穿过最终的瘢痕生长，从而淡化供区的瘢痕。

6. 头皮条分片 头皮条分片是毛发移植的重要部分，在将供区头皮条取下后，应迅速交给助手进行分片。首先用湿纱布擦净头皮上的血凝块，再将头皮条一边游离缘向上，以注射器针头固定之后，在 6 倍显微镜下进行切割分片。在整个操作过程中，要注意保持头皮的湿润，并将毛囊单位保存在装有冷生理盐水的培养皿湿纱布上，以避免移植物脱水。头皮条的分片应迅速、厚薄适中，并尽量减少毛囊单位的损耗。在进行超大量毛发移植的时候，组织一个团队进行合作，以减小时间对毛囊单位活性的影响。

7. 受区打孔　打孔的孔径和密度要根据移植物的大小及预定移植的密度来确定。普遍采用的移植密度在 15 ～ 25FU/cm^2，也有采用密度高于 35FU/cm^2 的高密度移植。随着显微切割技术的发展，移植物的尺寸也逐渐变小，小的移植物需要的植入孔径也更小。在打孔的过程中，还要控制打孔深度，注意毛发的生长方向和角度，尽可能减少对原有毛发的损伤。

8. 毛囊单位的植入　直接用镊子植入移植体是目前临床上使用的主要方法，用非常精细的尖头镊将孔隙打开，然后用镊子将毛囊单位植入孔内。通常情况下，移植物的植入由两个工作人员参与完成，动作应轻柔又能快速植入移植体。还有一种"边打孔边植入的"植入方法，即用自制植发针在受区头皮打孔，当刀片取出时，移植物也同步被植入新形成的孔隙内。

五、术后监测与处理

毛发移植属于游离移植，术后应警惕移植物的移位、局部血肿及感染等影响移植物存活的不利因素。可于手术结束之后局部外涂抗生素软膏并加压包扎以控制血肿。术后 3 天之内避免低头，术后 1 周之内，每天用生理盐水按压式清洗头皮。

六、术后常见并发症的预防与处理

1. 感染　头皮血运丰富，只要严格执行操作规程，感染发生概率很低。但对于伴发其他疾病的患者，如糖尿病患者、肝病患者、头癣患者等，需要高度警惕感染的发生。术前头皮的清洁能有效地降低感染发生率，术后常规口服抗生素治疗，可预防感染。当伤口出现红肿、渗液及波动感等感染迹象时，要积极处理。首先要对渗出液采样培养，进行药敏实验，并根据培养及药敏实验结果针对性使用抗生素。同时，对伤口进行局部换药、酌情清创等更为重要。

2. 血肿　长期服用抗凝药物的患者，术前 1 周应停用药物。嗜酒及高血压患者，术中容易出血。术中若供区出血较多，术后可靠的加压包扎可以有效止血。若受区出血，术后可用纱布适当按压，一般出血也可缓解。

3. 切口裂开　毛发移植所切取的头皮条在合适的宽度，一般很少发生切口裂开，切口裂开大多与术中缝合欠佳有关。缝合时皮肤内翻、张力过大、感染或者坏死均可导致切口裂开。当切口愈合不良时，应及时进行扩创，待创缘情况良好时进行修复。

4. 瘢痕　供区的瘢痕不可避免，术中切取的头皮条宽度不可过宽，无张力缝合可使瘢痕降到最低。一旦缝合张力过大，就可能导致较宽的瘢痕甚至皮瓣坏死。如果出现瘢痕增生或者瘢痕疙瘩，且毛发无法遮挡，则可以进行"W"改形或瘢痕上毛发移植。

5. 局部坏死　如果术中切取的头皮条过宽，导致缝合张力过紧，阻碍了血液循环，则可能发生局部皮瓣坏死。术后若张力过大，早期发现皮瓣血运不佳，应果断拆除创缘缝线，留待二期修复创面。

6. 感觉异常　可能会出现的感觉异常主要有疼痛、麻木、感觉迟钝或过敏，一般无需治疗，多数患者会在术后 3 ～ 6 个月后恢复。为了降低术后感觉异常的发生率，术中应注意解剖层次清晰，尽量减少对组织的损伤，并尽可能减少供区缝合的张力。

7. 囊肿、毛囊炎　小面积毛发移植的患者出现囊肿或毛囊炎的可能性很小，大面积毛发移植的患者容易出现毛囊炎或囊肿，一般出现在术后 1 个月至半年之内。原因主要是移植孔太深，种植的毛发深陷入孔中而无法长出表皮。种植时带入表皮或者是分离毛囊单位时所带表皮太多、分离毛囊单位时切断毛囊、植入时捎带了毛发碎尖等原因也可以引起炎症。小的囊肿可以挑破，大的囊肿或较深的囊肿则需要手术治疗。

8. 毛发成活率低　毛发成活率低与患者体质、手术操作及术后护理均有关系。大部分患者术后毛发成活率均较高。成活率较低与术后护理不当导致移植物移位、感染等有关。该情况虽然很少，然而一旦发生就无法避免。

9. 术后继续脱发　术后早期，供区及受区出现的脱发是自然过程，不需处理。创缘由于缝合张力过大出现的脱发多数也能恢复。然而有些脱发患者在毛发移植之后，移植的毛发生长旺盛，而其他部位的头发却仍在脱落。因此，对于某些毛发移植的患者，术后配合药物治疗也是必要的。

七、临床效果评价

FUT 技术可应用于头发、眉毛、睫毛、胡须等部位的毛发移植，极大地扩展了毛发移植的范围。一次手术最大移植量高达 3000 ～ 4000 毛囊单位，移植效果较高。术中全程显微镜分离毛囊，可比传统的肉眼下分离减少 30% ～ 50% 的毛囊损伤，节省了患者珍贵的毛囊资源。而且，毛囊移植成活率高达 95% 以上，远远高于传统植发技术的成活率。

在效果方面，该项技术完全按照毛囊单位的自然状况进行毛囊分离和种植，每个毛囊单位仅含 1 ～ 4 根头发，使得移植区的头发密度更高，移植效果更加自然。

第二节　毛囊单位提取技术

毛囊单位提取即直接从头皮供区获得毛囊单位而不需要切取头皮条的技术。该项技术于 20 世纪 90 年代中期由 Rassman 率先提出，后经 Inaba 的调整，发展为现在标准的毛囊单位提取移植技术（FUE 技术）。

一、适应证

1. 瘢痕体质或不能接受条索状瘢痕的患者。
2. 脱发量小或手术范围较小的患者。
3. 特殊部位整形的患者。
4. 头皮过紧，不适合切取头皮条的患者。
5. 对疼痛异常敏感或对微创要求过高的患者。

6. 以体毛或胡须作为供区的患者。

二、禁忌证

1. 患者期望值过高或有体相障碍。
2. 供区条件不良或毛发不足。
3. 供区瘢痕非常严重。

三、术前准备

FUE 技术与 FUT 技术的本质区别在于毛囊单位获取方式的不同，其术前准备工作相同。

四、手术要点、难点及对策

FUE 技术从 20 世纪 90 年代中期发展到现在得到了很大的改进，目前采用的方法主要有两步法技术和三步法技术。

两步法技术由 2 个主要步骤组成。

1. 穿刺 将一枚锋利的 1mm 环钻置于毛囊单位的上方，以平行于毛干的方向刺入皮肤，然后旋转环钻，切开皮肤，将表皮和真皮上层内的毛囊单位分离。钻孔的角度与毛干的生长角度应尽量一致，否则将有一部分或全部的毛囊被横切。而每个毛囊单位内的毛球都位于真皮深层和皮下，因此将环钻的深度限制在真皮上层十分重要。

2. 提取 使用细的有齿镊轻轻地牵拉毛囊单位顶部，使之与深部的真皮及皮下组织分离。在单独提取较为困难时可辅以剥离操作。换言之，若轻轻拉扯不足以提取移植物，则以细针将移植物深部与周围组织相分离，同时另备小的钳子拉扯毛囊单位。

三步法技术是在两步法的基础上添加了一个辅助性的第三步，即使用锐利的穿刺针刺破表皮浅层，而后以钝性穿刺针在刺破的穿刺点上旋转并适当施加压力，从而直接切下毛囊单位簇。

由于三步法技术引入了钝针，避免了毛囊横断，从而更利于完整取出 FU。然而，如果穿刺方向与毛囊生长方向角度过大，同样可以损伤毛囊。而且，由于毛囊皮下部分的操作很难精确掌握，因而切入深度应精确控制，普通患者可控制在 0.3 ~ 0.5mm，毛囊较长患者，刺入深度可适当增加 0.1 ~ 0.2mm。

尽管三步法的改良与两步法相比有诸多明显优势，然而由于钝针的切割力不够，牵拉过程中，在皮下腺体的位置可能发生毛囊从表皮和真皮浅层离断的现象，即帽状离断。当出现这一问题时，应根据情况采取不同的处理措施。如果提取的时候，皮下连接较为紧密，可使用穿刺针再次穿刺辅助提取。当然，如果常规操作均告失败，不能强行提取，而应保留待移植物，令其自行修复。

FUE 技术与 FUT 区别之处仅在于毛囊单位获取方式的不同，受区打孔与毛囊单位的植入与 FUT 相同。

五、术后监测与处理

以 FUE 技术进行毛发移植术后需要注意的是移植物被埋藏的可能。不同患者发生的概率不同，主要与皮肤的特性有关。一旦发现埋藏的移植物，则要立即在其周围施加压力，使其到达皮肤表面。如果仍无法解决，则要检查环状的切口来确认毛囊的基底部。如果看不到毛囊，就用小弯镊直接伸到切口上方捏住毛囊单位。如果仍不能定位移植物，就要做一个小切口，从而形成较大的探查口。如果还是无法看到的话，就只能将移植物保留在原位。移植物被埋藏自行恢复是不可能的，然而幸运的是，由此引发的毛囊炎也较少。

六、术后常见并发症的预防与处理

FUE 技术除了在供区留下瘢痕的可能性较小之外，其他 FUT 技术常见的并发症同样存在，处理方式也相同。

七、临床效果评价

随着需要进行毛发移植的患者数量的增加，FUE 技术极大地增加了该手术的适宜人群。FUE 技术创伤较小，避免了条索状头皮瘢痕，可保证基本无创，将毛发移植向微创方面推上了一个新的台阶。

然而，FUE 技术提取的毛囊数量受限，不能进行大数量移植，而且耗时相对较长。因此，FUE 和 FUT 两种毛发移植技术均有各自的优缺点，可互为补充，而不能彼此替代。

（陈红波）

参 考 文 献

高景恒 .2012. 美容外科学 . 2 版 . 北京：北京科学技术出版社 .

胡志奇，苗勇 .2011. 毛囊单位移植过程中存在的问题 . 中国美容整形外科杂志，22（7）:386.

张菊芳 .2013. 毛发整形美容学 . 杭州：浙江科学技术出版社 .

张菊芳 .2011. 高密式毛发移植 . 杭州：浙江科学技术出版社 .

张菊芳，沈海燕，王宇燕，等 .2012. 雄激素型脱发患者高密度毛囊单位移植并发症分析 . 中华移植杂志，6（2）:114-117.

Robert S. Haber, Dowling B. Stough. 2010. 毛发移植—实用皮肤美容外科技术 . 范卫新译 . 北京：人民军医出版社 .

索　引